U0333489

编　委（按姓氏笔画排序）

丁松涛	军事科学院防化研究院	邵　屾	天津大学应急医学研究院
马　帅	天津大学温州安全（应急）研究院	武镇龙	天津大学应急医学研究院
王如刚	北京市疾病预防控制中心	苑莉莉	沈阳市红十字会医院
王佳贺	中国医科大学附属盛京医院	范　斌	天津大学应急医学研究院
王鹏涛	天津市第一中心医院		天津大学温州安全(应急)研究院
王鑫跃	天津大学应急医学研究院	松　凯	北京市疾病预防控制中心
韦　薇	天津大学应急医学研究院	周子琛	天津大学应急医学研究院
卢　明	天津大学应急医学研究院	郑晓慧	军事科学院防化研究院
卢　鲁	天津大学应急医学研究院	郑静晨	中国人民解放军总医院
申　捷	复旦大学化学伤害急危重病医学研究中心	单学娴	天津市健康教育协会
史　杰	天津大学应急医学研究院	赵艳梅	天津大学应急医学研究院
代国亮	圣华盾防护科技股份有限公司	侯世科	天津大学温州安全（应急）研究院
白　松	天津大学应急医学研究院		天津大学应急医学研究院
邢润泽	北京市疾病预防控制中心	翁文国	清华大学公共安全研究院
刘伯韬	医科达（上海）医疗器械有限公司	唐剑兰	公安部第一研究所
刘姝昱	天津大学应急医学研究院	陶淮颖	北京市疾病预防控制中心
孙　倩	天津大学应急医学研究院	桑　璐	天津大学应急医学研究院
纪学悦	天津市疾病预防控制中心	黄思宇	天津大学应急医学研究院
李　平	江苏南方卫材医药股份有限公司	曹春霞	天津大学应急医学研究院
李　宁	天津大学应急医学研究院	崔欢欢	天津大学温州安全（应急）研究院
李　剑	公安部第一研究所	梁　婧	北京市疾病预防控制中心
李　悦	天津大学应急医学研究院	谌玉红	军事科学院系统工程研究院
李孚昊	天津光电通信技术有限公司	董文龙	天津大学应急医学研究院
李浴峰	中国人民武装警察部队后勤学院	焦　玲	中国医学科学院放射医学研究所
李晨明	军事科学院系统工程研究院	曾　强	天津市疾病预防控制中心
张　昕	北京协和医学院	靳　杰	北京理工大学
张必科	中国疾病预防控制中心	路倩颖	天津大学应急医学研究院
张非若	北京市疾病预防控制中心	管宝莲	青岛海纳防护材料科技有限公司
陈太球	圣华盾防护科技股份有限公司	樊毫军	天津大学温州安全（应急）研究院
陈新林	中国航天科技集团公司第六研究院一〇一所		天津大学应急医学研究院

■ "十四五"时期国家重点出版物出版专项规划项目

救援防护医学

JIU YUAN FANG HU YI XUE

主　编◎侯世科　樊毫军　郑静晨
副主编◎范　斌　董文龙

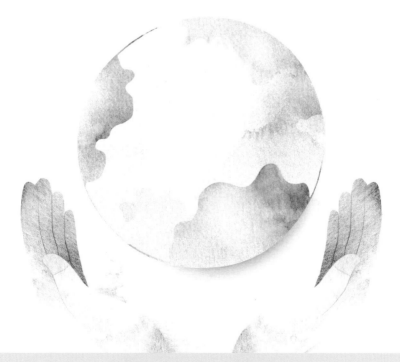

华中科技大学出版社
http://press.hust.edu.cn
中国·武汉

内 容 简 介

本书共分为十章,主要包括救援防护医学的起源与发展、人体损伤机理、个体防护装备与原理、医学救援个体防护装备整体性能测试评价、自然灾害医学救援个体防护技术与装备、事故灾难医学救援个体防护技术与装备、突发传染病防控个体防护技术与装备、社会安全事件医学救援个体防护技术与装备、灾难现场心理急救以及典型案例等内容。

本书不仅为各级应急专业救援队伍提供现场防护方法,还可以为从事相关领域的实践者、管理者和广大群众提供理论借鉴。

图书在版编目(CIP)数据

救援防护医学/侯世科,樊毫军,郑静晨主编.—武汉:华中科技大学出版社,2022.9
ISBN 978-7-5680-8719-3

Ⅰ.①救… Ⅱ.①侯… ②樊… ③郑… Ⅲ.①急救医学 Ⅳ.①R459.7

中国版本图书馆 CIP 数据核字(2022)第 170045 号

救援防护医学   侯世科　　樊毫军　　郑静晨　　主编
Jiuyuan Fanghu Yixue

策划编辑:蔡秀芳
责任编辑:余　琼　毛晶晶
封面设计:廖亚萍
责任校对:李　琴
责任监印:周治超
出版发行:华中科技大学出版社(中国·武汉)   电话:(027)81321913
         武汉市东湖新技术开发区华工科技园   邮编:430223
录　　排:华中科技大学惠友文印中心
印　　刷:湖北新华印务有限公司
开　　本:787mm×1092mm　1/16
印　　张:27.5　插页:2
字　　数:619 千字
版　　次:2022 年 9 月第 1 版第 1 次印刷
定　　价:128.00 元

本书若有印装质量问题,请向出版社营销中心调换
全国免费服务热线:400-6679-118 竭诚为您服务
版权所有　侵权必究

序　一

　　突发事件多发、毁灭性大、难以防范是世界各国不得不面临的现实课题之一。21 世纪以来,世界范围内突发公共卫生事件呈多发、频发态势,严重急性呼吸综合征、中东呼吸综合征、埃博拉出血热、马达加斯加鼠疫等疫情均对人类生命造成严重威胁。近几年出现的新型冠状病毒肺炎疫情更是席卷全球。我国是世界上自然灾害较为严重的国家之一,灾害种类多、分布地域广、发生频率高、造成损失重,这是一个基本国情。这些灾难对人民生命财产安全、社会稳定和国家安全造成巨大的影响。目前世界正处于大发展、大变革和大调整时期,加强各类突发事件的管理和应对,对于夺取新时代中国特色社会主义伟大胜利,实现中华民族伟大复兴具有极其重要的意义。

　　灾害救援个体防护是当今世界各国在应急救援方面的重要研究方向。近年来,世界范围内灾害频发,在地震、爆炸、火灾等灾害的抢险过程中,救援人员往往在风险高、隐患大的环境下工作,现场高危因素严重威胁着作业人员的人身安全和健康。因此,有效的个体防护是完成抢险救援的重要前提。随着各国救援水平的不断提高,灾害救援个体防护的相关研究已经成为国内外救援工作中不可或缺的课题。以美国为代表的发达国家对灾害救援个体防护的研究走在世界前列。目前我国各类灾害呈现多发、频发的上升态势,并且救援难度大、危险性增大,拥有完备的个体防护体系对降低救援人员在救援过程中受伤概率,保证救援人员的人身安全起到重要作用。

　　《救援防护医学》是一部主要针对四大类突发事件(自然灾害、事故灾难、公共卫生事件及社会安全事件)所造成的不良影响,介绍突发事件救援中应急救援与公众防护相关知识,包括防护基本知识、防护医学进展、地震防护、水灾防护、交通事故防护、危化品爆炸防护、核和辐射防护等专业内容的图书,旨在加强应急救援人员自身防护能力,普及公众防护知识。编者将丰富的理论知识与实战经验相结合编成本书,其内容新颖,具有很强的实践指导意义。

文耀

中国工程院院士

序　二

　　进入 21 世纪以来,随着经济全球化、社会信息化的深入发展和生态环境的变化,各领域的相互影响和依赖性逐渐加强,各类灾难事件呈现多发、频发态势。近几年出现的新型冠状病毒肺炎疫情,更是具有传播速度快、感染范围广、防控难度大等特点,面临严峻形势,在党中央、国务院的坚强领导和各级政府的努力下,我国采取积极有力的防控措施,取得了抗疫的阶段性胜利,得到了世界卫生组织的高度认可。随着新型高致病性、高传染性微生物不断出现,以及生物恐怖事件时有发生,如何更好地保护人民的身体健康成了防护领域科研人员的头等大事。

　　应急医学是急救医学和灾难管理结合而产生的一门学科。它指导广大卫生应急工作者与多个相应机构互动,直面灾难,统一、合理利用全社会各方面资源,实现医学救援决策优化。《救援防护医学》由我国应急医学领域郑静晨院士等牵头二十余家单位数十位专家共同编写。本书基于近 20 年来应急医学理论、技术、装备研究成果和 30 余批次的国内外重大突发事件应急救援经验,重点介绍医学救援防护新产品、新材料、新装备以及人工智能、大数据技术等创新理念在救援防护医学方面的应用,其实践性、前沿性和指导性较强,可供我国紧急医学救援专业队伍和疾控机构专业技术人员借鉴,也可供应急医学领域内相关科研人员、管理人员、研究生和大众阅读。

中国工程院院士

目　　录

第一章　救援防护医学的起源与发展

第一节　救援防护医学的起源

一、国外救援防护医学的起源

（一）头部防护

头部是身体的生命中枢,头部防护装备是防护装备体系中重要组成部分。国外最早的金属头盔是公元前800年左右制造的青铜头盔。而我国安阳殷墟出土的商朝铜盔,正面铸有兽面纹,左右和后边可遮住人的耳朵和颈部,距今已有3000多年的历史。可以说殷墟铜盔是世界上最早的金属头盔。

17—18世纪,随着手枪、步枪等热兵器的出现,铜盔基本失去了防护作用,人们不得不寻求新的头盔材料。第一次世界大战时期,法军首先研制出了能防炮弹破片的头盔,这就是"亚得里安"头盔。在第一次世界大战中,机枪、大炮的大量使用给毫无防护的参战者带来巨大的伤亡,参战双方对横飞的弹片都束手无策。一天,一名法国士兵正在厨房值勤,突然德军炮弹袭来,顿时硝烟弥漫、弹片横飞,这名士兵为保护头部,情急之中把一口锅扣在头上,空中乱飞的弹片碰上铁锅纷纷被弹落,铁锅救了士兵的生命。后来,一位名叫亚得里安的将军得知了这件事,很受启发,立即下令研制能防弹片的金属头盔。这种头盔用哈特非钢制造,因此也叫钢盔。在第一次世界大战中,美军和英军也都装备了这种重0.5～1.8 kg的头盔。尽管当时的头盔只有一个金属外壳和衬垫,但它却是现代头盔的雏形。

1914年布鲁克林摩托车比赛中,当时的医疗官艾瑞克发现几乎每两周就有一名车手头部受伤。于是他用帆布与虫漆制作成了头盔,使得它足够坚硬,能够承受充分冲击与地面摩擦。首款头盔制作成功后,得到了曼岛TT摩托车大赛管理方的认同。在1914年曼岛TT摩托车大赛中,一名参赛选手车辆失控撞上了一扇大铁门,因为其佩戴了头盔,经检查只有轻微的脑震荡而并没有生命危险。头盔在赛场上主要用于保护车手的头部免受严重伤害。头盔从最初的1/2盔,演变到3/4盔,再到后来的全盔,经历了漫长的进化过程。

（二）手部防护

手部的防护主要在于戴手套。查阅手套的历史记载,它最早见于公元前6世纪的《荷马史诗》,古希腊人进食时,同印度或中东人一样,要戴上特制的手套。所以,手套曾是历史上的用餐抓饭工具。古罗马的一些贵族和武士,常常到野外打猎,随身带着经过训练的雄鹰。这些雄鹰就停在他们的手腕上,雄鹰的脚蹼十分尖利,于是,他们会戴一长臂手套,用来保护皮肤。后来,手套的用处慢慢发生了变化,手套演变成现在人们劳动时戴的各种防护手套和冬天的保暖手套。

(三)医用防护服

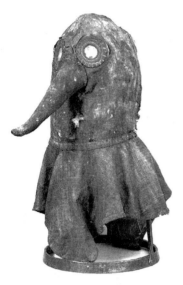

图 1-1-1 "鸟嘴服"部分图

医用防护服的起源,可以追溯到 14 世纪四五十年代的欧洲。那是一个极为悲惨的时期,被称为"黑死病"的鼠疫席卷欧洲,夺走了 2000 多万欧洲人的生命,占当时欧洲总人口的 1/3。为了杜绝感染,当时医生用麻布或者棉布来遮掩口鼻,但防护效果甚微。后来路易十三的御医、来自法国的查尔斯·德·洛姆发明了"鸟嘴服"防护装备,此套装备包含一件用皮子或蜡帆布制成的长衣,厚实的手套、靴子、皮裤,医生工作前会把手腕及脚腕处牢牢扎紧。此外,还配有一顶宽檐大帽,与患者面部保持距离。最后,他们还会持一根特制木棍,专门用于检查患者病况,以此代替近距离肢体接触。当时,"鸟嘴服"对医护人员起到了较好的防护作用(图 1-1-1)。

一百多年前,为了防止微生物入侵无菌手术室,保护患者不受医护人员所带细菌的感染,医院开始使用专门的手术防护服。早期的防护服材质一般为棉质,在干燥状态下具有防细菌渗透的能力,但在潮湿状态下却无法抵抗细菌入侵。为了使防护服的材料能够阻挡液体进入,避免带入细菌,美国军需部门在第二次世界大战时期研发了一种经氟化碳和苯化合物处理的高密织物,以增强防护服的防水性能。战后,用高密织物作面料的医用防护服在民营医院开始推广。

20 世纪 80 年代以后,随着人类对艾滋病病毒(HIV)、乙型肝炎病毒(HBV)、丙型肝炎病毒(HCV)等血载病原体认识的深入,人们越来越关注医护人员在救治患者过程中可能受到感染的风险,于是各国开始着力开发医用防护服,使得防护服行业得到了蓬勃发展。特别是 2003 年严重急性呼吸综合征(SARS)暴发过程中,不断出现医护人员被感染的例子,使人们意识到了自身防护工作的重要性,对医用防护服的要求也越来越高。当时我国制作防护服的材料主要为普通的无纺布或橡胶等,其中普通无纺布的防护性能差,无法达到国家防护标准;橡胶虽然有较好的防护性能,但是透气性较差,无法适用于医疗工作环境。经过科技工作者的共同努力,我国研制出了聚丙烯纺粘和熔喷纺粘复合材料(SMS)非织造布。2014 年,西非埃博拉病毒疫情暴发,中国积极援助西非,不仅派遣防疫专家和医务人员,更是提供包括医用防护服在内的医疗物资,帮助医务人员有效隔离病毒。新型冠状病毒肺炎疫情防控期间,曾一度由于疫情范围广、极易传染,一次性使用防护服严重短缺,亟须研制一种高效的可重复使用的防护服,这引起了国家相关部门的高度重视。

二、国内救援防护医学的起源

灾害救援个体防护是当今世界各国在应急救援方面的重要研究方向。近年来,世界范围内灾害频发,在地震、爆炸、火灾等灾害的抢险过程中,救援人员往往在风险高、隐患大的环境下工作,现场高危因素严重威胁着作业人员的人身安全和健康。因此,有效的个体防护是完成抢险救援的重要前提。随着各国救援水平的不断提高,灾害救援个体防护的相关研究已经成为国内外救援工作中不可或缺的课题。以美国为代表的发达国家对灾害救援个体防护的研究走在世界前列。目前我国各类灾害呈现多发、频发的态势,并且救援难度大、危险性增大,拥有完备的个体防护体系对降低救援人员在救援过程中受伤概率,保证救援人员的人身安全起到重要作用。

我国灾害救援起步晚,但是在技术标准、材料装备等方面的研制中已经取得了一定成果。与救援相关的个体防护是由劳动个体防护逐步朝专业化方向分支而发展起来的。1956 年,国务院对劳动个体防护装备生产、销售和使用颁布了规程,规定相关单位必须购买并发放个体防护装备;1963 年,劳动部颁发了《国营企业职工个人防护用品发放标准》,初步解决了国营企业劳动者个体防护装备的有无问题;1987 年至 1996 年间,劳动部又陆续颁布了特种劳动防护用品的相关规定,推动了我国防护用品行业向前发展。1988 年,我国首届全国劳动防护用品标准化技术委员会成立,历经 1993 年、1999 年和 2005 年的三次换届后,更名为"全国个体防护装备标准化技术委员会",并于 2006 年成立头面部防护装备,头部防护装备,呼吸防护装备,防护服,手、足部防护装备和坠落防护装备六个标准化工作组。自成立以来,其积极制定颁布相关标准。2000 年前,我国个体防护装备九大类主要产品都制定了相应标准,为我国个体防护装备的发展和水平的提升奠定了基础。

2007 年 8 月 30 日,第十届全国人民代表大会常务委员会第二十九次会议通过了《中华人民共和国突发事件应对法》,其中第二十七条明确规定:国务院有关部门、县级以上地方各级人民政府及其有关部门、有关单位应当为专业应急救援人员购买人身意外伤害保险,配备必要的防护装备和器材,减少应急救援人员的人身风险。灾害救援个体防护自此有了比较正式的法律规定。2014 年 12 月,《国务院办公厅关于加快应急产业发展的意见》(国办发〔2014〕63 号)发布,明确提出要发展应急技术装备,加强应急救援个体防护装备研发。我国政策规划的大力支持,有效推动了相关理论、技术、材料装备研究的进一步发展。

救援防护医学相关科研平台逐步发展壮大。近年来,清华大学、东华大学、中国人民解放军总后勤部军需装备研究所、中国人民解放军防化研究院第一研究所、公安部第一研究所、应急管理部上海消防研究所、中国人民武装警察部队后勤学院附属医院(简称为武警后勤学院附属医院)和天津大学应急医学研究院等科研单位,对推动我国灾害救援个体防护的建设与发展发挥了重要作用。

　　清华大学合肥公共安全研究院在人体生理热损伤机理和热安全评估等方面研究成果丰硕。韩雪峰等建立的多分区多层传热数值模型,能实现对温度变化和服装性能的快速预测;付明等设计的小尺度实验测试装置用于研究低热辐射强度条件下多层织物热传递机理,并采用暖体假人实验得到高温与常温下服装热阻和湿阻的差异性,能为高温热安全评价提供准确的服装热防护性能参数;杨杰等建立的人体热反应模型可用于高温环境人体皮肤温度和核心温度等生理参数预测,为灾害应急救援和防护装备研发等提供参考。2016 年 10 月,由翁文国教授主持的国家重点研发计划项目"灾害环境下人体损伤机理研究与救援防护技术装备研发及应用示范"启动,该项目针对各种类型灾害环境,预期揭示火爆毒复合灾害环境下人体损伤机理与防护原理,并建立起相应个体防护装备防护性能、工效性能、环境可靠性测试平台。中国人民解放军总后勤部军需装备研究所致力于防护装备的研究、论证与测试评价,建立了环境气候模拟与服装功能实验室、单兵装备人机工程实验室、单兵装备阻燃防护性能测试评价实验室等,制定了一系列国家标准和军用标准,广泛应用于灾害救援个体防护装备的测试评价。中国人民解放军防化研究院第一研究所致力于军用核生化个体防护装备及遂行多样化任务个体防护装备的论证、研发、试验评价,参与制定了国家呼吸防护、化学防护等个体防护装备标准。应急管理部上海消防研究所对我国消防用防护服的整体热防护性能进行了试验研究,提高了我国防护服的研究水平,指导了我国相关标准的制定。

　　(一)呼吸道防护

　　口罩是一种卫生用品,一般戴在口鼻部位,过滤进入口鼻的空气,以达到阻挡有害的气体、飞沫、病毒等物质的作用,以纱布或纸等材料做成。史料记载,口罩起源于中国西周时期,当时人们虽然还没有意识到病毒、细菌等微生物的存在,但是已经懂得日常口鼻的一些飞沫在空气中传播会给人的身体健康带来巨大的影响,因此在日常的交流会面时,双方都会稍微避开对方,以免飞沫喷到对方。之后在唐朝时期,人们在西周的发现基础之上做了改进,用丝巾掩住口鼻,防止飞沫传播,这也是最初的口罩。我国元朝时期,宫殿内献食者皆用绢布蒙住口鼻,阻挡气息,不触饮食之物。当时的口罩主要用于阻隔己物喷出而污染他物。而若研究一番,此种绢巾的"姻亲",却是先秦时代就已出现的"面衣"。《礼记》有载,女子出外时须遮面,既符合礼仪,也有挡风土之用,而女性遮挡之物,就名为"面衣"。它不仅遮面,也可包裹全身,颇为实用。《西京杂记》记载过一种"金华紫罗面衣",是赵飞燕被立为皇后时,她的妹妹恭送的贺礼之中的一件宝物。在魏晋之后,还诞生出男款,著名的"苏公帕"便有"面衣"的影子。1910 年,东北哈尔滨发生鼠疫,造成约 6 万人死亡,为了防止飞沫传播病菌从而造成更大的受灾面积,伍连德发明了一种纱布口罩。这种口罩制作工序简单,制造原料取材方便,用双层棉纱夹一块吸水药棉而制成,称为"伍氏口罩",是中国历史上第一种医用口罩。

　　目前,我国批量化生产的医用防护口罩以符合国家标准 GB 19083—2010 为主,其规定口罩对非油性颗粒物的过滤效率不低于 95％,并且应能阻挡液体渗透,具有很好的防护性能。但其吸气阻力大,不可长时间佩戴,且因为其规格固定,不能满足每个人的面部与口罩完美匹配的要求,容易因面部不够贴合而降低防护性能。因此,研究人员和企业开始从结构、材料、配件等方面着手研究新型医用防护口罩。河南康尔健医疗科技有限公司开发了一种具有良好透气性的医用防护口罩,Thornton 利用三维电子模型为特定用户定制医疗口罩,冯强强以棉纱和抗菌细旦丙纶长丝为原料开发接结双层织物用作医用口罩材料,提高了热湿舒适性。上述研究在一定程度上提升了口罩的密合性和透气性,增强了医用防护口罩的防护效果和舒适性,减轻了佩戴过程中因吸气阻力大造成的呼吸困难。新型医用防护口罩虽然短时间内可能无法做到批量化生产,但却是未来医用口罩的发展趋势。科研人员开始研发具有特殊功能的新型医用口罩:医用呼吸药物加湿口罩,通过内置药囊装置可有效避免外界病菌接触患者口腔,能够在患者口腔吸气过程中实现雾化药物的流入;具有独立通道的多功能口罩通过加装不同附件达到在医用方面防病毒、防细菌,在民用方面防雾霾、防有毒气体的目的,在特殊情况下还可用于火灾现场作为逃生工具;新型手术室医用口罩可以为长时间工作的医生补充水分、氧气和营养,并具有防尘、防气味的功能。另外,一些具有抗菌性、抗病毒性的新型口罩材料和结构也在研发中。Catel-Ferreira 等通过固定多酚分子对无纺布纤维过滤器表面进行化学改性,以赋予其抗病毒性能;杨荆泉等通过将生物抗菌剂 ε-PL 固定在聚对苯二甲酸乙二酯(PET)非织造布上,研制出一种抗菌防护口罩;刘吉娜制备了 UV 固化纳米银抗菌无纺布。截至目前,国家和行业标准下的医用防护口罩并未对材料抗菌性、抗病毒性有所规定。抗菌性和抗病毒性纺织材料可具有持久杀菌和抗病毒性能,有效避免细菌或病毒附着在口罩表面造成的二次传播,研究新型的抗菌、抗病毒非织造材料或织物结构将是未来医用防护口罩的发展方向之一。现阶段我国医用口罩标准虽然已细分为一次性使用医用口罩、医用外科口罩、医用防护口罩 3 类并制定了不同的生产标准,但 3 种标准之间仍存在相近指标测试方法不统一、各标准间关联性较差、分类系统性较差等问题,阻碍了我国医用口罩标准体系的进一步细化完善。

(二)躯体防护

医用防护服是一个广义的概念,包括医疗环境下医务人员穿着的各类服装。根据医用防护服的使用场合以及功能特性,医用防护服可分为医用一次性防护服、隔离衣和手术衣等。医用一次性防护服的主要使用对象为医务人员。隔离衣是避免医务人员在接触患者时受到体液和其他感染性物质污染,或用于保护患者避免感染的一种防护用品,可用于皮肤大面积烧伤等自身屏障功能受损患者。隔离衣的防护等级和阻隔性能要求均低于医用一次性防护服。手术衣是医生在进行手术时穿着的服装,主要用于阻隔患者血液等体液,防止患者血液中携带的具有传染性的病毒(如乙型肝炎病毒、艾滋病病毒等)侵入人体,为医务人员提供良好的屏障。

多年以来,我国在医用防护服方面缺乏系统性研究,由于医疗行业与纺织行业存在差异,医疗部门未着重关注高性能防护服装,甚至医用一次性防护服也只在指定部门使用。分类的不清晰、不同防护服的滥用以及人们观念的难以转变,使得相关标准难以制定,棉质防护服依然占据国内主要市场。

国内具有代表性的科研单位已研发出很多具备优良的液体防护性和舒适性的防护服。2003年,东华大学郝新敏、张建春等利用点涂上胶的工艺,使用PTFE复合膜与织物层压复合,成功研制出了可重复使用的防病毒、防血液渗透与透湿有机统一的PTFE复合膜SARS防护服材料。2004年陕西省纺织科学研究院马新安和王碹以防静电无尘面料为基布,对其进行防水、拒水透湿涂层加工,制得SFY-01型防护服。2008年天津工业大学采用特殊工艺,将非亲水性聚氨酯层与亲水性聚氨酯无孔膜进行层合,研发出了具有良好的屏蔽功能的防护服。海南欣龙无纺股份有限公司将合成纤维层、超细纤维层和普通纤维层进行复合,使得防护服具有高强耐磨、阻隔细菌和吸湿透气的功能。2008年江阴金凤特种纺织品有限公司研制出了一种三层结构的非织造布,即SMS,在医卫用纺织品行业具有广阔的应用前景。2010年深圳新纶新材料股份有限公司和苏州新纶超净技术有限公司共同研发了防水透湿透气、防血液渗透的TPU膜,用来织造医用防护服。2012年大连创达技术交易市场有限公司开发了一种透气纳米光触媒医用防护服,纳米二氧化钛涂覆层不仅具有杀菌、消毒的功能,而且可以净化空气,交错重叠设置的两条拉链更避免了细菌等的入侵。

近几年,我国防护服的相关测试标准也在逐步完善,目前针对一次性和重复使用的防护服相关标准GB 19082—2009、YY/T 0506、YY/T 1498—2016、YY/T 1499—2016出台,一次性防护服的标准也逐步趋于完善,但其测试项目和指标在强力、舒适性和液体防护性方面落后于发达国家,这也是我国医用防护服产业在国际上竞争力不强的原因。

（三）眼防护

医用护目镜的作用是防止液体喷溅或者气溶胶传播,其可在隔离留观病区（房）、隔离病区（房）和隔离重症监护病区（房）等区域,以及在采集呼吸道标本,进行气管插管、气管切开、无创通气、吸痰等可能出现体液和分泌物等喷溅的操作中使用。医用护目镜的性能要求是弹性佩戴（可以和近视眼镜兼容）、视野宽阔、必须有防溅功能并且密封,最好防雾。我国护目镜相关标准为《个人用眼护具技术要求》（GB 14866—2006）,适用范围为除核辐射、X线、激光、紫外线、红外线等以外的各类个人用眼防护,我国没有医用护目镜的专项技术标准,只要护目镜符合性能要求,均可使用。

（四）手防护

一次性健康防护手套按照材质不同可分为丁腈手套、PVC手套、乳胶手套和PE手套,根据品质等级和用途可分为医疗级和非医疗级手套。医疗级手套是指需要满足目标国家医疗市场质量认证体系或准入标准的产品,主要用于医疗手术、医疗检查、医疗护理等领域。

一次性健康防护手套,尤其是医疗级产品,其质量和性能的好坏直接影响医院、养老院、护理所等机构的感染率,感染率作为医疗质量好坏的重要衡量指标,目前也是各类医疗机构等级评定的重要标准之一,因此无论是医院还是患者都对质量、安全性更高的一次性医疗级手套具有强烈的需求。

1. PVC 手套

PVC 手套在 20 世纪 50 年代末由 Oak Technical LLC 公司发明。我国企业于 20 世纪 90 年代开始引入 PVC 手套生产技术,经过多年的发展,我国企业生产 PVC 手套的技术已经十分成熟,全球 PVC 手套的生产企业绝大部分集中在中国。

2. 丁腈手套

丁腈手套产品属于健康防护手套中的高端产品,主要用于对防护性、防尘量、抗化学性、耐油性与机械防护性等要求较高的行业。目前引入丁腈手套生产线的企业已经在 PVC 手套生产行业积累了多年的生产经验和客户资源。另外,引入的先进生产设备和国内的工业配套也使国内丁腈手套行业发展迅速,国内厂商生产的丁腈手套的品质和价格已逐渐被客户接受。

目前一次性健康防护手套的消费主要集中在美国、欧洲、日本等发达国家和地区,欧洲地区的一次性健康防护手套的消耗量仅次于美国,日本相关的法律法规约束了某些特定行业必须使用一次性健康防护手套,日本对一次性健康防护手套的需求量也较大,我国是一次性健康防护手套的主要生产国和出口国,近年来行业已取得长足进步,一次性健康防护手套出口数量持续增加。

国务院办公厅印发的《全国医疗卫生服务体系规划纲要(2015—2020 年)》要求构建与国民经济和社会发展水平相适应、与居民健康需求相匹配、体系完整、分工明确、功能互补、密切协作的整合型医疗卫生服务体系。随着国民对卫生健康问题的持续重视、基层卫生医疗体系的逐步规范和完善以及相关政策的不断引导,国内一次性健康防护手套行业的发展空间也将越来越大。

(五)防护头罩

2003 年"非典"时期,军事医学科学院卫生装备研究所研制了正压医用防护头罩。空气净化正压系统将病房内污染空气进行除菌、除病毒净化处理后,通过给气系统输送到头罩内,由上至下形成一定流量的清洁空气流,使头罩内保持正压,并通过连接罩衣下摆及袖口处向外排放,起到与外界污染空气隔离的作用。该头罩可供传染病医院一线医护人员佩戴使用。2007 年天津大学研制了正压防护头罩及全隔离呼吸系统,一种是"巡诊型",另一种是"抢救/手术型",均采用全隔离密闭防护头罩、便携和托载两种形式的独立纯净压缩空气,实现呼吸系统与现场污染空气及环境的全隔离,并有效地与全身防护服进行连接,实现包括呼吸系统在内的全隔离防护。防护头罩采用正压式供气方式,配合全隔离呼吸系统,避免了采用现场空气过滤方式和使用污染现场供气管道等具有潜在污染性的方式,做到了真正的全隔离防护。该防护头罩有四种:一体式软头罩、硬质(分体)头罩、一次性软头罩、披肩式头罩。2014 年军事医学科学院研制的针对埃博拉病毒的正压防护头罩、正压防护服、负压隔离转运舱等装备具有高效过滤、通风净化、污染灭菌、负压微环境控制监测和人体弹性密合等功能。

第二节　救援防护医学的发展概况

一、国外发展概况

(一)医学救援个体防护类

严重急性呼吸综合征(SARS)、禽流感、埃博拉出血热等高传染性病毒疫情的暴发,印度洋海啸、汶川地震等自然灾害的发生,不仅造成了人员伤亡、经济损失,还造成生态环境的破坏和严重的社会危害。在人员出现伤亡时需要进行医学救援。医学救援区别于单纯的急救医学,是以救援为中心,以急救医学、灾难医学、临床急诊学、危重症监护学为基础,融入通信、运输、建筑、消防、生物医学工程等多学科,扩展形成的一门综合性学科。医学救援也是处理研究现代社会生产生活在医院外环境中发生的各种危重急症、意外灾害事故,及时组织救护力量,在现场对个体或群体实施及时、有效的救援、救护,进行必要的医学处理,以挽救生命,减轻伤残和痛苦,并在医疗监护下,采用现代交通,将伤病员运至医院,接受进一步全面救治的一门学科。

人们为了保护自身健康,防范各种生产安全事故,做好救援工作,对个体防护进行了系统性的研究,根据物理、化学、生物等伤害因素进入人体的途径不同,研发了头面部防护类、呼吸防护类、躯体防护类等各种个体防护装备。个体防护装备的发展与安全生产、应急救援和公共卫生等突发公共事件密切相关,突发公共事件的发生,新材料的出现和制造工艺的提升在一定程度上也促进了个体防护装备的创新发展。

欧洲是个体防护装备技术的发源地,个体防护装备标准化建设完善成熟,具备体系结构合理、技术指标先进、效果实用等特点。欧盟理事会于1989年12月21日颁布了关于个体防护装备的第89/686/EEC号指令。该指令规定了个体防护装备的范围及分类、基本安全健康要求、质量控制及标识。欧洲标准化组织(ESO)由欧洲标准化委员会、欧洲电工标准化委员会和欧洲电信标准研究所等数个机构组成。欧洲标准化委员会、欧洲电工标准化委员会和欧洲电信标准研究所这三个机构都是非营利、专业化的标准研制机构。这三个机构中,欧洲标准化委员会的地位最为突出,这三个机构中任何一个机构发布的标准,都是欧洲标准。截至2014年,欧洲标准化组织颁布执行的个体防护装备标准就有265项。

与欧共体不同,美国政府只对用于职业防护的呼吸防护装备实施国家强制认证,授权美国国家职业安全卫生研究所(NIOSH)为唯一的检测认证机构。依据呼吸防护装备认证标准对所有类型的呼吸防护装备进行认证。通过 NIOSH 认证的产品就可进入职业防护市场。对其他类个体防护产品如防护帽、防护鞋、防护手套等,各个行业协会有统一的安全产品的认可标准和要求,包括产品的质量管理体系(如 ISO9000 认证)等。在这类产品上市前制造商需要将产品送至非政府的独立第三方实验室,依据美国国家标准进行检测,检测合格后可以进入市场。

(二)传染病防治个体防护类

随着新型高致病性、高传染性微生物的不断出现,以及生物恐怖事件的时有暴发,如何更好地保护人民的身体健康成了防护领域科研人员的头等大事。个体生物防护装备一直是防控传染病的重要组成部分,国外也越来越关注个体生物防护装备笨重、价格昂贵、使用维护复杂、人体生理心理负担过重的问题。21 世纪以来,SARS、禽流感、埃博拉出血热等大范围、高传染性病毒疫情的不断暴发,使个体生物防护装备的应用领域越来越广,已经发展至传染病防控、灾害救援、反恐处突各个方面。人员的生物防护面临的将是更加隐蔽、更具威胁、未知性更强的对手,加快个体生物防护技术与装备的发展及规范化应用在全世界已达成共识。

面对传染病以及核生化事故与威胁不断增多的形势,世界各国都非常重视公共卫生突发事件的防御能力建设,正在通过加大科研经费投入力度、加快装备改造与技术升级步伐等举措推动医学救援防护装备的快速发展,相继研制并装备了一大批新型医学救援防护装备。随着装备性能的不断提高,品种不断增多,系列化程度越来越高,救援防护能力大大提高。在当前和今后相当长的时期内,世界各国将更加重视更为安全、可靠、轻型、舒适且通用化、模块化和系列化的个体生物防护技术研发与装备研制,将为人们提供更高水平的防护,在医学救援、烈性传染病的研究等方面将发挥更大的作用。

(三)核和辐射事故处置个体防护类

苏联切尔诺贝利(Chernobyl)核事故、美国三里岛(Three Mile Island)核事故以及日本福岛核事故等的发生,引起了世界主要发达国家,如美国、俄罗斯等各国,对核设施安全的高度重视。核事故医学救援体系,特别是相关装备与技术建设水平迅速提高。各种新材料和新技术在核和辐射医学防护装备上得到广泛探索和应用,成为推动核和辐射医学防护装备飞速发展的原动力。

在当前和今后相当长一段时期内,医学防护装备仍是或将是装备发展的重中之重。不论是从核和辐射的沾染规避、个体防护还是集体防护方面,都得到了极大的加强和完善。其总体发展趋势如下。

防护装备向广谱化、一体化、系列化方向发展。应急救援防护装备、运输装备、救护装备等兼具"三防"(防核、防化、防生)功能,具有广谱防护性,如"三防"运输车、"三防"急救车等。军用防护和民用防护的概念正变得难以区分,逐渐走向统一。

辐射监测设备向多功能、便携式与车载式等方向发展。一机多用、易于操作、灵敏性高的仪器已成为装备发展的主流方向,并向自动化、数字化和可直读方向发展,如直读式个人剂量仪、便携式多功能巡测仪、车载式内照射检测仪等。

新学科、新技术不断向医疗诊断与救治渗透。受照人员生物剂量分析向高通量、快速、自动化方向发展；辐射损伤生物剂量技术逐渐向基因和蛋白质领域深入；基因工程药物、化学合成药物等为放射病的诊治提供了更为先进和有效的手段。

医学救治力量前移，提高了救治效率，挽救了更多伤病员生命。小型化、信息化技术的发展改造医院使用的固定设备，使之成为前沿诊治装备，如移动式 CT、数字化 X 线机、小型监护仪、便携式产氧器等。

通信系统的信息化、网络化及 GPS 卫星定位系统的应用，实现了信息的双向传输，使核事故医学应急救援更加高效、快捷和有序。

（四）暴恐事件处置防护类

医学防护装备是用于抵御噪声过大、气压过高、震动、粉尘与气溶胶、静电、有毒液体、非电离辐射、恶劣气候环境、物体打击、明火、坠落、高温气体、高温液体、腐蚀气体、传染病媒介物、各种细菌及病毒等物理、化学以及生物领域危险因素的防护装备的总称，而在暴恐事件医学防护中其更多的是用于暴力恐怖袭击的防护与治理。

为了更好地应对一些新的威胁，发达国家对医学防护装备的信息化研发已经加快了速度，以提高对各种事件的应变和处置能力。随着技术的发展，各种新材料、新技术广泛应用在暴恐医学防护装具、装备的研发和探索应用方面，成为推动医学防护装备发展的最强动力。当前新结构、新材料护具研发很快，用到了过滤材料及浸渍活性炭等，在很大程度上提高了面罩的防毒能力。美国军方当前研发了一款采用变压吸附技术的防毒面罩，它可以循环使用滤材，从某种程度来说，这项技术的提升解决了过去受限于吸附容量而导致防毒时间受到控制的问题。

发达国家在研发过程中，还注重对医学防护装备防水、防高温、防射流、防高压等多种物理技术的研发，当前已经取得较大的进展。当前各个国家对一些化学、生物防护装备的研发主要是为了提升作战平台能力，比如在美国的声波技术研发领域，通过声表面波技术联合毒物的检测来进行互助设置，这些护具可以安装在各种各样的平台上，能够对一些糜烂性毒剂以及神经性毒气进行检测和识别，此外，在其他的非传统生化威胁方面，考虑到战场需要及国土安全防御等问题，美国军方开发了军民两用的多方面技术，美国的国防部也大量采办了具有多重商业技术的防护装备，其中包括个体防护装备、化学增减和探测装备、生物增减放射性装备等。通过与其国土安全部紧密合作，推进了具有民事能力的防护装备的研发。英国还研制出了能够在较短时间内，对各种化学武器袭击进行监测的装置。在反恐行动中，危险最大的就是各种爆炸装置，在产生爆炸时，弹出的破片对人员会产生强大的杀伤作用，各种防护装备器材能够避免这些爆炸性破片的影响而起到较为直接和有效的防护作用。从防护原理上来说，可以分为两个方面，一个方面是爆炸所产生的破片会被防护装备弹开，另外一个方面是通过特殊的防护材料，将爆炸所产生的动能消除。而从防护器材方面来说，有专业防护器材和非专业防护器材两种。所谓专业防护器材，就是一些特别制作的防爆设备,如防爆盾牌、防爆服等,这些装备可以起到较好的个体防护作用,而一些非专业防护器材的使用,指的是相关人员根据实际情况,将身体藏在一些非专业防爆器材后面,从而起到阻止、吸收和衰减爆炸冲击的破片杀伤及冲击波的作用。这种非专业防护器材,按照防护效果,可以有棉被、地下掩体、土围墙、汽车砖墙等,然而不管在何种情况下,都应该避免选择背后物体易碎易裂的躲藏地点,如背后物体为玻璃、贴有瓷砖的墙体等。

(五)化学中毒事件处置防护类

中毒(poisoning)是生物体受到毒物作用而出现功能性或器质性改变的疾病状态。毒物是指在一定条件下以较小剂量给予时,可与生物体相互作用,引起生物体功能性或器质性损害的化学物质。国外在注重传统及非传统化学战剂损伤防治研究的同时,近年亦非常重视对化学恐怖、化学灾害等非传统化学威胁进行处置与应对。美国依托军方已有的研究成果,由美国疾病控制与预防中心牵头组建了由军队、州和地方卫生机构、医院急诊科等构成的应对各种化学危害的应急救援队伍,建立了诊断生物学和化学因子(病原体)的多级实验室网络,随时处理化学恐怖主义行为造成的疾病和损伤。

由于危险化学品的接触场景千差万别,市场上没有哪种化学防护服可以抵御所有级别的化学风险。选择化学防护服时,就需要根据特定的化学物质、作业环境而定。因此,在帮助用户选择合适的化学防护服方面,各国的标准发挥着巨大的作用。标准规定了化学防护服的最低要求,确立了防护等级、质量性能水准、产品的可比性以及基于风险评估选择恰当的个体防护装备体系的标准。全球的标准可分为 3 类:一是测试方法标准,二是产品规格指标,三是技术报告或指导文件。美国有众多科研机构、标准协会及委员会制定自己管辖范围内的相关应急救援装备标准,标准的专业性及针对性都很强。美国有 5 个标准协会发布的标准与应急救援装备有关(表 1-2-1)。每 1 个标准协会负责管辖范围内的专业标准,针对性较强。

表 1-2-1　美国应急救援装备标准相关协会

序号	协 会 名 称	主 要 领 域
1	美国国家标准协会(ANSI)	核工业安全、应急反应及设计
2	美国机械工程师协会(ASME)	航空航天与国防
3	美国消防协会(NFPA)	消防应急救援标准
4	美国材料与试验协会(ASTM)	消防、装备及装备管理和操作、危化品救援技术
5	ANSI/美国核学会(ANS)	核安全培训和应急计划

从应急救援装备角度来看,目前美国没有建立针对应急救援装备的专门的标准体系。从应急救援管理的角度来看,美国设有跨机构委员会。跨机构委员会是应急准备和应急响应从业者组成的自愿协作组织,组织的专业学科广泛,代表不同等级的政府部门及志愿者组织,涉及联邦、州、地方应急管理机构,高等院校、研究机构、一线救援力量等,主要任

务是协调联邦、州、地方应急管理机构和一线应急救援力量,为应急装备的性能指标、标准以及技术研发、操作要求、培训要求等的发展和实施提供一个探讨交流的平台。跨机构委员会发布有应急救援标准化装备目录(standardized equipment list,SEL),目前该目录与美国联邦应急救援管理署发布的授权装备目录(authorized equipment list,AEL)一致。新标准化装备目录分为 21 个部分,涵盖了个体防护装备、搜救装备、检测装备、救援车等应急救援装备,详细信息见表 1-2-2。

表 1-2-2　新标准化装备目录 21 个部分详情

序号	名　称	主要装备
1	个体防护装备	呼吸保护装备、核生化放射环境反恐防护服、核生化放射环境执法防护服、近火消防服、水中作业个体防护装备等
2	爆炸装置处理与补救装备	便携式爆炸物处理容器、便携式 X 线装置、机器人平台工具、拆弹工具、电子干扰设备、远程检查/处理工具等
3	核生化放射爆炸环境搜救装备	执法机器人及遥控车辆、气动/手动/电动搜救工具、搜救犬、受限空间空气检测设备、水域作业警戒装备、防水罩等
4	信息技术及装备	计算机辅助调度系统、地理信息系统、风险管理软件、应急事件管理系统等
5	网络安全增强装备	指纹/掌纹/视网膜等生物学用户验证装备、远程认证验证装备、数据传输加密装备、恶意软件防护装备、入侵检测系统装备等
6	互操作通信装备	蜂窝电话、双向文本发送装备、卫星电话基站、电台基站、内部对讲系统、视频会议系统装备、电台远程控制微波系统等
7	检测装备	野外化验套件、光学生物检测装备、DNA/RNA 生物检测装备、化学检测装备、手持式爆炸物探测装备、放射物质检测装备等
8	洗消装备	个人洗消工具箱、液体洗消围堵设备、洗消区域照明装备等
9	医疗装备	医疗工具箱、多伤亡事故装备、供氧装备、心电监护装备、医疗器械、训练/伤亡急救模拟装备等
10	动力装备	燃料电池、燃料发动机、充电保护装备、不间断电源装备、动力调节系统、短路保护装置等
11	核生化放射爆炸参考资料	核生化放射爆炸参考资料数据库、野外应急参考资料、非核生化放射参考资料等
12	核生化放射爆炸救援车	供水挂车、装备挂车、大量伤亡人员运输车辆、应急现场指挥车

续表

序号	名　称	主　要　装　备
13	恐怖事件预防装备	数据采集系统、恐怖分子威胁信息数据库、信号情报调查软件等
14	人身安全保护装备	应急作业系统、信息交换系统、抗爆垃圾桶、非法入侵检测系统、消防检测系统、远距离语音检测系统等
15	检查与扫描系统	脉冲中子活化分析系统、墙体穿透雷达、移动搜索与检查系统、门户检查系统等
16	动植物应急事件处理装备	大型动物抓捕控制装备、焚化装备、血样取样装备、动物处理装备等
17	核生化放射爆炸事件预防与响应船只	专用核生化放射爆炸事件预防与响应船只
18	核生化放射爆炸事件航空装备	专用飞机、大规模伤员运输机等
19	核生化放射爆炸事件后勤保障装备	呼吸用空气压缩机、水净化系统、救援力量住所、野外推车、叉车、气罐推车、装载平台等
20	武装干涉装备	犯罪现场处理装备、证据收集系统与装备、紫外线探测装备、战术进攻装备等
21	其他授权装备	基本医疗保障工具包、应急行动中心补给装备等

二、国内发展概况

应急救援工作一般在能量失控的环境中进行。救援过程中可能存在病原体感染、辐射、爆炸、中毒、火灾、触电、坠落等危险,从而引发救援人员伤亡事故。救援防护不仅可以保护救援人员自身安全,而且是现场高质量救援的有效保障。

经过几十年的发展,我国个体防护装备门类齐全,产供销稳定,基本能够满足我国安全生产和应急救援工作的需要。尤其改革开放以来,借鉴国外先进技术,我国个体防护装备目前不仅能够满足国内需求,而且扩大了出口份额。但是,国内的个体防护装备仍存在一定的局限性。我国个体防护装备按照人体防护部位大体划分为 10 类,即头部护具类、呼吸护具类、眼(面)护具类、听力护具类、防护手套类、防护鞋类、防护服类、护肤用品类、防坠落护具类、其他防护装备。

(一)医学救援个体防护类

突发事件发生后,我国始终把保护人民的生命健康放在首位。医学救援关注突发事件造成的"人员伤亡",以"挽救生命,减轻伤残"为目的,开展及时、有效的现场医学处置与救援和医学监护与运输工作。医学救援不同于一般的院内外急救。医学救援人员在从事突发事件救援任务时,经常接触救援现场中影响健康的物理、化学、生物等危险因素。医学救援人员的个体防护不仅可以保护其生命健康安全,而且是现场救援的保障。《突发公共卫生事件应急条例(2003年)》规定,参加救援的工作人员必须采取卫生防护措施。2008年国务院公布的《卫生应急队伍装备参考目录(试行)》按照不同突发事件的类型明确列举了卫生应急队伍队员的个体防护装备,以帮助医学救援人员应对救援现场中的危险因素。

1. 服装防护类

我国医学救援队队员的保障装备相对齐全完善,包括专业的救援服、救援头盔、救援鞋等,基本可以满足医学救援队队员在执行任务中的需求,但是与国际上先进救援队相比还有一定差距。

救援服具有一定防护功能,当前救援服采用橘红色,有夜间荧光标识,能起到防水、防风、防火、透湿的作用。救援头盔可以防止尖锐物体、辐射热量、火焰、起泡的化学物质以及外力冲撞等对头部的伤害。救援鞋也能够很好地防穿刺、抗挤压。但面对繁重的营救行动和高温气候,救援服的透气性、合体性方面还有欠缺,救援鞋过于笨重而不便于持续高强度作业。救援背囊物品较为齐全,但缺乏科学整合,在使用上不够方便,略显沉重。与国外一些装备比较先进的救援队相比,我们的装备在系统性上还有很大差距,不能够适应不同的季节气候、不同的现场需要。

2. 医学防护类

医用防护服是一个广义的概念,包括医疗环境下医务人员穿着的各类服装。医用防护服能阻止各类可能携带病原体的分泌物、喷溅物、颗粒等污染物接触医学救援人员,从而保护其人身健康。根据医用防护服的不同使用场合以及功能特性,医用防护服可分为医用一次性防护、隔离衣和手术衣等。

(1)医用一次性防护服:医用一次性防护服是医学救援人员在接触甲类或按甲类传染病管理的传染病患者时所穿着的一次性防护用品,其作用是阻隔具有潜在感染性患者的体液、分泌物以及空气中的微颗粒。在医用一次性防护服的研发和生产方面,我国起步较晚。但随着国内的需求大幅增长,我国非织造材料行业的兴起,医用一次性防护服生产体系也在不断建立和完善,制定了针对医用一次性防护服的国家标准(GB 19082—2009)。

目前国内的医用防护服主要有3类,即用普通无纺布、橡胶或涂层面料、闪蒸发一次成型滤材制作的防护服。其中,普通无纺布防护服的防护效率只有40%左右,低于国标无纺布防护服的防护效率;采用闪蒸发一次成型滤材制作的防护服,防护性能较好,但其面料的防护均匀性差;采用橡胶或涂层面料制作的防护服,防护效果较好,但透气透湿性能很差,无法满足工作中,尤其是在夏季酷热条件下的穿用需要。因此,需要研究医用多功能防护服,保护医学救援人员的生命安全与健康。

(2)隔离衣:隔离衣是避免医学救援人员在接触患者时受到感染性物质污染,或用于保护患者免受感染的防护用品。由于隔离衣不在甲类传染病的防护中使用,因此隔离衣的防护等级和阻隔性能要求均低于医用一次性防护服。主要用于接触经接触传播的感染性疾病患者,如多重耐药菌感染患者等;对患者实行保护性隔离时,如大面积烧伤患者、骨髓移植患者的诊疗、护理时;可能受到患者体液、分泌物、排泄物喷溅时;进入重症监护室、保护性病房时等。是否需穿隔离衣,应视医务人员进入目的及与患者接触状况决定。

　　一次性隔离衣通常由无纺布材料制成,或由具有更好防渗透性能的材料如与塑料薄膜结合制成。通过使用各种无纺布纤维接合技术,而不是编织和针织材料的几何联锁,一次性隔离衣具有完整性和韧性。隔离衣能遮住躯干和全部的衣服,以构成微生物和其他物质传播的物理屏障。隔离衣可以是重复使用的,也可以是一次性的,不带有帽子。应具有防渗透性、耐磨性和防撕裂性能。目前国内没有专门的标准,仅在隔离技术规范中有关于隔离衣穿脱的简要介绍(隔离衣应后开口,能遮盖住全部衣服和外露的皮肤),但是没有规格及材质等方面的相关指标。从《医院隔离技术规范》中隔离衣定义来看,没有防渗透方面的要求,隔离衣可以是防水的,也可以是不防水的。

　　(3)手术衣:手术衣是医生在进行手术时穿着的服装,用于降低医学救援人员在手术中接触病原体的风险。近年来,随着血源性传播疾病研究的不断深入,手术过程中医务人员及患者采取的防护措施也越发受到关注。国内外多项研究充分论证了手术过程中存在艾滋病病毒、乙型肝炎病毒、丙型肝炎病毒等血源性传播疾病病原体的感染风险,以上病毒均可通过破损的皮肤或黏膜接触传播。因此,手术衣的屏障功能被视为手术过程中降低感染风险的关键。手术衣起到双重防护的作用。手术衣在患者与医务人员之间建立一道屏障,一方面,手术过程中降低医务人员接触患者血液或其他体液等潜在感染源的概率;另一方面,手术衣可以阻断定植或黏附在医务人员皮肤或衣服表面的各种细菌传播给手术患者,有效避免多重耐药菌如耐甲氧西林金黄色葡萄球菌、耐万古霉素肠球菌等的交叉感染,是手术操作中无菌区域的安全屏障。

　　欧美公司手术衣的材料经过几十年发展,复合材料已普遍运用于手术衣的开发和生产中。而在中国,除了部分有特殊需求的手术外,大部分手术仍使用全棉材质的手术衣。首先,全棉材质为短纤维,使用及洗涤过程中易断裂脱絮,洗涤过程操作不当或含氯制剂使用过量均会对全棉手术衣造成较大的破坏。一些手术衣供应商为提高其耐洗程度,采用涤棉材质生产手术衣,也无法从根本上解决液体吸收渗透及脱絮的问题。其次,对于出血量大的手术,普通全棉手术衣吸收液体后会变重,增加感染风险的同时降低了穿着舒适度。2003年SARS暴发流行期间,中国人民解放军总后勤部军需装备研究所和相关公司一同开发设计了SARS防护手术服,利用的材料为3层贴合织物,中间一层为类似医用膜结构的材料。该手术服防水透气,能防止病毒透过织物,与欧美市场上的多层复合织物手术衣为同类产品。国内专家也开始认识到普通棉织品由于短纤维结构,易脱屑,强度较低,将大大增多环境颗粒物数量及增加感染的风险。2003年SARS之后,国内针对手术衣也制定了与欧洲标准EN 13795接近的相关标准YY/T 0506,对手术衣微生物穿透性和脱絮程度有了严格的要求,并对手术衣的防护性、防渗透性、洁净度、舒适性等各项指标均给出了细化的测试方法和数值。

欧美公司使用的复合材料重量较轻且防水,能够在长时间或出血量大的手术中体现轻便透气的优势,可承受的洗涤次数超过 100 次,并可大幅减少洗涤过程中的能量消耗。在国内市场引进并推广该类手术衣将提高医院手术室的感染控制等级,并降低医院综合使用成本。越来越多的医院建设向国际化标准看齐。复合材料也有一定的缺陷。与全棉材料相比,复合材料的透气性较差,并且在手术室空调系统中无法保持恒温,所以国内很难在短时间内用特殊材料手术衣全面取代全棉手术衣。

(4)其他防护:应对医学救援现场危及健康的不同风险因素,个体防护装备也不同。在可能接触粉尘的救援现场,医学救援人员需穿戴防尘防护用品,包括防尘口罩、防尘眼镜、防尘帽、防尘服等。在可能接触有毒物质的现场,医学救援人员必须穿戴防毒用品,如防毒口罩、防毒面具等。在地震、事故等现场,如有物体坠落风险,救援人员必须戴安全帽。层高 2 m 以上的医学救援现场,救援人员必须系安全带。现场可能对眼睛造成伤害或处置能经黏膜传播的传染病时,必须戴护目镜或防护面具。水上医学救援作业人员必须穿救生衣,使用救生用具。在易燃易爆场所,救援人员必须穿戴防静电工作服。高温、高寒作业时,必须穿戴防高温辐射及防寒护品。

(二)传染病防治个体防护类

1. 个体防护装备

个体防护装备指用于现场医学救援人员对感染性因子或其他有毒有害因子进行防护的各种屏障用品。在各类传染病疫情处理的个体防护指南中,个体防护装备的选择和穿脱顺序也存在不一致的地方,不同传播途径的传染病的防护级别不同。个体防护水平分为三级,一级防护适用于肠道传染病疫情现场处置、肠道传染病患者采样、擦拭消毒作业等;二级防护适用于呼吸道传染病、新发传染病现场处置以及进入经空气或飞沫传播的传染病患者病房、留观室,患者居住地现场消毒等;三级防护适用于对新型、高致病性呼吸道传染病进行流调、采集样本、检测操作等。其中二级防护安全系数相对高,适用场景更多。

(1)面部防护:

①眼面部防护:医务人员的眼结膜及面部有被病原体污染的风险时,建议进行眼面部防护。眼面部防护装备包括防护面屏和防护眼罩,两者均应符合《个人用眼护具技术要求》(GB 14866—2006)。目前我国及地方尚无医用防护面屏和防护眼罩的技术标准及要求。在 SARS 和新型冠状病毒肺炎流行期间,针对医务人员个体防护状况的调查发现,使用眼面部防护的医务人员感染率明显低于未进行眼面部防护者。国内研发团队为在传染病区工作的医务人员设计了具有较高安全性的正压生物防护头罩,在传染病防治期间发挥了一定的作用。

②呼吸防护:按防护原理,呼吸防护用品可以分为过滤式呼吸防护用品和隔绝式呼吸防护用品两种。过滤式呼吸防护用品对吸入的空气,通过过滤元件的过滤、吸附等作用,除去其中有害物质后供使用者呼吸。在医学救援中,常用的过滤式呼吸防护装备包括医

用外科口罩、医用防护口罩、自吸过滤式防颗粒物呼吸器。佩戴口罩是有效防止病原体通过呼吸道进入医务人员体内的简单隔离方法,在医务人员和患者间可以达到双向防护的效果,因此正确选择和使用口罩已成为医务人员自我防护、避免传染的关键环节之一。目前我国现行医疗行业的口罩标准有《医用外科口罩技术要求》和《医用防护口罩技术要求》。

医用外科口罩对细菌过滤效率应不低于95%、对非油粒性颗粒过滤效率不低于30%,所以医用外科口罩可以阻挡大部分细菌和一部分病毒。2004年,我国国家食品药品监督管理局发布了医药行业标准《医用外科口罩技术要求》(YY 0469—2004)。根据这一技术要求,合格的医用外科口罩可以阻挡大部分细菌和少量的病毒飞沫及气溶胶,还具有较强的液体阻隔性能,能阻挡体液、分泌物等的喷溅。但是对于有病毒气溶胶存在的可能时,医用外科口罩无法起到较好的防护效果。

医用防护口罩的颗粒过滤效率≥95%,能阻挡经空气传播的直径<5 μm或近距离经飞沫传播的感染因子,故医用防护口罩可阻挡大部分细菌、病毒等病原体。N95口罩属于医用防护口罩,接触经空气传播以及近距离经飞沫传播的传染病患者时,或者在呼吸道传染病患者所在区域工作,如发热门诊、呼吸科门诊及病房的医务人员应佩戴医用防护口罩。2010年,中华人民共和国国家质量监督检验检疫总局、中国国家标准化管理委员会发布了国家标准《医用防护口罩技术要求》(GB 19083—2010)。根据这一技术要求,合格的医用防护口罩在正确佩戴的前提下,可以阻挡绝大多数细菌和病毒飞沫及气溶胶,具有一定的液体阻隔性能,能阻挡体液、分泌物等的喷溅。

中华人民共和国国家市场监督管理总局、中国国家标准化管理委员会发布的《呼吸防护用品——自吸过滤式防颗粒物呼吸器》(GB 2626—2019)对自吸过滤式防颗粒物呼吸器进行了规定,其中KN类防非油性颗粒,KP类防油性和非油性颗粒。自吸过滤式防颗粒物呼吸器包括随弃式、半面罩、全面罩三类。通常所说的防尘口罩属于随弃式面罩,使用后即整体废弃。根据这一技术要求,合格的自吸过滤式防颗粒物呼吸器在正确佩戴的前提下,可以阻挡绝大多数细菌和病毒飞沫及气溶胶。

隔绝式呼吸器是将使用者呼吸道与外界受污染空气隔离,依靠呼吸器本身提供的氧气或空气来满足人员呼吸需要的呼吸器。按照面罩内压力模式,可分为正压式隔绝式呼吸器和负压式隔绝式呼吸器。隔绝式呼吸器按供气原理和供气方式可分为送风式隔绝式呼吸器和携气式隔绝式呼吸器两类。携气式隔绝式呼吸器自备气源,根据气源的不同又分为空气呼吸器(储气式)、氧气呼吸器(储氧式)和化学生氧面具(化学生氧式)。由于带有供气系统,因此一般体积、重量比较大,在部分狭小环境中使用受到限制,也对使用者的体能有一定要求。隔绝式呼吸器的价格昂贵,使用、维护和保管要求较高。

(2)躯体防护:防护服是避免人体受病原微生物损害的重要装备,分为一次性防护服和可多次使用的防护服两种。从结构上又可以分为全身一体式防护服和分体式防护服两种。在传染病疫情防控中如需使用防护服,应符合中华人民共和国国家质量监督检验检疫总局、中国国家标准化管理委员会发布的《医用一次性防护服技术要求》(GB 19082—

2009)标准。消防救援人员在医用防护服不足的情况下,可以使用C级化学防护服甚至更高级别防护服替代。

近年来我国开发研制了半身式正压生物防护服和全身式正压生物防护服,提高了医学救援人员抗击烈性传染病的个体防护能力。正压生物防护服是具有最高防护等级的个体生物防护装备之一,主要应用于生物安全4级(P4)实验室科研人员和重大传染病疫情救援人员的个体防护中。目前,欧美发达国家的关键技术研究水平和产品开发能力处于领先地位,其核心设备为正压形成装置。半身式正压生物防护服由头罩和披肩构成,主要提供呼吸和头部防护,一般与医用防护服配套使用。头罩整体透明,在面屏处形成送风定向流,可有效避免面屏起雾,作业视野良好。全身式正压生物防护服头部、躯干和四肢连为整体,主要提供全身防护,部分可进行拆分。与一次性医用防护服相比,其可提供最高等级的全身安全防护;无须佩戴口罩和面罩等,可多次重复使用;动力送风系统有利于湿热空气的排出,舒适性更好。无论是何种结构形式,稳定的内部正压是保持可靠防护能力的关键。正是由于存在内外压差,防护服才能在有效阻隔生物气溶胶的吸入、沾染以及微生物液体渗入的同时,也保证人体可吸入新鲜空气,维持良好的穿着舒适性。

防护手套根据种类不同具有防感染、防腐蚀、防水、防寒、阻燃、防切割等作用。医用乳胶手套、橡胶手套均对病原微生物有良好的阻断作用,可根据环境及使用要求进行选择,参考标准为《一次性使用医用橡胶检查手套》(GB 10213—2006)。公共卫生执业医师资格考试实践技能指导用书个体防护部分提到医务人员应佩戴合适的手套,不同的接触对象应合理使用不同材料的防护手套。《埃博拉出血热医院感染预防与控制技术指南(第一版)》中指出,在诊疗埃博拉出血热病例时应当戴乳胶手套,并建议使用双层手套,以减少因手套穿孔和因消毒剂损坏手套而导致的病毒传播。

靴子及靴套的防护功能也多种多样,包括防砸、防穿刺、防水、抗化学物、绝缘、抗静电、抗高温、防寒、防滑等。在环境被病毒污染的情况下,医务人员可穿着橡胶靴或靴套防止足部受损伤和污染。目前我国关于医用鞋套/靴套没有相应标准和规范。医务人员在进入污染区域时,应穿覆盖足部的密闭式鞋套或一次性防水靴套,若环境中有大量体液、呕吐物、排泄物时应穿长筒胶靴。

2.国内传染病个体防护装备标准

美国和欧盟在医用防护服标准建立方面起步较早,标准体系也比较健全,处于国际领先地位。美国传染病个体防护装备标准体系以美国消防协会(NFPA)发布的1999:2018《紧急医疗行动防护服和综合体标准》和美国国家标准ANSI/AAMI PB70:2012《医疗器械防护服和防护布液体的阻隔性能和分类》为基础。欧盟传染病个体防护装备标准体系主要以EN 14126:2003《防护服:防护服抗感染性能要求及试验方法》和EN 13795《病人、医护人员和器械手术单、手术衣和洁净服》系列标准为基础。目前我国也已建立了以GB 19082—2009《医用一次性防护服技术要求》、YY/T 1498—2016《医用防护服的选用评估指南》、YY/T 1499—2016《医用防护服的液体阻隔性能和分级》和YY/T 0506—2016《病人、医护人员和器械用手术单、手术衣和洁净服》系列标准为基础的传染病个体防护装备标准体系。从上述标准体系中可以看出，制定的标准主要围绕医用防护服、手术衣、隔离衣三类产品。我国和欧盟已制定了医用防护服和手术衣产品标准，美国则是制定了医用防护服、手术衣、隔离衣产品标准。同时各国标准间也具有一定的趋同性，比如我国手术衣产品的 YY/T 0506 系列标准等同于欧盟 EN 13795 系列标准，我国医用防护服液体阻隔分级标准 YY/T 1499—2016 则与美国 ANSI/AAMI PB70：2012 中的规定具有等同性。

我国现有与口罩相关的国家标准和行业标准二十多项，包括 GB 2626—2019《呼吸防护用品——自吸过滤式防颗粒物呼吸器》、GB 19083—2010《医用防护口罩技术要求》、GB/T 32610—2016《日常防护型口罩技术规范》、GB/T 38880—2020《儿童口罩技术规范》、GB 15979—2002《一次性使用卫生用品卫生标准》、GB/T 18664—2002《呼吸防护用品的选择、使用与维护》、YY 0469—2011《医用外科口罩》、YY/T 0969—2013《一次性使用医用口罩》等。这些标准对口罩的术语、定义、分类、标识、技术要求、检测、使用、维护等分别做出了相关规定。许多团体还制定了相关标准，如普通防护口罩、抗菌口罩、儿童口罩、普通口罩、一次性使用防护口罩技术规范等。

3. 预防性药物防护

《卫生应急队伍装备参考目录（试行）》（2008 年）中提出现场医学救援工作处置传染病事件时必须备有胸腺肽、达菲、γ-干扰素、光谱抗生素等预防性药品。

（三）核和放射事故处置个体防护类

在突发核和放射事故中，放射源往往比较强，高能粒子流进入生物体切割细胞分子键和分子内结构会造成细胞死亡。射线轰击细胞原子核，产生放射性同位素。同位素裂变发出射线粒子，射线粒子零距离接触体内器官，不断地攻击体内细胞，引起细胞生长混乱，无序分裂，可能导致白血病等癌症。

核应急医学救援主要包括侦检、洗消、防护、救治、运输，其核心和根本是要确保挽救伤病员生命、减少健康损害。参加现场救援的人员需要强有力的防护，由于应急救援所处的威胁环境不同，面临的威胁程度不同，核和放射事故处置个体防护装备分级也应不同。应急人员应根据核和放射事故现场存在的危害因素，根据决策部门建议合理选择不同防护等级的个体防护装备。对于性质明确的突发事件，防护装备的主要作用是防止或减少放射性污染产生的外照射以及由于吸入而产生的内照射。

1. 外照射防护

外照射来源与途径主要包括来自核设施或辐射源的外照射以及烟雨中、沉积于地面的放射性物质产生的外照射。由于防护装备对射线基本没有减弱效果，防护服的主要作用是防止放射性沾染，因此外照射防护方法主要采用通用防护方法，包括时间防护、距离防护和屏蔽防护。主要是采用缩短在放射性环境中停留的时间或采取多人轮换作业方式，尽量保持与放射源的最大距离，充分利用防护装置或器具进行屏蔽防护，尽快消除体表污染等。

防护装备是指人员(包括伤病员)卫生防护用的装备和器材,如伤病员后送袋、防护帐篷等。按照防护对象,防护装备可分为单人防护装备和集体防护装备。

(1)单人防护装备:根据展开地域的环境辐射水平及防护最优化原则,确定医学应急队员的个体防护级别。单人防护装备是适合单人使用的呼吸防护装备、皮肤防护器材、伤员防护器材等的总称。呼吸防护装备,主要指可保护人员呼吸器官的物品。防毒面具使面部免受化学毒剂、生物毒剂和放射性灰尘等伤害。皮肤防护器材,用于防止毒剂通过皮肤,以及防止放射性物质和生物战剂沾染人体对人体造成伤害,包括防护服、防护手套和防毒靴套等。双层连体防护衣,外层具有一定防腐蚀、防渗透及防水功能,内层为棉质或混纺材质,有效使用全面型防毒面具,可防止漏气、起雾而影响视野和操作,佩戴直读式个人剂量报警仪和热释光个人剂量计。在外照射监测方面,国内开发了可实现远距离监控的应急外照射剂量监测系统,提高了技术装备及信息智能化水平。在应急防护中,对于α射线等需要重点采取内照射防护。

(2)集体防护装备:集体防护装备适用于医疗救援机构和伤病员的集体防护,如集防帐篷、集防方舱、集防掩体等。为此可通过佩戴个人剂量报警仪,及时了解外照射辐射水平,以便采取适当措施避开高辐射区或尽量缩短停留时间,同时为估算累积受照剂量,还要佩戴量程范围较宽的热释光剂量计。在核事故应急救援中,还应佩戴中子剂量计,以便估算人员受照的中子剂量。

2. 内照射防护

内照射途径主要包括吸入、食入放射性核素以及通过皮肤或伤口吸收放射性核素。为防止或减少吸入放射性核素,通常应佩戴口罩、面具等。对于空气中同时存在有毒气体或放射性核素浓度较高的现场,可采用呼吸面罩和压缩空气钢瓶。同时在事故现场还应控制饮水和进食,禁止吸烟。对体表或伤口的放射性污染要及时去除。在应急防护中,需要关注γ、氚、中子等射线所产生的外照射的危害。此外,氚具有极强的渗透能力,能够轻易穿透普通的不锈钢、橡胶制品、衣服及皮肤,并具备极强的置换能力,能置换出人体组织中的氢同位素,引起细胞的突变和肿瘤的发生。

放射性沾染、生物战剂气溶胶以及化学毒剂都可以通过呼吸道侵入人体,防护方法是戴防毒面具或使用防护口罩。在紧急情况下,也可用简便的呼吸道防护用具。

核生化对皮肤的伤害可分为直接伤害(烧伤、腐蚀、灼烧)和有害物质侵入的伤害。防止对皮肤的直接伤害就是避免微粒与皮肤的直接接触。实验证明有效的服装遮盖可适当减弱光辐射、冲击波、早期辐射效应、放射性沾染以及化学试剂沾染对皮肤的伤害强度。服装厚度增加,穿着宽松的服装以及外层选择阻燃面料、内层选择易发散辐射热的棉质面料都会相应地减轻灼伤的程度,用这种材料做成的服装防护能力大大增强。防止有害物质侵入的方法一般是使用渗透、半渗透及不渗透材料系统来屏蔽有害物质。渗透系统使用透湿且能够防化学物质的材料;半渗透系统可设计成具有各种大小孔径的微孔和超微孔材料,具有蒸汽传输速率高、耐水压好及防化学和生物武器最理想的平衡性能;不渗透系统则可以阻止所有物质的进入,因而具有较强的防护效果,但透湿性较差。光辐射可造成眼睛失明,戴护目镜可减弱照射强度。必要时采用全身计数器对内照射剂量进行测量和评估。在内照射监测方面,基于移动式全身计数器,国内开发了包括甲状腺计数器和全身计数器的内照射应急活体监测系统。

国内核应急防护装备在保持防放射性物质、防热、阻燃等的前提下,趋向于更加轻便、更加坚韧耐用、观察视野更大、呼吸阻力更小、防护功能更集成化、具体操作更便利化,以能够对 α、β、γ、X 射线等具有很好的屏蔽与防护能力,能在不同复杂地形地貌以及极端恶劣天气情况下开展应急处置行动。同时能防护放射性气溶胶颗粒、其他有毒和腐蚀气态、液态和固态物质,以确保人员快速、有效完成有关任务。

国内相关单位结合自身核事故应急处置基本任务和能力要求,陆续配备了应急人员防护装备,其性能基本上能够满足一般核事故的作业防护需要,但是如果遇到严重核事故发生,现有装备能力还无法很好地满足核事故应急处置的防护技术需要。存在的问题主要包括以下几个方面:①应急防护装备对于 α、β、γ、氚、中子射线等综合防护能力较弱。②隔绝式防毒衣在应急行动中会阻断人员产生的热量与外界环境的交换。同时,在野外恶劣条件下,防护装备容易产生局部摩擦破损,直接导致人员受照剂量剧增。③现有防护装备的智能化、信息化、集成化程度不高。④防护装备核应急处置的全天候作业能力尚需完善。核事故具有无征兆、突发性的显著特点,事故发生的地点、时间、环境等情况都不可预知。特别是在涉及核材料转送、运输等过程中,发生事故影响范围广,应急处置难度巨大,这就要求应急处置力量具备全天候作业能力,不仅要适应不同地区、不同温湿度和不同气候条件的变化,而且能够在夜间或者光照条件极差的环境下实施救援,而现有能力还远远达不到上述要求。

所以,下一步我国的核和放射事故处置的个体防护研究方向应聚焦于改善现有个体防护装具的穿戴微环境,提高应急处置人员行动的灵活度和舒适度。结合核事故现场救援的具体场景条件和环境特点,着力研制、开发和配备透气性好、防火、抗爆、防穿刺能力强的新型综合防护服材料,确保在野外恶劣环境下,防护装备不会产生摩擦破损,避免导致人员受照剂量突增的隐患发生。同时,使装备更加人性化。选择使用高效屏蔽材料,研究制造轻便、柔软、具有高力学性能的屏蔽层,再复合骨架材料制成高端较大剂量防御平台的核辐射防护服,实现处置行动效率的有效提升。

3. 医学防护

医学防护主要包括药物预防和心理防护。服用稳定性碘可减少甲状腺对吸入或食入放射性碘的吸收,在可防止剂量大于 100 mGy 的情况下服稳定性碘是有效的,但不能替代其他呼吸器官防护措施。受照剂量较大的应急响应人员,应尽早适量服用药物。由于核和放射事故应急救援的长期性、艰巨性和复杂性,对参与救援人员的心理素质具有较高的要求,因此应急救援人员要掌握放射防护基本知识,调整好心态,做好充分的思想准备。确需进入温区、热区的应急救援人员,应视到达区域的环境剂量情况,适当提高个体防护级别。进入救援区域前,预防性服用碘化钾片 10 mg,以预防人体甲状腺对放射性碘的吸收。进入污染区后,要尽可能缩短在污染区停留的时间。

（四）暴恐事件处置防护类

救援人员必须在保护自身安全的前提下开展救援工作。只有佩戴良好的个体防护器具，确保自身的安全，才能有效完成营救任务，否则不但救不了别人，还可能危及自己的生命，成为被别人救护的对象。应对暴恐事件，救援人员的个体防护装备包括防弹类、防暴力类和防爆炸类防护装备。

1.防弹类防护装备

防弹主要是依靠材料的抗拉伸强度。冲击材料、拉断或拉伸材料的拉伸强度越大，高速冲击的弹头或破片等抛射物在材料中就会耗散越多的能量，从而使抛射物变形，阻止抛射物前进。我国防弹材料的发展经历了从金属材料到高性能合成纤维和复合材料的发展阶段。

目前防弹衣大致可以分为硬体、软体和软硬复合式三种。硬体防弹衣的防弹材料以特种钢板、超强铝合金等金属材料或者陶瓷等硬质非金属材料为主体，这类防弹衣虽然可以更有效地起到保护作用，但是柔软性较差，比较笨重，军警一般只在十分危险的情况下使用。软体防弹衣的材料以高性能纺织纤维为主，采用纺织品的结构，重量轻，并且具有柔软性，穿着舒适。军警执行日常任务时多穿这类防弹衣。软硬复合式防弹衣以软质材料为内衬，以硬质材料为面板和增强材料，在一定程度上集中了硬体、软体防弹衣的优势。

防弹衣的性能要求：在不影响防弹能力的前提下，防弹衣应尽可能轻便舒适，人在穿着后仍能较为灵活地完成各种动作。目前，许多国家设计警用防弹衣设计时，在考虑其安全性（防护性能）的同时，也开始强调警员穿着时的舒适性。穿着舒适性是防弹衣的一项重要指标，包括透气、柔软、轻便等方面。通过合理的结构设计，软体防弹衣是可以取得较好的柔软性和轻便性的。软体防弹衣的设计中，为降低背衬材料上的凹陷深度和减少对人体的冲击力，我国大多数使用降低凹陷深度的材料和缓冲材料。然而，过多的辅助材料明显导致了防弹衣柔软性的降低和整体重量的增加。个体防弹装备的重量与体能负荷两者之间的平衡点也值得推敲，防弹效果越佳，警员战斗的机动性就越低。所以，防弹类装备迫切需要的是重量轻且具有防护性，并可抵挡各式高速弹头的撞击。

2.防暴力类防护装备

根据行业标准《警用防刺服》（GA 68—2019），防刺服是能有效地防护锐器、利器从不同角度对防护部位的攻击，减少人体防护部位受到刺伤威胁的一种装备。防护功能主要是防御锐器划割、刺伤和钝器打击等暴力袭击。防刺服的基本组成包括外套、防刺层、防刺层保护套三个部分。防刺服的保护范围是防刺服芯片所覆盖的部位。我国要求防护面积的具体指标是大于或等于 0.25 m^2。

早期的防刺服是高性能合金冷轧制成的整体造型的防刺背心或采用高强轻质金属材料（如铝合金）制作的鳞片甲状防护层，虽然这种防刺服防刺性能较好，但其重量和刚性对使用者的活动和穿着舒适性有较大的限制。后来为了减轻防刺服重量，提高产品的舒适性，在制作工艺上选择将金属丝加捻织造或者绕成金属环，经过端点点焊、互锁、一层或多层与织物或其他防刺材料复合，或者将金属轻质薄片制成一定形状的拼合层，以增强防刺效果。近年来，超高分子量聚乙烯纤维和芳纶纤维也被广泛应用于制备防刺服产品，如覆金刚砂的芳纶机织布、细旦芳纶、浸胶芳纶或填充纳米粒子的浸胶织物、毡等均具有较好的防刺性能。通过采用不同的高性能纤维和织物结构，以实现采用软质材料防刺的目的。

《警用防刺服》(GA 68—2019)将防刺服分为 A、B 两类。A 类防护能力强，需要更多的防护材料，相对厚重；B 类防护能力弱，但可以做得较薄、较轻，舒适性较好。在评估风险的基础上，对于不同用户，可以根据需求挑选防护能力适当的防刺服。对比旧标准 GA 68—2008，《警用防刺服》(GA 68—2019)增加了按照使用场所的分类，由原来的一个类型增加到了 A、B 两个类型，A 类适合一般场合使用，B 类仅适合民用航空器使用。《警用防刺服》(GA 68—2019)调整了测试方法，虽然 A 类防刺服的测试刀具和测试能量都没有变化，但是测试体增加了缓冲件，缓冲件模拟人体手腕及人体运动的缓冲作用，相对来说，同样材料的防刺服可以使用更少的材料达到标准的要求，这样防刺服的重量更轻了；减少了防刺服的防护面积；防刺性能的专用测试设备自动化程度更高。对比美国 NIJ 0115 标准，我国标准还是比较严苛的。如果我国防刺服也参考美国标准允许穿透一定的深度(如 5 mm)或者分级管理，防刺服还可以更轻、更薄，使用范围更广。防刺服的选择是在保护和穿着性能之间的一种权衡，防刺服的重量和体验通常与它所提供的防刺能力成反比，舒适度降低的同时防刺等级会增加。

3. 防爆炸类防护装备

防爆炸类防护装备主要防御爆炸物产生的高温高压气浪、破片、冲击波等伤害。防爆服是一套由硬、软两种装甲系统构成的复合材料制品，这两种装甲系统共同发挥作用，以抵抗爆炸发生后产生的冲击波和弹片。防爆服坚固的外层装甲是抵御冲击波威胁的首要防线。这层坚硬的材料能抵挡部分超压冲击波的能量，同时也能抵御飞射的爆炸物破片。但是，超压冲击波还是会不可避免地穿透坚固的装甲层。穿透坚固的装甲层后超压冲击波会接触到一种由合成橡胶制成的"隔绝材料"。这层材料能尽可能吸收大部分冲击波的能量，使冲击波的能量大大降低。在隔绝层的贴身处还有使用柔软的化学纤维制成的软性铠甲。这一保护层主要被当作一般性的防弹衣看待，它能阻挡贯穿外层装甲的破片，从而保护人体免受伤害。防爆服中含有多种高性能纤维，外层材料采用高强涂层面料，环保无毒。防护层部件的耐高温性能、耐穿刺性能、抗冲击性能、能量吸收性能以及阻燃性能均要满足相关规范标准。国际上比较通用的防爆服结构分为防冲击外层、防弹防刺层、阻燃层、防水透气层、隔热层。

国内外对防爆服都做了不同程度的研究，国内防爆服的研究相对欠缺，在防护的深度和广度上存在局限性。关于防爆服的研究发展，总体来讲，国外的研究要比国内成熟，主要表现在标准化、材料研究及测试标准方面。在防爆服的标准化研究方面，我国的防爆服标准化体系不完善，而西方各国生产的防爆服种类齐全，防爆服性能检测方法标准也很完备，标准化程度高，已经形成了比较完善的标准化体系。在防爆服的材料研究方面，国内对防爆服的相关材料进行了研究。国内学者对相变材料用量以及环境温差对防爆服热防护效果的影响进行了研究,得出了相变材料用量与相变调温服防护效果的关系,并从人体实际感受的角度对舒适性及相变调温效果进行了评价。这些材料已经广泛用于制作消防防爆服、野地作战防爆服、电磁辐射防爆服、排爆防爆服等。在防爆服的测试标准方面,国内学者通过对国外防爆服的技术标准进行调研,总结性能测试标准的共性内容,分别从性能测试方法、实验设备、实验步骤以及人体模型和测试报告等方面进行了研究,提出了我国研制相关性能测试技术标准的建议。

国内研发的防暴力、防爆炸系列产品中,已有相关自主研发产品在公安机关列装。但是,国内研制单位对此类产品的人体效应、人机功效、材料技术、集成化和组件化设计的基础研究仍显不足,产品的行业技术标准和质量检测手段滞后于产品研发。缺乏统一的行业技术标准和相应检测机构缺位,尤其是防护材料与国外先进技术相比仍存在一定差距。具体体现在主要的防弹材料自主研发能力不足;防暴力、防爆炸产品标准的制定滞后于产品的发展;人体效应、人机功效、防护机理及与之相关的基础理论研究工作滞后;产品市场管理规范化不够,对上市产品缺少必要的质量监督;新型产品开发的品种不多,产品功能较为单一,整体质量水平不高,尚未形成在国际市场上具有竞争力的国际品牌;不适合未来单兵或协同作战的需要。尤其是随着任务需求的变化,人们对防爆服的防护能力和通信集成能力、抗恶劣环境生存能力等要求也在不断提升。

目前防爆服可以具有阻燃、抗紫外线辐射、抗生物侵蚀、防电磁辐射、防生化侵蚀等功能,但是随着高危环境的不断变化,对防爆服的各项防护要求也越来越高,因此需研制适用于更多复杂环境的系列产品。防爆服须在防护功能和材料方面、舒适性方面,以及智能化方面等继续发展。

(五)中毒事件处置防护类

突发中毒事件是指在短时间内,毒物通过一定方式作用于人体所造成的群发性健康影响事件,包括工作场所急性职业中毒、突发性环境污染事故引起的中毒、食物中毒等。中毒事件应急救援是非常态作业,均衡系统受到破坏的情况下,救援人员很容易受到伤害,因此卫生应急作业防护不同于普通作业职业防护。

1. 中毒事件处置现场中的有害因素

突发中毒事件现场复杂且存在动态变化,应急救援人员在现场面临各类有害因素。我国突发中毒事件从表现形式上可分为社会安全事件、事故性化学中毒事件、职业性化学中毒事件和生活性中毒事件。在社会安全事件中,通常是刻意地使用常见、易得或易制的剧毒或高毒性有毒化学物质,甚至沙林等军用化学毒剂。在事故性化学中毒事件中,会涉及各种有毒化学物质,且通常可以预知有毒化学物质的种类和可能的量级。在职业卫生领域,以半数致死量为基础,接触毒物的危害性可分为极度、高度、中度和轻度危害共四级。在职业性化学中毒事件中,通常不会涉及剧毒及高毒性有毒化学物质,而是以中、低毒性的有毒化学物质为主。

从中毒机制上分析,中毒事件主要为有毒化学物质所导致的化学中毒事件。不同有毒化学物质对人体的危害性是不同的,不同化学物质的毒性效应方式、靶器官、病理改变、代谢、中毒机理等都不尽相同。与化学中毒事件相关的化学物质的危害性实际上是指化学物质对人体的毒性作用。国内对化学物质的毒性分级还没有统一的界定。一般化学物质的急性毒性分为剧毒、高毒、中等毒、低毒和微毒。

根据可能对健康带来的潜在危害,有害因素主要归为以下几类。

(1)气态物质:常见的有害气体有硫化氢、一氧化碳、二氧化氮、氨气、氯气、光气等。

硫化氢是一种有毒、有害的不良气体,是一种有臭鸡蛋气味,但是无色的气体。吸入硫化氢能引起中枢神经系统的抑制,有时由于刺激作用和呼吸肌麻痹而导致机体死亡。人在高浓度硫化氢中几秒内就会发生虚脱、休克,能出现呼吸道炎症、肺水肿,并伴有头痛、胸痛及呼吸困难。

一氧化碳主要产生在矿井发生火灾及瓦斯、煤尘爆炸过程中。它无色、无味、无臭,比空气轻,是一种毒性很大的气体。当空气中的浓度达到0.4%时,短时间内会使人丧失知觉,很快死亡。

二氧化氮是一种剧毒气体。纯的二氧化氮是红棕色气体,有强烈的刺激气味,比一般空气重。它对人的眼睛、呼吸道及肺部组织具有强烈的腐蚀作用,能引起肺水肿、肺心病等。

常温常压下呈液态或固态的有毒物质经蒸发或升华可产生蒸气,如汞蒸气、有机溶剂蒸气等。

(2)固、液态物质:有毒有害的固、液态物质种类非常多。一些液态物质能挥发出有刺激性的气体或产生雾,有些对皮肤还有腐蚀性;一些有机溶剂不仅挥发出有毒的蒸气,经皮肤被人体吸收还会引起中毒等。一般固态物质不直接对人体造成损害,但固态物质在特定条件下可转化为液态、气态和颗粒物,进而被人体吸收。颗粒物是悬浮在空气中的微小粒状物质,包括烟、雾、粉尘和微生物。烟则是由物质燃烧后产生的悬浮在空气中的微粒。雾是呈液态的颗粒物,多为液体喷洒或在冷凝过程中形成。粉尘一般产生于固态物料受力破碎过程中。微生物包括各种细菌、病毒、真菌等,一般在空气中以附着在其他颗粒物上的形式存在。

救援现场可能不只存在一种有毒物质,还会有多种有毒物质并存的情况。比如在火灾现场,燃烧会产生各种颗粒物和成分复杂的有毒有害气体,产生比高温、塌方等危险因素更严重的危害,通常是复合气体中毒。这是火灾现场人员伤亡的常见原因。缺氧环境是指空气中氧气浓度低于18%,密闭空间常常造成缺氧环境,会给人体带来危害。

2. 化学中毒事件危险区域划分

化学中毒事件危险区域可根据引起突发事件的危害源性质、现场周边环境、气象条件及人口分布等因素进行划分。若没有固定的距离和范围,则按主要事件的实际情况来划分,确定危险区域的距离和范围。危险区域的大小可能随着危害源控制情况或次生灾害发生情况而发生变化。化学中毒事件危险区域可划分为三个区域。

(1)热区:《呼吸防护用品的选择、使用与维护》(GB/T 18664—2002)中定义的立即危胁生命或健康的浓度(IDLH)环境,一级和二级化学中毒事件现场的核心区域,区域大小与有毒物质的释放量、毒性、空间及气象条件有关,可通过实时监测或模型分析确定;一般用红线将其与其他区域分隔开来,表示其是危险性最大的区域。

(2)温区(warm zone,防护支援区):非 IDLH 环境,"热区"的周边区域,区域范围一般远大于热区,并受多种因素影响。在该区域中处置作业的配置应考虑风向(上风向、下风向),并尽可能安排在上风向。防护支援区的半径可至数千米范围。一般以黄色线将其与其他区域分隔开来,此线也称为洗消线,所有出此区域的人必须在此线上进行洗消处理。

(3)冷区(cold zone,安全支援区):没有受到有毒物质沾染,或沾染浓度不能形成危害的区域,通常是"温区"的周边区域。要注意有毒物质扩散的影响,以及处置受害人员时可能产生的二次(次生)污染。患者的现场抢救、治疗和事件处理的指挥机构设在此区。

3. 个体防护装备

应急救援人员需要进入事故现场进行探查、控制、搜寻和抢救,个体防护应保证应急救援人员经受得住在时间和空间上变化的危害因素。从装备的防护技术来看,对有毒化学物质的综合防护是重点也是难点。从防护的重要性看,呼吸防护要高于皮肤防护。选用个体防护装备应考虑防护能力、防护持续时间、防护状态下作业能力。因此,对于多样和复杂的有毒化学物质而言,适宜的个体防护尤为重要。需要强调的是,任何个体防护装备的防护性都是有限的,有效控制危害源、让中毒事件场所的人员,包括伤病员迅速离开事件危险环境或隔离疏散,减少毒物损害才是最有效的个体防护措施。

在应急个体防护装备方面,我国目前无论在技术上还是在标准建设上都还处于跟进状态,国内企业生产的相关装备,整体质量在逐渐提升。国外产品虽然质量相对较好,但由于不同产品所参考的标准不一,导致我国所用产品体系混乱,各家不一,不能形成一个体系。因此要想使国内应急个体防护装备得以发展,还需建立本国体系。

在应急救援时,个体防护装备的选择应根据突发化学中毒事件现场不同的危险区域来确定。按照职业安全与健康标准(OSHA 标准),一般将突发化学中毒事件现场分为A、B、C 和 D 四个区域,每个区域个体防护装备的选用不尽相同(表 1-2-3)。

表 1-2-3　中毒事件现场区域及个体防护装备选用

中毒事件现场区域	个体防护装备选用
危险作业区(A 级区):缺氧(氧气浓度<19.5%);有害物质种类未知;有害物质浓度极高,高于 IDLH	A 级防护:自给式压缩空气呼吸器或送风式长管呼吸器、带有面罩的全封闭气密式防护服、呼吸器面部防护件、有内外层的化学品防护手套和化学品防护靴、气体检测仪等
污染降解区(B 级区):不缺氧;有害物质种类已知;未超过 IDLH	B 级防护:自给式压缩空气呼吸器或恒流供气设备、全封闭非气密式防护服/液体致密型化学防护服、呼吸器面部防护件、有内外层的化学品防护手套和化学品防护靴、气体检测仪等

中毒事件现场区域	个体防护装备选用
远端支援区(C级区):不缺氧;有害物质种类、浓度已知,未超过呼吸防护限度;有适用的滤毒罐和颗粒物滤料	C级防护:全面罩/头罩、头罩式连体式化学防护服、化学品手套和化学品防护靴、气体检测仪等
远端后备区(D级区):不缺氧;有害物质浓度已知很低,未超过呼吸防护限度;有适用的滤毒罐和颗粒物滤料	D级防护:一般工作服、口罩/半面罩、化学护目镜、工作手套、安全鞋等

化学物质等毒物易于通过呼吸系统侵害人体,而且呼吸系统比皮肤更易遭受攻击,是优先防护对象。呼吸防护是为了防止各类气态、固态、液态的已知或未知有毒化学物质对应急人员造成呼吸性损伤,以及缺氧环境损伤。呼吸防护装备是个体防护装备的关键组成部分。

呼吸防护装备分为过滤式、供气式和再生式三类。化学类救援或应急人员一般不选用再生式呼吸防护装备。过滤式呼吸防护装备的基本原理是通过过滤、吸附、吸着等机制,从吸入空气中消除有毒的气体、蒸气或气溶胶(颗粒物)。可以从面罩、防护对象等角度对过滤式呼吸防护装备进行细分,如:全面罩式、半面罩式,防尘式、防毒式、防尘/毒式、自吸过滤式、电动送风式等。携带与使用方便、保障和维修性要求低是过滤式呼吸防护装备的主要优点,但该类装备难以实现广谱防护能力,其过滤元件的防护时间与污染物的浓度和使用者作业负荷量有密切关系,且只能提供有限的防护。供气式呼吸防护装备的基本原理是为使用者提供独立于污染环境的、清洁的呼吸气源,保障人的呼吸需求,从而达到防护目的。呼吸气源分固定和便携两类,又分正压和负压两种呼吸状态。供气式呼吸防护装备可以提供广谱的防护能力和较高的防护水平,正压式空气呼吸器(SCBA)具有最高的呼吸防护水平。正压式空气呼吸器,适用于A级和B级防护;全面罩过滤式防毒面具,适用于C级防护;随弃式颗粒物防护口罩,适用于D级防护。

应急救援储备C级防护装备中的呼吸防护最好选择防护因数较高的全面型呼吸器,在事件现场存在有毒气体且成分不明但不危及生命的情况下,最好选用防护能力尽可能广谱的综合型过滤元件,为进入应急救援现场人员提供最大限度的保障。使用者要注意呼吸器使用过程的有效时间,此外,滤毒罐的使用寿命通常很难准确预测,因为它受到环境温度和湿度、毒剂的特性和浓度以及佩戴人员的呼吸频率等诸多因素的影响。

由于许多化学物质具有皮肤毒性或腐蚀性,皮肤防护也是一种基本的需求。皮肤防护是为了防止各类气态、固态、液态的有毒化学物质对应急人员的皮肤危害(包括腐蚀性侵害)。狭义的皮肤防护是指对躯体的防护,广义的是指包括了手和足的全身防护。从主体材料上分析,防护服主要分为不透气材料(如丁基胶涂敷织物、高分子复合材料等)和透气材料(如活性炭吸附型防护材料)防护服等;从结构形式上分析,防护服可分为气密式和非气密式防护服两类;从使用次数上分析,防护服又可分为一次性使用和多次使用防护服等。由于活动时,人体与穿着的防护服的相对运动,会形成一种所谓的"风箱效应",在装备之间的接口部位可能会出现内、外环境的气体交换,这将破坏对有毒蒸气的防护。

防护服可以分为4级。A级能对周围环境中的气体和液体提供最完善的保护,是带有面罩的全封闭气密式防护服,如气密式化学防护服。B级适用于环境中的有毒气体或其他物质对皮肤危害不严重时,如全封闭非气密式防护服,非气密式化学防护服属于B级。C级适用于低浓度污染环境,为连体式化学防护服,非气密式化学防护服、透气式防毒服属于C级。D级适用于现场支持性人员。一般工作服、一次性防护服或隔离衣则属于D级。其选用要依据突发化学中毒事件中环境有毒有害物质的种类、存在方式、环境条件及浓度等进行综合考虑。

A级防护装备作为最高等级防护装备应用于防护接触高压蒸气和可经皮肤吸收的气体、液体,可致癌和高毒性化学物,极有可能发生高浓度液体泼溅、接触、浸润和蒸气暴露的情况,以及接触未知化学物(纯品或混合物),有害物质浓度达到IDLH等情景。防护装备一方面要对外界危害起到防护作用,另一方面,它们应有较好的热和湿的输送能力。这些要求是互相矛盾的,改进防护性通常意味着阻碍热和湿的渗透且重量增加,导致热和湿传递减少及穿着者身体负担加重,是在防护技术上短时间内难以逾越的障碍。A级防护服属于气密式防护服,其材料的硬度、膨体性和重量等因素造成穿着者大小关节活动受到一定限制,特别是影响手指关节的精细操作。全封闭的防护服内热量不易散发易造成中暑,因此需配备降温背心等降温装备。若呼出的气体不能从防护服的气阀及时排出,会造成活动不便。除特殊指明的防火防化防护服外,其他防护服中的大部分材料是橡胶或高性能纤维,只能防毒而不能防火。

进口C级化学防护服为连体设计,面料为专用材料,重量轻,穿脱速度快;而国产C级化学防护服为分身设计,面料外层是经过防水处理的迷彩棉布,内层是特制的绒布并喷有活性炭炭浆。两类服装均有良好的透气性,可以较长时间穿着工作。进口全面具比国产全面具具有更大的视窗,因此视野更好。

由于突发化学中毒事件情况复杂,为确保应急救援人员安全,在个体防护的基础上应配有支持生命、防止意外情况的其他个体防护装备或辅助装置,以供应急救援人员自救或互救使用,主要有手足防护装备、安全帽、防护眼镜和防护面罩、防坠落装置、通信设备、降温背心、便携式氧气报警器、毒物浓度报警器及瑞士军刀等。

个体防护配套的手足防护装备,也属于皮肤防护装备。一些防护服(如气密式防护服)已经包含了防护手套和防护靴套。防护手套和防护靴套都是由不透气防护材料制成的,防护手套的选材和设计必须考虑手的操作性要求。化学防护手套适用于B级和C级防护。乳胶手套适用于D级防护。防护靴适用于A级、B级和C级防护。

防护靴品种多样,在处置突发化学中毒事件时,防护靴必须能抵御事故现场的化学物质的渗透,能够绝缘、抗静电、抗高温、防寒和防滑,防护靴还要防砸、防穿刺,以有效保护应急救援人员。国产防护靴为橡胶材质靴套式,进口的更适用于突发事件复杂现场,但其有重量较重、足部舒适感差的问题。

防护眼镜和防护面罩主要用于保护面部(包括眼睛)免受粉尘、烟尘、化学溶液等物质损伤。如果有毒有害气体具有刺激性和腐蚀性,应选择全面罩。

第三节　救援防护医学装备分类及技术参数

一、国外救援防护医学装备分类及技术参数

(一)医学救援个体防护类

在医学救援个体防护中头部的防护用品因防护需求不同而在功能上有重复或缺漏,配合使用能让防护效果达到最大化。头部防护的目的是避免医学救援过程中头部受到外部撞击,救援场所中的腐蚀性烟雾、粉尘,特别是体液、分泌物等污染品沾染头发。其可分为安全帽、防护头罩和一般防护帽三大类。

救援现场如有对皮肤、黏膜有害的气体、液体、微生物时需佩戴眼面部防护装备以有效防护,保证救援人员的视野开阔,使救援能有效、顺利进行。眼面部防护装备有眼镜、眼罩和面罩,都具有隔离和防撞击的功能,根据不同需要有防液体喷溅、防有害光、防尘等不同功效。眼面部防护装备对于保护救援人员十分重要,欧盟和美国都采用制定技术法规的方式来规定眼面部防护装备的基本安全要求。例如,国际标准化组织制定的《个人用护目镜——技术要求》(ISO 4849:1981)、美国国家标准《职业和教育的个人眼睛和脸部保护装置》(ANSI/ISEA Z87.1:2015)和欧盟《个人眼睛保护装置——规范》(EN 166:2001)规定,为保证质量,产品应通过认证。在医学救援中针对具有刺激性和腐蚀性的气体、蒸气和传染性体液、微生物环境时,建议选择面罩,因为眼罩并不能做到气密,防护眼镜或眼罩通常与半面型过滤式呼吸器和防护口罩联合使用。现在还有针对生物性危害的生物防护半面罩、生物防护面罩。半面罩是介于口罩和面具之间的一种防护装备,主要由口鼻罩、固定系统、呼气阀和过滤元件几部分组成。生物防护面具防护得更全面,可以防护包括口鼻、眼睛在内的整个面部,与生物防护口罩最大的区别是具有单独的过滤元件,采用柔性橡胶折边结构可以与佩戴者面部很好地贴合,提高防护效果并且能重复使用。现在有代表性的防护面具常具有原子、生物和化学(NBC)综合防护能力,如美国陆军和海军陆战队的 M40 系列面具、美国 XM50/51 型联合军种通用面具、英军 S10 型防护面具等。生物防护面具仅对生物气溶胶和液体喷溅物进行防护,所以在过滤元件中不用装填防化学气体的活性炭,这样可以减小呼吸阻力及减轻面具的重量。还有正压生物防护头罩,在佩戴时头罩内部形成正压,可以防止外界的污染物进入头罩,同时可以利用自带的通风系统将呼出的二氧化碳、水蒸气带出头罩,佩戴更舒适和安全。2014 年西非埃博拉病毒疫情暴发

后,3M 公司的丘比特(Jupiter)电动送风系统与 BETM10 丁基橡胶正压头罩在西非被大量使用。

1. 呼吸防护类

呼吸防护装备主要分为防护口罩和呼吸器两大类。

防护口罩:依照美国国家职业安全卫生研究所(NIOSH)制定的标准分类原则,呼吸性防护口罩按照被防护的物理特性可分为:①N 系列:用来防护非油性颗粒物,无使用减脂,如 N95、N99 等。②R 系列:用来防护非油性和含油性颗粒物,对含油性颗粒物有使用时间限制(8 h),如 R95 等。③P 系列:用来防护非油性和含油性颗粒物,对含油性颗粒物有使用时间限制(30～40 h),如 P95 等。依照 NIOSH 制定的标准分类原则,当以直径为 0.3 μm 的颗粒物作为测试对象,在流量为 85 L/min 的情况下,呼吸性防护口罩防护过滤效率作为分类标准,可分为:95 等级,即过滤效率最低可达 95%;99 等级,即过滤效率最低可达 99%;100 等级,即过滤效率最低可达 99.7%。

呼吸器:可分为空气过滤式和供气式。空气过滤式呼吸器中分为半面型、全面型和电动送风式呼吸器;供气式呼吸器分为连续供气型(半面式和全面式)和自负型呼吸器。

呼吸防护装备的防护基本原理:利用空气过滤材料或过滤元件阻隔环境中的生物气溶胶,使佩戴者的口鼻部位或面部与周围污染环境隔离。典型的生物防护口罩为三层结构组成的拱形口罩。最外层起支撑作用,采用有一定强度的针刺无纺布;中间层有过滤微生物粒子的作用,多采用过滤效率高的熔喷聚丙烯非织造布或静电纺丝纳米材料;最内层紧靠面部皮肤,要考虑舒适性,多采用无刺激性的水刺无纺布。过滤材料是口罩类生物防护装备的关键。在口罩的使用中吸附在口罩上的具有传染性的病原菌慢慢聚集,有再次扩散的风险,可能导致对环境和佩戴者的二次污染。在口罩中要多加一层——抗菌功能层,如 Elmarco 公司过滤材生产线可生产抗霉菌纳米纤维过滤材料,可以让口罩具备抗菌的功能。

2. 躯体防护装备类

医学救援中躯体防护装备称为医用防护服,是救援人员在进入特定区域、从事特定工作时所穿的防护装备,主要用来隔离病毒、物理性粉尘和化学性溶液等。根据应用场合及功能不同,医用防护服可分为医用一次性防护服、手术衣、隔离衣。

随着新材料的面世,医用防护服也逐步更新换代。在保证防护性能的基础上,医用防护服的强度、舒适性等方面的性能逐步提升。国外的新型医用防护服主要采用弹性非织造材料。在医学救治过程中,救援人员需要进行活动和操作。弹性非织造材料与普通非织造材料相比,有弹性、收缩性及舒适性等方面的优势,可以降低服装对人体运动的束缚性,提高医学防护服的可穿性和舒适性。国外对弹性非织造材料早有研究,其中美国金佰利(Kimberly-Clark)是第一家生产出熔喷弹性材料的公司。此后在欧洲、日本等地熔喷弹性非织造材料得到广泛应用和发展。佳丽宝(Kanebo)公司生产的熔喷弹性非织造材料 Espansione 所采用的原料为聚氨酯弹性体,有较高的弹性及收缩性,经研究最大拉伸率为 350%～700%,是医用防护服材料的优选原料。此外,Kanebo 公司还将聚氨酯熔喷弹性非织造布与通过浸渍或涂层得到的聚氨酯微孔薄膜结合在一起,使材料在具有高伸展性的同时还能有水汽透过性。宝洁(Procter&Gamble)公司将 20%～50% 的脂肪酸或脂肪醇和 50%～80% 的 A-B-A 型嵌套共聚物(A 组分是聚苯乙烯类,B 组分是聚乙-丁烯)混合挤出纤维,采用熔喷法制得的弹性非织造布具有优异的弹性和强度,有生产加工简便、成本低的优势。

3. 手部和足部防护装备类

手部防护装备分为防护手套、防护套袖。防护手套的材质决定了防护对象。防护套袖主要包括防酸碱套袖和防辐射套袖等。足部防护装备主要有保护足趾安全鞋(靴)、防穿刺鞋、防油鞋、防酸碱鞋等类别。

救援人员佩戴无菌医用手套已有 200 多年的历史,医用手套的生产工艺有了很大的改进。在医学救援中防护手套会受到机械力的作用和化学试剂的侵蚀,从而削弱手套的保护性,加大手套破裂带来的风险。手套的质量对保护救援人员的安全至关重要。现今医用手套通常由乳胶、丁腈橡胶、乙烯基或氯丁橡胶等制成的防水纺织聚合物制成,可避免医护人员直接接触受污染液体。

特别需要说明的是,在现场救援时要注意个体防护只能降低危害的发生概率,不能完全避免危害的发生。只有在救援现场正确选用和穿戴防护装备才能起到有效的防护作用。

(二)传染病防治个体防护类

1. 头部、眼部护具类

眼面部防护用品种类很多,依据防护部位和性能,分为眼镜、眼罩和面罩 3 种。医用护目镜的作用是防止液体喷溅或者气溶胶传播,其主要在隔离留观病区(房)、隔离病区(房)和隔离重症监护病区(房)等区域,以及在采集呼吸道标本,进行气管插管、气管切开、无创通气、吸痰等可能出现体液和分泌物等喷溅的操作中使用。医用护目镜的性能要求是弹性佩戴(可以和近视眼镜兼容)、视野宽阔、必须有防溅功能并且密封,最好防雾。国际标准化组织制定的《个人用护目镜——技术要求》(ISO 4849:1981)、美国国家标准《职业和教育的个人眼睛和脸部保护装置》(ANSI/ISEA Z87.1:2015)、欧盟的《个人眼睛保护装置——规范》(EN 166:2001)、俄罗斯的《职业安全标准体系 个人眼睛保护装置 通用技术要求》(GOST 12.4.253:2013)、日本的《个人护目器》(JIS T8147:2016)、韩国的《第1部分:产品规范　防护人体和动物用强光源用于化妆品和医疗用途的护目镜》(KS GISO 12609-1:2014)、澳大利亚和新西兰的《眼睛和脸部保护-指南》(AS/NZS 1336:2014)及《个人防护眼睛-职业应用中的眼睛和脸部保护器》(AS/NZS 1337.1:2010)。

2. 呼吸防护类或呼吸护具类

生物防护口罩是最常用的生物呼吸防护装备,其技术与装备发展也最为成熟。在流行病暴发的情况下,多个国家通常会将生物防护口罩作为非药物干预手段来控制病毒传播。

国外的医用口罩标准主要有两个:欧洲标准 EN 14683:2019《医用口罩要求和试验方法》和美国标准 ASTMF 2100:2019《医用口罩材料性能标准规范》。欧洲标准由欧洲标准化委员会(CEN)制定,主要内容涵盖了医用口罩的结构、设计、性能要求和试验方法,该标准以细菌过滤效率将医用口罩分为Ⅰ型和Ⅱ型,其中Ⅱ型又可进一步划分为普通Ⅱ型和Ⅱ R 型,ⅡR 型表示防溅型,详见表 1-3-1。

表 1-3-1 欧洲标准 EN 14683:2019《医用口罩要求和试验方法》

标 准 项 目	Ⅰ 型	普通Ⅱ 型	ⅡR 型
细菌过滤效率/(%)	≥95	≥98	≥98
压强差/(Pa/cm²)	<40	<40	<60
抗溅压力/kPa	否	否	≥16.0
微生物清洁度/(CFU/g)	≤30	≤30	≤30

美国标准由 ASTM 国际标准化组织制定,按照材料的过滤性能将医用口罩分成 3 类:1 级过滤材料口罩,2 级过滤材料口罩,3 级过滤材料口罩,详见表 1-3-2。

表 1-3-2 美国标准 ASTMF 2100:2019《医用口罩材料性能标准规范》

特 性	1 级过滤材料	2 级过滤材料	3 级过滤材料
细菌过滤效率/(%)	≥95	≥98	≥98
压强差/(mmH₂O/cm²)	<5.0	<6.0	<6.0
亚微米颗粒过滤效率(0.1 μm)/(%)	≥95	≥98	≥98
抗合成鲜血渗透性(渗透最小压力)/mmHg	80	120	160
火蔓延性	等级 1	等级 1	等级 1

3. 躯体防护装备类或防护服类

目前国际上较为认可的防护服标准主要有美国消防协会(NFPA)制定的 NFPA 1999:2018《紧急医疗行动防护服和综合体标准》,以及欧盟颁布的 EN 14126:2003《防护服——防传病毒防护服的性能要求和试验方法》(该标准就防护服耐体液和病毒的穿透性做了相关的规定)。除此之外,国际标准化组织(ISO),日韩等国家也都制定了相应的标准。美国医用防护服标准 NFPA 1999:2018,规定了一次性和多用途紧急医疗行动防护服的最低性能、测试、文件和认证等要求,其中包括主体服装、头盔、手套、面部防护、鞋类等,为进行医疗操作的医护人员建立防止接触血液等体液中病原体的最基本保护屏障。其中一次性紧急医用防护服和多用途紧急医用防护服在密封完整性方面均要求不得有水渗透,阻隔层材料和阻隔层接缝需通过生物渗透性试验,且不得显示出对 phi-X174 噬菌体的渗透。

在抗拉强度、抗破裂强度、抗穿刺性、抗撕裂强度等方面,多用途紧急医用防护服则有更高的标准要求。欧盟 EN 14126:2003 由欧洲标准化委员会(CEN)发布,其适用范围主要包括防止感染用可重复使用和有限使用的防护服,不包括手术用防护服。该标准对流体静压下受污染液体的渗透阻力、污染物质渗透防护服的时间进行了规定,将防护服分为6个等级;对受污染液体气溶胶渗透阻力、抗受污染固体颗粒渗透等也进行了规定,将防护服分为3个等级,详见表1-3-3。

表 1-3-3　EN 14126:2003 指标

性能指标	1级	2级	3级	4级	5级	6级
流体静压下受污染液体渗透性/kPa	$\geqslant 0$	$\geqslant 1.5$	$\geqslant 3.5$	$\geqslant 7$	$\geqslant 14$	$\geqslant 20$
污染物质渗透时间/min	$t \leqslant 15$	$15 < t \leqslant 30$	$30 < t \leqslant 45$	$45 < t \leqslant 60$	$60 < t \leqslant 75$	$t > 75$
受污染液体气溶胶渗透率(log)	$1 < \log \leqslant 3$	$3 < \log \leqslant 5$	$\log > 5$			
受污染固体颗粒渗透率(log CFU)	$2 < \log CFU \leqslant 3$	$1 < \log CFU \leqslant 2$	$\log CFU \leqslant 1$			

美国 Gore 公司开发研制的聚四氟乙烯(PVDF)微孔膜具有良好的选择透过性,可以有效防止体液、病毒和气溶胶透过,具备较好的透湿性,是微孔膜材料的代表性产品。印度贝拿勒斯印度教(Banaras Hindu)大学和美国 Rensselaer 工业研究所的科学家联合开发了一类新型生物防护材料,通过在材料表面蒸镀一层厚度约为 300 nm 的碳纳米管(CNT)过滤层,可以有效地滤除含有大肠杆菌和脊髓灰质炎病毒的水溶液。德国科学家开发出一种新型无毒防护涂层。该涂层中的主要有效成分是一类直径为 10 nm 的金属材料,可以直接作用于微生物细胞壁,阻止病原体繁殖,甚至可以杀死病原体。正压生物防护服,以法国 DELTA 公司的 Mururoa 系列产品为代表,已广泛应用于生物安全 4 级实验室等高危生物污染环境的个体防护中。美国 PPS 公司的 Proflair Pro-Plus 正压生物防护服、North 公司的 RINBA 防护服均采用动力送风系统提供正压的方式。

4. 手部防护装备类或防护手套类

医用手套主要有一次性使用医用橡胶检查手套、一次性使用灭菌橡胶外科手套、一次性使用非灭菌橡胶外科手套、一次性使用聚氯乙烯医用检查手套。我国《一次性使用医用橡胶检查手套》(GB 10213—2006)等同于 ISO 11193.1:2002,《一次性使用灭菌橡胶外科手套》(GB 7543—2006)等同于 ISO 10282:2002,《一次性使用聚氯乙烯医用检查手套》(GB 24786—2009)等同于 ISO 11193.2:2003。在将各项标准与美国和欧盟标准的对比中发现,一次性使用聚氯乙烯医用检查手套在物理性能参数方面,经过换算,美国标准的扯断力为 5.28 N(拉伸强度≥11 MPa)高于国内标准,而拉断伸长率≥300%,低于国内标准(拉断伸长率≥350%),老化条件(70±2)℃、(72±2)h 也低于国内的(70±2)℃、(168

±2）h；而在一次性使用灭菌橡胶外科手套的标准比对中也发现，美国标准老化前最小扯断力1类为14.4 N，2类为10.2 N，拉断伸长率≥750％，均高于国内标准（1类12.5 N，2类9 N，拉断伸长率≥700％）。

（三）核和辐射事故处置个体防护类

为核和辐射事故中从事救援的人员提供充足的放射防护措施，保障其健康和安全，是应急救援活动中应慎重考虑的重要问题。世界各国都非常重视核和辐射事故防御能力建设，通过加大科研经费投入力度、加快装备改造与技术升级步伐等举措推动核和辐射事故医学防护装备的快速发展，相继研制了一大批新型医学防护装备。

核和辐射医学防护装备分为个体辐射防护装备和集体辐射防护装备2大类。个体辐射防护装备是为防御放射性沾染物质对人员的伤害而穿戴和配备的各种装备的总称。集体辐射防护装备是指居民、救援人员或军队等集体用于防止放射性物质伤害的各种装备的总称。国外防护装备研发、生产和认证主要集中在欧、美等发达国家、地区以及国际组织，这些国家和地区起步较早，产品系列比较完整，相关标准也较为完整、较具国际权威性。目前在国际上形成了以美国消防协会（NFPA）标准、欧盟标准和ISO标准为代表的化学防护服产品标准，其标准体系涵盖了防护服分类及各类防护服的性能要求、检测方法等。美国消防协会（NFPA）标准《化学、生物、辐射和核突发事故应急救援人员用防护服》中将防护装备的等级分为以下四级。

A级防护：现有的最高级别的呼吸、皮肤、眼睛安全防护。能抵御工业生产中几乎所有危害化学物质（包括气态、液态或固态）。在国际上被誉为最强的防护服。整套服装必须配置正压式空气呼吸器或长管式空气呼吸器，已达到气密性。对该类型防护服，必须定期检测气密性，以保证使用安全。适用于最高等级的呼吸和皮肤危害因素同时存在时，以及未知危险环境。配备空气净化呼吸器、全封闭化学防护服、内层和外层化学防护手套、化学防护靴、硬帽等。

B级防护：要求呼吸防护等级达到A级，而皮肤防护等级相对低于A级，能够防止液态物质的渗透，但不能防止有害蒸气或气体的渗透。该类防护服主要侧重于气态有毒物质的防护，而非液态有毒物质。适用于最高等级的呼吸危害和较低等级的皮肤危害同时存在时。在已知对皮肤无影响或不能渗透皮肤，仅对呼吸系统造成威胁时配备。需要与空气呼吸器及化学防护靴、手套配合使用。

C级防护：皮肤防护等级与B级防护服相当，但呼吸防护等级相对低于B级。适用于已知对皮肤无影响，并已了解环境中有毒物质成分及浓度时。能够防止有毒液态物质的喷射，但不能防护有毒蒸气等气态物质。配备全面罩空气过滤式呼吸器、化学防护服、内层和外层化学防护手套、化学防护靴、硬帽等。

D级防护：低级防护服，对皮肤及呼吸系统均不具备防护性能。适用于已知气态物质环境，对人体无害且无液体喷溅时。该级防护服连体，配备化学防护手套、化学防护靴、安全眼镜或眼罩、硬帽。

　　核和辐射医学应急救援人员必须配备相应个体防护装备和个体辐射监测设备。这些设备包括防护服、防护面具、过滤口罩、数字式个人剂量仪等。除此之外,还可预防性服用防放射药物。

1.个人剂量仪

　　个人剂量仪用于监测和测量个人受到的放射暴露剂量,用来监测深部与浅表剂量。其种类很多,有笔式如 Bendix 笔式辐射剂量计;戒指式如 Hanford 戒指式剂量计;皮带式如 Criticality 剂量计;表式如 PM1208(M)手表式辐射剂量计;卡片式如 Revealer 电子个人剂量检测卡;薄膜式如美国 GEX 辐照变色薄膜剂量计(图 1-3-1)。通常佩戴于腕部或胸前,能对人体受照剂量提供高度灵敏、准确可靠的指示。个人剂量仪还可分为直读式剂量计和累积式剂量计。测量范围:1 μSv~10 Sv,具有报警功能。

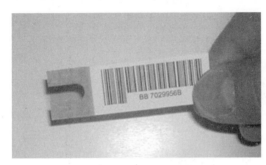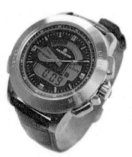

图 1-3-1　薄膜式和表式个人剂量仪

　　美国军用 DT-518 辐射剂量计为被动式辐射剂量计,一般置于徽章式个人辐射剂量计上,能在核事故情况下检测暴露区人员和环境中的辐射剂量。DT-702/PD 氟化锂热释光辐射剂量仪,替代了原有的 DT-648 辐射剂量计,可对 α、β、X 射线和中子辐射进行全身剂量检测,用来监测中子时,须佩戴在腰部,而监测非中子辐射剂量时,可佩戴在胸部。MK2 电子剂量仪利用固态监测技术和电子技术,监测 α、β、X 射线和中子辐射。IM-270 个人事故剂量仪使用金属氧化半导体场效应晶体管技术,监测 γ、X 射线。AN/PDR-75 辐射探测仪可监测和记录 γ 射线及累积中子辐射,该装置可佩戴于手腕,包括中子二极管和磷酸盐玻璃 γ 射线探测器,当需要确定辐射剂量时,将其插入读数器中,即可显示累积中子和 γ 射线辐射剂量。卡片式个人电子剂量仪可自动显示剂量,可在需要时立刻显示 γ、X 射线辐射剂量。但是,这类仪器对震动、潮湿和其他环境因素敏感,有可能产生误报。最新的个人剂量仪加入了优异的防水性能,可保证在 100 m 深的水中正常工作。

2.头部防护

　　可分为全防护型、半防护型头部防护用具,适合佩戴眼镜者使用。

3.眼(面)部防护

　　射线防护眼镜的镜片由高透明铅有机玻璃制作,透光率高,带侧封防护。此外还有防激光护目镜、防核闪光护目镜等。

4. 听力防护

如防强声波耳塞等。

5. 防护服类

可穿戴密闭式核辐射防护服套装（图 1-3-2）连裤、连帽，能够防止核气溶胶、放射性尘埃和放射性液体沾染人体。对低至中等能量 γ 射线、X 射线，以及高能和低能 β 射线、α 射线具有屏蔽能力，且具有良好的散热能力。通过美国材料与试验协会（ASTM）标准 F739:2007《连续接触条件下防护服材料抗液体或气体渗透的标准试验方法》连续 8 h 防生化渗透测试，该套装氨气穿透时间长于 480 min，氯气穿透时间长于 480 min；可以隔绝各种微生物及体液。

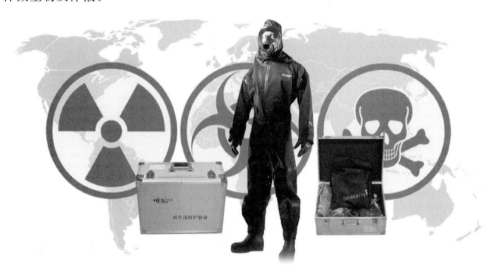

图 1-3-2　可穿戴密闭式核辐射防护服套装

美国研究开发了一种改性聚乙烯（PE）和聚氯乙烯（PVC）的辐射屏蔽新材料，这种聚合物衬层采用屏蔽材料，使用钽（Ta）制成。钽在物质衰减系数，对抗 γ、X 和 β 射线等方面与铅相当。但是由钽制成的防辐射服装的重量仅是传统铅服装的 1/5，它的抗辐射能力在现有的防护服之上。对高能量的 β 粒子（诸如由锶-90 所发射的粒子）具有强大的屏蔽作用并且能够屏蔽 50% 的能量高达 130 keV 的 γ 粒子。与铅不同，钽对使用者不会造成其皮肤损害和吸入性危险。对于其销毁无特殊要求或环境限制。

6. 防护手套

射线防护手套在用于放射性污染环境时，对应急/作业人员的手部可提供有效防护。具备优越的抗机械性能，五指手套方便操作仪器设备，射线屏蔽能力优越；同时可耐受酸、碱。

7. 防护鞋类

足部防护长筒靴具有极强的抗化学物质腐蚀能力，针对常见的危险化学物质提供优良的抵御能力。可采用钢制靴头、钢制靴中底，防砸、防穿刺。

8. 药物防护

碘化钾片，每片 130 mg。核电站事故会产生大量 ^{131}I，或者说 ^{131}I 是核电站事故产生的主要长半衰期元素，碘元素进入人体后会选择性地富集在甲状腺中，持续聚集并产生照射。碘化钾对于早期放射性碘在甲状腺内沉积具有明显的防护效果，一般可使甲状腺内放射性活度降低 85% 以上，能够预防由核反应堆事故或核弹爆炸中放射性碘辐射引起的甲状腺癌。但是，碘化钾只能保护甲状腺，不能对其他辐射性接触提供保护。

在放射性碘进入体内之前或同时服用碘化钾的防护效果较好。通常要求在放射性碘进入体内的 6 h 内服碘化钾。对婴儿和孕妇，必须慎用碘化钾；对碘过敏者以及严重肾脏、心脏疾病及肺结核患者，不宜服用碘化钾。美国碘化钾药剂（Iosat）能源会推出了一种每片含碘化钾 65 mg 的新产品，这种经美国食品药品监督管理局（FDA）批准、药物含量减半的新药是安全而有效的儿童型药物。

新近研发的半胱氨酸衍生物、含硫抗辐射药、钙拮抗剂、抗辐射剂、甾体激素类药物等，均具有良好的抗辐射效果。比如，雄烯二醇具有广谱辐射防护剂特性，口服有效。除此之外，各国还在积极寻找新型抗辐射药物，研究免疫调节剂、多糖、天然药物及对症治疗药物等，用于辐射损伤治疗，其中有的药物兼有预防辐射损伤的作用。

9. 集体防护设备

集体防护设备包括设置在各种掩蔽部、地下建筑、帐篷、车辆、飞机和舰艇舱室内的气密和供给清洁空气的设备。它与人员出入保障设施、报警设施、报警控制、防化监测、洗消设施组成集体防护系统。

目前，以变压吸附技术为基础的变压吸附系统和以膜为材料的人员掩蔽部生命支持系统新型集体防护装备能防护已知和以后可能出现的新核生化毒剂的威胁。具有代表性的集体防护系统有德国 DSK 系统、英国 CITADEL 系统、美国 CPS 系统。

变压吸附系统是通过高压吸附、低压解吸再生的技术途径，不断重复吸附—解吸附过程，实现对空气中有毒有害气体、放射性粉尘的分离净化。这一系统采用机电一体化的自动控制，具有广谱防护、结构紧凑、安全可靠、使用寿命长、不受任何使用环境的限制等优点。适用于需要长期高质量防护的场所及设施，如军事指挥场所、医疗救护所及各种车辆等。

人员掩蔽部生命支持系统以膜分离技术为基础，利用膜装置的高选择性，能透过氧气，而将其他所有有毒成分都阻留并排出掩蔽部，从而为内部人员提供安全、可靠，可连续工作、生活的环境。

（四）暴恐事故处置防护类

1. 头部防护装备类或头部护具类

头部防护装备大部分时候是用来对人们的头部进行防护的，在反恐中用到的大多是一些防弹头盔，它们大多采用 PC 合金制造，具有质轻、强度高，外形美观、线条流畅，面罩镜片透光率好，视野开阔，佩戴舒适、牢靠，穿脱简便等优点，是反恐反暴斗争中为保障自身安全必备的防护用品。

2. 眼面部防护装备类或眼(面)护具类

眼(面)护具包括防尘眼镜、防冲击眼护具、防微波眼镜。眼(面)护具大多是由硬质塑料制成的，必须保证镜片没有畸形，佩戴感舒适，并且与佩戴人员的面部接触刚好合适。近年来，新光源防护领域的防爆技术取得了新的进展，眼部防爆防护产品引发了国际广泛的关注，然而与之配套的相关标准还是空白。

3. 呼吸防护类或呼吸护具类

在反恐领域所使用的呼吸防护装备，最主要的作用就是避免缺氧以及各种气体毒剂进入人体的呼吸器官，进而对人体造成危害。从防护原理来划分，可以分为隔绝式以及过滤式两大类。过滤式呼吸防护装备，通常会使用化学反应以及物理吸附这两种方式，将空气中的有毒物质清除，使得过滤后的空气对人体无害。例如，过滤式防毒面具、防尘口罩以及防毒口罩都属于这一类。隔绝式呼吸防护装备，它起到的作用是将人体的呼吸器官与外界空气进行隔绝，并且使用自身携带的氧气，通过导气管，引入无污染环境的空气，保障人员的正常呼吸。比如长管呼吸器、压缩空气面具、生氧式防毒面具以及压缩氧气面具等。

最近几十年来，世界各国根据相关的反恐护理要求，不断地研制新的呼吸防护装备，比如加拿大生产的C4防毒面具及低负荷面具。其中低负荷面具，大多会采用单眼窗结构，在面具上可以集成防紫外线以及防弹镜片，能够对化学战剂以及其他有毒工业化学品起到防护作用。C4面具是一种较轻的防毒面具。英国所研发的呼吸防护面具，在结构上采用了柔性大眼窗的设计，并且在面具上还集成了色度雾镜片、防紫外线镜片、防蓝光镜片、防激光镜片、反光镜片，通过在口部设计的旋钮以及呼气阻力，可以在送风式、过滤式以及自给式这几个模块单元中进行自由转换，同时还具有正压和负压这两种工作模式。此外，某些面具上还集成了饮水装置以及通话模块。英国生产的防护面具通常会有低后勤负荷、适度防护、佩戴舒适、低寿命成本、操作简单等特点，同时能够实现过滤式以及送风式等模式的自由转换。在当前的反恐要求下，呼吸防护装备在信息化设计、广谱防护设计、匹配性设计以及模块化设计方面正在逐步提升。在广谱防护设计方面，国外研究机构研制出了多种综合防护装备，比如加拿大研制了 ABD-81 滤毒罐，可以对多种化学毒剂起到防护作用，对于一些有毒工业化学品也能起到较为理想的防护效果。过滤式呼吸防护装备会受到环境中气体成分的限制，一般可以在毒气浓度低以及氧气浓度高于 19.8% 的环境下使用。而隔绝式呼吸防护装备，虽然能够在缺氧、毒气浓度高以及毒剂未知等情况下使用，然而所能起到的防护作用持续时间较短，因此这两种防护装备有利有弊。

4. 听力防护装备类或听力护具类

反恐听力护具主要是通过对各种噪声的降噪来对反恐人员听力进行保护的，可以分为防噪声帽、耳塞、耳罩等。耳塞通常具有较好的隔音效果，特别是对于一些爆炸隔音来说效果更好，而对于一些低音的隔音效果稍差，这是因为频率低的声音很容易通过耳塞和外耳道的缝隙。防噪声帽能够对佩戴者的头部形成大面积覆盖，对于一些强烈的噪声能够起到很好的防护作用。防噪声护具必须根据反恐环境来挑选,根据衰减噪声的性能来考虑,同时还要考虑反恐人员佩戴的舒适性。耳塞的形状像子弹头,使用人员不会产生胀痛感,在佩戴耳塞时,要旋转塞入和取出,轻柔缓慢,切忌猛插猛拔。

5. 躯体防护装备类或防护服类

对于排爆防护服而言,相关作业人员穿着这套防护装备,能够在排爆过程中最大限度地减少由爆炸产生的高温高压气体、破片冲击波以及负压等对人体可能造成的伤害。防护服必须能够尽量减轻重量,同时要具有较好的灵活度和舒适度。国外大部分厂家将各种高新材料,以及最先进的生产工艺,用在专业的排爆防护服的研发中。当前国内研发的反恐排爆防护服品种不多。大部分反恐排爆防护服是由国外引进的。排爆防护服,大多会采用耐高温以及防火材料来制作外套,而用于防弹时,普遍采用的是超高分子量聚乙烯材料以及芳纶材料,在对防弹材料进行加强方面,通常会使用涂覆弹性橡胶的防弹钢板、玻璃钢复合材料板、高性能聚乙烯纤维无纬布层压板、聚碳酸酯板,会采取多种材料组合式的结构。每个部件能够发挥的作用和防护的要求,都会存在一定的差异,这样使得所设计的排爆防护服,整体来说对基本战术动作影响较小、重量较轻、使用方便、便于穿戴。排爆防护服从结构上来说,主要由下身保护系统、头部保护系统、上身保护系统,以及其他附件组成。

加拿大有生产防护服的制造商,它们设计的排爆防护服,穿着舒适灵活、设计先进,所能起到的防护能力强,全球大概有120个国家在使用加拿大生产的排爆防护服,加拿大生产的排爆防护服大多运用了防弹、防高压、防冲击、防破片等多重防护工艺,并且针对静电、舒适性、可穿性、灵活性等多个方面进行了较为严苛的设计。而其他国家生产的防爆防护服,某些时候还会配备各种防弹钢板、身体冷却眼、可伸缩的操作器以及通信系统等。这些排爆防护服大多由靴套、防护垫、可调节皮带、腹部防护带、尼龙搭扣、快速脱离拉链、无线通信口袋、弹性应用标签、胸部防护板、供电口袋、冷却系统装置、连接电缆线出线口以及金属线通信系统贴片等组成。这些排爆防护服在防护等级上有一定的区别。

防爆挡板是一种较为简易的,对排爆人员身体起到防护作用的装置。通常情况下,它是由防护板以及底盘组成的,在底部通常会安装四个轮子,而在钢架上会装有一块铁板,这块铁板主要是提供给排爆人员站立使用的,大部分防护板采用各种防爆玻璃制成,而中下部会设置一个孔,这样可以方便散弹枪以及排爆杆穿过防爆挡板。而在孔的周围是金属框架,某些时候防护板也可以采用钢板制成,但是必须搭配使用可供观察的防爆玻璃来组成防爆挡板。防护板和底盘通过一个可调节的支架连接起来,这样可以在防护板放置过程中,进行坡度的调节。通常情况下,防护板和底盘是可以折叠的,这样便于运输和保管,在需要用防爆挡板来进行排爆时,可以随时将防爆挡板支起,专业的排爆人员就可以在防爆挡板的保护下,对各种爆炸物进行处理,又或者可以躲在防爆挡板后面,而一旦爆炸物被引爆,防爆挡板就可以最大限度地避免排爆人员受到伤害,并且爆炸物产生的冲击波有可能会将底盘连同防护板冲击向后滑动,进而有效地减弱冲击波。

6.手部防护装备类或防护手套类

反恐手套护具的主要作用就是保护佩戴者的手臂,主要包含耐温防火手套、耐酸碱手套以及套袖等,所使用的材料需要对爆炸冲击波有抵挡作用。

7.足部防护装备类或防护鞋类

当前的反恐防护鞋类包括防穿刺鞋、耐高温鞋、绝缘鞋、耐油鞋、防静电鞋、耐酸碱鞋、导电鞋等多个品种,在反恐工作中,足部可能遭受到的伤害包括爆炸冲击和撞击,被一些笨重的战斗物砸中,鞋被一些尖锐的东西刺穿,从而导致足部受伤等。通常来说,在防爆现场经常会碰到一些尖锐物体,就需要穿具有高防穿刺性能的鞋。部分反恐环境可能会比较潮湿,所以需要穿着防潮鞋。在一些地板较滑的地方需要穿防滑鞋,穿防滑鞋可以在很大程度上降低事故发生率。对于一些极地反恐人员来说,极度偏低温度可能导致足冻伤,所以要穿应对这些情况的特种鞋。

8.其他防护装备及防坠落护具

除了排爆防护服和防爆挡板之外,其他的个体防护装备还包括防爆冲击网,以及防爆围栏等,主要用于反恐活动中需要进行高空战斗的人员,避免出现坠落事故。这类护具主要包括安全网以及安全带两类。安全带又可以分为攀登安全带、围杆安全带以及悬挂安全带,安全网可以分为内网和平网。安全带的正确使用方法是,采用高挂低用的原则,尤其要注意使用过程中的摆动幅度,可以进行一定程度的串联使用。安全带不能打结,也不能将钩直接挂在绳子上,而应该与连接环连接,安全带上的部件必须保持完整,经常检查,如果发现异常要及时更换,通常安全带的使用期限为3~5年。其他防护装备的防护等级较低,必须在机动灵活方面、重量方面以及防护能力方面进行更多的改进。还有一些洗涤剂或者护肤膏等,主要作用是对人们裸露在外面的皮肤进行保护,洗涤剂主要是为了保护皮肤不受到外界的污染,而护肤膏则会在整个反恐过程中对反恐人员进行保护。

在反恐防护装备的各种关键技术的研发过程中,要确保在具有基本保障能力的基础上,通过用系统的规划、顶层的设计、引进自主创新以及整合集成的方法,来完善反恐医学防护装备技术。当前的反恐防护装备应该突出侦检与防护等关键技术,使反恐防具能够形成系统的保障能力,能够获得较好的技术支持,尽可能让各种医学防护功能兼容,各种防护装备也能够兼用,减轻反恐装备负担,做到一装多用。要紧跟反恐防护装备发展趋势,积极地借鉴先进经验和技术,对反恐医学防护装备技术进行整合和加强,加快研发速度,尽快实现骨干防护装备及其关键技术的自主研发。

(五)化学中毒事件处置防护类

1.头部及呼吸系统防护装备类或头部护具类

(1)头套:消防员灭火防护头套是消防员在灭火救援现场套在头部,用于保护头部、侧面部以及颈部免受火焰烧伤或高温烫伤的防护装具。目前,消防员灭火防护头套主要由阻燃针织布缝制而成。因此,头套的防护功能基本上由针织面料的性能决定。美国NFPA 1971标准从阻燃性能、耐热性能和顶破强度三个方面对头套提出了具体要求,分别为损毁长度不应大于 100 mm;续燃时间不长于 2 s;耐热性能在(260±5) ℃、5 min 后,收缩不超过 10%;顶破强度不小于 225 kPa。EN 13911 标准也从阻燃性能、耐热性能和顶破强度三个方面对头套提出了具体要求,分别为损毁长度不应大于 100 mm;续燃时间不长于 2 s;耐热性能在(180±5) ℃、5 min 后,收缩不超过 10%;顶破强度不小于 450 kPa。

(2)头面部防护:最早的防毒面具可追溯至 16 世纪。当时达·芬奇描述了一种简单的防护面具,将细布蘸水来掩盖水手的嘴和鼻子,保护他们免受毒粉的伤害。1868 年著名物理学家丁达尔与英国消防人员合作,研制出了一种用于过滤空气中微粒的过滤面具,它有三层填充密实的棉毛,每两层之间由石灰、木炭和浸泡了甘油的羊毛层隔开。第一次世界大战时期,德军使用化学武器攻击后,各国纷纷开始研制防毒口罩,如法军配发浸以硫代硫酸钠、碳酸钠溶液和甘油的防毒口罩,英军也赶制了"黑纱口罩";当出现光气后又使用了浸乌洛托品的防毒口罩。这些装备依靠浸在口罩上的化学药剂与毒剂反应的原理,在短时间内对个体提供了有效的防护。

20 世纪 30 年代末至 80 年代初,许多国家相继研发出自己的防毒面具。苏联的防毒面具是一顶可罩住大部分头部的红橡胶(后被灰橡胶替代)防护帽。在此期间,英国的 S6 型防毒面具发展到 S10 型防毒面具,防毒功能日渐完善,并逐步装备部队,完成了防毒面具的更新换代。20 世纪 80 年代以后,为防御新型化学及生物毒剂,防毒面具要求具备较高的防毒性能,携带轻便,佩戴方便,作用持久,具有较好的保明能力,不影响光学观瞄器材、通信器材和武器装备的正常使用,能通话,并配有在毒区内可安全食用流质食品的饮水装置。以美国、英国和意大利等为代表的西方国家,根据核生化威胁环境的防护要求,研制了一批新型防毒面具,并陆续装备部队。这些防毒面具从总体上讲有如下特点:大量采用新材料、新结构和新工艺;注重提高防毒面具的整体防护水平,改善防毒面具的使用性能和生理舒适性,增加防毒面具的功能,如饮水功能、防弹功能、防激光功能等;改进了防毒面具与军用光学观测瞄准器材和军用通信器材的匹配性;统一滤毒罐接口为北大西洋公约组织(NATO)标准,使不同国家之间的滤毒罐均可互换,提高了防毒面具的通用性,注重防毒面具的系列化发展。防毒面具可分为以下几类。

①过滤式防毒面具:过滤式防毒面具是依靠过滤吸收原理,将周围环境中染毒气体的有害物质滤除,提供呼吸用洁净气体的一种呼吸保护装置,从结构上可分为导气管式防毒面具和直接式防毒面具 2 种。导气管式防毒面具由面罩、大型或中型滤毒罐和导气管组成。直接式防毒面具由面罩和小型滤毒罐组成。直接式防毒面具由于体积小、重量轻、便于携行,一般供机动性较强的合成部队使用。而导气管式防毒面具虽然体积和重量都较大,但由于防护时间较长,一般供须对毒剂进行处理或在染毒地域遂行防化保障任务的防化专业部队使用。XM50/51 型联合军种通用面具(JSGPM)由美国埃文防护系统公司研制,是目前较为先进的过滤式防毒面具。它由面罩、托架、附件组成,提供颈部以上、头部、眼部/呼吸道等部位的保护,避免受到生化战剂、放射性粒子以及有毒工业材料的伤害。JSGPM 将面具的部件进行了优化设计,最大限度地减少了其对穿着者效能的影响,并最

大限度地保证它与当前或未来的服务设备和防护服的协同工作能力,将整体防护能力提高了150%,呼吸阻力降低了37%。

②隔绝式防毒面具:隔绝式防毒面具是使人员呼吸器官、面部(包括眼睛)完全与外界受染空气隔离开,依靠面具本身提供的氧气(空气)来满足人员呼吸需要的一类防毒面具,主要由面罩、供气系统和背架构成。面罩的结构和性能与过滤式防毒面具基本相同。供气系统按供气原理可分为储气式、储氧式和生氧式3种。加拿大 Carleton 背带式核生化呼吸系统:适合在核生化战剂沾染的环境下进行作业以及器材、飞机和车辆维修保养人员佩戴使用。该系统能为佩戴者的面具或呼吸器传送洁净的过滤空气,并防止战剂渗入面具内。系统内采用一个标准的 C2 滤毒罐;在尘土飞扬或沙漠地区使用时还可安装一个快速连接的预滤器附件;使用者可利用五挡控制开关选择舒适的气流量;正压气流设计提高了佩戴者的舒适性。瑞士 MICRONEL C420 型供气装置是一种装有2个标准螺纹滤毒罐的轻型高效的供气装置,可提供 90 L/min 和 120 L/min 过滤的呼吸气流。该装置包括一个标准的 BA5800 型二氧化硫电池,在额定的气流下可连续工作 20 h。另外,也可用 D 型的碱性电池、Ni/Cd 或锂电池,或者连接到 6～28 V 的外接电源上。该供气装置可用于各种车辆或直升机成员、地勤人员或伤病员。这种装置可携带于腰带或胸带之上,电池和2个滤毒罐的重量约为 4 kg。

③特种防毒面具:特种防毒面具是在特殊环境下保护人员的呼吸器官、面部(包括眼睛)免受有害气体伤害的一类防毒面具,通常是在过滤式防毒面具的基础上进行某些改进而成的。有的是在滤毒罐中装填专用吸着剂,以提高对某些特定有害气体的防护能力;或者是调整面罩结构、形式及增加特殊需要的部件,以适应某些环境下的特殊使用要求。1995 控爆防毒面具由芬兰公司研制,它能防护催泪性毒剂 CN、CS 以及有机气体和蒸气、固态颗粒、液滴、放射性和高毒性微粒、细菌和病毒的侵袭。

④应急逃生面具:美国在全世界率先提出了放射性核生化(CBRN)应急逃生面具的定义,即为供佩戴者在短时间内免受核生化(nuclear biological chemical,NBC)物质侵害的呼吸防护面具,防护时间在 15 min 以上,应具有重量轻、体积小、便于携带、无须培训和佩戴时间短的特点。美国突发事故快速反应人员个体防护装备选型指南指出,应急逃生面具是让佩戴者从呼吸威胁地区安全转移至安全地区的一类防护装备,包括过滤式逃生面具(air-purifying escape respirator,APER)和携气式逃生面具(self-contained escape respirator,SCER)两类。CBRN 应急逃生面具是一类特殊的逃生面具,它必须满足美国 NIOSH 的所有功能指标要求,这些要求主要体现在2个标准中。标准规定了用于 CBRN 防护的应急逃生面具在防护持续时间、过滤器检测和穿透浓度、气溶胶过滤效率、佩戴时间、使用寿命、维修、训练等方面的具体要求。CBRN 应急逃生面具主要用于 IDLH 环境、缺氧环境、未知 CBRN 威胁等,供佩戴人员快速转移至安全地区。

2. 眼部护具类

防护眼镜和防护面罩主要用于保护面部(包括眼睛)免受粉尘、烟雾、化学溶液等物质损伤。如果有毒有害气体具有刺激性和腐蚀性,应选择全面罩。

3.躯体防护装备类或防护服类

常用的国际标准(ISO 16602:2007《化学防护服——分类、标签和性能要求》)和欧盟标准(EN 14325:2018《化学防护服——化学防护服材料接缝连接和组装的试验方法和性能分类》)将针对化学品的防护服划分为 6 种基本类型,这些类型的确定以通过的整体服装的测试性能为依据。除此之外,ISO 标准体系下还有另一个标准 ISO 17723-1,这个标准是针对应急救援队伍个体防护装备的规范,规定了个体装备在应急救援期间的危化防护(包括气体、液体和颗粒防护)要求,并规定了生化战争(恐怖主义)防护的可选要求。这些装备将穿戴者全身封闭起来,配有内置自给式呼吸器(1a 型)或外置自给式呼吸器(1b型)。

按照美国职业安全与健康管理局(OSHA)和美国环境保护署(EPA)的规定,化学防护服通常根据皮肤和呼吸系统的健康风险分为 4 个"级别"(A~D)。这 4 个级别中,只有3 个级别(即 A、B、C 级,不包括 D 级)能够与 ISO/CEN 标准规定的"类型"相对应。

(1)防化服:美国 Kappler 公司最早从事防护服的生产,所生产的防护服可应用于生物防护、化学防护、核防护以及消防和应急救援等领域。该公司的 Kappler Z500/RS 系列气密式防化服的防护能力基于其使用的聚丙烯基布双侧复合多层阻隔膜的复合材料,可有效阻隔沙林毒气、芥子气、神经毒气等多种有害危化品,阻隔气体、液体、固体、气溶胶等不同状态的化学物质,可在应急救援、危险化学品泄漏等情况下使用。美国杜邦公司生产的 Tychem C、Tychem F 和 Tychem TK 系列隔绝式防化服使用的是具有代表性的多层复合生化防护材料。材料的多层结构是在高强度的杜邦 Tyvek 面料外层复合聚合物涂层或阻隔膜的基础上而制得的,能够满足不同等级的防护要求。其中,Tychem TK 隔绝式防化服为"聚合物涂层/阻隔膜/聚合物涂层/Tyvek/聚合物涂层/阻隔膜/聚合物涂层"的夹层结构,包含两层高阻隔薄膜和 4 层密封层,能够有效阻隔沙林毒气、芥子气、硫化氢等多种有害化学品。

Tychem TK 隔绝式防化服防护水平较高,与传统橡胶防护服相比重量更轻,适合工业、战备防护。奥地利 ABC-90 和 ABC-90-HR 型隔绝式防化服也是适用于气密型 A 级防护的个体防护装备。ABC-90 型隔绝式防化服采用纺织品表面涂覆橡胶,对于致病微生物的防护时间超 6 h。ABC-90-HR 型隔绝式防化服采用高强力帆布,对于致病微生物的防护时间超过 2000 h。瑞典 Trelleborg 公司的 HPS 系列重型隔绝式防化服将聚酰胺织物、聚合物阻隔膜以及氟橡胶、丁基橡胶、氯丁橡胶进行多层复合,制得了具有 5 层结构的高性能生化防护材料。该防化服将多种阻隔材料进行组合交叉,从而达到了较高的防护性能标准。瑞典 Trelleborg 公司的 EVO 系列防化服同样采用橡胶、塑料和织物相结合的多层防护面料,可以有效防护几百种固态、液态、气态有毒有害化学品。

(2)防毒服:透气式防毒服是一类具有防毒、透气和散热功能的防护服,它既能阻挡蒸汽状和雾滴状毒剂渗透,避免毒剂与皮肤接触引起人员中毒,又能通过空气对流使人体产生的热量和水汽散发,提高舒适性。透气式防毒服作为一种军民两用的个体防护装备,在军用、警用、反恐、国土安全及民用领域均得到广泛应用。在国际恐怖袭击事故、公共危害事故、有毒有害化学品泄漏事故等频发的背景下，透气式防毒服在警用、反恐及公共安全领域发挥了很大作用。

透气式防毒服最早起源于20世纪20年代，美军将普通的军服浸泡在消毒剂中，经氯化石蜡处理得到透气式防毒服。随后，英国在1963年首次将炭添加到透气式防毒服中，成功制成了第一件含炭透气式防毒服，但是其在对抗液态毒剂时抗压渗透能力差，因此对其进行了改进。20世纪70年代，研究人员在当时透气式防毒服的基础上增加了外层织物，这层织物能够使毒剂迅速扩展，但是这款防护服存在二次污染问题。后来，英国经过反复实验，最终成功研制出活性炭织物并将其运用到透气式防毒服中。20世纪80年代，英国和美国合力解决了纤维状活性炭强度低的问题，研制出可穿半年以上的防毒服。

国外透气式防毒服外层通常具有拒水、拒油、阻燃、伪装、抗静电等功能。如德国Blücher公司的Saratoga®战斗服，集成的CBRN热区防护服不再作为一种罩衣，而是取代了普通战斗服，这使它成为世界上第一个对化学和生物战剂提供全面防护的战斗服，其外层材料为具有防水、防油功能的涤棉/抗静电短纤混纺斜纹织物；Paul Boyé公司的新一代CBRN战斗服是专门为澳大利亚国防军设计的防护服，其外层材料为具有拒水、拒油和阻燃功能的织物；Lion公司的MT94®防护服外层材料为杜邦NOMEX®材料，织物不仅具有优良的物理机械性能，还具备永久阻燃以及闪燃防护性能。

德国Blücher公司基于Saratoga®球状活性炭专利技术生产的防护面料，被公认为当今最有效的化学防护材料。除球状活性炭吸附材料外，吸附层材料还有活性炭纤维织物、聚合包覆性炭织物、选择透过性材料和与半透膜结合使用的吸附材料等。新一代的Saratoga®球状活性炭直径小、孔隙多、吸附能力强，特殊的内表面氮处理技术使得球状活性炭与水结合能力降低，从而使水蒸气和汗液对Saratoga®材料防护性能的影响较小，并且可以多次水洗。全球有40多个国家和组织使用德国Saratoga®织物或服装。

活性炭纤维织物主要由预处理后的纤维或织物经高温炭化、活化而成。活性炭纤维以微孔为主且微孔直接开口于纤维表面，表面积大，微孔分布均匀，透气性好，吸脱速度快，相比粉末状和颗粒状活性炭在吸附过程中具有更大的容量，同时具有更快的解析速度。英国Chemviron Carbon公司生产的Zorflex®织物是活性炭纤维织物的代表，Paul Boyé公司的特警防护服、TOMNG防护服、OM防护服的吸附层材料均为Zorflex®织物。GORE公司开发的GORE®Chempak®超防护面料为一种选择透过性织物，不仅可以提供对蒸气、气溶胶和液体形式的多种化学品和生物威胁因素的防护，还可对有毒有害工业化学品和化学战剂进行防护。GORE®Chempak®超防护面料即使暴露于石油、润滑油和其他污染物后仍可保持完整性。GORE®Chempak®超防护面料制成的产品可在热区作业中提供很好的防护性能。Blücher公司采用GORE®Chempak®超防护面料制成的"热区—多重防护服"可用于"热区"救援，用于一定浓度的化学战剂和有毒工业化学品的防护。

在对化学毒剂的防护时间上，国外透气式防毒服产品大多为24 h高防护性能产品，例如，Blücher公司的Saratoga®战斗服和CBRN热区防护服，均能对浓度为10 g/m²的液态芥子气、梭曼提供至少 24 h 的防护,Paul Boyé 公司、OUNRY 公司等生产的防毒服的防护作用能够持续 24 h 以上,并且能多次水洗重复使用。在化学防护谱系上,国外产品实现了更广谱的防护,从对经典毒剂(如沙林、梭曼、VX 神经毒剂)扩展为对经典毒剂和有毒有害工业化学品的综合防护。例如,Blücher 公司的"热区—多重防护服",可防护一定浓度的化学战剂和有毒工业化学品。在防护范围上,随着面临威胁种类的不断增加,国外个体防护装备除了基本的防护化学品的作用外,还增加了对放射性武器和简易爆炸装置威胁的防护。例如,Blücher 公司为扩大 CBRN 防护范围,针对简易爆炸装置开发了一种破片防护装备 Saratoga® FPC,它集成了弹道破片防护和抗切割性能,是一种舒适、轻便、透气、亲水的多功能装备。

4. 足部防护装备类或防护鞋类

防护鞋品种多样,在处置突发化学中毒事件时,所使用的防护鞋必须能抵御事故现场化学物质的渗透,能够绝缘、抗静电、抗高温、防寒和防滑,防护鞋还要防砸、防穿刺,以有效保护应急救援人员。美国劳工部职业安全与健康管理局(OSHA)联邦法规(CFR)第 29 篇中引用了防护鞋要求。在存在下落、滚动物体,可穿刺脚底的物体或电气导致足部受伤危险的区域工作时,受影响员工必须穿上防护鞋。

5. 护肤用品类

美国 TIAX 公司研制出一种可防生化战剂伤害的特殊"护肤霜"。该护肤霜为喷雾式,涂抹后可免受各种生化战剂的伤害,可有效提高士兵抵御生化战剂伤害的能力。

6. 其他防护装备品种

由于突发化学中毒事件情况复杂和环境状况的不确定性,为确保应急救援人员安全,在个体防护的基础上应配有支持生命、防止意外情况的其他个体防护装备或辅助装置,以供应急救援人员自救或互救使用,主要有安全帽、防坠落装置、通信设备、降温背心、便携式氧气报警器、毒物浓度报警器及瑞士军刀等。

(1)联合勤务一体化服装技术:美军正在参与管理设计和发展下一代生化防护服系统。联合勤务一体化服装技术(JSLIST)的关键包括对生化战剂的防护,使服装具有更轻的重量、可柔性和耐受洗涤。防毒鞋主要结合环境和生化防护要求,具有防滑和火焰自熄灭特性。该防护服系统包括穿在战斗服(BDU)外的罩衣,多用途雨、雪、生化长靴(MULO)。JSLIST 创造了一条新的候选化学防护材料工艺(样品)的特性评价途径。美军在科学技术方面研究了新颖的生化防护聚合物。

瑞士正在研究在风道及掩蔽部内壁铺设吸附材料来净化空气的方法。这种吸附材料是根据吸附原理研制的,能有效吸附来自任何方向、任何类型的化学毒剂蒸气。这种吸附材料铺设于掩蔽部通道,可防止毒气从不严密处渗入内室,进而提高掩蔽部的防毒能力,保证出、入掩蔽部人员的安全。据实验,铺设吸附材料的掩蔽部通道可使空气中的沙林浓度降低至万分之一。

(2)兵综合系统:1994 年 11 月美军成立了士兵系统司令部(SSCOM),其任务是发展、完善、获取和维护士兵及其相关支持系统,使之更现代化,力争提高士兵作战能力。

SSCOM 将所有士兵看作一个完整的武器运行系统。

①一体化帽子:配有轻巧的头盔,头盔固定装置,图像扩大器/完整的平板显示器,M45 生化防护面具,弹道、激光视觉保护器,激光检测器。

②通信和计算系统:配有计算机、士兵和小分队的雷达、GPS、手持平板显示器、视觉捕获软件、可兼容的战争情报部分、CFE/GFE 软件。

③武器系统:配有激光测距仪、数字指南针、视频相机、标准化武器系统、热武器瞄准器、精密的作战镜片、AN/PAQ4C 红外线激光瞄准仪、其他武器和辅助设备。

④防护服和个人装备:配有标准体型的护甲,生化防护服、手套和靴子,其他的服装和个人装备。

二、国内救援防护医学装备分类及技术参数

(一)医学救援个体防护类

1.头部防护装备类

在应急救援行动中,涉及的场所环境通常比较复杂,且条件恶劣,由于没有统一标准的"应急救援头盔",救援人员的头部往往得不到有效防护,救援人员受到伤害的事故也时有发生,有的甚至会威胁到救援人员的生命安全。

无论是自然灾害,还是各类事故,应急救援行动所涉及的场所环境,往往有以下几种不确定因素:一是可能有坠落物从头顶坠落,也有可能从头部侧面飞击;二是可能有火花飞溅,引起所佩戴的头盔着火;三是可能接触到低压或高压电源物体;四是救援人员可能自己摔倒或从高处跌落,导致头部撞击物体;五是可能处于挤压状态,需要头盔有一定的支撑力。

目前,我国救援人员往往佩戴安全帽、攀岩帽、运动头盔、摩托车乘员头盔或警用防暴头盔、消防头盔等作为头部防护装备进行救援活动。

(1)安全帽:主要依据标准为 GB 2811—2019《头部防护 安全帽》、GB/T 2812—2006《安全帽测试方法》,要求头盔经高温(50 ℃±2℃)、低温(−10 ℃±2℃)、紫外线照射预处理,用 5 kg 钢锤从 1 m 高撞击,冲击力不大于 4900 N;同时还要进行耐穿刺性能测试,如将 3 kg 钢锥从 1 m 高自由落体,钢锥不应接触头模表面,不应有破片脱落。但是,安全帽主要是针对头部受坠落物体打击的防护,从标准中也可看出,其主要性能检测是针对顶部冲击,因此在复杂的救援环境中,往往无法保护救援人员免受侧向冲击或摔倒后引起的头部伤害。

(2)攀岩帽:主要依据标准为欧盟标准 EN 12492:2012《攀岩头盔》,要求头盔经高温35 ℃、低温−20 ℃、紫外线老化预处理,用 5 kg 的钢锤从 2 m 高冲击头盔的顶部和30°倾斜的前部、侧面、后部,传递到头模的力不能超过 10000 N。但由于攀岩头盔主要用于防护头部免受坠落物体伤害,其检测的性能局限于顶部防护,只是顶部的保护面积相对于安

全帽更大一些,所以也难以保护救援人员免受侧向冲击或摔倒后引起的头部伤害。

(3)运动头盔:主要依据标准为 GB 24429—2009《运动头盔　自行车、滑板、轮滑运动头盔的安全要求和试验方法》,要求头盔经高温 50 ℃、低温−20 ℃、浸水预处理,头模从 0.6 m 高处释放,进行吸收碰撞能量性能试验时,加速度峰值不能大于 $300g$(g 表示重力加速度,取值 9.8 m/s²,$300g$ 约为 2940 m/s²)。虽然运动头盔可以更好地防护头部免受摔倒时的伤害,但由于其顶部冲击的防护性能差,无法保护高空坠落物体引起的头部伤害,因此也不能在复杂的应急救援环境中起到全面的防护作用。

(4)摩托车乘员头盔或警用防暴头盔:主要依据标准为 GB 811—2010《摩托车乘员头盔》、GA 294—2012《警用防暴头盔》,要求头盔经高温 50 ℃、低温−20 ℃、浸水预处理,将 3 kg 钢锥从 3 m 高进行穿刺,同时头模从 0.5 m 高处释放,进行吸收碰撞能量性能试验时,加速度峰值不得大于 $400g$(约 3920 m/s²)。虽然摩托车乘员头盔、警用防暴头盔这两种头盔具有优良的防护性能,但头盔较重,如果救援人员长时间佩戴这类头盔,颈肌长时间疲劳,加上头盔太封闭,会很容易导致其身心疲劳,不利于救援行动的开展。因此这类头盔也并不适合应急救援人员佩戴。

(5)消防头盔:主要依据标准为 GA 44—2015《消防头盔》,头盔经预处理后,头模从 1.8 m 高下落,顶部加速度峰值为 $150g$(约 1470 m/s²),前后左右加速度峰值是 $300g$(约 2940 m/s²),并且耐高温、阻燃性能好,如在 260 ℃高温干燥箱中放置 5 min 无明显变形和损坏。但与摩托车乘员头盔或警用防暴头盔相似,消防头盔也由于太重,不适合应急救援人员使用。

(6)欧美进口救援头盔:欧美地区对于救援头盔防护性能往往要求较高,因此欧美进口救援头盔各项防护性能通常较为优越。但这类头盔通常是依据西方人头型设计的,我国救援人员在佩戴过程中容易出现舒适性较差、比较笨重等问题,不太适应中国国情。主要技术标准依据如下。

①顶部冲击力吸收性能:经高温 50 ℃、低温−10 ℃、浸水、老化预处理后,将 5 kg 锤子从 1.5 m 高冲击,传递到头模表面上的力不应大于 4900 N。

②耐穿刺性能:经高温 50 ℃、低温−10 ℃、浸水、老化预处理后,将 3 kg 钢锥从 1 m 高自由落体,钢锥不应接触头模表面,不应有破片脱落,并进行两次测试,两穿刺点间的距离应不小于 75 mm。

③侧向冲击能量吸收性能:经高温 50 ℃、低温−10 ℃、浸水、老化预处理后,头模从 1.5 m 高自由落体,加速度峰值不应大于 $300g$(约 2940 m/s²);达到 $200g$(约 1960 m/s²)时的累计时间不应大于 3 ms;达到 $150g$(约 1470 m/s²)时的累计时间不应大于 6 ms。

④电绝缘性能:通过电压 20000 V 绝缘性能测试,其泄漏电流不应大于 3 mA。

⑤侧向刚性:侧向刚性测试,最大变形不应大于 40 mm,残余变形不应大于 15 mm,帽壳不得有破片脱落。

⑥阻燃性能:高温处理后进行阻燃性能测试,帽壳火焰在 5 s 内自熄,帽壳不应被烧穿。

⑦应急救援头盔重量：不应大于 700 g。

2. 眼面部防护装备类

眼面部防护装备种类很多，依据防护部位和性能，分为眼镜、眼罩和面罩 3 种。防护眼镜是在眼镜架内装有各种护目镜片，防止不同有害物质伤害眼睛的眼部防护用具，如防冲击、辐射、化学药品等防护眼镜。眼镜按照外形结构分为普通型、带侧光板型，眼罩分为开放型和封闭型。面罩是防止有害物质伤害眼面部（包括颈部）的护具，分为手持式、头戴式等多种形式。生活中常见眼面部防护装备及参考适用范围如表1-3-4和表 1-3-5 所示。另外还有一些特殊用途的眼面部防护用品如防激光、微波和射线的防护用品等；根据形状或形式不同，还有杯形的防护眼罩、间接通风的防护眼罩和可更换镜片的防护眼镜等。

表 1-3-4　常见眼面部防护装备及参考适用范围

防护装备名称	图　例	参考适用范围
防护眼镜	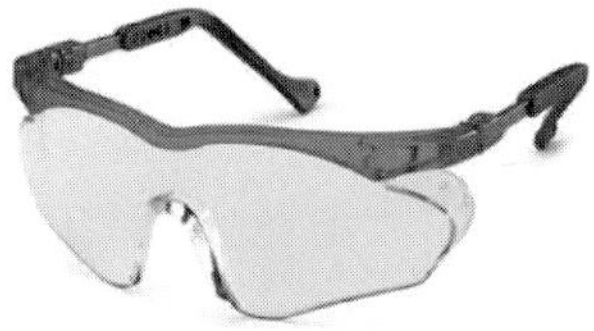	切削加工、金属切割、碎石等低能量冲击作业场所及尘埃较多的场所
防护眼罩	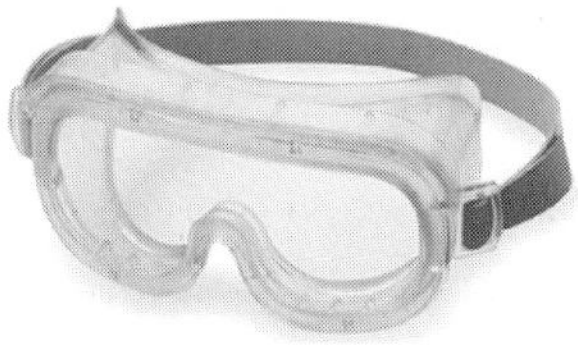	实验室、医疗卫生等场所
防护面罩	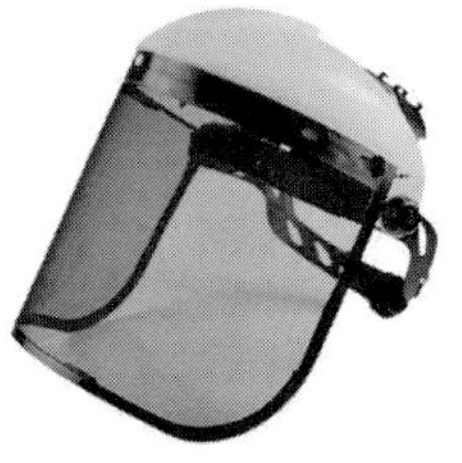	切削加工、金属切割、碎石等低能量冲击作业场所，电焊、气弧焊、氧切割等作业场所
焊接面罩	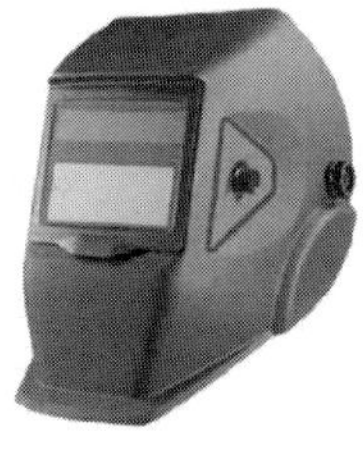	电焊、气弧焊、氧切割等作业场所

续表

防护装备名称	图　　例	参考适用范围
综合防护 （眼面、头部防护）		冶炼、玻璃制造、陶瓷加工、机械加工等行业炉窑作业场所

表 1-3-5　眼面部防护装备类型

名称	样　　型				
眼镜	普通型		带侧光板型		
眼罩	开放型		封闭型		
面罩	手持式	头戴式		安全帽与面罩组合		头盔式
	全面罩	全面罩	半面罩	全面罩	半面罩	

　　(1)标准中抗高速粒子冲击性和抗高重物冲击性:GB 14866—2006《个人用眼护具技术要求》中规定,用于抗冲击的镜片及眼护具,都应经受直径为 22 m、重约 45 g 钢球从1.3 m 高度自由落下的冲击。那么:①防护眼镜的镜片必须达到防高速粒子冲击性能 L 级的要求(钢球以 45～46.5 m/s 的速度冲击,眼镜不能破损、变形)。②防护眼罩的镜片能够达到防高速粒子冲击性能 M 级的要求(钢球以 120～123 m/s 的速度冲击,眼镜不能破损、变形。③防护面罩能够达到防高速粒子冲击性能 A 级的要求(直径为 6 mm 钢球以

190～195 m/s 的速度冲击,眼镜不能破损、变形(表 1-3-6)。

表 1-3-6　GB 14866—2006 防高速粒子冲击性能表

技　术　要　求		标识	眼　护　具			备　　注
			防护眼镜	防护眼罩	防护面罩	
防高速粒子冲击性能	低速	L	√	√	√	冲击速度为 45～46.5 m/s
	中速	M	×	√	√	冲击速度为 120～123 m/s
	高速	A	×	×	√	冲击速度为 190～195 m/s
熔融金属和炽热固体防护性能			×	√	√	
化学雾滴防护性能		3	×	√	√	
粉尘防护性能		4	×	√	×	
刺激性气体防护性能		5	×	√	×	

注:√表示允许应用,×表示禁止应用。

(2)防护性能对比:针对不同的测试条件和不同的防护的环境的差异,不同的标准有不同的规定。美国标准 ANSI/ISEA Z87.1:2010《职业眼面部防护装备》根据冲击粒子的尺寸不同,重新定义了测试的冲击速度,诠释了不同种类的冲击;欧洲标准 EN 166:2001《个人眼睛保护——规格》则考虑了在不同环境下的抗高速粒子冲击性能,此标准规定了在极端环境,即(55±2)℃高温、(−5±2)℃低温下,眼面部防护产品的抗高速粒子冲击性能;而 GB 14866—2006《个人用眼护具技术要求》,没有美国标准中规定的多个冲击种类,也没有欧洲标准中规定的极端测试环境,测试方法存在不足(表 1-3-7)。

表 1-3-7　美国、欧洲中国眼面部防护装备标准的机械防护性能对比

防护性能要求			地　区　标　准		
			美国	欧洲	中国
			ANSI/ISEA Z87.1:2010《职业眼面部防护装备》	EN 166:2001《个人眼睛保护——规格》	GB 14866—2006《个人用眼护具技术要求》
机械防护	抗高速粒子冲击	防护眼镜	6.35 mm 钢珠 45.72 m/s	6 mm 钢珠 45 m/s	6 mm 钢珠 45～46.5 m/s
		防护眼罩	6.35 mm 钢珠 76.20 m/s	6 mm 钢珠 120 m/s	6 mm 钢珠 120～123 m/s
		防护面罩	6.35 mm 钢珠 91.44 m/s	6 mm 钢珠 190 m/s	6 mm 钢珠 190～195 m/s

眼面部防护用具看似构造简单,但是由于防护性能的不同、测试条件的多样性、产品类型的复杂性及其他限制因素等,眼面部防护用具的选择有一定的难度。

3. 呼吸防护类

在各类公共卫生事故中,现场环境通常存在多种危害因素,最常见的有微生物、气态和液态化学物质、放射性尘埃等,这些物质均可通过人体呼吸系统进入体内,对人体造成伤害。我国规定,参加救援的工作人员应采取有效的个体防护措施,任何个人和组织都不能违反防护规律,擅自或强令他人(或机构)在没有适当防护的情况下进入现场工作。如没有适当防护,任何救援人员都不应暴露于能够或可能危害健康的环境中。公共卫生事故中的个体防护,特别是呼吸防护尤为重要,在公共卫生事故中,为保护现场工作人员免受微生物、化学物质、放射性尘埃等因素的危害,应给工作人员配备合适的呼吸防护装备,确保工作人员的安全与健康。

(1)呼吸防护装备的分类:呼吸防护装备主要分为空气过滤式和隔绝式两大类,见表1-3-8。

表 1-3-8 呼吸防护装备的分类

空气过滤式		隔 绝 式	
半面型	随弃式 可更换式 	供气式	
全面型		携气式	
电动 送风式			

　　空气过滤式呼吸防护装备是把吸入的作业环境空气通过净化部件的吸附、吸收、催化或过滤作用,去除其中有害物质后作为气源的呼吸防护装备。隔绝式呼吸防护装备是使佩戴者呼吸器官与作业环境隔绝,靠本身携带的气源或依靠导气管引入作业环境以外的洁净气源的呼吸防护装备。在公共卫生事故中最常用的呼吸防护装备是空气过滤式呼吸防护装备,包括防护口罩、防护面具及电动送风呼吸器。

　　(2)呼吸防护装备的性能:防护口罩按照防护功能不同可分为纱布口罩、医用外科口罩、医用防护口罩、一次性使用医用口罩、N95口罩。由于口罩的滤料及密合性有很大的差异,其防护性能不同,对应的国家标准也不一样,见表1-3-9。佩戴者应根据工作现场的实际情况来选择合适的防护口罩。

表 1-3-9　各种防护口罩的性能比较

口罩种类	符合标准	是否为医疗器械(Y/N)	医疗注册证	防飞沫(Y/N)	防微生物/气溶胶(Y/N)	防体液喷溅(Y/N)
纱布口罩	GB 19084—2003 (已经作废)	N	I 类	N	N	N
医用外科口罩	YY 0469—2004	Y	I 类	Y	N	Y
医用防护口罩	GB 19083—2010	Y	II 类	Y	Y	Y
一次性使用医用口罩	无	Y	I 类	N	N	N
N95 口罩	GB 2626—2006	N	无	Y	Y	N

注:Y代表是,N代表否。

　　防护面具分为半面型面具和全面型面具两类,半面型面具指定防护因数(APF值)是10,全面型面具APF值是100,同时根据防护对象不同,可以选择不同的过滤元器件。面具配颗粒物过滤盒,可以过滤微生物、放射性尘埃等颗粒物;面具配滤毒盒,则可以过滤有毒气体,不同类型的滤毒盒,过滤的气体种类不一样,常见的有酸性气体滤毒盒、有机蒸气滤毒盒、有机及酸性气体滤毒盒、氨气/甲胺滤毒盒、甲醛/有机蒸气滤毒盒、多用气体/有机蒸气滤毒盒等;面具配滤毒盒加过滤棉,是一种复合式防护形式,既可以过滤有毒气体,也可以过滤各类颗粒物,如微生物、放射性尘埃等。防护面具配置的过滤元器件可以根据实际情况随时更换。

　　电动送风呼吸器,由电动马达、过滤元器件、面罩或送气式头罩加供气管组成。过滤元器件分颗粒物过滤和有毒气体过滤两种类型,可将颗粒物过滤和有毒气体过滤元器件组合在一起成为复合式防护用具;面罩分为半面罩、全面罩、开放型面罩三种类型,不同面罩的APF值不一样;电动送风呼吸器APF值为25~1000,可根据现场实际情况选择不同的组合方式。

　　空气过滤式呼吸器的颗粒物过滤材料非常重要,我国对过滤材料进行了分类和分级,不同类别的过滤材料可以过滤不同种类的颗粒物,不同级别的过滤材料过滤颗粒物的效率不同,见表1-3-10。过滤材料的分类和分级有助于选择防护口罩、防护面具或电动送风呼吸器的颗粒物过滤盒或过滤棉。微生物属于颗粒物的一种,包括病毒、细菌、真菌等,能够被颗粒物过滤材料所过滤,效率能够达到与过滤相同物理特性(如颗粒物直径、形状等)的非微生物颗粒物相同的水平。

表 1-3-10 我国颗粒物过滤材料分类、分级和适用对象

分类标准	适 用 对 象	过 滤 效 率		
		90%	95%	99.97%
GB 2626—2019	适合非油性颗粒物	KN90	KN95	KN100
	适合油性和非油性颗粒物,用于油性颗粒物的使用时间参照制造商建议	KP90	KP95	KP100

(3)呼吸防护装备的选用:在选用呼吸防护装备时,需要先对工作环境中的呼吸危害因素进行识别,判定危害水平,然后选用合适的呼吸器,呼吸器的选用应遵循防护级别高于危害水平这一原则。对颗粒物的防护主要选用防护口罩,如果需要高级别的防护,应选用全面型面具配颗粒物过滤棉,或者选用电动送风呼吸器配颗粒物过滤盒。当颗粒物具有放射性、致癌性等高毒性时,应选用过滤效率等级最高的过滤材料,如 KN100、KP100、N100、R100、P100、FFP3。

对毒气和有毒蒸气进行防护时应选用防毒面具或者电动送风呼吸器,颗粒物防护口罩不能防护毒气和有毒蒸气。当有害气体刺激人体眼睛和皮肤时,应选用全面型防毒面具、电动送风呼吸器配头罩或全面型面具,同时应依据现场毒气和有毒蒸气的种类来选择对应的滤毒盒。当工作现场存在颗粒物、毒气或有毒蒸气时,应选用复合式防护用具,如防毒面具配滤毒盒加颗粒物过滤棉,或者电动送风呼吸器配滤毒盒加颗粒物过滤棉。在选用呼吸面罩时,还应考虑呼吸面罩与佩戴者脸部的密合性,没有密合性,再好的过滤材料也不能单独起到防护作用。呼吸面罩与佩戴者脸部的密合性可通过适合性检测工具检验,并确定哪种型号的呼吸面具最适合佩戴者。

4. 听力防护装备类

护听器是指保护人的听力,使其避免噪声过度刺激的一种防护用品,它可分为以下三类。

1)耳塞 插入外耳道内或置于外耳道口外的护听器。

(1)分类

①按结构形状分类:

a.顶部呈圆锥形、蘑菇形、提篮形、伞翼形、子弹头形、圣诞树形等特定形状的耳塞:此类耳塞一般由三部分组成,顶部称耳塞帽(或翼盖),中部称耳塞体,末端称耳塞柄。耳塞帽由软质塑料、橡胶或橡塑材料制成,其形状有利于与外耳道各壁轻柔接触,同时增加与外耳道的贴合程度,其中的空心气体缓冲腔或由多层翼片形成的空气层,可增加弹性和空

气阻力,提高隔音效果。耳塞体亦由软质塑料、橡胶或橡塑材料制成,是耳塞隔音主体。耳塞柄一般由硬质塑料、橡胶或橡塑材料制成,便于佩戴时塞入和取出。

b.圆柱形耳塞:此类耳塞一般采用具有弹性的泡沫塑料制成。由于它具有良好的可塑性、缓慢回弹性和均衡回弹力,因此将它压缩后塞入耳道内,它会自行回弹与膨胀,且能根据耳道的形状充满耳道,有良好的密封效果,同时还能缓冲对耳道四周皮肤的压力。

c.球状耳塞:此类耳塞采用纤维状物制成,如经硅油软化处理过的超细玻璃纤维、天然棉花纤维等。使用时,用手搓成球状,塞入外耳道。

d.成型耳塞(人造模耳塞):此类耳塞如同人耳道的实际形状,类似于一对小鸡。制作时,用专用注射器将糊状硅胶注入耳模,经固化后成型。它具有良好的隔音性。

e.可塑性变形耳塞:此类耳塞外形如一个带柄的小辣椒。耳塞体、耳塞柄分别采用塑性材料(类似于橡皮泥)和硬质材料制成。当塞入耳道时,耳塞体如胶泥般充满外耳道,具有良好的密封和隔音效果。

②按隔音性能(声衰减性能)分类:

a.能隔低频到高频音的耳塞,以代号 FZSES-1 表示。

b.只隔高频音的耳塞,以代号 FZSES-2 表示。

(2)主要技术要求:

①材料要求:耳塞材料应具有一定的强度和弹性,容易清洗消毒,与皮肤接触时应无刺激性,同时还应具备耐热耐寒性,即按国家标准规定的方法进行试验后,无严重变形、硬化、破损、龟裂等异常现象,以满足在恶劣环境中正常使用的要求。

耳塞材料还应有耐老化性,其老化系数不低于 80%;有防止因人耳分泌油脂而影响使用性能的耐油性。

②隔音性能:按国家标准规定的测试信号、场所、设备、受试者进行试验时(主观法),耳塞的隔音性能应满足表 1-3-11 的要求。

表 1-3-11　耳塞隔音性能要求

1/3 倍频率带中心频率/Hz	声衰减量/dB	
	FZSES-1	FZSES-2
500	>10	<10
1000	>15	<15
2000	>20	<20
4000	>25	<25

2)耳罩　由压紧两个耳廓或围住耳廓四周而紧贴在头上遮住耳道的壳体组成的一种护听器。耳罩壳体可用专用的头环、颈环或借助安全帽或其他设备上附着的器件紧贴在头部。

(1)结构与材料:耳罩由头环(颈环)、耳罩壳体、耳垫、内衬等组成。

①头环一般采用金属或塑料制成,高度为112~142 mm,且可调。

②耳罩壳体一般由塑料制成。两只耳罩壳应能遮住耳廓并在相互垂直的两个方向上转动。

③衬在耳罩壳内的耳垫、内衬一般采用泡沫塑料等柔软材料制成,起到增加耳罩的密封性和舒适性的作用。

(2)主要技术要求:

①为了防止对人头部产生压迫感,在保证隔音效果的情况下,耳罩夹紧力不能大于10 N。

②耳罩应具抗疲劳性能,即反复拉紧、放松两只耳罩壳3000次后,各零部件没有破损,同时其夹紧力不能低于原始测得值的10%。

③为了防止在使用过程中因跌落、碰撞等造成损坏,耳罩应具有在2 min内从1.5 m高度连续跌落在混凝土地面6次而无破损的性能。

④为了防止因受潮后变形影响使用,耳罩还需进行耐潮试验,即在(50±2)℃水中放置24 h后,再转入室温为15~35 ℃、相对湿度不大于60%的环境中旋转24 h,其各部分尺寸应无明显改变,夹紧力不低于原始测得值的10%。

⑤需在特殊环境下使用的耳罩,还应具备耐高、低温性能,即将耳罩分别放置在(50±2)℃及(−20±2)℃的恒温箱内各4 h,各零部件无明显变形、龟裂等异常现象,其夹紧力不能低于原始测得值的10%。

⑥耳罩上的金属件应进行防腐蚀处理。

⑦主观法进行测试时,其隔音性能应符合表1-3-12的要求。

表 1-3-12　耳罩隔音性能要求

项　　目	等　　级						
1/3 倍频率带中心频率/Hz	125	250	500	1000	2000	4000	8000
声衰减量/dB	>8	>10	>18	>25	>25	>30	>30

为了控制耳罩产品质量,亦可采用测试装置进行测量(客观法),但左、右两耳罩间的差值不应大于5 dB。

3)防噪声帽　一种在帽子里侧耳朵位置处固定的耳罩,可以防止噪声从颅骨传入听觉器官的护听器。与耳塞、耳罩相比,防噪声帽还常兼有防止头部振动、外伤及保暖等作用。防噪声帽分为软式和硬式两种,软式防噪声帽帽体用人造革或其他软质材料制成,具有质轻、柔软、戴用方便等特点,缺点是夏天用闷热,不通气,不宜戴眼镜。硬式防噪声帽帽体用塑料或玻璃钢制成,其内衬有一层吸声材料,虽较重但隔热防振效果好。

防噪声帽产品使用并不多,目前还没有国家标准,但固定在其内的耳罩的技术要求应符合相关的标准。

5.躯体防护装备类或防护服类

医用防护服是一个广义的概念,多指医务人员(如医生、护士、公共卫生人员等)及进入特定医药卫生区域的人员(如患者、探视人员、进入感染区域的人员等)所使用的防护性服装。其作用是隔离病菌、有害超细粉尘、酸碱性溶液、电磁辐射等,从而保证使用人员的人身安全并保持环境清洁。

医用防护服(图 1-3-2)按照用途和使用场合可以分为工作服、手术衣、隔离衣和医用一次性防护服 4 类。

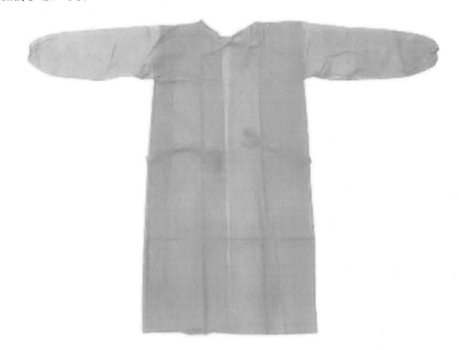

图 1-3-2 医用防护服

其中,工作服是指医务人员日常工作所穿的白大衣,又称白大褂;手术衣是指医务人员在手术室内所穿的服装;隔离衣是指医务人员在接触患者或家属探视患者等场合时所穿的服装;医用一次性防护服是指医疗急救,进入传染病区、电磁辐射区等特殊区域的人员以及清洁、转移医疗废弃物时工作人员穿着的服装。

我国目前执行的防护服标准是 GB 19082—2009《医用一次性防护服技术要求》,该标准适用于为医务人员在工作时接触具有潜在感染性的患者体液、分泌物、空气中的颗粒物等提供阻隔、防护作用的医用一次性防护服。主要测试项目包括抗渗水性、透湿量、抗合成血液穿透性、表面抗湿性、断裂强力、断裂伸长率、过滤效率、阻燃性能、抗静电性、静电衰减性能、皮肤刺激性、微生物指标、环氧乙烷残留量。

按照国家标准 GB 19082—2009 要求,防护服应由连帽上衣、裤子组成,可分为连体式结构和分体式结构,分别见图 1-3-3、图 1-3-4。

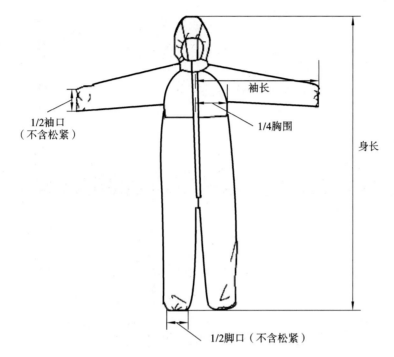

图 1-3-3　连体式结构防护服

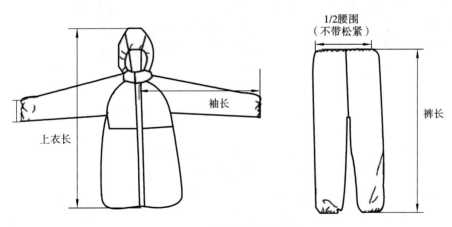

图 1-3-4　分体式结构防护服

防护服号型可分为 160、165、170、175、180、185 六种；防护服关键部位静水压应不低于 1.67 kPa（17 cmH$_2$O），材料透湿量应不小于 2500 g/（m^2·d），抗合成血液穿透性应不低于表 1-3-13 中 2 级的要求，外侧面沾水等级应不低于 3 级要求。

表 1-3-13　抗合成血液穿透性分级

级　别	压强/kPa
6	20
5	14
4	7
3	3.5
2	1.75
1	0[a]

注：[a]表示材料所受的压强仅为试验槽中合成血液所产生的压强。

防护服关键部位材料的断裂强力应不小于 45 N；关键部位材料的断裂伸长率应不小于 15%；关键部位材料及接缝处对非油性颗粒的过滤效率应不小于 70%；阻燃性能符合损毁长度不大于 200 mm、续燃时间不超过 15 s、阴燃时间不超过 10 s 的要求；带电量每件不大于 0.6 μC；防护服材料静电衰减时间不超过 0.5 s；原发性刺激记分应不超过 1 分；符合 GB 15979—2002 中微生物指标的要求；经环氧乙烷灭菌的防护服，环氧乙烷残留量不超过 10 μg/g。

6. 手部防护装备类

防护手套是保护使用人员手部不受伤害的用具。在医疗方面主要用于医疗检查隔离防护。

防护手套可分为医用检查手套、无菌医用手套、医用 X 射线防护手套等。其中，医用检查手套主要用于检查乳房、直肠、下肢动脉等部位。此类手套由于没有弹性，佩戴时多为松弛状态，因此佩戴其对患者进行检查时，不易摸出患者身体上的肿块且使用时容易因进气而影响触摸感觉及效果；无菌医用手套主要用于要求无菌条件的手术及检查；医用 X 射线防护手套则广泛应用于临床上 X 射线透视和介入手术治疗中，可有效地防止临床上 X 射线透视和介入手术治疗时对操作者手部的辐射危害。

我国有关防护手套的国家标准有《一次性使用医用橡胶检查手套》（GB 10213—2006）、《一次性使用灭菌橡胶外科手套》（GB 7543—2006）、《一次性使用非灭菌橡胶外科手套》（GB 24787—2009）、《一次性使用聚氯乙烯医用检查手套》（GB 24786—2009）。在国内，医用一次性手套的灭菌方法主要有 γ 射线法和环氧乙烷法。GB 24786—2009《一次性使用聚氯乙烯医用检查手套》适用于医用检查、诊断或治疗患者以及处理污染性医疗材料时使用的一次性使用聚氯乙烯医用检查手套。主要测试项目包括尺寸、不透水性、拉伸性能、灭菌项目。按照国家标准 GB 24786—2009 要求，手套的尺寸应符合图 1-3-5 和图 1-3-6 的要求，手套的长度和掌宽应符合表 1-3-14 规定；手套的不透水性应符合表1-3-15接收质量限（AQL）要求；老化前扯断力和拉断伸长率应符合表 1-3-15 接收质量限（AQL）要求。

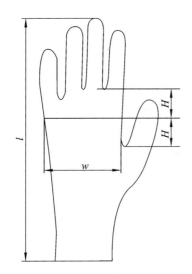

图 1-3-5　长度和宽度测量位置

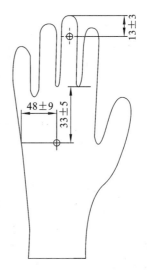

图 1-3-6　厚度测量位置

注:对于不同规格的手套,(48±9) mm 位置在大约手掌的中心位置。

表 1-3-14　尺寸与公差

规格	宽度(尺寸 w,图 1-3-5)/mm	规格(小、中、大)	标称宽度(尺寸 w,图 1-3-5)/mm	最小长度(尺寸 l,图 1-3-5)/mm	最小厚度(图 1-3-6)/mm	最大厚度(大约在手掌的中心)/mm
6 及以下	≤82	特小(X-S)	≤80	220		
6 $\frac{1}{2}$	83±5	小(S)	80±10	220		
7	89±5	中(M)	95±10	230	光面区域:0.08 麻面区域:0.11	光面区域:0.22 麻面区域:0.23
7 $\frac{1}{2}$	95±5			230		
8	102±6	大(L)	110±10	230		
8 $\frac{1}{2}$	109±6			230		
9 及以上	≥110	特大(X-L)	≥110	230		

表 1-3-15　检查水平和接收质量限(AQL)

特　　性	检 查 水 平	AQL
尺寸(宽度、长度、厚度)	S-2	4.0
不透水性	I	2.5
扯断力和拉断伸长率	S-2	4.0

7. 足部防护装备类

防护鞋是一类保护足趾、防穿刺、绝缘、耐酸碱的防护用具。目前,医疗行业内使用较多的是一次性防护鞋套,其可用于保护医务人员、疾控和防疫等工作人员的足部、腿部,防止直接接触潜在感染性污染物。

目前我国尚无现行的强制性医用防护鞋套标准,但国家药品监督管理局于 2019 年 7 月 24 日发布了一项关于医用防护鞋套的行业标准 YY/T 1633—2019《一次性使用医用防护鞋套》,并于 2021 年 2 月 1 日起实施。该标准适用于医务人员、疾控和防疫等工作人员在室内接触体液、分泌物、排泄物、呕吐物等具有潜在感染性污染物时所使用的一次性使用医用防护鞋套。主要测试项目包括抗渗水性、抗合成血液穿透性、表面抗湿性、断裂强力、断裂伸长率、过滤效率、微生物指标、环氧乙烷残留量。

该标准要求:防护鞋套材料的静水压应不低于 $1.67\ kPa(17\ cmH_2O)$;抗合成血液穿透性应不低于表 1-3-13 中 2 级的要求;外表面沾水等级应不低于 2 级;断裂强力应不小于 40 N;断裂伸长率应不小于 15%;防护鞋套材料及成品接缝处对非油性颗粒的过滤效率均应不小于 70%;非灭菌防护鞋套的微生物指标应符合表 1-3-16 的要求;经环氧乙烷灭菌的防护鞋套,其环氧乙烷残留量应不超过 10 μg/g。

表 1-3-16　防护鞋套微生物指标

项目	细菌菌落总数/(CFU/g)	大肠菌群	铜绿假单胞菌	金黄色葡萄球菌	溶血性链球菌	真菌菌落总数/(CFU/g)
结果	≤200	不得检出	不得检出	不得检出	不得检出	≤100

（二）传染病防治个体防护类

随着传统传染病的再燃、新发传染病的出现和世界范围内的流行,我国传染病防控工作正面临新老传染病的双重威胁,输入性和新发突发传染病在北京等大城市的发生风险有升高趋势,我国传染病的防控工作任重道远,而医务人员做好个体防护避免自身感染是做好传染病防控工作的前提。我国 2003 年 SARS 暴发时,由于医务人员既往防护意识比较弱,对个体防护重视不够,在疾病蔓延初期医务人员感染率很高。从此,应对传染病的个体防护在我国日益受到重视。2014 年西非埃博拉出血热疫情将全球传染病个体防护提到日程上来,WHO 建议提高医务人员防护等级,以加强个体防护安全性。美国疾病预防控制中心专门发布了关于埃博拉出血热的个体防护指南,我国也制定了相应的个体防护指南来培训指导医务人员及现场应用。目前对传染病进行个体防护已成为我国医疗机构及疾控机构传染病防控工作的重中之重。

在关于各类传染病疫情处理、个体防护的指南中,个体防护装备的选择和穿脱顺序也存在不一致的地方,我国在《埃博拉出血热个人防护指南》中按不同暴露风险等级明确了医务人员的个体防护装备选用及穿脱顺序,但不同传播途径的传染病的防护级别不同。个体防护水平分为三级,一级防护适用于肠道传染病疫情现场处置、肠道传染病患者采样、肠道传染病患者物品擦拭消毒作业等;二级防护适用于呼吸道传染病、新发传染病现场处置以及进入经空气或飞沫传播的传染病患者病房、留观室,患者居住地现场消毒等;三级防护适用于对新型、高致病性呼吸道传染病进行流调、采集样本、检测操作等。其中二级防护应用范围更广,安全系数相对高,适用于大多数突发传染病疫情。

1. 呼吸防护

佩戴口罩是有效防止病原体通过呼吸道进入医务人员体内的简单隔离方法,在医务人员和患者间可以达到双向防护的效果,因此正确选择和使用口罩已成为医务人员自我防护、避免传染的关键环节之一。目前医用口罩根据其防护效能和适用范围,主要分为医用普通口罩、医用外科口罩和医用防护口罩,各类口罩国际上尚未制定统一的标准。目前我国医疗行业的现行口罩标准有《医用外科口罩技术要求》和《医用防护口罩技术要求》。

过滤效果:医用普通口罩一般缺少对颗粒和细菌的过滤效率要求,或对颗粒和细菌的过滤效率要求低于医用外科口罩和医用防护口罩,只有一定的机械阻挡作用,不能有效阻挡病原体通过呼吸道入侵,很难达到有效防护作用。而医用外科口罩对细菌对过滤效率应不小于 95%、对非油性颗粒的过滤效率不低于 30%,所以医用外科口罩可以阻挡大部分细菌和一部分病毒。医用防护口罩的颗粒过滤效率≥95%,能阻挡经空气传播的直径<5 μm 的或近距离经飞沫传播的感染因子,故医用防护口罩可阻挡大部分细菌、病毒等病原体。因此,接触经空气传播以及近距离经飞沫传播的传染病患者时,或者在呼吸道传染病患者所在区域,如发热门诊、呼吸科门诊及病房工作的医务人员应佩戴医用防护口罩。

2. 眼面部防护

医务人员的眼结膜及面部有被病原体污染的风险时,建议进行眼面部防护。眼面部防护装备均应符合《个人用眼护具技术要求》(GB 14866—2006)。该要求适用于防御烟雾、化学物质、飞屑、金属火花和粉尘等伤害眼睛及面部的防护用品。

3. 躯体防护

防护服是避免人体受病原体损害的重要装备。我国现有的关于防护服的国家标准有14 项,其中有完整的产品标准 10 项。我国对医用防护服的标准参考《医用一次性防护服技术要求》(GB 19082—2009),但该标准未对医用一次性防护服的微生物阻隔性能的评价标准与要求进行规定。

4. 手足部防护

佩戴防护手套具有保护医生、患者免受病原体感染的作用。由天然橡胶加工而成的手套,参考标准为《一次性使用医用橡胶检查手套》(GB 10213—2006)。目前我国还没有关于医用鞋套/靴套的相应标准和规范。

(三)核和放射事故处置个体防护类

随着国际安全形势变化以及核设施的大力兴建、核垄断技术的逐渐突破,核威胁不断增加,核和辐射事故的危害范围和强度也在不断增大,核应急救援力量作为核防护体系的保底力量,必然有更高的要求。核应急医学救援是救援体系的重要组成部分,必须积极推进、大力发展,才能做好随时投入使用的准备。防护装备是应急人员在应急救援过程中免受危险侵害的有效措施,是顺利实施救援行动的根本保证。

1. 化学应急救援中危险化学品的伤害作用及防护要求(作业人员)

化学事故现场,可能会存在多种危险化学品,在爆炸、燃烧等事故诱发因素的作用下,危险化学品发生爆炸、燃烧产生化学反应形成新的危险物质,或者泄漏、四处散落、扩散等,这些物质通常以气态、固态、液滴、颗粒微尘等状态存在,作业人员在这样的救援环境中进行救援,极易受到伤害。总结归纳,作业人员在救援现场受到的危险化学品伤害情况主要有以下 6 种:接触到有毒气体或染毒空气,处于氧气浓度低于 18% 的空气中,接触到固态或液态危险化学品,接触到沾染固、液态危险化学品的物体表面,危险化学品燃烧、爆炸产生的高温、破片、火焰等物理伤害,剧烈反应或者物理外力作用下的危险化学品泼溅。

2. 国家级陆上核生化应急救援队化学应急主要防护装备性能及运用环境

(1)呼吸防护装备:

①正压式空气呼吸器:正压式空气呼吸器具有视野开阔、舒适、通话顺畅等特点,气瓶储存有压缩空气作为人员呼吸气源,使用过程中,不受外界空气影响,主要用于高浓度气体、缺氧和未知毒物环境中,是化学应急呼吸道防护的最高等级防护装备,使用时间与气瓶容量、人员作业强度等有关。防护的范围包括人员面部、呼吸道、眼睛。

②X 型防毒面具:X 型防毒面具是防化部队专业过滤式防毒面具,通过过滤的方式来防范有毒有害物质伤害,靠人员自吸供气,是一种负压式呼吸防护装备。防护能力与过滤部件滤毒罐过滤能力有关。滤毒罐的类型分为通用和专用两种,根据需要防范的物质来决定需要安装的滤毒罐种类。防护的范围包括人员面部、呼吸道、眼睛。

③X 型防毒口罩:X 型防毒口罩是一种自吸过滤式呼吸器官防护装置,呼吸阻力较小,能有效地保护佩戴人员的呼吸器官免受毒剂及污染环境中颗粒物的伤害,属于较低水平的防护装备。主要适用于空气染毒程度较低,且有毒物质对人体皮肤和眼睛无伤害或者不会经过皮肤对人体造成伤害的环境。

(2)皮肤防护装备:

①重型防护服:重型防护服是隔绝式全身连体式防护服,可对人体的眼睛、呼吸道及全身皮肤进行防护,是抵御各种有毒、有害、强腐蚀的化学液体或气体对人体最高等级侵害的个体防护服装。它能有效地在多种酸、碱、氧化还原剂等各种有毒、强腐蚀的气体、液体,甚至高温达 80 ℃ 的部分环境下对处置人员进行有效防护。

②X 型防毒衣:X 型防毒衣采用隔绝式材料,重量较轻,材料的防护能力比重型防护服要低,属于中级防护,具有较好的耐酸碱、防渗透、耐腐蚀等性能,是我国防化部队专业防护服。

③轻便式防护服:轻便式防护服能有效阻挡病毒、细菌、粉尘等有害物质,同时,还具有较好的透湿透气功能,人员穿着较为舒适。它适用于有害气溶胶污染条件下的环境清理作业、卫生防疫防护、医疗救护、微生物检疫人员及现场其他人员的防护。

(四)暴恐事故处置防护类

暴恐事故是危机事故的一种,一般具有任务紧急、准备工作仓促,事故发展迅速、处置时效要求高,情况复杂、处置政策性策略性强,参战力量多元、指挥协同保障困难等特点。

暴恐事故的分类如下。

(1)枪击暴恐事故:恐怖分子利用枪支在人员密集区域造成人员伤亡、群众恐慌和公共秩序混乱的袭击事故。

(2)化学毒剂袭击暴恐事故:恐怖分子在人员密集区域大规模投放化学毒剂的袭击事故。

(3)刀斧砍伤暴恐事故:恐怖分子持刀对人员密集区域人员造成伤害的袭击事故。

(4)爆炸袭击暴恐事故:恐怖分子使用炸弹或者炸药对人员密集区域造成破坏或人员伤亡的袭击事故。

(5)纵火焚烧暴恐事故:恐怖分子使用纵火焚烧的手段影响公共设施正常运行或造成群众恐慌、伤亡的袭击事故。

(6)机动车冲撞碾压暴恐事故:恐怖分子操纵机动车在人员密集的区域进行冲撞碾压,造成人员伤亡的袭击事故。

(7)民用机场恐吓事故:恐怖分子通过任意形式,向民用机场航站楼散布带有恐吓、威胁、胁迫等性质的恶意消息,造成群众恐慌的袭击事故。

近些年来世界范围内恐怖势力猖獗,各国反恐形势较为严峻,我国的形势也不容乐观。此处主要就暴恐事故中常用防护装备的相关技术参数进行介绍。

1. 头部防护装备类

警用防弹头盔指可吸收和耗散弹头的能量、阻止穿透、减轻钝伤并有效保护人体头部的装备。警用防弹面罩指可吸收和耗散弹头的能量、阻止穿透并有效保护人体面部,不影响正常观察的防护用具。目前我国现行相关标准有 GA 293—2012《警用防弹头盔及面罩》,适用于警用防弹头盔及面罩。

按照 GA 293—2012 行业标准,警用防弹头盔按盔壳的材质分为金属、非金属、金属和非金属复合三类,由金属材料制成的防弹头盔用"J"表示;由非金属材料制成的防弹头盔用"F"表示;由金属与非金属复合材料制成的防弹头盔用"H"表示;尺寸分为大号(L)和中号(M)两种规格;警用防弹面罩按防护等级(表 1-3-17)分为 1 级和 2 级。

表 1-3-17 防护等级分类

防护等级	枪弹类型	弹头标称重量/g	枪弹初速/(m/s)	弹头结构	弹头直径/mm ×弹壳长度/mm	适用枪型
1 级	1964 年式 7.62 mm 手枪弹 (铅心)	4.87	320±10	圆头铅心、铜被甲	7.62×17	1977 年式 7.62 mm 手枪 1964 年式 7.62 mm 手枪
2 级	1951 年式 7.62 mm 手枪弹 (铅心)	5.6	445±10	圆头铅心、覆铜钢被甲	7.62×25	1954 年式 7.62 mm 手枪

注:防护等级 2 级以上的列为特殊等级。

GA 293—2012主要测试项目包括盔壳侧向刚性、阻燃性能、下颌带装置强度、防弹性能、耐浸水性能、环境适应性,面罩透光率、光畸变性能、防雾性能、阻燃性能、防弹性能、耐浸水性能、环境适应性。其中,防弹头盔的盔壳最大变形量应小于等于40 mm,残余变形量应小于等于15 mm;盔壳的外表面续燃时间应不超过5 s;下颌带紧急脱扣的牢固度应大于500 N,在外力大于1000 N时应解脱或断裂;防弹头盔按表1-3-17中规定的不同防护等级枪弹类型和枪弹速度进行试验,在5发有效命中情况下,防弹头盔应阻断弹头,盔壳弹痕高度均应小于等于25 mm,且测试后悬挂缓冲系统无零件脱落;常温下防弹头盔在水中浸泡24 h后,盔壳表面不应出现裂缝、起泡、分层的现象。在2发有效命中情况下,防弹头盔应阻断弹头,首发弹着点的盔壳弹痕高度应小于等于25 mm,且测试后悬挂缓冲系统无零件脱落;在环境温度−25～55 ℃条件下,盔壳表面不应出现裂缝、起泡、分层的现象;在2发有效命中情况下,防弹头盔应阻断弹头,首发弹着点的盔壳弹痕高度应小于等于25 mm,且测试后悬挂缓冲系统无零件脱落。警用防弹面罩透明面板透光率应大于75%;透明面板光畸变最大量应小于等于6′;透明面板内表面不应结雾;防弹面罩中的透明面板及连接锁紧装置的续燃时间应不超过5 s;按表1-3-17中规定的不同防护等级枪弹类型和枪弹速度,在1发有效命中情况下,防弹面罩受弹后透明面板应阻断弹头,内侧应无飞溅物,且不能与连接锁紧装置分离;常温下防弹面罩在水中浸泡24 h后,防弹面罩夹层间不应进水,在1发有效命中情况下,防弹性能符合规定;在环境温度−25～55 ℃条件下,防弹面罩在1发有效命中情况下,防弹性能符合要求。

2.手部防护类

警用防护手套具有防切割性能、富有弹性、穿戴适应性好、易于关节弯曲、透气性好、穿戴方便等特性,由断裂强度是优质钢材5～10倍的高强度高模量聚乙烯纤维和高强度不锈钢线组成的复合材料制造而成,每只手套约由5000个不锈钢钢圈手工焊成袖口柔软织带,其可通过调节来适应手掌大小,耐切割系数较大、防护等级较高,是暴恐事故中常见的手部防护用具。

3.听力防护类

暴恐事故防护中,由于经常伴随各种枪击事故等,因此听力防护也是较为重要的一环。具体介绍可详见本章听力防护部分内容。

4.防坠落护具类

挂点装置是由一个或多个挂点和部件组成的,用于连接坠落防护装备与附着物(墙、脚手架、地面等固定设施)的装置。常见于暴恐事故的应战或紧急营救作业中。常见的挂点装置可分为以下几类。

(1)A型挂点装置:用结构固定装置固定,使用时挂点不随使用人员的移动而移动,如图1-3-7所示。

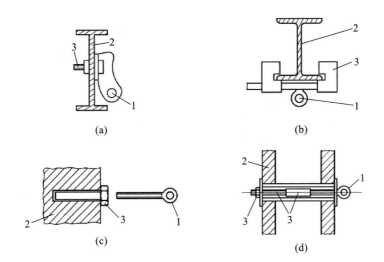

图 1-3-7　A 型挂点装置

注:1—挂点;2—建筑物;3—结构固定装置。

（2）B 型挂点装置:不需要用结构固定装置固定,使用时挂点不随使用人员的移动而移动,如图 1-3-8 所示。

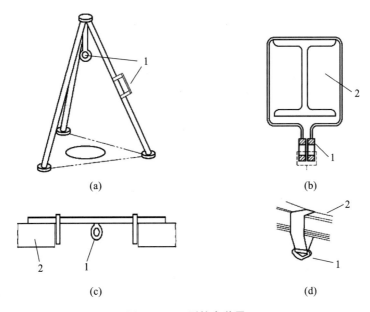

图 1-3-8　B 型挂点装置

注:1—挂点;2—附着物。

（3）C 型挂点装置:水平使用的柔性导轨装置,如图 1-3-9 所示。

（4）D 型挂点装置:水平使用的刚性导轨装置,如图 1-3-10 所示。

（5）E 型挂点装置:安置在平面上,带有配重的挂点装置,如图 1-3-11 所示。

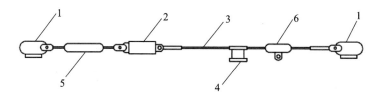

图 1-3-9 C 型挂点装置

注:1—端部固定装置;2—中间固定装置;3—柔性导轨;4—挡板;5—缓冲装置;6—移动挂点。

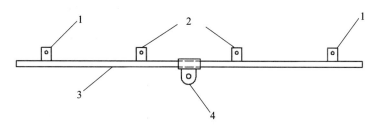

图 1-3-10 D 型挂点装置

注:1—端部固定装置;2—中间固定装置;3—刚性导轨;4—移动挂点。

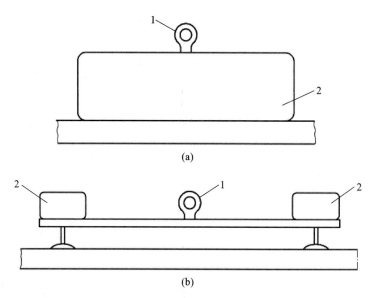

图 1-3-11 E 型挂点装置

注:1—挂点;2—配重。

主要测试项目包括角度设置、装配滑移。C 型挂点装置中,水平柔性导轨与水平线夹角≤15°;D 型挂点装置中,水平刚性导轨与水平线夹角≤15°;E 型挂点装置的安置平面倾斜≤5°。所有类型的挂点装置在 1.0 kN 的负荷下保持 1 min,各部件的滑移≤11 mm、挂点装置为多人同时使用时,每增加 1 人负荷相应增加 1.0 kN。

(五)中毒事件处置防护类

突发中毒事件是指在短时间内,毒物通过一定方式作用于特定人群而造成的群发性健康影响事故。根据突发中毒事件危害程度和涉及范围等,突发中毒事件可分为特别重大(Ⅰ级)、重大(Ⅱ级)、较大(Ⅲ级)和一般(Ⅳ级)突发中毒事件四级。食物中毒及急性职业中毒事件按照《国家突发公共卫生事故应急预案》的分级标准执行。具体分级标准详见《卫生部突发中毒事故卫生应急预案》。

突发中毒事件可分为以下几类:①食物中毒事件;②突发危化品中毒事件;③其他中毒事件(如药物中毒)。突发中毒事件一般具有以下特点:①突发性。②复杂性:多为混合中毒,伴随一定的并发症,表现为迟发性毒性、多系统损害等症状,且中毒方式、毒物污染以及中毒途径较为复杂。③紧迫性:中毒事件一般迅速发生,并在短时间内涌现出大量中毒患者;中毒患者病情危急、中毒性质不明、诊断和治疗都较为困难;亟待采取措施,进行组织救援,控制事态发展等。

近些年来,随着我国制造业的迅猛发展,突发危化品中毒事件偶有发生,如2015年天津港爆炸事故、2019年江苏响水化工厂爆炸事故等,造成了严重的人员和经济损失。下面将对突发危化品中毒事件的医学救援防护装备进行详细介绍。

1. 呼吸防护类

防毒面具是保护呼吸道、眼睛和头面部皮肤免受毒物伤害的重要器材。按照工作原理,其可分为过滤式和隔绝式两大类。其中,过滤式防毒面具的应用范围较为广泛。过滤式防毒面具有多种型号,但其内部结构、防毒原理基本相似。其中两种防毒面具详细介绍如下。

自吸过滤式防毒面具是佩戴者呼吸时克服部件阻力,防御有毒、有害气体或蒸气、颗粒物(如毒烟、毒雾)等危害其呼吸系统或眼面部的净气式防护用品。隔绝式防毒面具是使佩戴者呼吸器官、面部(包括眼睛)与外界染毒空气隔绝,依靠自身供气的防毒面具,由面罩和供气系统组成。

我国现行的相关标准有 GB 2890—2009《呼吸防护 自吸过滤式防毒面具》,该标准适用于基于自吸过滤原理的防毒面具。主要测试项目包括面罩视野、吸气阻力、呼气阀阻力、镜片透光率、阻燃性、呼气阀气密性、泄漏率、面罩与过滤元件结合强度、头带强度、导气管气密性以及过滤元件通气阻力、排尘量、致密性、防护时间等。

按照 GB 2890—2009,自吸过滤式防毒面具面罩视野应符合表1-3-18的要求。

表 1-3-18　防毒面具面罩视野

项　目		全　面　罩		半　面　罩
		大眼窗	双眼窗	
视野	总视野/(%)	≥70	≥65	—
	双目视野/(%)	≥55	≥24	≥65
	下方视野/(%)	≥35	≥35	≥35

防毒面具面罩的吸气阻力和呼气阀阻力应符合表 1-3-19 的要求。

表 1-3-19　防毒面具面罩的吸气阻力和呼气阀阻力

测 试 项 目	吸气阻力/Pa	呼气阀阻力/Pa
全面罩	≤40	≤100
半面罩	≤20	≤50

镜片的透光率(透光比)不应小于89%;续燃时间不应超过 5 s;呼气阀减压至 1180 Pa 时,全面罩呼气阀于 45 s 内负压值下降应小于等于 500 Pa;呼气阀减压至 1180 Pa 时,半面罩呼气阀恢复至常压的时间不应短于 20 s;全面罩的泄漏率应小于等于 0.05%、半面罩的泄漏率应小于等于 2%;全面罩与过滤元件接头的结合力应大于等于 250 N,不存在明显破坏;半面罩与过滤元件接头的结合力应大于等于 50 N,不存在明显破坏;带导气管的全面罩,导气管与全面罩的结合力应大于等于 50 N;全面罩头带能够经受 150 N 的拉力持续作用 10 s,不发生破断;半面罩头带能够经受 50 N 的拉力持续作用 10 s,不发生破断;导气管长度应为 50~100 cm。

2. 躯体防护装备类

不同于一般医学躯体防护装备,化学中毒事件躯体防护装备主要分为以下几类。

(1)气密型化学防护服-ET:采用全包覆式化学防护服设计,能对穿着者躯干、头部、眼面部、手臂、手部、腿部和足部提供整体防护;可通过自携式或其他外部供气装置给人员提供呼吸用清洁气源;安装 2 个以上单向排气阀,从化学防护服内部向环境排气时,能完全阻止外部气体逆向流入;眼面部设计具有化学防护功能的透明视窗,可满足穿着者的观察需求;允许在化学防护服装外面另行穿着/佩戴防护服、防护手套和(或)防护靴/鞋,以满足化学防护服所有性能要求。

(2)非气密型化学防护服-ET:能对穿着者躯干、头部、眼面部、手臂和腿部提供防护;允许通过另外佩戴化学防护手套和(或)化学防护靴/鞋为手部和足部提供化学防护。化学防护手套提供的防护范围应在手腕部以上 25 mm,化学防护靴/鞋提供的防护范围应超过鞋底以上 200 mm;可通过自给式或其他外部供气装置给人员提供呼吸用清洁气源;眼面部设计具有化学防护功能的透明视窗,以满足穿着者的观察需求;允许通过在化学防护服外面另行穿着/佩戴防护服、防护手套和(或)防护靴/鞋以满足化学防护服所有性能要求。

(3)喷射液密型化学防护服和喷射液密型化学防护服-ET:对穿着者躯干、头部、手臂和腿部提供防护;化学防护服面料满足化学物质穿透和渗透性能要求;化学防护服通过液密喷射试验。

(4)泼溅液密型化学防护服:对穿着者躯干、头部、手臂和腿部提供防护;化学防护服面料应满足化学物质穿透和渗透性能要求;化学防护服应通过液密泼溅试验。

(5)5 类防固态颗粒物防护服:对穿着者躯干、头部、手臂和腿部提供防护;防护服面料应满足防止颗粒物穿透的要求。

3.手部防护装备类

化学中毒事件发生时,考虑到化学试剂腐蚀性、强氧化性等特点,救援人员作业时需要对手部进行一些特殊防护。不同于上一部分所涉及的医用防护手套,此处主要就化学品及微生物防护手套进行详细介绍。

微生物防护手套是指能够对除病毒以外的其他各类微生物形成有效屏障从而阻止其穿透的防护手套。我国现行的相关标准有 GB 28881—2012《手部防护　化学品及微生物防护手套》,该标准适用于职业用化学品及微生物防护手套。主要测试项目包括抗穿透性能、抗渗透性能、耐磨性能、抗切割性能、抗撕裂性能、抗穿刺性能等。

按照国家标准 GB 28881—2012,微生物防护手套耐磨性能、抗切割性能、抗撕裂性能、抗穿刺性能应符合表 1-3-20 至表 1-3-23 的等级要求。

表 1-3-20　耐磨性能等级

性能等级	1	2	3	4
周期数	100	500	2000	8000

表 1-3-21　抗切割性能等级

性能等级	1	2	3	4	5
指数	1.2	2.5	5.0	10.0	20.0

表 1-3-22　抗撕裂性能等级

性能等级	1	2	3	4
强度/N	10	25	50	75

表 1-3-23　抗穿刺性能等级

性能等级	1	2	3	4
强度/N	20	60	100	150

第四节　救援防护医学新装备、新材料

一、国外救援防护医学新装备、新材料

在"9·11"事件后,西方各国加大了对个体防护装备的研制,形成了完整的救援防护体系和救援防护产业链。美国在个体防护装备领域的研究由国土安全部统筹,系统性开展火爆毒等灾害环境的个体防护和应急救援等方面的理论、技术和标准研究;同时设置个

体防护装备目录体系,已经形成了个体防护装备产业链。

发达国家多采用新的管理方法、新技术、新材料等对救援现场人员进行预防性保护。例如:以色列 iOref 预警系统,在应急救援情况下,向受害地区民众的智能手机发送包含文字、音频、图片甚至视频的信息,向受害地区的民众展示如何处理一项紧急事件,有助于救援人员执行任务,集中处理特定事故;德国研制的世界上第一个球形储气瓶的空气呼吸器,供气量比圆柱形储气瓶提高 50%;美国 Avon 公司的 FM54 型防护产品,将电动送风式和自负式两种供气方式相结合,以适应不同环境和工作状态下的需求;还有适应各种应急救援环境的防护服等。

(一)救援防护医学新装备

防护装备应以安全、舒适、多功能化为发展方向。当下纤维科技、智能穿戴、信息通信技术蓬勃发展,随着救援人员防护需求的变化,对防护装备的防护等级和智能、信息集成能力、抗恶劣环境适应能力等要求也在不断提升,因此亟须研制适用于更多复杂环境的高标准、全体系产品。

1.无人机技术应用

救援无人机机型主要为中小型,航程为中短距,动力方式多为多旋翼和直升式,其主要应用需求如下:①通信中继与监测。②生化探测与灾情评估。③搜救与转运。④灭火与洗消。

在近年的灾害救援中,美国主要依托大型军用无人机完成灾害监测、评估、目标搜索、定位和消防灭火等任务,如 RQ-1"捕食者"和 RQ-4"全球鹰"无人机。中型机方面,以直升式救护/运输型为主,其主要特点是不受场地限制,方便起降、任务载荷大,可加载多功能模块,既可用于海事救援,也可用于陆地救援。欧盟主要采取购买和租借美国"全球鹰"("欧洲鹰")无人机来完成灾害监测和搜救任务。以色列重点研发救护/运送型无人机,如鸬鹚(Cormorant)无人机。这款是基于大名鼎鼎的"空中骡子"(Airmule)垂直起降无人机改装后的机型,能够在 50 km 的工作范围内运送每架次 500 kg 的货物。10~12 架鸬鹚无人机可每日持续运送保障 3000 名救援人员的物资并同时完成伤病员的转运。

2.外骨骼的应用

很多灾害性和突发性救援过程中需要救援人员负重、攀爬等重体力救助。外骨骼可以有效地减少救援人员肌肉骨骼损伤,增加负重能力和延长负重行走时间。近年来,国外已经有不少企业开发出碳纤维外骨骼。例如,在 2018 年 8 月俄罗斯国家技术集团举办的国际军事技术论坛上展示的作战服碳纤维外骨骼。该碳纤维外骨骼是由俄罗斯国家技术集团的中央精密机械研究所和 GB Engineering 共同开发的,外骨骼由轻质碳纤维制成。当一个人在长途行军和攻击中携带重达 50 kg 的物资时,它就发动肌肉骨骼系统。它是一种机械装置,它的杠杆和转轴呈人体关节状态。与主动外骨骼不同,它是被动外骨骼,没有动力源、伺服电机、电子设备和各种传感器,这使其更可靠和更轻便。2020 年,德国仿生学公司 German Bionics 首次推出了第四代 Cray X 作为最新的工作场所外骨骼,它采用碳纤维设计,可戴在工人背上提供支撑。第四代 Cray X 通过积极地扩大工人的活动范围并保护下背部,使其在举起 28 kg 的重物时免受过度的压力,从而为工人提供支持。Cray X 由碳纤维制成,是迄今为止最轻的版本,采用集成云接口设计,可轻松连接工业物联网和智能工厂。外骨骼可以像背包一样穿在身上,前面绑有安全带。框架延伸到臀部上方,提供额外的机械支撑,大大减少了因举重造成的肌肉骨骼损伤,戴上外骨骼可以减少近 1/4 的相关伤害。

3. 洗消装备研发

洗消装备面临着各种技术挑战,救援人员需要安全、无繁重后勤负担、能够洗消广谱毒剂、不会造成严重健康危害的洗消技术。根据这一目标,美国积极研究、探索各种新型洗消技术,发展后勤负担小、人力要求与操作要求低的洗消技术,重视敏感装备洗消技术和机器人洗消技术的发展,重点发展高温、高压、射流、免水等中小型洗消器材和多功能、大规模的大型洗消器材,使洗消装备趋于系列化、通用化、平战结合,以适应多层次、多目标、快速高效洗消的需要。美国将中小型洗消器材集成到车辆上,既可对兵器、装备、人员、服装、地域、建筑物、掩蔽部进行洗消,也可以对车辆、舰船、飞机的内表面进行洗消以及用于民防、灭火和事故救援等,但用于小型敏感装置和装备内表面的洗消技术,仍处于研制阶段。

4. 多技术联合应用

在防化生放核的救援中,多技术、多方法联合使用尤为重要。美国通过报警和报知网络,以信息化装备建设为重点,侦、防、消三位一体,形成防御威胁体系。美国制定通用防化生放核传感器连接标准,对体系架构、通用部件互连、动力、连接器及通信协议标准和规范进行界定,使之实现与整个网络中心作战传感器和探测器的互联互通,实现战场环境下防化生放核信息的采集、融合及快速传递,并最终构建可以在战术、远征和军事设施环境下使用,涵盖国土防御/国土安全范围,能够应对所有危害物的多等级多军种监视、报警、报告、危害预测、危害规避与缓解的防御能力体系。既可以配置、管理和监控战剂探测器网络,又能搜集、分析、识别、定位、报告和分发有关核生化威胁的信息,且能够在极短时间内,将核生化信息以报告、图像形式实时传递给指挥部。能够预测与防化生放核和有毒工业危害物释放相关的下风向危害区域及影响,包括防御、对抗、事件/事故、高空施放、城市环境等方面的模拟。运用新技术提高防化生放核威胁感知捕获能力,通过部署多点传感器和遥测传感器,扫描广阔区域,及早发现化生放核危害物,进而实现对整个防化生放核威胁的态势感知。取代传统的自动毒剂探测器装备采用声表面波技术,能够识别多种危害物,非常适合集成到更多平台。远距离化学探测器是第一种能在行进中 360° 远距离(≤2 km)探测毒剂蒸气的系统。生物侦检装备大幅应用新技术,重点发展多路复合生物检测方法、高速高处理量核酸测序技术和微电子机械系统技术。多路复合生物检测方法能够同时鉴别 10 余种生物制剂;核酸测序技术具有对未知微生物的威胁潜力进行评估的能力;微电子机械系统技术可以将不同技术集成进入单一探测器或平台,大幅度减小装备的体积和降低装备的成本。

5. 防护性能测试装备

国外已形成科学规范的测试方法标准，进而推动了救援防护技术标准体系的建立。国外先进的个体防护装备测试评价理论认为，防护装备的性能评价不仅仅是对材料性能的评价，更重要的是以防护装备整体为研究对象，通过假人和人体着装试验进行全面的测试评价。防护性能测试方面，美国杜邦公司的燃烧假人测试系统，主要用于消防服及配套装备的整体热防护性能测试；美国波士顿公司研制的 Petman 生化假人，可以模拟人体的运动、呼吸、出汗等，用于有毒环境防护服性能测试。工效性能测试方面，美国 Natick 士兵中心进行单兵防护装备测试。士兵穿着防护装备，完成典型作业任务，对人体的生理、生物力学和灵活度进行测试，对装备的工效性能进行评价。

（二）救援防护医学新材料

具有可光催化、透气导湿、除菌、可重复使用等特点的新材料在救援防护医学装备研究中被重点应用。由于救援防护服装对救援人员的生命安全保障更为直接，因此近几年救援防护服装技术得到了迅速的发展。国外防护材料领域技术先进，救援防护服装普遍具有防水、防油、防污、阻燃、吸湿速干等复合功能。国外的化学防护服研究、生产体系较为完备，生产厂商也较多，比较有代表性的有美国的杜邦公司、雷克兰公司、霍尼韦尔公司，德国的德尔格公司，法国的代尔塔公司等，都在此领域深耕多年，技术较为领先。

模块化装备体系为革新未来防护装备概念指出了新方向。为改进防护性能，美国将嵌入反应材料、纳米纤维、金属有机材料等新材料和新工艺引入新型防护装备。由纳米纤维制造的微粒过滤器可减低压差和高效地过滤粒子，而纳米复合材料可以将吸附、抗菌和感知能力嵌入一种薄层外衣中，使防毒衣和集体防护发生革命性改变。目前美国国防部正在研究将防化生放核能力加入标准作战服或帐篷材料，从而减轻士兵的后勤负担和减少士兵的行动束缚。金属有机结构材料的吸附能力远远超出活性炭，防护谱系也大大拓宽，利用这种材料制造的防护装备不仅可以防护当前技术不能过滤的一些化学品，还可减轻防毒过滤器的重量和减小它的体积，减小呼吸器或防护掩蔽过滤系统对其他任务系统的干扰，目前这种材料已进入民用生产阶段。石墨烯是一种由碳原子构成的，只有一个碳原子厚度的单层片状二维材料，这种材料也是目前世界上最薄最坚硬的纳米材料，能用于制作防弹衣、防暴装备等。

国外防护服装领域发展较早，研发人才汇集，研发成果丰硕；科研单位与企业深入合作，产品产业化速度快，拥有大量高新技术企业；产品研发注重复合功能，满足实际使用要求；技术标准及评价检测手段完善。从舒适性来说，主要表现在：单向导湿面料提高救援防护服装的干湿舒适性；拒水羽绒及中空纤维赋予服装热舒适性。从发展趋势来看，当下纤维科技、智能穿戴、信息通信技术蓬勃发展，现场救治装备对救援现场已受到伤害人员的救治保护也是救援防护的重要研究内容。

目前，发达国家在通气、止血、包扎、固定、后送 5 大类急救装备基础上，多采用新技术、新材料提升各类装备性能指标。比较有代表性的有英国 Microvent(美科瑞)急救呼吸机,具有空氧混和手动/自动功能,且具有控制通气及辅助支持通气模式的特点,采用世界上先进的辅助呼吸传感器,灵敏性高,且不会产生误触发,可进行无创或有创通气;美国基于纳米技术的"纳米级止血绷带",用比人发丝细100倍的血液纤维蛋白原"纺织"而成,当机体受伤流血时,纤维蛋白原会分解为网状纤维蛋白覆盖在伤口上,模仿人类血小板的功能,加速血块凝结,止血后绷带会在伤口愈合过程中降解。美国、日本、中国等研发和使用的壳聚糖敷料与创面贴附时,血浆蛋白易被壳聚糖吸附,因而具有良好的生物相容性,在使用过程中敷料会逐渐从创面剥离,并具有镇痛、杀菌、干燥和止血效果。

在当代战争和工业生产中,对于危险化学品环境的处理往往较复杂。应用于高度危险情况下的隔绝式生化防护手段不能拘泥于传统材料,而应充分利用高端科技带来的便利,以提高材料综合性能。例如,有研究在聚合物膜中掺入导电聚合物,这些具有特殊电学性质的聚合物可以充当易挥发化学物质的检测器,当它们处于特定的条件下,会发生化学反应引起电阻率的变化,进而"感应"到是否存在有毒有害化学物质。

二、国内救援防护医学新装备、新材料

(一)救援防护医学新装备

新一轮科技革命和产业变革正在兴起,救援医学防护装备与人工智能融合发展,将筑起未来医疗领域发展的战略高地。人工智能(artificial intelligence,AI),是研究、开发用于模拟、延伸和扩展人的智能的理论、方法、技术及应用系统的一门新的技术科学。

1. 智能应急救援头盔

在第十八届中国国际消防设备技术交流展览会上,研发应急救援防护装备的呈像科技(北京)有限公司携旗下灵瞳F1智能应急救援头盔(图1-4-1)亮相。F1智能应急救援头盔采用超轻碳纤维和凯夫拉作为复合材料,更轻、更耐高温和抗热辐射。同时在头盔上集成了消防员体征监测系统,可以有效防止消防员因身体原因造成的伤害。为了防止次生灾害的发生,该款头盔兼具了一氧化碳等可燃气体监测功能,可以探测最高650 ℃的环境温度,指挥人员可以提前预知消防员的环境危险,并做出科学的指挥判断,减少因复杂环境造成的人身伤害。1600万像素、160°拍摄角度的高清高速摄像头可以同时向指挥人员发出最多500组抢险视频,4G通信系统、自组网功能,GPS、北斗双定位系统,可以让指挥人员更加快速地判断灾难现场态势,更加高效地指挥救援工作。全防护一体化空气呼吸面罩、全防护披肩都充分展现了这款智能头盔的智能化和人性化的特点。该款智能头盔可以为实现科技强警、科学救援提供有力的支持和保障,助力应急救援科技化从设想走向落地,并真正实现了"环境可视化、指挥交互化、救援智能化、预案数字化、判断科学化、人员态势化"。这款头盔首次集成了多种功能,最大限度地保护了救援人员生命安全,实现了现场救援的科学指挥。

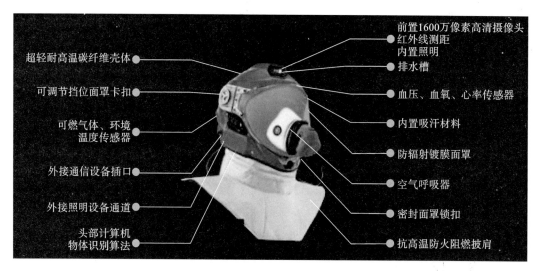

前置1600万像素高清摄像头
红外线测距
内置照明
排水槽
血压、血氧、心率传感器
内置吸汗材料
防辐射镀膜面罩
空气呼吸器
密封面罩锁扣
抗高温防火阻燃披肩

超轻耐高温碳纤维壳体
可调节挡位面罩卡扣
可燃气体、环境温度传感器
外接通信设备插口
外接照明设备通道
头部计算机物体识别算法

图 1-4-1　灵瞳 F1 智能应急救援头盔

2. 智能医用防护装备

医用防护服的智能化可有效提高医护人员的工作效率,增强防护效果。例如可以在防护服中加入心脏监测系统,用于监测医护人员的心率及呼吸,若心率或呼吸异常,可通过传感器发出异常信息提示,从而有效避免医护人员因过度疲惫而带来的伤害。石墨烯具有导电性好、重量轻、稳定性好等优点,是制备柔性可穿戴电子器件的理想材料。清华大学张莹莹课题组报道了在芳纶织物上利用激光直写制作石墨烯的方法,并展示了其在智能防护服中的潜在应用,该方法操作简单,在空气中即可进行。芳纶向石墨烯的转变可归因于激光辐照的光热效应。通过优化实验条件(激光功率为 6.5 W,写入速度为 50 mm/s),可以在空气中制备出正面为多孔石墨烯、背面为芳纶纤维的"两面神"型异质石墨烯-芳纶织物。这种结构可以在保证穿着者舒适性的同时将更多功能引入纺织品。所制备的石墨烯具有高导电性($10.6\ \Omega,2\times0.5\ cm^{-2}$),使其可以用于高性能柔性电子器件的制备。石墨烯-芳纶织物在柔性器件中的应用,包括固态锌空气电池、心电电极和 NO_2 气体传感器。在此基础上,进一步制备了一种用于检测 NO_2 等有毒气体的自供电智能防护服(图1-4-2)。用激光直接在织物上书写石墨烯为定制化织物电子产品的简易制造提供了新的思路。

在 2020 深圳国际智能制造产业成果(秋季)交易会上,赛亿科技带来了智能化的"口罩"——小奥智能口罩。这款智能口罩主要有三层,第一层具有普通口罩所具备的防护功能,第二层也是最重要的一层,具有肺部的养护功能,第三层具有加入水后进行雾化的功能。对于慢性阻塞性肺疾病(COPD)、吸烟、哮喘以及其他因素导致的呼吸困难症状,小奥智能口罩有很好的防护养护作用(图1-4-3)。

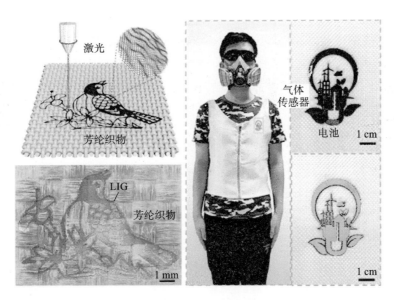

图 1-4-2　石墨烯-芳纶智能异质织物基自供电气体传感系统和防护服
注：LIG，激光诱导石墨烯。

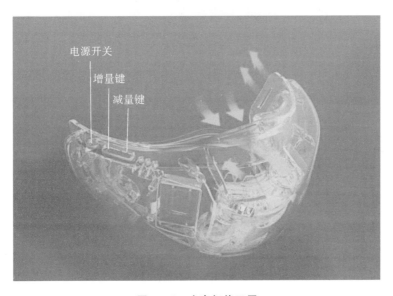

图 1-4-3　小奥智能口罩

3. 抗核辐射机器人

　　抗核辐射机器人有"百毒不侵"之称，主要用于侦察化学污染区和清除污染源等。东南大学仪器科学与工程学院和相关部门合作，研制出一台核化侦察与应急处理遥操作机器人，可以在核辐射和有毒有害环境下协助人类救险，该机器人重 30 kg、长 85 cm，浑身漆黑。这个机器人主要用于人员无法到达、情况不明或高危作业区域，执行核辐射和生化污染的测量、取样以及现场紧急情况处理等任务,对核辐射、毒气泄漏都不惧。抗核辐射机器人的摄像头是抗辐射的,可以连续使用5 h也不会被损坏,其合金铝盔甲密封性也很好。在机器内部,有一个小小的核探测仪,只要在事故现场转一圈,周围核辐射的情况就能灵敏地测量出来,还能画出一幅辐射分布图,并从中找到辐射强度最大的地方,那可能就是辐射源或是辐射的泄漏点。找到这个最强点后,如果碰上的是民用辐射源,机械手会把它抓起来,放进一个厚厚的铅盒里(图1-4-4)。如果是发生泄漏的核电站,抗核辐射机器人的任务就是找到泄漏点,并且把这些情况传给后方。如果碰上阀门没拧紧的情况,它也可以拧紧阀门。另外,在遇上有毒气体或液体泄漏、地震等灾难事故时,抗核辐射机器人照样能协助抢险。

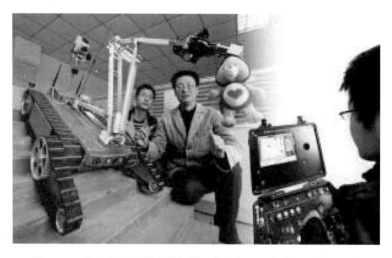

图 1-4-4　抗核辐射机器人的机械手能抓起民用辐射源,放进铅盒

4. 医护服务机器人

面对突如其来的新型冠状病毒肺炎疫情,工信部特别发布《充分发挥人工智能赋能效用协力抗击新型冠状病毒感染的肺炎疫情倡议书》,倡议进一步发挥人工智能赋能效用。上海交通大学医学院吴韬团队自主研制了一款具有人脸识别、自然语音交互、远程协作等功能的医疗服务机器人"小白"。"小白"身高1.45~1.6 m,可以0.3~0.6 m/s的速度,在预定时间跟着医生和护士查房,自动避障,与人互动,而后自行"走"回充电桩补充能量。"不接触式的面对面沟通"进一步降低了医患交叉感染的风险,也提高了院内外专家会诊的效率,很好地节约了医疗资源。部署在隔离病房的"小白"机器人可以变成专家的替身,专家通过手机、平板或者计算机登录到AirFace人工智能医护服务机器人程序,远程控制机器人前后、左右移动,控制头部摄像头抬头、低头、旋转移动。这样可以最大限度地方便医务人员对隔离区患者的观察和诊疗,同时也避免了医患院内交叉感染。AirFace人工智能医护服务机器人(图1-4-5)包含了机器视觉、基于激光的空间位置信息等各种高精尖前沿技术,以及基于微软Azure平台、根据医疗场景定制的综合管理等软件。

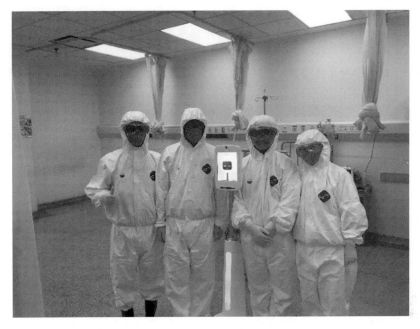

图 1-4-5　**AirFace 人工智能医护服务机器人**

（二）救援防护医学新材料

此处重点围绕具有光催化、透气导湿、除菌作用及可重复使用等特点的新材料在救援防护医学材料研究中的应用进行展开。

1. 抗菌材料

为了进一步增强对医务人员的防护，新型抗菌防护材料的研发已成为市场的迫切需求。光触媒也叫光催化剂，是一种以纳米级二氧化钛（TiO_2）为代表的具有光催化功能的半导体材料的总称，它能在光照射下产生强氧化性的物质（如羟基自由基、氧气等），并且可用于分解有机化合物、部分无机化合物、细菌及病毒等。如在纺丝原液中添加具有抗菌作用的 Ag^+ 或纳米 TiO_2 等，制备抗菌性纺粘布。如有研究者采用含银纤维面料制备医用防护服，该材料具有杀菌抗菌的属性且强度高，解决了传统医用防护服使用过程中抗菌性能差及表面覆膜层容易损伤的问题。王哲等将 TiO_2 纳米颗粒浸入聚乳酸（PLA）溶液中，通过静电纺丝一步法制得 PLA/TiO_2 复合纤维。PLA 纤维具有多孔结构，在采用静电纺丝一步法时，TiO_2 颗粒会沉积在 PLA 纤维表面或孔洞中，使所制得的 PLA/TiO_2 复合纤维表面具有纳米突起物且多孔的混杂结构，孔隙率高，具有高过滤效率，有潜在的防护材料应用前景。吴嘉祺等发明了一种抗菌型水刺非织造材料，采用多层复合结构，其非织造材料由湿法成网的天然纤维网与湿法成网的抗菌纤维网水刺复合而成；并在两纤维网间压合医用聚氨酯抗菌膜，进一步提高了材料的结构强度和抗菌性能，克服了传统水刺非织造材料抗菌性能差的不足，有很大的实用价值。浙江大学朱宝库教授团队基于两亲性高分子吸附和杀灭病原体的机制，开发了一种具有抗菌抑毒功能的无纺布材料，该材料对阴离子型病毒粒子具有强大的吸附作用。经第三方机构检测证明，该团队开发的无纺布对金黄色葡萄球菌、大肠杆菌、白色念珠菌的抑菌率大于99%；用无纺布处理过的麻疹病毒，核酸检测显示阴性，预示着该材料对病毒具有灭活作用。这种具有多种功能的无纺布新材料，目前未见有产品报道，结合生物安全关键指标测试结果，系统验证了该材料适合用于抗菌抑毒口罩等防护产品。

2. 可重复使用的医用防护服

新型冠状病毒肺炎疫情引发了一次性医用防护服使用量巨大、使用后销毁成本高、资源浪费严重等问题，因此业内人士呼吁生产可重复使用的医用防护服，提高资源利用率。在保证无传染、可消毒的前提下，可重复使用的医用防护服可以在传统服装或工服上进行改良，增加抗菌性能、防渗透性能，提高密闭性，可消毒、可洗涤。例如，曹晚霞制备的一种可重复使用的无菌医用防护服，款式有连体式和分体式两种（图1-4-6），该防护服所用材料由外到内依次为含抗静电纤维的机织外层面料、防菌透气膜中间层和由吸湿排汗纤维织成的机织内层面料，所制得的防护服具有良好的透气性能和抗菌性，还可重复使用。北京邦维高科特种纺织品有限责任公司生产了国内首款可重复使用的医用防护服。在临床试验期间进行了大量的模拟试验，检测结果显示，该公司获批的可重复使用的医用防护服的断裂强力、过滤效率、抗合成血液穿透性、抗渗水性等关键性能检测结果均高于一次性医用防护服国家标准。在材料组成方面，改变了传统一次性医用防护服的单层无纺布覆膜材料，采用自主研发的三层复合材料组成，满足耐洗涤要求，有较强的物理机械强度，抗破损能力强，其中断裂强力及抗渗水性要求达到一次性医用防护服标准的10倍以上。目前该防护服已经获得二类医疗器械注册证。在可重复使用的医用防护服的使用中，采用什么消毒灭菌方式非常重要。该款可重复使用的医用防护服的消毒灭菌是在医院现有的消毒技术基础上进行的，目前大部分三甲医院可进行产品消毒清洗工作。此外，在性价比方面，从长期来看，相较于一次性医用防护服，购买可重复使用的医用防护服可节约采购成本。

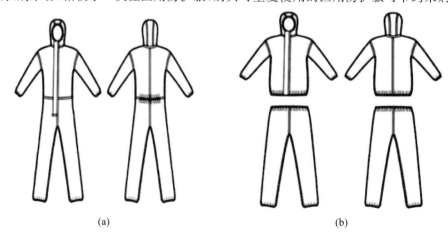

(a)   (b)

图1-4-6　可重复使用的无菌医用防护服结构示意图

(a)连体式医用防护服；(b)分体式医用防护服

2020 年武汉军旭实业有限责任公司联合中国人民解放军军事医学科学院微生物流行病研究所、华中科技大学同济医学院附属同济医院、中国人民解放军陆军勤务学院研发了一种多功能抗菌抗病毒口罩。多功能抗菌抗病毒口罩材料采用高科技组合,由银离子抗菌抗病毒纤维、天然植物抗菌抗病毒纤维混纺而成,口罩体由抗菌抗病毒面料加过滤布经缝制夹鼻夹设计而成,口罩带为弹性氨纶和涤纶材料。这种口罩具有长效抗病毒、杀细菌作用,水洗 50 次内不失效。多功能抗菌抗病毒口罩经第三方检测部门检测,结果显示,其性能可达到医用外科口罩性能水平,且口罩 AAA 级抑菌率检测合格,具有抗菌效果。口罩在使用时覆盖住使用者的口、鼻及下颌,可有效地防止一些细菌、病毒、颗粒物等有害物质的直接透过,对大肠杆菌、金黄色葡萄球菌、白色念珠菌的杀灭率超过 99%。

3. 多功能医用防护服

多功能医用防护服在一定程度上可解决医务人员使用不便的问题,并可以提高医务人员的工作效率。徐克强所发明的一种多功能医用防护服如图 1-4-7 所示,该防护服设置为一体成型连接,在防护服主体、头罩、衣袖和腿部的内侧表面均设置透气层,胸前设有纯聚乙烯拉链。主体夹层内设有多个降温水袋,靠近头罩处的降温水袋上有一进水口,靠近腿部的降温水袋上有一出水口,通过管道相连。该种防护服具有易于回收、可为医务人员降温的功能,同时具有导尿、镜片除雾和简单饮食功能。潘跃进采用具有良好的透气、阻燃、阻尘、防水防污和防菌性能的多功能面料制成医用防护服,在防护服结构上,采用一体封闭式的设计,尽量减少接缝,并在各接缝处采用可溶性无毒胶带进行贴合处理;在拉链开襟处设置里外门襟从而达到双重阻隔作用,大大提高了防护服的防护性。王静珠发明了将防护服本体与袖管和防护靴作为一体的多功能医用防护服,该防护服的颈部开口处连接头套,且袖管处连接隔离筒,并在防护服的主体处设置收纳袋。该防护服具有穿戴方便、收纳方便等特点。

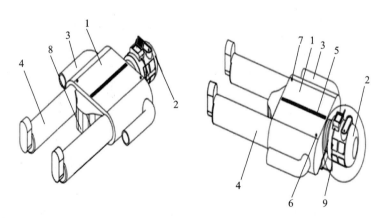

图 1-4-7　多功能医用防护服结构示意图

注:1—防护服主体;2—防护头罩;3—防护衣袖;4—防护服腿部;5—纯聚乙烯拉链;
　　6—进水口;7—出水口;8—导尿管;9—进食管。

本章参考文献

[1] 赵胤杰,徐凯旋,赵健哲,等.灾害救援现场医学个体防护的发展现状及研究进展[J].中国急救复苏与灾害医学杂志,2017,12(12):1193-1196.

[2] 杨大成,刘允侠.口罩的来历[J].中华医史杂志,2006,36(4):226.

[3] 宋扶日.口罩与防护服的变迁[J].方圆,2020(7):72-73.

[4] 李明,田明伟.医用口罩的技术标准对比研究及前景展望[J].山东科学,2020,33(3):28-34.

[5] 沈嘉俊,许晓芸,刘颖,等.医用防护服的研究进展[J].棉纺织技术,2020,48(7):79-84.

[6] 李正海.医用一次性防护服标准对比及评价方法的研究[D].上海:东华大学,2018.

[7] 军事医科院研制成功中国首套埃博拉病毒防护装备[J].中国个体防护装备,2015(1):52.

[8] 周宏,黄献聪,傅雅惠.中欧个体防护装备标准比较研究[J].中国个体防护装备,2014(2):26-41.

[9] 姚红.国外个体防护装备监督管理制度简介[J].中国个体防护装备,2004(4):8-11.

[10] 郭德华.眼面部防护标准化发展研究[J].中国标准化,2015(12):65-70,75.

[11] 朱海龙,魏瑞强,程永宏.国内半面具防毒面具质量现状探析[J].行业信息,2009(4):47-48,54.

[12] 芦长椿.高性能非织造布在面部防护过滤介质上的最新应用[J].产业用纺织品,2015(1):65-69.

[13] 韩玲,许小倩,郝栋连,等.医用防护服面料与结构新技术及发展趋势展望[J].纺织导报,2020(9):38-44.

[14] 向小雨.美国专用防护穿戴研发一瞥[J].中国纤检,2020(5):120-122.

[15] 高树田,张晓峰,王运斗.国外核化生医学防护装备现状与发展[J].医疗卫生装备,2011,32(1):67-68.

[16] 龚国川,陈伯华.国外海军医学动态系列讲座(12)舰船核辐射医学防护技术与装备研究进展[J].人民军医,2008(2):76-77.

[17] 李旭霞,陈伯华.国外海军医学动态系列讲座(4)国外海军核武器辐射防护研究进展[J].人民军医,2007(6):320-321.

[18] 王映红.海军医学研究系列讲座(64):国外海军核辐射医学防护研究进展[J].人民军医,2014,57(4):372-373,375.

[19] 王运斗.核化生医学防护装备相关体系研究[J].医疗卫生装备,2011,32(1):63-66.

[20] 马静,李劲松,杜新安,等.外军生物武器医学防护装备现状与发展[J].医疗卫生装备,2003,24(2):28-31.

[21] 黄秋菊.医用X射线防护装备在介入导管室的使用与管理[J].中国医学装备,2013,10(12):78-79.

[22] 蒋琪霞,刘玉秀,魏巍,等.新型冠状病毒感染疫情防控期间防护装备所致医护人员皮肤损伤的发生率及流行特征研究[J].中国全科医学,2020,23(9):1083-1090.

[23] 王洁,温占波,赵建军,等.个人防护装备高效过滤罐微生物气溶胶防护效果的检测及评价[J].中国医学装备,2007,4(3):33-36.

[24] 于龙.模式病毒(噬菌体)分离、特性及在防护装备和设施评价中的应用研究[D].北京:中国人民解放军军事医学科学院,2010.

[25] 高艳.利用模式生物研究毫米波及微波辐射生物效应及医学防护[D].北京:中国人民解放军军事医学科学院,2012.

[26] 浙江省第九届核医学与放射医学防护学术交流会在临海举行[J].中华核医学杂志,2006(1):38.

[27] 游志斌.当代国际救灾体系比较研究[M].北京:国家行政学院出版社,2011.

[28] 郭其云,杨军,郭威.国际应急救援管理的分析探讨[J].消防科学与技术,2015,34(5):629-632.

[29] 杨颖,薛艳杰,王霞.美国应急救援标准体系及关键标准研究[J].中国标准化,2019(13):199-203.

[30] 韩冰,曹永强.国内外灭火防护头套标准对比研究[J].消防科学与技术,2019,38(11):1605-1606.

[31] 田涛,段惠莉,吴金辉,等.国内外生化防护服的研究现状与发展对策[J].医疗卫生装备,2008,29(7):29-31,45.

[32] 吕晖,朱宏勇,程昊.生化防护服的发展概述[J].中国个体防护装备,2014(3):19-21.

[33] 李小银.防毒服装发展史话(上)[J].轻兵器,2002(6):38-39.

[34] 李小银.防毒服装发展史话(下)[J].轻兵器,2002(7):37.

[35] 孙景海,左浩.国外核生化战剂防护装备技术的发展[J].医疗卫生装备,2012,33(7):73-77.

[36] 刘红旗,丁松涛,李秀明,等.国内外化学防护服的标准及其比较[J].产业用纺织品,2010,28(6):39-43.

[37] 李和国,刘斌,李雷,等.生化防护服材料技术[J].中国个体防护装备,2006(3):25-28.

[38] 孟粉叶.防毒服外层面料轻薄化及性能研究[D].上海:东华大学,2009.

[39] Van W E. Current global standards for chemical protective clothing:how to choose the right protection for the right job [J]. Industrial Health,2017,55(6):

485-499.

[40] 杨小兵,杨光,谭雯莉,等.化学防护服国际标准最新动态对我国 GB 24539—2009 修订的影响[J].纺织学报,2019,40(6):165-171.

[41] 张晓环,徐晔,钱军.国内外防护服标准解析(上)[J].劳动保护,2020(5):92-97.

[42] 张兰,王灵杰,崔灵燕,等.国内外透气式防毒服发展概述[J].山东纺织科技,2019,60(6):54-56.

[43] 刘恩文,崔志鹏,李秀明,等.透气式化学防护服的发展趋势[J].产业用纺织品,2014,32(6):1-4.

[44] 赵晓明,刘宝成.透气式防毒服的发展现状及最新研究进展[J].材料导报,2018,32(17):3083-3089,3098.

[45] 唐万林,周远.美国研发新的军用防护材料[J].中国个体防护装备,2014(6):47.

[46] 魏道培.美纺企创新,着眼防护型[J].中国纤检,2015(15):30-31.

[47] 小开.美国军方研发"第二皮肤"士兵生化防护技术[J].轻兵器,2016(8):16.

[48] 陈婷,刁天喜,高云华,等.美军化生防护研究进展情况介绍[J].人民军医,2015,58(10):1154-1156.

[49] 张文昌,吴文娟,任旭东,等.核化生医学救援装备现状与发展[J].医疗卫生装备,2012,33(9):84-86.

[50] 李铁虎,夏治强,赵钦.美国防部《2008 化生放核防御现代化计划》评析[J].现代军事,2008(12):51-54.

[51] 李铁虎,于柏林.美防化装备技术发展现状及能力评估[J].国防技术基础,2010(12):53-56.

[52] 于力,高明昊,龚杰.国外救援无人机应用需求及发展趋势分析[J].飞航导弹,2018(4):33-36,82.

[53] 钱伯章.德国开发出最新一代的碳纤维外骨骼[J].行业动态,2020,49(10):55-56.

[54] 顾玉培,季涛,胡世棋,等.高阻隔材料在生化防护领域的应用及发展趋势[J].棉纺织技术,2020,48(10):75-80.

[55] Wang H,Wang H,Wang Y,et al. Laser writing of janus graphene/kevlar textile for intelligent protective clothing[J]. ACS Nano,2020,14(3):3219-3226.

[56] 张辉.采用银纤维面料的医用防护服:201721212740.7[P].2018-04-10.

[57] 王哲,潘志娟.一种抗菌型纳米纤维复合材料及其制备方法:201610040399.5[P].2016-05-04.

[58] 韩玲,许小倩,郝栋连,等.医用防护服面料与结构新技术及发展趋势展望[J].纺织导报,2020(9):38-44.

[59] 徐克强.一种医用多功能防护服:202020253739.4[P].2020-06-02.

[60] 潘跃进.多功能医用防护服:03231239.3[P].2004-08-04.

[61] 王静珠.多功能医用防护服:201921157712.9[P].2020-06-16.

[62] 侯世科,樊毫军.中国灾难医学:装备篇[M].北京:人民卫生出版社,2017.

[63] 佘启元.个人防护装备知识与标准实用全书[M].武汉:湖北科学技术出版社,2002.

[64] 周宏,黄献聪,田凤,等.全球个人防护装备产业技术与市场[M].北京:人民军医出版社,2010.

[65] 陈小莉,杨友红.医用/非医用口罩的区分方法及儿童口罩标准解析[J].轻纺工业与技术,2020,49(8):73-74,83.

[66] 陈诗萍,陈旻,魏岑,等.医用防护服的构效特点及其研发趋势[J].纺织学报,2020,41(8):179-187.

[67] 沈嘉俊,许晓芸,刘颖,等.医用防护服的研究进展[J].棉纺织技术,2020,48(7):79-84.

[68] 初艳慧,乔富宇.我国传染病个人防护装备应用现状及发展对策[J].实用预防医学,2020,27(4):511-513.

[69] 毕波.新型冠状病毒肺炎防控中消防救援人员个人防护装备的选择及使用[J].消防界(电子版),2020,6(5):39-41.

[70] 关超玲,余思雨,李贤慧,等.我国部分救援人员个体防护装备需求调查[J].中华灾害救援医学,2019,7(3):125-129.

[71] 张小良,李浩,杨璐颖,等.应急状态下个体防护装备发展问题探讨[J].中国个体防护装备,2018(1):23-25.

[72] 欧泽兵.浅谈个体防护装备的创新[J].中国个体防护装备,2016(5):24-26.

[73] 袁伟,陈显波,李霄,等.核事故应急处置人员防护技术现状及发展[J].中国应急救援,2015(2):25-27.

[74] 施楣梧,王群,唐章宏,等.电磁辐射防护服屏蔽效能测量系统的研制[J].安全与电磁兼容,2015(1):23-25,51.

[75] 龚磊,吴家兵,王建军,等.突发中毒事故现场处置装备现状与发展趋势[J].中国医学装备,2015,12(1):76-80.

[76] 倪姞.应急救援人员的个体防护配置[J].吉林劳动保护,2014(2):40.

[77] 周静,李颖,孙承业,等.中毒现场疾控应急人员A级别防护装备实用性能评价[J].中国工业医学杂志,2011,24(3):168-171.

[78] 滕慧玲.试析眼面部防护具国内外标准[J].标准科学,2020(9):114-116,132.

[79] 蒋旭日.亟待制订应急救援中的头部防护标准[J].现代职业安全,2018(11):79-80.

[80] 聂晓聪.国家级陆上核生化应急救援队化学应急防护装备的应用[J].化学工程与装备,2020(1):246-247,251.

[81] 刘仕洋,王建锋,雷才峰.浅析暴恐事故研究的重要意义[J].赤子,2018(36):169.

[82] 姜慧霞.医用防护服材料的性能评价研究[D].天津:天津工业大学,2008.

第二章　人体损伤机理

第一节　绪　　论

　　根据安全科学理论，人体损伤是由灾害要素作用于人体这一承灾载体所导致的。从形式上看，灾害要素通常具有物质、能量、信息三种形式。在救援防护领域，灾害要素主要为物质要素与能量要素两类。

　　物质要素可分为有毒害性的物质与无毒害性的物质。无毒害性的物质导致突发事件的常见方式是物质的量的超临界。典型的例子是雨涝与洪水灾害，这二者有时也统称为洪涝灾害。雨涝灾害指由于大雨、暴雨或长时间持续降雨使低洼地区大量积水或淹没的现象。近年来，随着城市的发展，暴雨导致的城市内涝时有发生，对城市居民的生命财产安全造成威胁，开展救援工作也需要不小的投入。有毒害性的物质一般可分为三类：生物物质、化学物质与核物质。其中生物物质与化学物质常通过人体的呼吸系统或与皮肤、黏膜直接接触对人体造成损伤；核物质则由于其具有放射性特点，被公认为非常危险的物质之一。

　　能量要素致灾的两个典型例子是火灾与爆炸。火灾是有史以来危害较持久、最剧烈的灾害之一。火一旦脱离了人类的控制，将瞬间吞噬一切，造成巨大的灾祸。爆炸是物质由一种状态迅速转变为另一种状态，在瞬间爆发出大量能量并伴随巨大声音的现象。爆炸本质上是气体或蒸汽在瞬间剧烈膨胀造成的，是大量能量的瞬间释放。一般来说，爆炸冲击波、破片等会对人体造成不同程度的创伤，可能导致严重的后果。

　　值得注意的是，在许多灾害场景中，并非只存在单一的灾害要素，而是存在多种致灾物质与能量要素的叠加或耦合，甚至是物质与能量的相互激发。如化工园区中的火灾与爆炸常常相互关联，危化品泄漏引发的爆炸发生往往还伴随着有毒气体或毒性颗粒物的弥散。此外，对于涉核设施或区域（如核电站、辐射防护实验室等）发生灾害时的救援防护，还需要考虑核物质泄漏导致的对人体的核和辐射损伤。

　　基于上述背景，根据导致人体损伤的要素特点分类，本章将分别围绕高温热、吸入颗粒与毒气、爆炸、核和辐射对人体的损伤机理展开介绍。

第二节　人体高温热损伤机理

　　高温环境通常指 35 ℃以上的生活环境及 32 ℃以上的生产环境，或气温超过 30 ℃、相对湿度(RH)超过80％的环境,以及辐射热强度超过4.1841 J/(cm² · min)的环境。超过42 ℃的环境称为高温灾害环境。高温环境会影响体温调节。人体核心温度(直肠温度)一般维持在37 ℃左右,超过39 ℃会导致意识模糊,甚至带来生命危险(图2-2-1)。

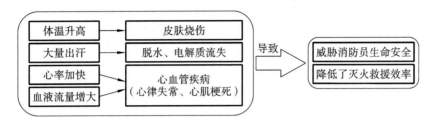

图 2-2-1　高温环境的危害

在救援防护领域,人体高温热损伤主要发生在火灾等场景的救援中。随着我国社会各行各业的快速发展,火灾诱因多且发生频率高,火灾风险和防控难度不断加大。消防面临的新情况、新问题日益增多,消防员在灭火救援作业时自身生命安全受到严重威胁,引起广泛关注。根据中国消防年鉴的统计数据,平均出警1000次伤亡官兵1人,抢救100人伤亡官兵1人,保护财产1亿元伤亡官兵1人。因此,如何在灭火救援作业过程中减少和避免消防员伤亡,是消防工作的重要环节。

本节针对消防员在火灾场景下开展救援作业时的高温热损伤机理进行分析介绍。主要思路是以人体热生理调节和人体-服装-环境热交换为基础,进行人体热反应研究,分析皮肤烧伤、热应激这两种人体高温热损伤类型,进而为提升热防护水平、保障消防员生命安全、提高应急救援效率提供参考。

一、人体-服装-环境热交换原理

人体通过新陈代谢产生热量,并与外界环境通过对流、辐射、蒸发及传导等进行热量交换。为确保人体功能的正常运转,产热和散热需维持动态平衡。高温对人体代谢产热强度、发汗量、皮肤血流量等都会有显著影响:机体摄入食物、吸入氧气后发生化学反应的速度加快,致使新陈代谢率增高;在中枢神经系统的调控下,血流量增加促使散热增加,从而达到降低体温的目的。人体暴露于高温环境时体温调节、水盐调节等生理功能不同于常温环境。短时间暴露于热环境时,机体可通过行为调节和生理调节适应环境;然而,当长时间处于高温环境时,产热和散热不平衡,导致体温上升、血液循环加快、心率加快及大量出汗等,可引发热应激、脱水,甚至死亡。

消防员在进行灭火救援时,高温热辐射会引起体温升高和大量出汗,汗液分泌量加大可导致机体脱水和电解质大量流失。体力消耗大是救援作业的显著特点,体内产生的热量通过增加心输出量传递至皮肤表面,由此导致心率明显加快,心脏负荷加重,随着灭火救援的进行,心率可达到最大心率的85％～100％。此外,防护服是消防员灭火救援时必备的防护装备,其主要功能是隔热、防水,阻止有害物质的侵蚀,在处置化学品火灾事故时则需穿封闭性高的轻型或重型防护服。一方面,防护服可阻挡外界热量对人体的伤害,从而达到保护消防员身体部位免受伤害的目的;另一方面,防护服阻碍人体与环境的热交换,使大量代谢产热积累在体内,从而加重了人体热应激。消防员救援工作环境分类见表2-2-1。

表 2-2-1　消防员救援工作环境分类

暴露环境	空气温度/℃	热通量/(kW/m²)	最长工作持续时间
常规	20～70	< 1	10～20 min
危险	70～300	1～12	1～5 min
紧急	300～1200	12～200	15～20 s

受自身代谢产热、防护服和高温热辐射三重因素(人体-服装-环境)的影响,在救援作业过程中,消防员的体温、血流量、心率等发生大幅度变化,可能出现面色苍白、胸闷、胸痛、心悸和晕厥等热应激现象,严重时出现心血管系统疾病和神经系统疾病。由热应激引起心律失常和心肌梗死而导致心源性猝死的现象时有发生。

人体-服装-环境热湿交换示意图见图2-2-2。

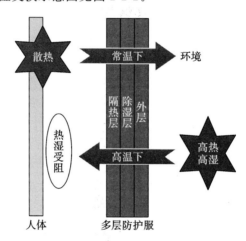

图 2-2-2　人体-服装-环境热湿交换示意图

消防员暴露于极端热环境下,会出现热应激和皮肤烧伤等。若持续暴露在高温下,会面临高温热辐射的威胁,导致救援任务强度增大,救援期间休息时间变短等问题。穿着防护服时,往往又面临着无法通过出汗来降温,感知温度的能力下降,出现皮肤烧伤,防护服阻碍热湿交换,不利于消除热应激等问题。

二、高温对防护服热阻的影响

高温热辐射环境下,纺织服装与人体或者外部环境之间存在包括导热、对流、辐射以及相变换热等形式的热传递过程,水蒸气和空气的混合气体以及液态水的吸附和解析等传质过程,以及气液蒸发和冷凝的相变过程等复杂的传热传质过程。热阻是影响防护服的热防护性能的一个重要指标,其定义如下:当有热量在物体上传输时,在物体两端温度差与热源的功率的比值。其单位为开尔文每瓦特(K/W)或摄氏度每瓦特(℃/W)。当热量流过两个相接触的固体的交界面时,界面本身对热流呈现出明显的热阻,称为接触热阻。

在过去中小尺寸和全尺寸的防护服热湿传递实验研究中,学者们往往通过测量各个织物层的表面温度或者湿度来计算防护服的热阻和湿阻,分析不同热辐射强度和湿气分布下防护服的热湿传递机理。服装纺织物由纤维直接纺成或者由纤维先绕成纱线然后由纱线纺成。纤维之间以及纱线之间都存在孔隙,服装属于多孔介质。因此应充分考虑火灾高温环境和热防护服的性能特点,建立可以准确预测高温热辐射环境中热防护服的热湿传递的数学模型,分析热辐射强度、湿气的初始分布以及多层防护材料之间空气层的厚度和位置的影响,观察防护服内部的热湿耦合现象,为高温热辐射环境下人员热安全评价提供理论支持。

在实际救援作业场景下,高温常常还伴随着防护服内部湿度上升(超过 60% 属于高湿环境)。有研究表明,高温与高湿都会降低防护服的热阻,进而降低防护服的防护性能。在高温环境中,防护服的总体热阻降至原值的 30% 至 38%,降低幅度较大的是胸部、腹部以及臀部等部位。高温热环境下轻型防护服的湿阻比常温下低。对重型防护服而言,高温热环境下用质量法得到的湿阻比常温下低,而用热量法得到的湿阻比常温下高。湿气传递影响防护服的热传递,各层织物之间热防护性能的差异性随着热辐射强度的增加而降低。热辐射条件下的热阻比常温条件下的热阻要低,随着热通量的增加而降低;湿态下的热阻比干态下的热阻高,两者之间的差异性随着热辐射强度的增加而减小。

一项基于暖体假人开展的实验研究显示,热辐射强度和假人出汗速率对假人散热量和出汗皮肤层温度的影响表现出截然不同的趋势。随着假人出汗速率的升高,假人散热量变大;随着热辐射强度的增加,假人散热量减小。实验还发现,防护服中水蒸气的冷凝和毛细作用减慢了各个织物层的升温速率。

通过对局部热阻的分析可知,空气层的厚度有利于热防护性能的提高;同时这种提高的效果随着外部热辐射的增加而减小,靠近外部热辐射的空气层(外层和防水透气层之间的空气层)受到外部热辐射的影响最大。防护服内部湿度过高,会降低防护服的防护性能;防护服里面滞留的高温水蒸气会引起烫伤;防护服可储存热量,离开火场后向人体释放等。

根据火灾现场的救援环境,对暴露于热辐射环境中包括空气层的防护服,基于多孔介质模型进行数学建模。其中防护服的外层暴露于热辐射环境中,里面的舒适层与人体皮肤相邻。数学模型中的问题假设通常包括以下几种。

(1)传热传质过程被认为是沿着防护服厚度方向的一维过程,不考虑二维方向上的横向传递。忽略由织物层的吸湿引起的织物体积变化。

（2）每个织物层和空气层的物性参数被认为是各向同性的，每个织物层和空气层的初始条件也是均匀分布的。

（3）水蒸气在孔隙中的对流和扩散过程，以及被织物纤维吸附和解析的过程相互独立。忽略由毛细作用引起的水蒸气在纤维表面的传递。假设局部水蒸气的浓度和气体分压很快达到平衡。

（4）由于织物层和空气层的厚度很小，织物层和空气层之间的热传递方式主要包括导热和热辐射等。不考虑对流换热。

（5）织物层的光学性能，如吸收率、反射率以及穿透率被认为是常数。

结合传质方程、能量方程，考虑初始条件与边界条件，使用数值方法对该问题进行分析，对建立的热防护服热湿传递模型与热辐射条件下两层热防护服进行对比实验。实验中两层热防护服的织物厚度分别是 0.265 cm 和 0.025 cm，两个织物层之间空气层的厚度是 0.1 cm。两个织物层都预先浸湿。外层暴露于 2.5 kW/m² 下 750 s，冷却时间是 100 s。结果表明：热辐射开始之后，由于没有大量水分蒸发，织物层表面温度上升很快。在快速上升阶段之后，两个织物层在不同的时间，分别出现温度基本稳定的现象。这一过程中外层比内层的表面温度高 7 ℃。外层表面温度保持稳定的时间段是 50～200 s；而内层表面温度保持稳定的时间段是 50～420 s。然后织物层表面温度再次快速上升，表明液态水的蒸发已经结束。也就是说，外层完全干燥发生在 200 s 后。内层织物的完全干燥发生在 420 s 后。在织物层完全干燥之后，两个织物层的表面温度再次保持不变。

为了研究不同热辐射强度下防护服的热湿传递性能，将包括两个空气层和三个织物层的热防护服，分别暴露于 5 kW/m² 和 10 kW/m² 的热辐射强度下 600 s。冷却时间为 150 s。三层防护服的材料分别是 Nomex Ⅲ-Defender、Neo-Guard 以及 Aralite。两个空气层的厚度都是 1 mm。外层和隔热层都预先浸湿，防水透气层保持干燥。三层织物的表面温度分别标记为 T01、T02 和 T03。温度分布可以分为四个阶段：①快速升温阶段；②外层缓慢升温，防水透气层和隔热层的准静态过程；③外层和防水透气层表面温度第二次升高，隔热层的表面温度降低；④外层和防水透气层的准静态过程，隔热层的表面温度升高。

通过观察不同热辐射强度下含水量的损失随时间的变化，可以发现其分为两个阶段：快速的线性损失阶段和低速的线性损失阶段。实验结果表明，织物中液态水的蒸发速率在同一温度下保持不变。在热辐射强度为 5 kW/m² 和 10 kW/m² 的条件下，第一阶段液态水的蒸发速率分别是 0.082 g/s 和 0.17 g/s，第二阶段分别是 0.014 g/s 和 0.009 g/s。蒸发速率发生变化的时间分别接近第 200 s 和第 100 s。这也是区分温度分布第二阶段和第三阶段的时间点。结果表明：在温度快速上升阶段，表面温度上升很快，随着热辐射强度的增加而升高。热辐射强度为 5 kW/m² 和 10 kW/m² 的条件下，外层升温速率分别是 2.5 ℃/s 和 4.5 ℃/s。热辐射传递在这个阶段占主导。其中热辐射传递主要包括织物孔隙的穿透以及织物层纤维的吸收。在温度快速上升阶段后，外层的升温速率下降，防水透气层和隔热层的温度保持不变。热辐射强度为 5 kW/m² 和 10 kW/m² 的条件下，外层的升温速率分别是 0.3 ℃/s 和 2.1 ℃/s。这些现象表明水蒸气吸收热辐射，使得第一阶段和第二阶段的升温速率之间出现差别，并且两者之间的差值保持不变。

在温度分布第三阶段，当外层干燥后，隔热层的温度开始缓慢下降。温度开始下降的时间取决于液态水的蒸发速率。隔热层温度下降的原因可能是在外层干燥之后，湿气从隔热层向外层传递。外层的热传递包括导热以及液态水的汽化吸热。在温度分布的最后一个阶段，隔热层的温度缓缓升高。外层和防水透气层的表面温度达到稳定。

在冷却阶段，温度分布在 60 s 内快速下降，在 120 s 之后达到稳定。最后的稳定温度都高于 50 ℃，其中防水透气层的温度最高。湿气从内向外传递，被防水透气层阻隔。由于吸收热辐射，与防水透气层相邻的空气层中水蒸气的温度也很高。防水透气层以及空气层吸收的热量在人体运动或者与固体接触情况下，储存的热量向皮肤释放，容易引起皮肤烧伤。

当热辐射强度为 10 kW/m² 时，在外层干燥之前液态水的蒸发速率更快，蒸发速率发生变化的时间也就越短。此外，第二阶段的蒸发速率受到第一阶段的影响，在很短的时间内蒸发产生的水蒸气浓度超过防水透气层的最大湿气传输能力。此外扩散速率的变化也可能产生影响。实验结果表明水蒸气在织物中扩散速率分为两个阶段：第一阶段符合 Fick 扩散定律，扩散系数不变；第二阶段呈指数系数扩散，扩散系数比第一阶段小得多。

三、皮肤烧伤机理

皮肤是人体最大的组织器官，皮肤参与人体的代谢过程，是人体与环境之间热湿交换的中间介质，在温度控制系统中起到重要作用。正常情况下人体能够维持热平衡，保持核心温度的稳定以及正常的水分代谢。皮肤烧伤是人体常见的事故损伤之一，多见于暴露于高温热辐射环境下的消防员等特殊行业的群体。皮肤烧伤的严重程度与热量从热源传递到皮肤的速率有关，该速率取决于皮肤温度、环境温度、皮肤与热源接触时间、皮肤与环境间换热系数等。因此，建立皮肤传热传质模型，与热防护的热湿传递模型结合起来，预测热辐射暴露下人员着装时的皮肤温度分布，预测皮肤烧伤等级，为灾害现场的人员安全评估提供指导。

皮肤中血液循环至关重要，可为真皮层和皮下组织提供营养物质，并保持皮肤与内部组织之间的热交换。外部热环境条件的改变将影响皮肤温度的分布。当人体持续暴露于外部热辐射环境时，局部皮肤温度升高到一定程度后引起皮肤烧伤，严重情况下导致死亡。考虑血液循环、水分蒸发和扩散的影响，有学者建立了皮肤传热传质模型，用于预测皮肤温度分布和评价皮肤烧伤程度。皮肤由表皮层、真皮层和皮下组织构成，几何结构如图 2-2-3 所示。各层的物性参数保持不变。皮肤的三层结构中都存在水分的扩散和代谢产热。真皮层和皮下组织通过血液循环散热，表皮层没有血液循环。水分的蒸发发生在表皮层的外表面。

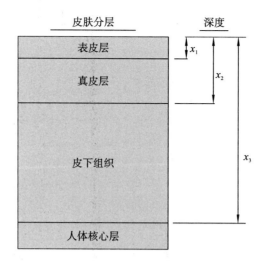

图 2-2-3　皮肤的几何结构

皮肤烧伤一般发生在皮肤温度超过 44 ℃ 的情况下,因此烧伤的程度与一定深度处皮肤温度超过 44 ℃ 的时间密切相关。根据烧伤导致的皮肤损害的深度,一般将烧伤的严重程度分为三级:一度烧伤仅伤及表皮层,一般没有生命危险;二度烧伤一般发生在真皮层,尤其是 $50\sim100\ \mu m$ 深度处,需要住院治疗,有生命危险;三度烧伤是表皮层和真皮层完全损伤以及皮下组织部分发生了损伤,尤其是 $1000\sim2000\ \mu m$ 深度处,皮肤将不能再生。

学者利用多孔介质、流体力学和传热学的有关理论,考虑织物物性参数受到温度和湿气的影响,以及湿气对热辐射的吸收作用,分析蒸发、冷凝、吸附和解吸等相变传热传质过程,气相和液相在缝隙内的对流和扩散等传质过程,传导、对流和辐射等传热过程,建立了多织物层中热湿耦合转移和热辐射传递的数学模型,对包括空气层的热防护服的热湿传递过程进行数值模拟,预测热辐射与蒸发速率之间的关系。在此基础上,通过考虑皮肤出汗伴随的蒸发和水分扩散等传质过程,确定皮肤关键参数,建立皮肤传热传质模型。将热防护服的热湿传递模型与皮肤传热传质模型结合起来,预测热辐射环境下防护服的热防护性能、皮肤烧伤等级以及死亡风险。

下面介绍一个典型案例来具体说明皮肤烧伤机理。

(1)燃烧假人暴露实验:有学者利用计算流体力学(CFD)进行燃烧假人暴露实验的数值模拟,评估暴露于火焰环境 4 s 以后,人员全身接受到的热辐射强度。根据热通量分布的空间位置,暴露于火场中的人员身体分为 7 个部分,每个部分分别对应燃烧假人测量的热辐射强度。假设消防员(年龄为 22~28 周岁)穿着单层和两层防护服,计算身体各部分的烧伤时间,然后评估死亡风险。结果表明,死亡风险随着年龄的增长而增加。此外,穿着单层防护服人员的死亡风险在暴露 15 s 时开始明显升高,20 s 左右死亡风险达到0.5。对穿着两层防护服人员来说,只有在暴露时间接近 200 s 时死亡风险才开始明显上升,两层防护服的防护性能相比单层防护服更有优势。

（2）典型室内火灾场景模拟：火灾模拟软件（FDS 软件）可以预测室内火灾的热物性参数随时间的变化。利用 FDS 软件建造典型的室内环境，假设人员坐在沙发一角，另一角的沙发着火引起火灾。门口的消防员进去房间开展灭火。通过设置 7 个传感器，FDS 软件可以模拟室内被困人员和消防员位置的热通量随时间的变化。结果表明：随着模拟场景火灾热辐射强度在 110 s 左右开始迅速升高，引起的死亡风险也随着急剧升高，30 s 之后死亡风险达到 0.99 以上。被困人员头部所在位置的热辐射强度在 100 s 之后迅速升高，超过 $100\ kW/m^2$。如此高的热辐射强度会很快引起被困人员的大面积烧伤，死亡风险增加。

按照我国火灾救援规范的规定，消防队应在 5 min 以内抵达救援地点。因此，假设火灾模拟场景发生火灾 5 min 之后，消防员到达现场，需要进入模拟场景的房间进行灭火救援。同样，消防员需要穿着两层防护服进入火场。结果表明：消防员的年龄对死亡概率的影响很小，死亡概率在 14 s 之后快速上升，85 s 之后死亡概率超过 0.9。消防员头部所在位置的热通量在 5 min 的时候已经很高，消防员此时从门口进入火场，将迅速暴露于高温热辐射强度下。因此，建议遇到类似的火灾场景时，消防员进入火场应当注意安全，完成任务后迅速撤离。

总的来说，在皮肤烧伤机理研究方面，学者利用多孔介质、流体力学和传热学的有关理论，考虑温度对织物物性参数的影响，以及湿气对热辐射的吸收，建立了含有空气层的多层织物的热湿交换模型；考虑皮肤出汗伴随的蒸发和水分扩散等传质过程，建立了多层皮肤传热传质模型；建立的模型都与现有的模型和实验研究进行了对比，验证了模型预测防护服织物层温度和皮肤温度分布的准确性；将热防护服的热湿传递模型与皮肤传热传质模型结合起来，提出了高温热辐射环境下人员皮肤烧伤等级以及死亡风险的评价思路和流程。得出的结论如下。

①热辐射强度影响热湿传递过程，温度分布和蒸发速率受到热辐射强度的影响。当防护服内层存在湿气时，液态水的蒸发速率是定值；而当外层存在湿气时，液态水的蒸发速率分为快速和低速两个阶段。此外，温度分布与湿气传递相关联，温度变化可以预测湿气传递以及蒸发速率的变化；蒸发速率开始变化表示外层刚刚完全干燥，可以用于计算汽化潜热以及计算吸收热辐射的热量大小，因此，蒸发速率可以用于热湿传递过程的分析。

②血液循环、水分的蒸发和扩散等因素表现出两个方面的作用：表皮层没有血液循环，但水分的蒸发和扩散的传质过程可以降低表皮层的温度；血液循环和扩散将热量传输到皮下组织，容易引起皮肤烧伤。随着暴露时间的延长，热辐射强度增加，皮肤角质层的温度也升高，距离被烧伤的时间缩短。

③烧伤引起的死亡风险预测的准确性依赖于皮肤温度分布预测的准确性。

四、热应激机理

消防员灭火救援时，经常长时间暴露于不同热辐射强度的热环境中。消防员穿着热防护服时,外部和内部的湿气分布引起防护服内大量湿气积累。在高温热辐射环境下,外部环境主要通过对流和辐射等方式向人体传输大量的热。因此,人体代谢调节系统为保证人体的核心温度处于正常的范围,出现体温调节等生理反应。这些热应激反应受到环境温度、湿度、风速、服装热阻和湿阻等参数的影响。热防护服具有很大的热阻和湿阻,阻碍人体与环境之间的热湿交换。

高温热辐射环境引起的热应激反应表现在不同的阶段。一般地,随着环境温度的升高,热环境可对人体造成不同程度的影响。人体对高温环境的热适应可分为三个阶段:热不适应阶段、热衰竭阶段和热休克阶段。热不适应阶段人体大量出汗,工作效率下降。热衰竭阶段人体的大脑功能下降,出现反应迟钝等现象。热休克阶段是热应激最危险的阶段,威胁人体生命安全。当环境温度很高时,体温随之快速上升,人体会在较短时间内达到最大应激反应水平。若不能选择合适的环境热强度或严格控制高温环境中的活动时间,人体极易发生中暑,威胁生命健康和安全。

为评价人体热应激,有学者建立了服装的热湿传递模型,将高温热辐射环境下的热阻和湿阻代入模型中,计算服装与环境之间的换热,用于高温热辐射环境下的热应激预测;同时结合人体热反应模型,精确分析人体与服装之间的辐射、对流、出汗潜热和显热等热交换过程;基于人体-服装-环境的热湿传递模型,预测人体核心温度、皮肤温度和出汗量,与人体热安全信号进行比较,给出不同热应激阶段的响应等级。

还有研究表明,空气层对人体热应激影响较大。在高温环境中,体温与空气层厚度呈正相关。空气层厚度大易引发热应激,因此减小空气层厚度可降低高温环境热应激水平,提升人体热舒适性。人体耐受高温是存在生理上的极限的,高温对人体的影响是多方面的,只要某一个生理子系统达到耐受极限,人体就会出现极度的不适,甚至出现生命危险。下面以人体体温和人体出汗量为例进行说明。

1. 人体体温

人体体温主要表现在口腔温度和直肠温度。对应于热应激反应的三个阶段,表 2-2-2 给出了相应的体温上限。

表 2-2-2　人体体温的安全信号

单位:℃

热响应阶段	口 腔 温 度	直 肠 温 度
热不适应阶段	37.4	38.5
热衰竭阶段	37.8	38.9
热休克阶段	38.3	39.4

2. 人体出汗量

高温环境下,为了维持代谢功能,人体通过出汗进行调节。当人体大量出汗,又没有及时补充水分时,会出现脱水现象。当人体脱水超过人体体重一定比例时,人体会出现不同的不适应状况。人体出汗量的安全信号见表 2-2-3。

表 2-2-3　人体出汗量的安全信号

热响应阶段	出汗体重比/(％)	出汗量/kg	过 热 症 状
热不适应阶段	3	2.25	中等不适应
热衰竭阶段	5	3.75	极度不适应
热休克阶段	7.5	5.625	失去意识

通过人体-服装-环境热湿传递模型的计算,可以得到身体局部的温度和出汗量,对比局部出汗量和温度相应的极限值,分析达到对应极限值下的时间。就人体整体而言,可选择身体各部位达到对应极限值下的时间的最小值作为最大工作时间的保守值,来开展热应激预测评价,评价人员暴露于高温热辐射环境下的热安全情况,对于人体高温热损伤的评估具有重要意义。热应激预测评价的流程图如图 2-2-4 所示。

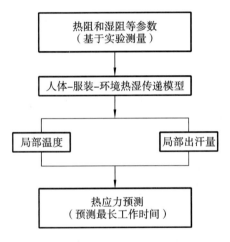

图 2-2-4　热应激预测评价的流程图

第三节　人体吸入性损伤机理

吸入性损伤可分为三类:呼吸道热损伤、颗粒沉积损伤、毒气损伤。

热损伤主要表现为高温的烟气通过热辐射等方式造成皮肤或呼吸系统的烧伤。呼吸道热损伤将严重影响人体的呼吸强度、频率和代谢率。呼吸道热损伤主要出现在上呼吸道。人体呼吸道对 60 ℃火灾烟气带来的热量可暂时忍受,在 120 ℃火灾烟气中停留 15 min 会出现不可逆的呼吸道热损伤,火灾烟气温度达到 170 ℃时,吸入少量热空气将超过人体生存极限。

颗粒沉积损伤主要表现为呼吸系统吸入的烟气颗粒,沉降在呼吸道表面、肺部区域,造成呼吸障碍,引起呼吸道疾病、心血管疾病和癌症等。部分未沉降颗粒不会随着呼吸呼出,会进入血液流经全身,长期积累造成血管堵塞或影响其他部位功能。

毒气损伤主要表现在吸入火灾中热分解产物和燃烧产物,如大量有毒有害气体和颗粒。总体来看,吸入毒烟气颗粒会引发肺部区域的炎症。吸入不同成分的烟气,人体中毒机理不同,主要包括:①窒息作用,如 CO、CO_2、H_2S;②刺激作用,如 NH_3、HCl、SO_2、微粒、NO_2、苯酚;③过敏和致癌作用,如石棉、苯、苯乙烯、多环芳烃和重金属等。

火灾烟气危险因素多且十分复杂,以热量和烟气颗粒两大主要灾害要素为研究对象,利用火灾动力学、传热传质学、流体力学、生物传热学等原理,研究人体呼吸道内流动输运特性,分析火灾烟气在呼吸道内温度场、烟气颗粒沉降分布规律,建立火灾烟气环境中的呼吸道热传递和烟气颗粒输运沉降模型,系统研究火灾烟气对人体呼吸道的损伤机理。评估人体呼吸道热灼伤等级、吸入颗粒剂量,致癌、非致癌毒性健康风险,预测火灾烟气环境中的人员呼吸道生理变化过程、损伤程度与耐受极限等相关指标,为救援人员评估火场危险等级提供指导,为抵御火灾、减少人员伤亡提供理论支撑,为开展个体防护装备研制提供科学依据,最终达到保护人民生命安全的目标。

总的来看,近几年有部分学者针对呼吸道内火灾烟气颗粒输运沉降规律开展了深入研究:在真实呼吸道模型基础上,研究呼吸道-组织热灼伤的损伤机理,考虑呼吸道组织中的热平衡特性,建立呼吸道内热传递模型,计算呼吸道内、呼吸道-组织交界面温度分布;建立呼吸道内烟气颗粒输运沉降模型,计算烟气颗粒在呼吸道内输运规律和沉降分布,为火灾烟气环境下呼吸道热损伤等级评估、颗粒阻塞和毒气损伤评估提供技术支持。

一、呼吸道热损伤机理

火灾发生时,火源周围的空气可能会被加热到 800 ℃,在火灭后现场整理初期阶段,空气中气温一般在 100 ℃左右。上呼吸道中鼻咽部、喉部、气管处保持温度的能力和给气体加湿潜力很强,超热空气进入上呼吸道内会被显著冷却。相比于上呼吸道,喉部阻挡高温空气和散热的能力较差,导致高温空气对喉部造成更严重的热损伤。吸入火灾烟气中高温干空气会直接导致呼吸道烧伤,呼吸道黏膜充血、水肿甚至脱落,造成肺水肿或呼吸功能障碍。热空气与呼吸道之间热量传递的主要渠道如下:呼吸道表面黏液层中水分蒸发散热、热空气与组织之间对流换热的热交互过程,组织内部血液循环散热与新陈代谢产热的热平衡过程。由于干燥热空气的比热容较低以及上呼吸道的有效散热,下肺部区域得到保护,热伤害减少,热空气对呼吸道的热损伤主要集中在上呼吸道中。

在实验方面,由于无法直接用真实人体开展实验,学者通常使用动物的呼吸道开展类似研究。有学者在犬类呼吸道实验的研究中发现,当吸入空气温度低于 160 ℃时,血液循环在呼吸道组织热平衡中起重要作用,呼吸道周围组织中血流速度增加,带走大量热量;当吸入空气温度高于 160 ℃时,其他机制(如呼吸道-组织交界面上蒸发散热)在上呼吸道的快速散热中占主导地位。在模拟研究方面,针对火灾热损伤机理的研究主要关注皮肤热损伤的规律,如通过建立皮肤传热模型,研究初始温度、血液灌注量、导热系数和比热容等参数对皮肤层的温度分布和烧伤等级的影响。

研究吸入热空气对呼吸道热损伤机理时,利用活体进行实验存在着道德伦理问题,操作繁杂,不定因素多,相对而言,在呼吸道数值模型中进行热传递规律和热损伤机理模拟研究具有更好的可重复性与安全性。目前呼吸道内传热过程和热损伤机理的模拟研究较少,有学者在一个简化的上呼吸道模型中,通过设定具有恒定壁面温度的热边界条件,研究了吸入 40 ℃ 以下的冷、热空气后呼吸道内温度分布及其对流场、纳米尺度颗粒沉降的影响。在吸入高温热空气的研究方面,有模拟研究表明,当呼吸道组织的表面温度升高到 44 ℃ 以上时,会导致组织热损伤。还有学者考虑到个体的生理状态,如代谢率、导热、水分蒸发情况和血液灌注速率等,建立了一个较全面的热传递模型,在简化的圆管呼吸道模型中计算呼吸道组织瞬时温度分布。还有学者在简化的口腔、鼻腔、气管及前两级支气管模型中,模拟了在恒定壁面温度,高呼吸流量(90 L/min)状态下,吸入 100 ℃ 高温空气时呼吸道中心矢状面和组织表面的温度场分布情况。一项利用 3 名中国成年人 CT 图像重建的咽喉及气管模型的研究,分析了非稳态呼吸 1 min(20 个呼吸周期)吸入 80~320 ℃ 的热空气时,吸入热空气的速度场分布和会厌、喉部、声带、上气管处的温度分布。Henriques 等引入无纲量参数 Ω 评估热烧伤等级,被一直沿用至今。采用 Henriques 烧伤评估模型,需获取呼吸道-组织表面瞬时温度分布,因此获取呼吸道-组织表面的温度分布是分析呼吸道烧伤等级的重要手段。

呼吸道烧伤与人体表面皮肤灼伤的情况有所区别。全层皮肤灼伤的临界温度为 47.9 ℃,当人体直接暴露于 55 ℃ 热环境中,10 min 内发生全层皮肤灼伤,而在 60 ℃ 环境下,3 min 就会发生全层皮肤灼伤;然而处于上述热环境中的人员呼吸系统虽然有所损伤,但是上呼吸道热损伤大多在 2~3 周可以自行愈合。由此可以得出,吸入 60 ℃ 热空气时,呼吸道实际吸收的热量远不足以使上呼吸道组织严重烧伤,呼吸道组织比皮肤组织更耐热且有更强的自愈能力。现有的针对呼吸道热损伤的病理性研究主要包括肺实质病理、生理变化、炎症反应、通气策略、患者对医学干预的反应、吸入火灾烟气导致呼吸道-组织结构受损情况等。在过去,受限于呼吸道模型精度,有学者往往采用简化的圆管呼吸道模型来评估火灾早期发展阶段热空气引起的呼吸道损伤。近几年,随着 CT 精度以及 3D 打印技术的发展,一些学者开始使用基于真实人体呼吸道的数值模型或 3D 打印样品来开展呼吸道内局部区域烧伤等级的相关研究。许笑羽根据呼吸道内吸入干燥热空气与组织间热交互过程和组织自身热平衡机理,建立了火灾烟气环境下呼吸道内热传递模型,确定模型中人体生理相关参数。随后利用犬类实验结果与热传递模型预测的呼吸道内温度分布进行对比验证,探索了在口腔稳态吸气和循环呼吸状态下,呼吸道内空气温度和组织边界温度分布情况。最后分析了呼吸强度、外界环境参数、人体生理组织特性参数(血液灌注量、新陈代谢率和组织导热系数)对温度分布的影响规律。

呼吸道内热传递过程包括呼吸道表面蒸发散热、呼吸道-组织间对流换热和组织内部热平衡的过程。呼吸道与组织交界处附着黏液层,黏液层中存在大量水分,呼吸道吸入携带热量的空气,使黏液层中水分蒸发,在呼吸道-组织表面出现蒸发散热,带走热空气中热量;组织与热空气之间存在温度差,呼吸道内热空气会通过对流换热方式将部分热量传入呼吸道组织中;组织内部血液循环会散去部分热量,新陈代谢过程会产生热量,分别由血液灌注量和新陈代谢率两个参数来确定组织内热平衡情况。因此,根据呼吸道内上述热交互过程,建立涵盖对流传热、蒸发传热、与人体生理条件相关的呼吸道热传递模型。在热传递模型计算中,空气的参数一般为温度的函数,参数的改变量较小,但也会影响流体的运动。由于空气密度随温度变化差异不大,所以在非稳态和对流项计算中,人们认为密度为定值,而只在浮力项中考虑空气密度为变量,因此通常采用 Boussinesq 模型假设空气密度随温度呈线性变化。

人体呼吸道模型内温度场的数值模拟常使用计算流体力学软件 Ansys-Fluent 进行。热损伤机理研究建立在流场特性模拟的基础上,以口腔稳态吸气或循环吸气,设置口腔为速度入口,设定呼吸的初始速度和初始吸入外界空气温度,主支气管出口处设为压力出口,为大气压,体内恒定温度 37 ℃,壁面速度无滑移,加入能量方程,开展计算。

结果显示,模拟预测的气管平均温度随吸入热空气温度的变化趋势与实验结果基本一致,而在空气能量方程中考虑黏液水蒸发散热时,气管中预测温度比不包含蒸发散热时预测的温度低,且差值随着吸入热空气温度升高而逐渐增加,该结论与文献中提出的"当吸入空气温度低于 160 ℃时,可以认为组织中血液循环散热在上呼吸道散热过程中起重要作用,黏液蒸发散热所占比例较小"的结论相符。

模拟结果与实验结果存在差异的原因可以归结如下:①实验中犬类的血液温度、体内核心温度会随着吸入的热空气温度的增加而增加,而在模拟计算中认为该温度是恒定的;前人研究表明,吸入 160 ℃以下的热空气时,血液和体内核心温度升高值不会超过 1.5 ℃,因此在模拟中将其假设为常数是合理的。②犬类实验中用于测量气管内温度的温度计装置仅测量单点温度结果,且在第一个气管环三维不同位置测得的温度不同,这可能导致一些实验偏差。

此外,研究发现不同的入口温度对呼吸道内流场趋势影响较小,远小于呼吸强度不同带来的对无量纲速度的影响。浮力作用增强了呼吸道壁面附近空气的混合效应,不同入口温度对口咽处流场分布的影响比对喉部、气管处流场分布的影响更大。出现该现象主要是因为喉部和气管区域被组织包围,组织中的血液循环耗散了大部分热量,使得呼吸道内甚至壁面附近的温度与浮力参考温度的差异更小,对浮力的影响减小。而对于较高呼吸强度,如 30 L/min 和 60 L/min 呼吸流量,不同入口温度对呼吸道内流场分布的影响更小。

口腔入口附近温度较高,环境空气中热量会由于对流换热作用稍微扩散到鼻前庭处;随着热空气的流动,部分热量会随着流动从口咽扩散到鼻咽处;人体上呼吸道内空气温度随着空气流动与入口的距离增加而逐渐减小。喉部后侧的空气温度高于喉部前侧的空气温度,该区域温度分布情况与流场分布情况基本一致,表明在高速气流区域,组织中血液循环散热效应延迟而难以散出较多的热量。热空气经过声门,发生湍流喷射情况,温度分布并未像流场分布中出现"喷射",在声门下游前侧区域未发现高温区域,但前侧壁面附近温度高于后侧壁面温度,且声门下游后侧区域温度梯度较大;热空气进入气管区域后,热量分布更加均匀。对于组织区域,其温度分布表明呼吸道-组织交界面处温度高于深层组织中温度;随着组织中的血液循环散热,喉部和气管区域组织表面温度略低于相同位置的呼吸道内侧空气温度。可以预测在口腔中、喉部区域后侧更容易发生热损伤。

研究者发现,口腔以 30 L/min 呼吸流量循环呼吸 80 ℃ 热空气 1200 s,各截面的组织平均温度随着时间推进逐渐增加,0～100 s 时组织温度随时间变化的速率加快,随后组织表面平均温度增加速率减低,最终逐渐趋近于一个恒定温度,其中喉部区域呼吸道-组织交界处温度在研究的咽喉、气管区域中最高。吸入热空气时,喉部区域温度升高最快,最容易产生热损伤。实际生理研究表明,呼吸道内热空气温度上升时,声门部位反射性收缩,导致进入气管中的热空气流速增快,气管区域组织中血液循环散热效应延迟,热量难以从组织或组织表面黏液层散出,使得实际气管组织表面温度略高于模拟预测的温度,气管比口咽部位更容易出现热损伤。

组织瞬态温度随着吸气和呼气过程产生振荡,吸气过程中,组织表面温度增加;呼气阶段时,呼吸道内空气温度降低,基本接近人体核心温度(37 ℃),在呼气阶段基本不发生呼吸道内空气与组织间的热交换,基本依靠血液循环散热效应使组织表面瞬态温度降低,故呼气阶段组织表面温度降低程度小于吸气阶段温度升高程度,在一个呼吸周期结束后,呼吸道-组织表面温度升高。喉部区域组织表面温度升高最快,气管区域次之,口咽区域温度变化速率最慢,该结果与呼吸道各区域表面积、对流换热系数有关。单个呼吸周期中,组织表面瞬态温度振荡幅度小于空气瞬态温度振荡幅度,该现象的产生是由于空气的比热容远小于组织的比热容。

除呼吸特征和环境因素对组织温度分布结果有影响外,人体的心理、生理参数对预测呼吸道-组织表面温度分布结果十分重要,分析这些参数将有助于解决呼吸道热损伤评估等问题。

血液灌注量的数值大小与性别、年龄、身体素质有关,同一个人在不同健康状况下血液灌注量也不同。血液循环散热作为人体呼吸道内热交互的最主要途径,不同的血液灌注量影响着生物组织对热量的承受能力。血液灌注量大时,更多的热量通过血液循环耗散,使得组织表面温度相对较低,从而不容易出现热损伤;一般老年人的血液灌注量低于年轻人的血液灌注量,所以老年人的呼吸道在火灾环境下更易发生热损伤。血液灌注量越大,截面组织表面温度越快达到稳定状态。

在有组织包围的呼吸道区域,新陈代谢率越大,组织温度越高。$Q_m = 42000$ W/m^3 时,喉部最高温度达到 55.7 ℃;$Q_m = 420$ W/m^3 时,相同位置的组织温度仅为 51.5 ℃。新陈代谢率与组织温度的关系说明在火灾场景中,保持冷静,降低身体新陈代谢率,有助于减小呼吸道中热损伤。新陈代谢率与血液灌注量相关,身体新陈代谢率增高的同时会使血液灌注量增加,血液灌注量越大,组织温度越低。

循环呼吸 1200 s,观察三种不同组织咽喉、声门、气管区域呼吸道-组织交界处温度影响情况($Q=30$ L/min,$T_{in}=80$ ℃)。结果显示,组织导热系数越小,组织表面温度越高,k_t =0.1 W/(m·K)时,CC'截面处组织温度比 k_t =1.0 W/(m·K)时高 5 ℃。对比喉部、声门和气管区域在 k_t =0.1 W/(m·K)和 k_t =0.5 W/(m·K)时的组织表面温度,发现相同位置的组织表面预测温度差值随着血液流动方向越来越大。这说明组织导热系数减小时,组织内部热量堆积在组织表面,难以向深层组织耗散,影响了血液循环散热,随着血液流动方向组织温度增加值越大,在气管区域血液循环散热作用相较于蒸发散热和对流换热作用处于主导地位。呼吸道组织的导热性质取决于组织组分情况,组织中的水含量会影响呼吸道组织的导热系数,呼吸道内蒸发散热时,呼吸道组织中水含量逐渐减少,而组织的导热系数会随着水分的流失而减小,导致热传递模型预测的组织温度偏低,意味着呼吸道热损伤情况更严重。

总的来说,针对呼吸道吸入性热损伤,有以下几个主要研究结论。

(1)人体上呼吸道中空气温度随着空气流动远离入口而逐渐减小。喉部区域温度分布与流场分布情况基本一致,喉部后侧的空气温度高于喉部前侧;热空气经过声门,温度分布没有像流场分布中出现"喷射",声门下游前侧区域温度较均匀,声门下游后侧区域温度梯度较大。组织瞬态温度随着呼吸周期中吸气和呼气过程振荡上升,呼气阶段组织表面温度降低程度小于吸气阶段温度升高程度;上升速度随着呼吸时间延长而逐渐减缓;喉部区域组织表面温度升高最快,气管区域次之,口咽区域温度变化速率最慢;预测热损伤更易发生在口腔中、喉部区域后侧壁面。

(2)在不同呼吸强度下,呼吸道内空气与组织的对流换热、黏液层的蒸发散热以及组织结构热平衡效应促使呼吸道内空气温度分布得更加均匀。吸入空气温度相同,呼吸流量越大时,呼吸道内空气温度及组织表面温度越高,呼吸流量的增加会导致人体上呼吸道内热量的留存,从而导致呼吸道组织表面,甚至深层组织烧伤。相同呼吸流量下,入口空气温度增加,呼吸道内空气温度随之增加,但无量纲温度 θ 基本无变化。仅在有组织包裹的喉部、声门和气管区域发现,近壁面处的无量纲温度 θ 随着入口空气温度的降低而增加。

(3)血液灌注量越小、新陈代谢率越高、组织导热系数越小时,组织表面温度越高,更容易出现热损伤,说明火灾场景下越冷静,呼吸道热损伤程度越小。新陈代谢率与血液灌注量是相互影响的,且组织导热系数受组织中水分等组分的影响,使得研究的人体生理参数对组织表面温度场影响的预测结果存在些许误差。

二、颗粒沉积损伤机理

颗粒物通过鼻腔、口腔被人体吸入,沉降在呼吸道表面,进入肺部甚至进入血液循环,使呼吸系统疾病、心血管疾病和肺癌等急性/慢性疾病的发病率和死亡率日益升高。近年来,颗粒在呼吸道内输运沉降机理的相关研究主要集中于分析空气中细颗粒(PM)污染物等气溶胶作用源在呼吸道内的输运沉降规律。

与在常温下进行的呼吸道内气溶胶的输运与沉降不同,火灾烟气颗粒携带热量,在呼吸道内的沉降过程受到热泳力的影响,使得颗粒与呼吸道壁面的相互作用增加。颗粒在呼吸道内的主要输运沉降机理是惯性碰撞、重力沉降、布朗扩散作用等,进入呼吸道的深度和沉降量依赖于颗粒的体积、种类、浓度,呼吸强度,呼吸模式和各部位器官的个体结构等因素。大颗粒(微米量级颗粒)由于惯性较大,一般沉降在鼻黏膜和上呼吸道内,较小的颗粒(纳米量级颗粒)可以随着气流一直到达呼吸道末端并在布朗扩散作用下沉降下来,具体沉降机理和粒径特征、沉降区域如表 2-3-1 所示。粒径是颗粒空气动力学特性的重要参数,决定颗粒在空气中的迁移特性及其进入呼吸系统的输运规律,人体在休息状态用鼻腔呼吸(呼吸流量为 15 L/min)时,吸入的气溶胶颗粒物在鼻腔中的沉降分数示意图如图 2-3-1 所示。

表 2-3-1　呼吸道内颗粒沉降机理总结

沉降机理	粒径特征	沉降区域
惯性碰撞	空气动力学直径>2 μm	上呼吸道、支气管浅层分支的突起处
重力沉降	空气动力学直径>1 μm	支气管、肺泡、细支气管
布朗扩散	实际物理直径<0.5 μm	细支气管、肺泡、支气管分叉

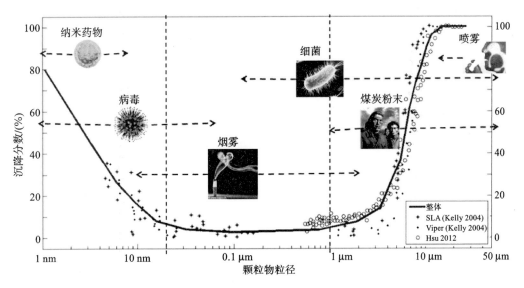

图 2-3-1　吸入颗粒物粒径与鼻腔中沉降分数对照示意图

颗粒在人体呼吸道内的沉降研究早期采用的是实验方法,主要有利用临床实验比较吸入与呼出空气中颗粒粒径分布和浓度的方法、γ-标记颗粒计算储留量的活体外部测定法、离体肺及肺模型测定颗粒附着量的方法、体外试验构建理想化模型进行可吸入颗粒物沉降量测定法等。颗粒沉降实验较为完善,近些年呼吸道内颗粒沉降实验的应用减少了体内试验和活体试验。为了使实验有较好的可重复性,一般选用借助医学影像重建的呼吸道模型并 3D 打印,进而体外测量颗粒沉降量的方法。

有学者利用假人和定量雾化呼吸测量方法,对不同呼吸强度、粒径和通风情况下的吸入与呼出颗粒浓度进行测量,得到口腔和鼻腔的可吸入能力比率。使用荧光光谱法测量在不同呼吸流量下,不同粒径的微米颗粒在口腔-咽喉-气管支气管模型局部区域的沉降分数,结果发现,对于微米颗粒,惯性碰撞是其主要的沉降机制,呼吸道模型喉部附近的最小尺寸和平均横截面积是研究模型中沉降的重要参数。还有学者利用尸体解剖模型构建不同口腔直径的口-喉模型,使用示踪粒子癸二酸二乙基己酯(DEHS)测量颗粒在模型中的沉降分数,发现呼吸强度和口腔直径对粒径为 $2~\mu m$ 的颗粒的沉降分数没有影响,对于 $4~\mu m$ 和 $8~\mu m$ 的颗粒,口腔入口直径的减小和呼吸速率的增加会导致颗粒在口腔和喉部的沉降增加。Kelly 等利用立体光刻技术打印了两个鼻腔模型,研究了超细颗粒和微米颗粒的沉降规律,结果表明鼻腔模型几何形状的微小差异对微米颗粒沉降具有显著影响。Lizal 等在肺部支气管模型中采用基于正电子发射断层成像(PET)的方法,获取了支气管局部的气溶胶沉降分数实验数据。

上述实验方法能够较准确地获得颗粒在人体呼吸道内的沉降量,但无法获得颗粒在呼吸道内的运动方式、运动轨迹,未深入研究颗粒在呼吸道内的沉降分布规律。以 CFD 为代表的数值模拟方法已经很好地运用到研究人体呼吸道内颗粒的输运沉降规律中,以纳米颗粒研究药物递送和以微米颗粒研究有毒颗粒沉降为主。对于小于 20 nm 的超细颗粒,鼻腔中的沉降效率与颗粒扩散率、呼吸流量的比率呈正相关,受颗粒密度和重力作用的影响较小。有学者通过研究 5 nm 以下颗粒在呼吸道中沉降分布情况,以提高呼吸道给药的靶向性和药物疗效,还研究了呼吸模式对纳米颗粒在呼吸道各处沉降的影响;在真实鼻腔模型中研究直径为 $1\sim80~\mu m$ 颗粒的沉降分布情况,确定人体吸入气溶胶颗粒的毒理作用;针对人类鼻腔中微米颗粒和纳米颗粒的沉降输运规律的研究表明,相较于微米颗粒,纳米颗粒在呼吸道中的沉降分布更均匀,而微米颗粒更倾向于沉降在鼻孔区域和鼻甲区域的隔膜壁上。通过比较鼻腔中呼吸模式对纳米颗粒沉降的影响,发现粒径为 $1.7\sim3$ μm 的颗粒沉降受稳态或循环呼吸状态的影响较大。在呼吸规律上,有学者针对鼻腔及上呼吸道模型研究了循环呼吸状态下瞬时微米粒子的输运和沉降,发现循环呼吸和稳态呼吸模拟对完整呼吸道模型的颗粒沉降分数结果较为一致,当进行循环呼吸的颗粒沉降模拟时,使用局部模型(如单一鼻腔模型)的计算结果有所偏差,应当使用完整的呼吸道模型进行模拟研究。

对于支气管的颗粒数值模拟研究,陈晓乐等在支气管树呼吸道模型中利用多种沉降模型,研究了球状吸湿性颗粒物和纤丝状颗粒物在呼吸道内的沉降,发现在壁面湿度较大时,微米颗粒的沉降分数会增加。有学者在 16 级支气管 Weibo 模型中研究直径为 $3\sim$ $10~\mu m$ 颗粒在 G0～G15 支气管中的沉降分数,提出了支气管的几何模型,包括子支气管分支的旋转,对纳米颗粒的沉降分数影响不大;同时给出了不同级数的颗粒沉降分数和支气管分叉处的颗粒沉降分布情况。支气管分叉处一般是出现肿瘤病变的常见部位,颗粒的局部积聚大概率会引发肺癌。一项在不对称多级支气管树模型中研究微米、纳米颗粒的运输和沉降的研究结果表明,支气管树模型中分叉的角度是颗粒沉降的重要参数。一项在肺部模型中的研究采用输运沉降的半经验公式,模拟了单个循环呼吸周期中微米、纳米颗粒的沉降,评估人类长期暴露于空气污染物中的风险。值得注意的是,相较婴幼儿,在成年人下呼吸道模型中,微米颗粒受到重力作用的影响更大,更容易沉降在下部支气管树呼吸道(G9~G12),而非上部支气管树呼吸道(G3~G6)。还有一些学者在真实鼻腔模型、下呼吸道模型中分析了纤维颗粒、木屑、焊接烟雾附聚物和具有各种形态的颗粒沉降情况,了解不同物理特性的颗粒输运沉降机理。

并非环境中所有颗粒均可以吸入鼻腔,为准确计算鼻腔内沉降颗粒沉降剂量,有学者使用可吸入比率(AR)来描述可以吸入鼻腔中的颗粒比率。在不同呼吸流量下,直径为 1 nm~50 μm 颗粒的 AR 与前人微米颗粒的实验数据对比,数值模拟结果与实验数据结果显示出良好的一致性。呼吸流量对 AR 无影响,这与 Hsu 等的结论是一致的。颗粒密度对粒径在 5 μm 以上的颗粒的 AR 有显著影响,对纳米颗粒影响不明显。对于纳米颗粒,随着粒径增加,扩散效应低,颗粒相对更容易被吸入呼吸道,AR 从 0.9 增加到 0.99。粒径为 10 nm 到 2 μm 时,AR 一直稳定在 0.99 左右,随后随着粒径的增大,AR 急速减小。对于密度较大的颗粒,如密度为 7190 kg/m³ 的颗粒,AR 下降的斜率大,在粒径为 30 μm 时出现零吸入率,即没有颗粒被吸入呼吸道;而密度为 2000 kg/m³ 的颗粒,AR 下降斜率相对较小,在粒径为 50 μm 时才出现零吸入率。

下面以一个典型的复合甲板火灾案例进行具体介绍。

假设消防员以 30 L/min 和 50 L/min 的呼吸强度在火灾清理现场持续工作 30 min,计算复合甲板火灾场景中的鼻腔、中鼻甲、中鼻道和面部沉降剂量,分别计算纳米颗粒(粒径 10 nm~1 μm)、微米颗粒(1~1.54 μm)沉降剂量和总沉降剂量,发现沉降剂量(数量、质量和表面积)与呼吸强度呈线性正相关,这是因为随着气流交换量的增加,更多颗粒进入呼吸道,增加了呼吸道壁面颗粒沉降剂量。同时发现,虽然纳米颗粒在较高流速下沉降分数较低,但在实际沉降剂量的研究中,纳米颗粒在较高呼吸流量下的沉降剂量仍高于低呼吸流量,因此,沉降分数的降低对沉降剂量的结果影响较小。人体呼吸道内大量有毒颗粒沉降,表明消防救援人员不应在灭火结束和火场清理阶段摘除自给式呼吸器。

临床研究指出,短期暴露于每平方厘米(1.2~1.45)×10⁵ 个颗粒环境中,可导致健康的志愿者心血管参数发生诸多变化,复合甲板火灾场景中烟气颗粒浓度为每平方厘米2.8×10⁵ 个颗粒,超过了临床研究中颗粒浓度的建议,意味着消防员面临巨大的心血管疾病风险。然而,在关联呼吸系统疾病时,没有相应的质量沉降剂量和表面积沉降剂量的临床标准,在今后的研究中要实施更多的临床调研,以制定相关标准。

中鼻道中沉降剂量始终大于中鼻甲中沉降剂量。质量载体(较大粒径)颗粒倾向于进入中鼻甲而非中鼻道,复合甲板火灾场景中以 50 L/min 呼吸强度工作 30 min,中鼻道的沉降剂量为每平方厘米 0.223×10^6 个颗粒,是中鼻甲中沉降剂量(每平方厘米 0.100×10^6 个颗粒)的 2.2 倍,而中鼻道和中鼻甲中 Cr 烟气颗粒质量沉降剂量大致相同,分别为 $0.111\ \mu g$ 和 $0.109\ \mu g$。烟气颗粒沉降在中鼻甲中会引发咳嗽、喘息和鼻炎,沉降在中鼻道中的颗粒会深入鼻窦,引起鼻窦炎或鼻窦滴水,导致消防救援人员的职业生涯缩短。

复合甲板火灾场景中消防员的呼吸流量为 30 L/min 时,测得鼻腔、面部和穿透进入下呼吸道的颗粒沉降剂量(数量、质量和表面积)百分比。大约 98% 的颗粒(粒径 10 nm~1.54 μm)穿透鼻腔进入下呼吸道,数量沉降剂量为 7.794×10^7 个颗粒,质量沉降剂量为 18.13 μg,表面积沉降剂量为 $2.08\times10^{-5}\ m^2$,表明存在较高的下呼吸道疾病和心血管疾病发病风险。面部数量、质量和表面积沉降剂量分别为 0.464×10^6 个颗粒、0.134 μg 和 $0.143\times10^{-6}\ m^2$,分别占总沉降剂量的 0.982%、0.555% 和 0.727%。面部的沉降剂量小于鼻腔的沉降剂量,但高于中鼻道和中鼻甲的沉降剂量。沉降在消防员面部的颗粒可能会穿透皮肤,因烧伤和中毒导致更深的组织损伤。在 50 L/min 的呼吸流量下,鼻腔中的数量沉降剂量为 1.291×10^6 个颗粒,是在面部上的数量沉降剂量(0.760×10^6 个颗粒)的 1.69 倍,而在 30 L/min 的呼吸流量时,鼻腔中的质量沉降剂量是面部上的质量沉降剂量的2.5倍。这表明较轻的颗粒(如纳米颗粒)在较高流速下,由于更加强烈的扩散作用而更倾向于沉降在面部。

对于鼻腔和面部的颗粒沉降剂量百分比,质量沉降剂量百分比最高,其次是表面积和数量沉降剂量。鼻腔中的数量、质量和表面积沉降剂量百分比分别为 0.968%、1.417% 和 1.222%。在鼻腔、面部和穿透进入下呼吸道的研究区域中,鼻腔中高于 97% 的数量沉降剂量来自纳米颗粒,而纳米颗粒的质量沉降剂量和表面积沉降剂量仅占 46.3% 和 65.4%,在面部、中鼻道、中鼻甲和穿透进入下呼吸道研究区域中均发现类似的规律。纳米和微米颗粒在呼吸道中沉降剂量(数量、质量和表面积)受粒径和沉降规律的影响有显著差别,粒径较大的颗粒会导致更大的质量和表面积沉降剂量。

总的来说,该案例针对烟气颗粒输运沉降规律和沉降剂量进行了计算,首先分析烟气颗粒在人体呼吸道内输运沉降机理,建立人体呼吸道内烟气颗粒输运沉降模型,选取典型火灾场景作为案例,获得火灾场景特征烟气颗粒数量浓度-粒径分布曲线,进而分析烟气颗粒在鼻腔内的沉降分布规律,研究粒径、密度、呼吸强度等参数对颗粒沉降分数的影响,针对纳米颗粒和微米颗粒的不同沉降机理和控制参数,分别在鼻腔、中鼻甲、中鼻道和面部建立相关颗粒沉降拟合经验公式。最后,建立火灾烟气环境下呼吸道内沉降剂量(数量、质量和表面积)的计算方法,将火灾场景、颗粒沉降分数、呼吸情况相关联,得到复合甲板火灾场景的鼻腔、中鼻甲、中鼻道、面部和穿透鼻腔进入下呼吸道的火灾烟气颗粒沉降剂量。

主要结论如下。

(1)鼻腔中观察到三个沉降热点区域:鼻前庭、中鼻道和鼻咽。纳米颗粒在鼻腔中主要做布朗扩散运动,粒径越小,布朗扩散运动越强,在鼻腔内沉降颗粒数量越多、越均匀。相对于纳米颗粒在鼻腔内均匀沉降,微米颗粒沉降基于惯性作用,主要沉降在鼻前庭和鼻中隔。

（2）纳米颗粒的沉降分数可以拟合成颗粒质量扩散率和呼吸流量的方程,纳米颗粒沉降分数与质量扩散率成正比,与呼吸强度成反比。对于微米颗粒,如烟气颗粒,其直径、密度和呼吸强度影响其沉降分数,鼻腔中微米颗粒沉降分数可以拟合为斯托克斯数的指数方程,中鼻甲和中鼻道的沉降分数出现两个峰值,面部的沉降分数与斯托克斯数呈正相关,但当斯托克斯数达到 1.5 时,面部沉降分数发生骤降。

（3）可吸入比率用来描述可以吸入鼻腔的烟气颗粒比率。呼吸流量对可吸入比率无影响,颗粒直径对可吸入比率有显著影响。对于纳米颗粒,可吸入比率稳定在 $0.9 \sim 0.99$;对于直径在 5 μm 以上的微米颗粒,可吸入比率随着颗粒密度的增大而降低,且密度越大,可吸入比率-颗粒直径曲线的下降斜率越大,在最小颗粒直径处达到零吸入率。

（4）烟气颗粒沉降剂量随呼吸流量单调增加。复合甲板火灾场景中,鼻腔中高于97%的数量沉降剂量来自纳米颗粒,而纳米颗粒的质量沉降剂量和表面积沉降剂量仅为46.3%和65.4%,粒径较大的颗粒会导致更大的质量和表面积沉降剂量。大约98%的颗粒数量剂量穿透鼻腔进入下呼吸道,严重威胁下呼吸道及心血管健康。面部数量、质量、表面积沉降剂量均低于鼻腔中数量、质量、表面积沉降剂量,但高于中鼻道和中鼻甲中数量、质量、表面积沉降剂量。在较高呼吸流量下,由于扩散作用强烈,粒径较小的颗粒(纳米颗粒)更倾向于沉降在面部而不是被吸入鼻腔。中鼻道中沉降剂量始终大于中鼻甲中沉降剂量,微米颗粒(质量载体)倾向于沉降在中鼻甲而不是中鼻道,中鼻甲、中鼻道中颗粒沉降剂量大表明有较高的鼻窦炎、鼻炎发病风险。建议消防员在灭火结束和火场清理阶段不要摘除自给式呼吸器。

三、毒气损伤机理

火灾烟气毒理学的毒性效应主要由 N-气体模型、FED 模型和 TGAS 模型等定量烟气毒性评估模型评估。根据火灾场景烟气运动情况,生命危险性模型(LHDM)和预期死亡数目模型(ENDM)被用于评估人体受毒气毒害的风险。有学者考虑了火灾烟气的物理特性和毒性效应,将火灾烟气演化模型与毒性定量评价模型结合起来,建立宏观动态定量的毒性评价方法,开展有效疏散路径规划和性能化评估。

在研究颗粒沉降分布规律和损伤机理的基础上,研究者发现颗粒上附着的化学物质和金属在评估人类暴露于颗粒中的健康风险时起到至关重要的作用。有毒金属物质附着在颗粒表面,会通过皮肤接触、食物摄入、口腔或鼻腔进入人体。对吸入超细颗粒的剂量学和毒理学研究发现,在次要靶器官(脑或心脏)中,普通人一生吸入超细颗粒的剂量约为10^{11} 个。Vinzents 等研究调查了空气污染物中的细颗粒(PM2.5,PM10 和 PM 粗颗粒)的毒性机制,发现细颗粒是近年来越来越多人患有肺部炎症、存在肺部氧化应激反应的诱因。Franklin 等的研究表明,PM2.5 附着的化学物质,如铝(Al)、砷(As)、硅(Si)、镍(Ni)和硫酸盐可以影响吸入 PM2.5 与死亡率之间的关系,所以颗粒质量不能作为单一的评估健康风险的指标。许多其他金属,如镉(Cd)、铬(Cr)、铅(Pb)、锰(Mn)、铜(Cu)、钒(V)和锌(Zn)等也被认为是颗粒广泛携带的毒性金属物质。一些学者在典型采矿冶金城市的屋顶、公路以及高层建筑楼梯上测量了颗粒及其所携带金属物质的浓度,对呼吸系统吸入颗粒进行了毒性损伤安全评估。You等分别在新加坡公共汽车站、高速公路和工业区域,对选定的致癌、非致癌金属颗粒在呼吸道内的健康安全进行评估,根据EPA的补充指南,利用非致癌风险危险因子(HQ)和生命过量致癌风险(ELCR)评估呼吸系统的暴露健康风险。由于环境的不断变化和人员个体差异等因素,人类健康安全风险评估是一个定性的结果,是评估人体不良健康状态(致癌、非致癌)可能性的有效工具。EPA的补充指南中指出,在进行人体吸入健康风险评估时,假定所有颗粒进入呼吸道后不再被呼出,则认为100%的颗粒或沉降在呼吸道表面,产生毒性、阻塞损伤,或从肺部进入体内循环(毒性作用于远端靶器官),EPA引入了吸入单位风险(IUR)和参考浓度(RfC)进行吸入化学物质的健康风险评估,而不再利用呼吸强度和体重进行调整评估。

上述以HQ和ELCR来评估人体毒性损伤健康风险的方法只适用于整体呼吸系统,最新的研究根据颗粒沉降分布来精准评估呼吸系统局部的健康安全风险,将真实暴露剂量评估与环境中吸入颗粒直径分布、可吸入比率相关联。Tian等将在线切割放电加工车间中典型工作日的环境实验测量数据与数值模拟研究相结合,通过直径分布和呼吸道内沉降经验方程计算了鼻腔内和嗅觉区域的颗粒沉降剂量,进行定量的颗粒阻塞损伤健康评估。

过去针对火灾烟气毒气的毒性损伤评估以烟气环境评估为主,较少考虑有害气体与人体接触、进入人体的传递过程。热空气与烟气颗粒对呼吸系统和人体远端靶器官造成严重的热损伤、颗粒阻塞和毒性损伤,对人类健康威胁较大。对火灾烟气在呼吸道热损伤、颗粒阻塞损伤和毒性损伤进行健康安全评估至关重要。许笑羽等基于真实呼吸道模型评估了局部区域的烧伤等级,并与周围真实环境耦合,定量评估呼吸道内颗粒阻塞损伤和毒性损伤,提出了针对呼吸系统局部区域的颗粒毒性损伤评估方法与步骤。结合典型火灾场景,定性评估呼吸道热损伤等级,预测呼吸道局部区域产生热灼伤的时间;计算呼吸道局部区域颗粒沉降剂量,定量评估颗粒阻塞损伤;定性评估呼吸道局部区域致癌、非致癌颗粒毒性损伤健康风险等级,为火灾环境中呼吸防护技术装备研制和防护性能评估提供了科学参考。

第四节　爆炸创伤对人体损伤机理

爆炸是自然界中时常发生和人类生存活动中常见到的一种现象,是在较短的时间和较小的空间内,能量从一种形式向另一种形式转化并伴随着高压、高温以及冲击波等效应的现象。

在自然科学中,爆炸可大致分为三类:物理爆炸、化学爆炸以及核爆炸。

物理爆炸是由物理原因引起的爆炸,雷电、火山爆发、容器爆炸、陨石碰撞、激光等都属于物理爆炸,物理爆炸的能量来源于储存在物质的分子间或者原子间的机械能,或者储存在电磁场中的电磁能。例如:雷电是电能转化为机械能,陨石碰撞是一种机械能转化为另一种机械能。物理爆炸效应主要有冲击波、火球、击穿、崩落等。

化学爆炸是由化学变化引起的爆炸。炸药爆炸、粉尘爆炸等都属于化学爆炸,化学爆炸的能量来源于分子间或者原子间的结合分裂能。在爆炸过程中,伴随着物质的生成,系统的化学势能被转化为热能释放出来,其爆炸效应主要有冲击波和火球。

核爆炸是由原子核裂变或者原子核聚变引起的爆炸。核爆炸能量来源于储存在原子核内中子与质子之间的结合能。其爆炸效应主要包括中子辐射、光辐射、热辐射、冲击波、火球等。可以看出,无论是哪种类型的爆炸,都会产生冲击波、火球等爆炸效应,这些效应必然对周围环境起到一定的摧毁作用等。

一、爆炸创伤分类

随着人类的发展进步,炸药等物质在爆炸过程具备的高爆温、高爆速、高爆压、大爆热、大爆容等基本特征,在军事战争、民用爆破中起到了至关重要的作用,对周围的环境、人员等产生了不可逆的影响。近年来,随着天津港爆炸事件、山东保利民爆"5·20"事故等意外爆炸事故的发生,爆炸冲击下人员的创伤引发了广泛关注,这类创伤涉及内脏、骨骼、中枢神经等不同组织部位,对人员产生了一定程度的影响。

根据爆炸机制的不同,爆炸创伤一般可以分成初级创伤、二级创伤、三级创伤和四级创伤四类。

初级创伤也称为原发性创伤,是由空气等介质中传播的冲击波直接造成的损伤。因此,含有气体的器官或与空气直接交换气体的器官,如肺部、鼓膜等器官部位很容易受到这种类型的损伤,根据损伤的严重程度,会伴随肺出血、肠穿孔、脑震荡、鼓膜破裂等临床症状。

二级创伤是由周围环境中飞行的物体(如玻璃或金属破片)造成的。刺伤和枪伤属于二级创伤,人体受到二级创伤会伴随贯穿性损伤等。

三级创伤是在冲击波等的作用下,人体与周围环境中物体发生碰撞,严重时造成人体器官的位移效应,也会导致骨折、颅脑损伤等。

四级创伤被归类为上述三级以外的创伤,如烧伤、有害辐射、心理创伤、精神创伤等。

在真实的爆炸场景中,通常不会仅存在某一种类型创伤,一般是两种或多种创伤叠加存在。

二、原发性创伤损伤机理

(一)冲击波特性

一般爆炸后会产生高温高压环境,与周围环境形成一定的压力差,同时能量被急剧释放,并以波的形式向外辐射,这种波就是冲击波。当冲击波传播到达某一位置时,刚开始伴随着冲击波压力突跃,随后与周围空气相互作用,逐渐衰减。图 2-4-1 为任意特定位置的压力随时间的变化曲线。

同时,随着波在介质中不断地向外扩散传播,波阵面的表面积逐渐增大,单位面积冲击的能量不断衰减,同时伴随着冲击波波速的下降,越来越多的空气进入其中,压力峰值随之下降。即随着波阵面与爆炸源间距的增加,冲击波的压力峰值不断下降,如图 2-4-2 所示。

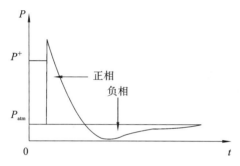

图 2-4-1 压力随时间变化图

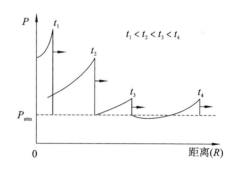

图 2-4-2 冲击波传播曲线

(二)原发性创伤

研究表明,这些不同的创伤类型中,原发性创伤对人体造成的危害最大,这也成了近些年学者的热门研究问题。就冲击波而言,超压、冲量、正压作用时间是描述其致伤效应的重要参数。一般而言,超压值越大、正压作用时间越长,人员受伤程度越严重。

原发性创伤效应包括以下几种情况。

(1)血液动力效应:由图 2-4-1 可知,爆炸后周围环境的人员受到超压作用,胸腔急剧压缩,导致胸腔内部发生血流动力学变化——心脏内的血压急剧升高,致使心脏损伤。

(2)内爆效应:当冲击波经过体内含有气泡的液体介质时,气泡受到急剧的压缩作用(但液体不会被压缩),随后受到负压作用,气泡会迅速膨胀,导致内爆效应发生。人体含有空气的组织或器官如肺脏、肠、胃等易出现内爆效应。

(3)碎裂效应:当压力波在不同的组织介质中传播时,会在组织界面处发生反射,从而导致致密组织因局部压力的突然增高而出现损伤。例如,冲击波在含有空气的肺泡腔与肺泡壁间界面处发生反射,将会引起肺泡壁损伤。

(4)撕裂效应:密度不同的介质在压力波的作用下,会产生不同的速度和加速度,导致不同组织接触位置发生撕裂损伤,这种撕裂效应又称为惯性效应。

(5)压差效应:由组织器官两侧的压力差而造成的损伤效应称为压差效应。例如,鼓膜两侧巨大的压力差导致鼓膜破裂等现象。

(6)负压与肺泡扩张效应:冲击波对人体的损伤主要来源于冲击波正压,但冲击波负压也会造成严重的肺损伤,其损伤特点为肺组织的过度扩张而导致肺泡破裂。

原发性创伤根据损伤部位的不同,可以分为胸腹部、脑部和听力损伤等。

(1)胸腹部损伤:胸腹部作为爆炸创伤的关键部位,其内部结构十分复杂,包含肺脏、心脏、肝脏、肾脏、胰腺、脾脏、肠、胃等重要器官,以及胸骨、肋骨、肋软骨、脊柱、锁骨、肩胛骨等不同的骨骼,还存在肌肉、皮肤等。以往的研究发现,肺脏、肠、胃是胸腹部损伤的关键部位。

肺脏作为人体的呼吸器官,其内部的毛细血管网和肺泡组成的呼吸膜面积下降到一定值时,肺部的换气功能就会出现明显障碍。肺部冲击伤会导致不同程度的呼吸困难、血压下降、心率变慢等症状,其病理表现为肺部有明显的出血点,严重者会出现血斑。

除了肺脏,肠、胃中含有气体的节段也是初级创伤中易受损部位,在冲击波的作用下,会出现肠穿孔、出血、肿块、淤斑等。此外,各个器官由于体积变化相互挤压,在压力、剪切力等作用下,发生不同程度的变形,从而导致器官撕裂伤等。以上创伤患者均表现出腹痛、呕吐等症状。

(2)脑部损伤:脑部损伤以脑震荡为主。脑震荡是一种短时间内的脑功能障碍,主要表现包括头晕、头痛、意识失常、难以集中精力、失忆等。此外,脑部也会出现轻微外伤等。

(3)听力损伤:症状包括外耳道出血、中耳炎、鼓膜破裂、耳鸣、失聪等。

(三)冲击波损伤准则

目前有大量关于冲击波损伤准则的文献。损伤准则可以分为以下两类,第一类是基于冲击波特征参数的准则,如冲击波超压准则、比冲量准则、超压-比冲量准则、修正Bowen损伤曲线等;第二类准则是基于生物器官的力学响应参数的准则,如根据最大向内胸壁速度提出的 Axelsson 准则,根据胸壁的动力学数学模型开发的 INJURY 软件等。

1. 超压准则

冲击波对人体的创伤标准如表 2-4-1 所示。其中,当冲击波超压为 0.02～<0.03 MPa 时,会造成轻度创伤,比如轻微的皮肤擦伤,部分内脏器官会有轻微出血,也会造成人体听觉短暂性损伤等;而当冲击波超压为 0.03～<0.05 MPa 时,会产生骨头错位、折损等中度创伤;随着冲击波超压增大到 0.05～<0.10 MPa 时,内脏创伤十分严重,一部分原因是断裂骨头会将其戳破,同时内脏出现大面积的出血,会出现肺水肿等临床症状;而当冲击波超压大于等于 0.10 MPa 时,会导致极重度创伤,多重创伤叠加将直接导致人体死亡。

但是显而易见,单独的超压准则忽略了正压作用时间的影响,在某些情况下,与事实相悖。

表 2-4-1　冲击波超压创伤标准

冲击波超压/MPa	损 伤 程 度
0.02～<0.03	轻度(损伤)
0.03～<0.05	中度(听觉器官损伤、骨折等)
0.05～<0.10	重度(内脏严重挫伤)
≥0.10	极重度(大部分死亡)

2. 比冲量准则

比冲量准则根据不同的冲量范围,对应相应的损伤程度,表 2-4-2 所示为比冲量准则细则。针对某些极端情况如超压较小、持续时间过长等,该准则不适用,误差较大。

表 2-4-2　冲量对人体的创伤标准

项目	损伤程度	正压持续时间/ms					
		400	60	40	10	5	3
冲击波超压/kPa	1%损伤	254.8	284.2	313.6	480.2	901.6	2146.2
	50%损伤	362.2	401.8	441.0	676.2	1274.0	2979.2
	99%损伤	499.8	548.8	607.6	931.0	1724.8	4145.4

3. 超压-比冲量准则

超压-比冲量准则结合了超压准则和比冲量准则的优点,为多数研究者所接受。通常以超压-比冲量曲线的形式对损伤进行预测,超压-比冲量曲线如图 2-4-3 所示。

4. 修正 Bowen 损伤曲线

Bowen 损伤曲线是超压-时间曲线,根据人体周围环境的峰值超压和正压持续时间,可以得出对应的肺部损伤程度,曲线包括临界损伤、1%死亡、10%死亡、50%死亡和99%死亡等不同损伤范围。其包含了人体正面、侧面受冲击波作用和受反射冲击波作用三种不同情况下的曲线图。

5. Axelsson 准则

Axelsson 等建立了一个弹簧-质量系统的肺部数学模型,如图 2-4-4 所示,并预测在复杂冲击波的作用下胸部的响应,得出不同爆炸负载下的胸壁响应相关参数。

具体的表达式为

$$m \frac{\mathrm{d}^2 x}{\mathrm{d}t^2} + C \frac{\mathrm{d}x}{\mathrm{d}t} + Kx = A\left[P(t) + P_0 - \left(\frac{V}{V - Ax}\right)^g \cdot P_0\right] \tag{4-1}$$

式中:m 为胸壁的有效质量;x 为胸部的位移;t 为作用时间;C 为阻尼系数;A 为胸部的有效区域面积;$P(t)$ 为冲击波压力;P_0 为胸壁环境压力;V 为胸部肺脏的初始体积;g 为比热容。

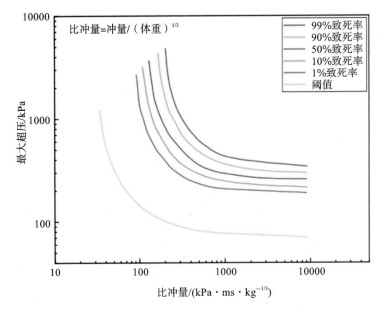

图 2-4-3　超压-比冲量曲线

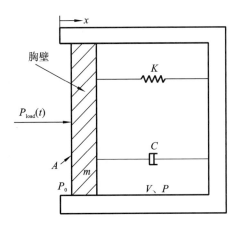

图 2-4-4　Axelsson 损伤模型图

同时,损伤指数 ASCⅡ与最大向内胸壁速度 v 之间有很好的相关度:

$$ASCⅡ = (0.124 + 0.117v)^{2.63} \tag{4-2}$$

6. INJURY 软件

Stuhmiller 等建立了胸壁的动力学数学模型并开发了 INJURY 软件,该软件能根据肺部周围的冲击波压力值大小预测肺部的损伤程度。只要输入生物的一些基本参数,如重量等,以及胸部周围四个方向的冲击波压力,就可以通过显示的不同颜色知晓创伤的严重程度,严重程度包括重度、中度、轻度、轻微、无损伤五类,对应的颜色分别为红色、橙色、黄色、黄绿色、绿色这五种,软件界面如图 2-4-5 所示。

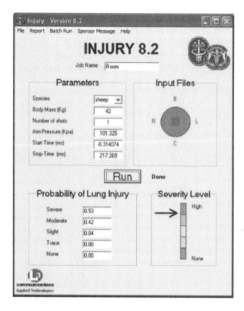

图 2-4-5 INJURY 软件界面

三、二级创伤损伤机理

二级创伤是环境中飞行的玻璃或金属碎片等造成的损伤,这些飞行的碎片统称为破片,破片是金属壳体等在爆炸作用下解体而产生的一种杀伤元件。通常而言,破片的特征参数包括材料、速度、动能、质量、形状、着靶姿势、数量、空间分布等。破片对人体的损伤主要是破片释放的动能,以及破片在体内组织的翻滚变形,即破片动能和能量传递率是影响致伤能力的两大因素,这些因素主要与破片速度、质量及破片形状等有关。

破片对人体的损伤效应主要包括以下四种。

(1)直接损伤作用:破片作用于人体后,会对人体相应靶器官产生挤压、割刺、穿透等不同的损伤作用,损伤效应的严重程度与破片本身以及靶器官有关。通常情况下,只有命中人体的关键部位,如脑部、心脏等,才会致死;其他部位致死的可能性会大幅降低。

(2)瞬时空腔效应:破片在击中人体靶器官后,会在破片后形成数倍于破片尺寸、持续时间为毫秒量级的空腔,由于空腔在极短的时间内扩张、收缩,会导致周围组织器官的变形,甚至损坏。瞬时空腔效应的严重程度与破片速度、组织器官密度等因素有关。

(3)远达效应:人体被破片击中后,在远离破片致伤部位发生的组织器官损伤,是压力波直接或间接作用的结果。

(4)压力波致伤效应:破片作用于人体后,部分能量以冲击波的形式进行传递,从而对人体造成损伤。包括两种效应:在破片前方的高压冲击波超压值达到数十个大气压,速度接近组织器官的声速,持续时间较短;在破片后方的瞬时空腔,压力为数个大气压,使组织器官发生形变。

二级创伤靶器官主要包括心脏、脑、肺脏等,其中,心脏、脑是致命的关键因素。

破片对人体的损伤准则主要包括动能准则,比动能准则,破片质量、速度准则,破片密度分布准则等。

(1)动能准则:破片对人员的杀伤作用受到破片的质量和速度的影响,即将动能作为损伤准则的判断依据,该准则得到了国际的广泛认可。目前国内外以 78 J 作为判断标准,即破片动能小于 78 J 时,无法对人体造成致命损伤;当动能不小于 78 J 时,能够对人体造成致命损伤。但由于该准则未考虑到破片形状、靶器官部位等影响因素,存在一定的误差,尤其不适用于现代杀伤武器。

(2)比动能准则:在实际过程中,考虑到破片形状的复杂性以及破片轨迹的不确定性,破片击中的面积是随机变量,因此以比动能作为破片损伤能力的衡量标准。比动能指的是单位面积上的破片动能:

$$e_{d} = \frac{E_{d}}{A} = \frac{1}{2} \frac{m}{A} V_0^2 \tag{4-3}$$

式中:e_d 是破片的比动能;E_d 是破片的初始动能;A 是破片与目标遭遇面积的数学期望值;V_0 是破片的初速度;m 是破片的质量。

《终点效应学》中指出,对人体致命的破片杀伤比动能为 160 J/cm³,穿透人体皮肤的破片杀伤比动能为 9.8 J/cm³。

(3)破片质量、速度准则:对于高速运动的破片,破片质量对于损伤起到至关重要的作用。当以 TNT 作为炸药的战斗部,破片的初始速度一般为 800~1000 m/s,此时杀伤人员的有效破片质量为 1 g。如果破片初始速度较大,也可取 0.5 g 或 0.2 g 作为有效破片质量。

对于一定质量的破片,速度为影响其损伤效果的主要因素,因此可以将破片速度作为损伤准则。如子弹对人体造成致命伤害的临界速度为 100 m/s,穿透骨骼的速度为 65 m/s,穿透皮肤的速度为 50 m/s。

(4)破片密度分布准则:破片在空气中的分布是不均匀的,以单个破片的动能、速度、质量等作为损伤准则的判断依据不够严谨,忽略了单个破片无法命中目标的情况。因此,关于破片对人体损伤的评估,还要结合破片分布密度。随着破片分布密度的增大,破片对人体造成损伤的概率也增大。

四、三级和四级创伤损伤机理

冲击波在高速运行的过程中会产生冲击力,冲击力可以对人体直接撞击产生损伤;在一定强度的冲击力作用下,人体会发生位移撞击到物体或者被抛掷到空中再摔到地面,由此造成损伤。三级创伤一般会造成骨折、肢体截断伤、闭合或开放性颅脑损伤等。

一般把非原发性、二级、三级创伤以外的创伤定义为四级创伤。在真实的爆炸场景中，除上述冲击波、破片、动压等引起的损伤外，热辐射损伤、窒息损伤效应也是十分普遍的。

在各类爆炸事故中，如温压炸药爆炸、化学反应爆炸、核爆炸、火山爆发、密闭油管火灾等，都会产生火球，造成热效应损伤。火球一般温度较高、冲击范围较大、持续时间较长，能够产生热辐射，或者引燃周围物质，从而使人体受到热辐射伤害等。

热辐射的损伤效应与高温热损伤机理相同，在此不再赘述。热辐射对人体造成的伤害包括视网膜烧伤、皮肤伤害等，热辐射严重的情况下，会使人员死亡。

热辐射损伤准则包括热通量准则、热剂量准则以及热通量-热剂量准则。

通常用 q 和 Q 分别表示热通量和热剂量，热通量指的是单位时间内、单位面积上传递的热量，单位为 W/m²，表达式为

$$q = c_p(T)\rho(T)vT \tag{4-4}$$

式中：$c_p(T)$ 为比定压热容；$\rho(T)$ 为密度；v 为热传播速度；T 为温度。

热剂量是一定时间内单位面积上热通量的累积量，单位为 J/m²，表达式为

$$Q = \int_0^t c_p(T)\rho(T)vT\,\mathrm{d}t \tag{4-5}$$

（1）热通量准则：以热通量作为衡量人员创伤的标准，即当目标的热通量值大于临界热通量值时，则认为目标被破坏；当目标的热通量值小于临界热通量值时，则认为目标未被破坏。表 2-4-3 所示为热通量对人体的损伤阈值。

表 2-4-3　热通量对人体的损伤阈值

热通量/(kW/m²)	损 伤 效 应	热通量/(kW/m²)	损 伤 效 应
37.5	死亡率：1 min 内 100%，10 s 内 1%	5	暴露 15 s 的痛阈值
25	死亡率：1 min 内 100%，10 s 内严重烧伤	4.5	暴露 20 s 的痛阈值，一度烧伤
16	暴露 5 s 后严重烧伤	4	超过 20 s 引起疼痛，但不会起水疱
12.5	死亡率：1 min 内 1%。10 s 内一度烧伤	1.75	暴露 1 min 的痛阈值
6.4	暴露 8 s 的痛阈值，20 s 后二度烧伤	1.6	长时间暴露无不适感

（2）热剂量准则：以目标接收到的热强度作为衡量人体创伤的标准，即当目标的热剂量值大于临界热剂量值时，则认为目标被破坏；反之则未被破坏。表 2-4-4 所示为热剂量对人体的损伤阈值。

表 2-4-4　热剂量对人体的损伤阈值

热剂量/(kJ/m²)	损 伤 效 应
592	死亡
392	重伤

热剂量/(kJ/m²)	损 伤 效 应
375	三度烧伤
250	二度烧伤
172	轻伤
125	一度烧伤
65	皮肤疼痛

（3）热通量-热剂量准则：热通量-热剂量准则是考虑到单独以热通量、热剂量作为创伤标准时，忽略了极端状况下造成的误差，以热通量-热剂量两个参数作为评判标准，该准则更具有参考价值。

（4）窒息损伤效应：窒息损伤效应包括有毒气体窒息以及氧气含量不足窒息两种情况。在常规爆炸场景中，以氧气等物质作为氧化剂，氧化剂含量对产物成分起到关键作用，一般而言，用氧平衡、氧系数以及有毒气体总量等参数进行衡量。此处以炸药为例进行介绍。

氧平衡：炸药组分中所含有的氧的质量与所含可燃元素完全氧化所需氧的质量的差值，表达式为

$$O_b = \frac{(\sum n_{o,i} - \sum n_{f,i}) \times 16}{M} \times 100\%$$ (4-6)

式中：$\sum n_{o,i}$ 为炸药中所含的氧化元素物质的量之和，单位为 mol；$\sum n_{f,i}$ 为炸药中所含可燃元素完全氧化所需氧化元素物质的量，单位为 mol；M 为炸药或组分的摩尔质量，单位为 g/mol；16 为氧的摩尔原子质量，单位为 g/mol。

氧系数：炸药中所含氧化元素物质的量与所含可燃元素完全氧化所需氧化元素物质的量之比，表达式为

$$\phi = \frac{\sum n_{o,i}}{\sum n_{f,i}}$$ (4-7)

式中：$\sum n_{o,i}$ 为炸药中所含的氧化元素物质的量之和，单位为 mol；$\sum n_{f,i}$ 为炸药中所含可燃元素完全氧化所需氧化元素物质的量，单位为 mol。

一般情况下，有毒气体考虑的是 CO 和氮氧化合物，有毒气体总量的表达式为

$$V = V' + 6.5V''$$ (4-8)

式中：V 为 1 kg 炸药爆炸生成有毒气体的总量；V' 为 1 kg 炸药爆炸生成 CO 的含量；V'' 为 1 kg 炸药爆炸生成碳氧化合物的含量，单位均为 L/kg。

窒息损伤准则如前文所述，这里不再赘述。

第五节　核和辐射对人体损伤机理

随着传统化石能源的枯竭,核能作为清洁能源的优势逐渐显现,世界各国积极制定核电发展计划,我国核电事业进入快速发展的新时期。然而历史上核事故频发,如 1979 年的三英里岛核电事故,1986 年的切尔诺贝利核事故,1999 年的日本东京东海村核事故及 2011 年的日本福岛核事故等。同时,世界范围内恐怖主义威胁现实存在。核事故或核武器的应用,造成大量放射性物质泄漏,放射性物质可沉积在环境或人体表面引起外照射,也可通过皮肤伤口、消化道吸收进入人体造成内照射,从而引起各种急性或慢性疾病,大剂量照射可致死亡。

放射性物质对人体的损伤主要是通过辐射实现的。辐射是无处不在的,自然界中存在的宇宙射线、宇生核素、陆地 γ 外照射、氡及其子体等天然本底辐射源,每年以 2.4 mSv 的剂量照射到地球上,人类已经适应天然辐射的环境。辐射按其与物质的作用方式可分为电离辐射和非电离辐射。凡能与物质作用引起电离的辐射,统称为电离辐射。能量较低,不能使物质产生电离的辐射称为非电离辐射,紫外线、可见光、红外线、微波及无线电波等都属于非电离辐射。核和辐射对人体的损伤主要是通过电离辐射(如能量大于 10 eV 的 X 射线、γ 射线、中子射线、α 射线、β 射线等)实现的。本节着重讨论电离辐射的生物效应及损伤机理。

一、常见电离辐射的类型

电离辐射可分为电磁辐射和粒子辐射两大类。

(一)电磁辐射

仅有能量无静止质量的物质产生的辐射称为电磁辐射,如无线电波、微波、红外线、可见光、紫外线、X 射线、γ 射线等,但只有 X 射线和 γ 射线能引起物质分子发生电离,为电离辐射。

X 射线和 γ 射线均由光子组成,其物理特性基本无差异,但其来源不同。X 射线是由核外产生的,如高速电子在物质中受阻而减速,其能量以电磁辐射形式释放出来;或当高速电子击出原子内壳层某一能级上的电子,外壳层某一能级上的电子去填补内壳层留下的空位,这两个能级的能量差值,以光子形式释放出来。γ 射线是由原子核内部产生的,比如当不稳定的核分裂或衰变时,能量以 γ 射线形式释放出来,α、β 衰变过程伴随 γ 射线的产生。

γ 射线是高能量的光子,达几百千电子伏(keV)至兆电子伏(MeV)量级;在磁场中不偏转,呈电中性;可穿透空气达数百米,需用混凝土或铅防护。γ 射线在农业育种、工业探伤、医学肿瘤放射治疗等方面广泛应用。

（二）粒子辐射

既有能量又有静止质量的物质产生的辐射称为粒子辐射，主要的粒子辐射有 α 粒子、β 粒子、质子、中子、带电重离子等辐射。下面对较为常见的 α 粒子、β 粒子做简要介绍。

（1）α 粒子：α 粒子（α 射线）就是高速运动的氦核，由两个质子和两个中子组成。带正电荷，质量数为 4，质量约为电子质量的 7300 倍，被称为重带电粒子。天然本底辐射的主要来源就是 α 粒子。例如，氡气是存在于土壤中的一种天然放射性核素，土壤中析出的氡气在室内积聚，氡气及其衰变产物通过呼吸进入肺部并辐射肺上皮，引起肺部损伤。装修材料使用不当或室内通风不当，可能引起氡气聚积，危害身体健康。

一般情况下，α 粒子能量为 4～8 MeV，穿透能力非常弱，电离能力强，在空气中的射程为几厘米，在固体材料中的射程为 10～20 μm，一张薄纸就能将其挡住。α 粒子外照射对机体不会产生较大损伤，但发射 α 粒子的放射性核素进入体内，将对机体组织产生严重损伤。

（2）β 粒子：β 粒子实际上是高速运动的电子（包括负电子和正电子）。带一个单位的电荷，质量很小，约为 α 粒子质量的 1/7300，故被称为轻带电粒子。β 粒子来自放射性核素的 β 衰变，如 ^{90}Sr 辐射源产生的 β 粒子，其能量为 0.53 MeV，在浅层（1～2 mm 的厚度）组织中产生最大的电离作用。由直线加速器产生的电子束，其能量达几兆到十几兆电子伏，在放射治疗中可使深部组织产生最大的电离作用。

β 粒子的穿透能力和电离能力介于 α 粒子和 γ/X 射线之间，可在空气中穿透 20 m，电离能力不及 α 射线的百分之一。用于治疗甲状腺功能亢进症和甲状腺癌的 ^{131}I，就是应用其发射的 β 射线。

α 粒子、β 粒子和 γ 射线的穿透能力示意图见图 2-5-1。

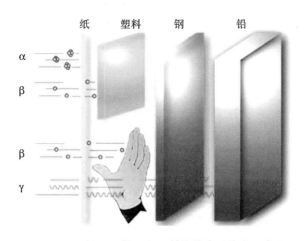

图 2-5-1　α 粒子、β 粒子和 γ 射线的穿透能力示意图

二、辐射作用方式

根据辐射源与人体的相对位置,辐射源作用于人体的方式可分为外照射、内照射、放射性核素的体表沾染及复合照射等。

(一)外照射

外照射是指辐射源位于人体外造成的辐射照射。辐射源位于人体外有足够距离时,可造成对人体较均匀的全身照射,贴近人体则造成局部照射。

(二)内照射

非正常量放射性核素进入人体内称放射性核素内污染。存在于人体内的放射性核素对人体造成的辐射照射称为内照射。

(三)放射性核素的体表沾染

放射性核素的体表沾染是指放射性核素沾染于人体表面。沾染的放射性核素对沾染局部造成外照射,也可通过体表吸收进入体内构成内照射。核爆炸时产生大量放射性核素,放射性核素飘浮在空中,沉积在地面、水源、物体和人体表面,可造成放射性核素的体表沾染。

α 射线的危害主要来自内照射;而 β 辐射体的体表沾染导致的放射性烧伤值得重视;对远隔部位来说,以 γ 辐射贡献为主;多数放射性核素是 β-γ 辐射体,通常以 β 辐射体为主。

三、电离辐射生物效应

电离辐射作用于机体后,其能量传递给机体的分子、细胞、组织和器官等基本生命物质后,引起一系列复杂的物理、化学和生物学变化,由此造成生物体组织细胞和各系统功能、调节和代谢的改变,产生各种生物效应。

(一)电离辐射生物效应分类

电离辐射效应可分为躯体效应和遗传效应。对受照者本身产生的效应称为躯体效应,包括急性放射病、慢性放射病、放射性皮肤病、恶性肿瘤和其他局部放射性疾病。对受照者后代产生的效应为遗传效应,如基因突变、染色体畸变及遗传性疾病等。

从辐射防护角度考虑,将电离辐射生物效应分为确定性效应和随机性效应。确定性效应是指严重程度随着照射剂量的增加而增加的生物效应。这种生物效应存在剂量阈值,只要照射剂量达到或超过剂量阈值,效应肯定发生。确定性效应都是躯体效应。

随机性效应是指发生概率(而不是严重程度)与照射剂量有关的生物效应。这种效应不存在剂量阈值,即使接受小剂量照射也有可能导致效应的发生。随机性效应可以是躯体效应(辐射诱发的癌症),也可以是遗传效应(损伤发生在受照者的后代)。两种生物效应比较见表 2-5-1。

表 2-5-1　确定性效应和随机性效应比较

项　　目	确定性效应	随机性效应
与电离辐射剂量的关系	生物效应的严重程度随着照射剂量的增加而增加	生物效应的发生概率与照射剂量有关
接受何种剂量时发生	大剂量时	大、小剂量都可能
有无剂量阈值	有	无
是否为躯体效应	是	否
是否为遗传效应	是	是
相关放射性损伤	急性放射病、急性皮肤损伤、白内障、不育症、先天畸形、生长发育缺陷、血管和结缔组织受损等	白血病、癌症、遗传性疾病

(二)电离辐射生物效应机理

电离辐射之所以能产生生物效应,是因为电离辐射向生命机体转移自身能量,这一能量转移是通过电离作用与激发作用实现的。当电离辐射具备的能量较大时,电离辐射将作用的靶分子的轨道电子击出,产生自由电子和带正电荷的离子,形成离子对,这一过程为电离作用。当电离辐射所具有的能量不足以将轨道电子击出时,可使电子跃迁到较高能级,使分子处于激发状态,这一过程称为激发作用。被激发的分子很不稳定,很容易通过一系列变化恢复至原来分子状态,因此,一般认为激发作用所引发的生物效应可忽略不计。

机体吸收辐射能量后,首先发生分子水平的变化,尤其是生物大分子。电离辐射对生物大分子的损伤作用,实质是自由基等活性基团对生物大分子的损伤作用。自由基是指含有一个或多个不配对电子的原子、分子、离子或游离基团。在电离辐射作用下,配对电子中的一个电子被击出成为自由电子,原来轨道中保留下来的另一个电子则为不配对电子,这种物质很不稳定,立即分解出现自由基;正常物质接受外来电子也变得不稳定,立即演变成自由基;处于激发态的分子,激发态电子回到基态时,也可能改变其自旋方向,使物质分子解离成自由基。自由基具有不稳定性、高反应性和顺磁性等特点,易与生物大分子发生加成反应、抽氢反应和电子转移反应等反应,从而造成生物大分子的损伤。

电离辐射作用于生物大分子后,通过其能量的转移和沉积,可直接产生生物大分子自由基,进而损伤生物大分子,也可使水分子电离、激发产生自由基而间接损伤生物大分子。因此,电离辐射对生物大分子的损伤机理包括直接作用和间接作用。

1. 直接作用

电离辐射的能量可直接转移并沉积在生物大分子上,引起生物大分子的电离和激发,导致核酸、蛋白质和酶类等分子结构的改变。

2. 间接作用

除了直接对生物大分子造成损伤外,电离辐射还可先将辐射能量转移至水分子,产生活性基团,再产生损伤效应。在细胞正常生活状态下,生物大分子存在于大量水分子环境中。人体组织含有大量水分,因此电离辐射作用于生物机体后,首先大量的辐射能量转移至水分子,并产生大量的活性基团,作用于生物大分子,继而产生生物效应、生物化学损伤效应。具体过程如下。

(1)水分子的激发。水分子受到电离辐射后,当辐射能量不够大时,只能使水分子处于激发状态,激发状态的水分子很不稳定,进而解离为·OH 和 H·两种自由基。

$$H_2O \rightarrow H_2O^* \rightarrow \cdot OH + H \cdot \tag{4-9}$$

(2)水分子的电离。当辐射能量足够大时,电离辐射可使水分子发生电离。具体如下。

①电离辐射可使水分子发生电离生成带正电荷的自由基(H_2O^+)和自由电子 e^-。

$$H_2O \rightarrow H_2O^+ + e^- \tag{4-10}$$

②H_2O^+ 极不稳定,在水中迅速解离成氢离子(H^+)和羟自由基(·OH)。

$$H_2O^+ \rightarrow \cdot OH + H^+ \tag{4-11}$$

③自由电子在运动中不断与水分子碰撞,击出水分子的轨道电子,引起次级电离。在碰撞过程中,自由电子能量不断损失,直到不能击出水分子的轨道电子,最后被水分子捕获,形成带负电的水离子,后者极不稳定,在水中解离成氢氧离子(OH^-)和氢自由基(H·)。

$$e^- + H_2O \rightarrow OH^- + H \cdot \tag{4-12}$$

④一部分电子可与 H^+(在水中以水化氢离子 H_3O^+ 形式存在)反应形成 H·。

$$e^- + H_3O^+ \rightarrow H \cdot + H_2O \tag{4-13}$$

⑤自由电子在碰撞过程中能量不断损失,当其能量降至 100 eV 以下而未被捕获时,可吸收若干水分子形成水合电子 e_{aq}^-。

$$e^- + H_2O \rightarrow e_{aq}^- \tag{4-14}$$

这些活性产物可攻击生物大分子,产生严重的生物效应。水分子的电离和激发详见图 2-5-2。

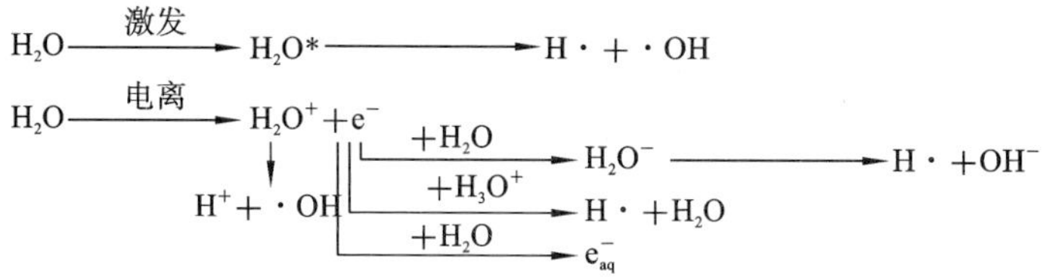

图 2-5-2　水离子的电离和激发

通过这两种作用机制,电离辐射使生物大分子构象发生改变,如 DNA 单、双链断裂,某些酶活性降低或失活,膜系分子结构如线粒体膜、核膜等结构破坏。在此基础上,细胞代谢发生变化,细胞结构和功能遭到破坏,导致组织器官和机体的损伤。其中 DNA 分子是射线的主要作用靶点,直接和间接作用都可造成 DNA 单、双链断裂,双链断裂可造成错误修复甚至细胞死亡,电离辐射对 DNA 的直接和间接作用见图 2-5-3。体细胞死亡将造成功能障碍,生殖细胞死亡可造成不孕(或不育);体细胞错误修复易造成肿瘤,生殖细胞错误修复可造成遗传效应。

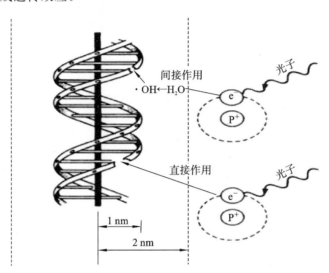

图 2-5-3　电离辐射对 DNA 分子损伤的直接和间接作用

(三)影响电离辐射生物效应的主要因素

影响电离辐射生物效应的因素,主要来自两方面:一是与电离辐射有关的因素,二是与受照机体有关的因素。

1. 与电离辐射有关的因素

主要包括辐射种类、辐射剂量、剂量率、分次照射、照射部位、照射面积和照射方式等。

(1)辐射种类:不同种类的电离辐射产生的生物效应不同。如 α 粒子穿透能力弱,电离能力强,因此 α 粒子外照射对机体不会产生较大损伤,但 α 粒子的内照射将对机体组织产生严重损伤。β 粒子穿透能力大于 α 粒子,电离能力低于 α 粒子,外照射可引起皮肤损伤,内照射也可引起明显的生物效应。X/γ 射线电离能力小于 α 和 β 粒子,但穿透能力强,外照射可引起严重损伤,因此在农业育种、工业探伤、医学肿瘤放射治疗等方面广泛应用。

(2)辐射剂量:辐射剂量与生物效应之间存在着一定的相依关系。在一定范围内剂量越大效应越明显,但并不都是呈线性关系。剂量与所产生的效应的相关关系可用剂量-效应曲线表示。

(3)剂量率:单位时间内机体所接受的辐射剂量,常用 Gy/d、Gy/h、Gy/min 或 Gy/s

表示。在一般情况下剂量率越高,生物效应越显著。剂量率对生物效应的影响也随所观察的具体效应而异,如急性放射病的发生剂量率必须达到 $0.05\sim0.1$ Gy/min 或更高,且产生的生物效应的严重程度随剂量率增高而增加;当剂量率过小时,即使有很高的累积剂量,也只能引起慢性放射病。

(4)分次照射:由于机体具有修复功能,因此同一剂量照射时,分次照射会减轻辐射的生物效应。临床上肿瘤放射治疗多采用多次照射,以减轻对正常组织的损伤。

(5)照射部位:机体不同受照部位的辐射生物效应不同。研究表明,当照射剂量和剂量率相同时,腹部照射的全身后果最严重,其次是盆腔、头颈、胸部和四肢。

(6)照射面积:在其他照射条件相同时,照射面积越大,辐射效应越明显。因此临床上肿瘤放射治疗时,多局限于较小部位(肿瘤部位),从而达到杀伤肿瘤,且对正常组织产生较少伤害的目的。

(7)照射方式:分为外照射、内照射和混合照射。外照射又分为单向照射或多向照射,一般来说,当其他照射条件相同时,多向照射的生物效应大于单向照射。内照射生物效应受放射性核素的理化性质、药代动力学、半衰期等因素影响。

2. 与受照机体有关的因素

主要与机体的放射敏感性有关。放射敏感性是指在受照条件完全相同的情况下,同一辐射效应发生的速度和严重程度。当一切照射条件完全一致时,机体、器官、组织、细胞或分子对辐射作用反应强、速度快,其敏感性就高,反之则低。由于不同机体、组织、器官、细胞和分子的放射敏感性不同,因此相同辐射条件下所产生的生物效应也大不相同。下面从种系,个体发育,器官、组织和细胞,亚细胞和分子水平四个方面阐述机体的放射敏感性。

(1)种系的放射敏感性:不同种系的生物其放射敏感性不同,总的趋势是,随着种系演化越高,机体组织结构越复杂,放射敏感性越高。同一种动物不同品系间放射敏感性也不同,一般对其他有害因子抵抗力较强的品系,其放射抵抗力亦较强。

(2)个体发育的放射敏感性:哺乳动物因处于不同发育阶段,其放射敏感性不同,总的趋势是,放射敏感性随着个体的发育而逐渐降低。植入前期的胚胎对辐射最敏感,辐射可引起胚胎死亡。在器官形成期,胚胎受照射后死亡率较前一阶段降低,但先天畸形发生率高。胎儿期放射敏感性较低。在器官形成期以后,个体的放射敏感性逐渐下降。出生后,成年时期放射敏感性高于幼年和老年时期。

由于照射对个体发育有影响,研究者建议,除了医疗指征绝对必需以外,对育龄妇女下腹部的 X 射线检查都应当在月经周期第 1 天算起的 10 天内进行,这样就可避免对妊娠子宫的照射。

(3)不同器官、组织和细胞的放射敏感性:研究表明一种组织的放射敏感性与其细胞的分裂活动成正比,与其分化程度成反比。因此,有丝分裂活动旺盛、分化程度低的细胞放射敏感性高。据此可将人体各种组织(细胞)根据其放射敏感性分为不同类型(表2-5-2)。

表 2-5-2　人体各种组织(细胞)的放射敏感性

敏感程度	组织(细胞)
高度敏感	淋巴组织、胸腺、骨髓、胃肠上皮、性腺、胚胎组织
中度敏感	感觉器官、内皮细胞、皮肤上皮、唾液腺及肾脏、肝脏、肺脏组织的上皮细胞
轻度敏感	中枢神经系统、内分泌腺和心脏组织
不敏感	肌肉组织、软骨和骨组织及结缔组织

然而,上述组织(细胞)的放射敏感性分类并非绝对,由于组织(细胞)所处的功能状态或所用放射敏感性指标不同,其放射敏感性顺序亦可发生变动。

(4)亚细胞和分子水平的放射敏感性:同一细胞的不同亚细胞结构的放射敏感性不同,细胞核的放射敏感性显著高于细胞质。细胞内不同生物大分子放射敏感性也不同,DNA、RNA、蛋白质放射敏感性排序如下:DNA>RNA>蛋白质。RNA 和蛋白质在整个生命周期持续合成,而 DNA 只在细胞周期的一部分时间(S 期)合成,且 DNA 分子数量有限,而 DNA 携带合成 RNA 和蛋白质所必需的遗传信息,是生物体发育和正常运作必不可少的生物大分子,因此 DNA 损伤在细胞的辐射损伤中占有重要地位。

四、常见放射性疾病

辐射效应是电离辐射引起人体变化的总称,包括对人体无害的轻微损伤、有害效应、致病和死亡。放射性疾病指电离辐射所致人体损伤和疾病的总称,可见,放射性疾病是辐射效应中有害的、严重的部分。中华人民共和国国家标准 GB/T 18201—2000 规定了放射性疾病类别:①电离辐射所致的全身性疾病,包括外照射急性放射病、外照射亚急性放射病、外照射慢性放射病和内照射放射病。②电离辐射所致的器官和组织损伤,包括皮肤、甲状腺、晶状体、肺、骨、性腺等组织和器官损伤。③电离辐射诱发的恶性肿瘤。④放射性复合损伤,包括放冲复合伤和放烧复合伤。中华人民共和国国家职业卫生标准GBZ/T 191—2007 对外照射急性和亚急性放射病、外照射慢性放射病、内照射放射病、放射性肿瘤、放射复合伤、局部和器官的放射损伤名词术语做了详细描述,具体如下。

1. 外照射急性放射病

人体一次或短时间(数日)内分次受到大剂量外照射引起的全身性疾病,根据其临床特点和基本病理改变,可分为骨髓型、肠型、脑型三种类型,其病程一般分为初期、假愈期、极期和恢复期四个阶段。

(1)骨髓型急性放射病:一次或短时间(数日)内分次接受 1～10 Gy 的均匀或比较均匀的全身照射时产生。骨髓型急性放射病是以骨髓造血组织损伤为基本病变,以白细胞减少、感染、出血等为主要临床表现,具有典型阶段性病程的急性放射病。按其病情的严重程度分为轻、中、重、极重四度。初期反应和受照剂量下限详见表 2-5-3。

表 2-5-3　初期反应和受照剂量下限表

分 度	初 期 表 现	照后 1～2 日淋巴细胞 绝对数最低值/(×10⁹/L)	受照剂量 下限/Gy
轻度	乏力、不适、食欲减退	1.2	1.0
中度	头昏、乏力、食欲减退、恶心，1 h 后呕吐、白细胞计数短暂上升后下降	0.9	2.0
重度	1 h 后多次呕吐，可有腹泻，腮腺肿大，白细胞计数明显下降	0.6	4.0
极重度	1 h 内多次呕吐和腹泻、休克、腮腺肿大，白细胞计数急剧下降	0.3	6.0

（2）肠型急性放射病：一次或短时间（数日）内分次接受大于 10 Gy 的均匀的全身照射时产生。肠型急性放射病是以胃肠道损伤为基本病变，以频繁呕吐、严重腹泻以及水、电解质代谢紊乱为主要临床表现，具有初期、假愈期和极期三阶段病程的严重急性放射病。

（3）脑型急性放射病：一次或短时间（数日）内接受大于 50 Gy 的均匀或比较均匀的全身照射时产生。脑型急性放射病是以脑组织损伤为基本病变，以意识障碍、定向力丧失、共济失调、肌张力增强、抽搐、震颤等中枢神经系统症状为特殊临床表现，具有初期和极期两阶段病程的急性放射病。

2. 外照射慢性放射病

放射工作人员在较长时间内连续或间断受到超剂量当量限值的外照射，达到一定累积剂量（>1.5 Sv）后，引起的以造血组织损伤为主并伴有其他系统改变的全身性疾病。

3. 内照射放射病

因放射性核素内照射引起的全身性疾病。内照射放射病既具有与外照射急性或亚急性放射病相似的全身性表现，又有因放射性核素选择性分布引起的特定器官损伤，如镭和锶可均匀沉积于骨骼，导致骨质疏松、骨坏死、病理性骨折、贫血和骨髓功能障碍等；放射性碘在甲状腺中高选择性分布，可引起甲状腺功能低下、甲状腺炎等甲状腺病变。

4. 放射性肿瘤

接受电离辐射照射后发生的与所受辐射照射具有一定程度病因学联系的恶性肿瘤，属随机性效应，包括白血病、甲状腺癌、骨肿瘤、支气管肺癌、乳腺癌等。

5. 放射复合伤

除放射损伤外，还同时伴有其他因素所致的伤害，特指在核爆炸时核辐射和另外一种及以上杀伤因素同时作用而发生的复合伤。核爆炸瞬间产生巨大能量，形成光辐射、冲击波、早期辐射效应和放射性沾染四种致伤破坏因素。光辐射也称热辐射，可造成体表皮肤、黏膜等烧伤；冲击波可直接或间接作用于人体产生冲击伤。因此放射复合伤是放射损伤、烧伤、冲击伤两两或三者复合的损伤，包括放冲复合伤、放烧复合伤、冲放复合伤、烧放复合伤等。

6.放射性皮肤疾病

电离辐射引起的皮肤及其附属器疾病,包括急性放射性皮肤损伤、慢性放射性皮肤损伤和放射性皮肤癌。急性放射性皮肤损伤是指身体局部受到一次或短时间(数日)内多次大剂量射线(X、β 和 γ 射线等)外照射所引起的急性放射性皮炎及放射性皮肤溃疡,其诊断见表 2-5-4。慢性放射性皮肤损伤是由急性放射性皮肤损伤迁延而来或由小剂量射线长期照射(职业性或医源性)后引起的慢性放射性皮炎及皮肤溃疡。放射性皮肤癌是在电离辐射所致皮肤放射性损伤基础上发生的皮肤癌症,属随机性效应。

表 2-5-4　急性放射性皮肤损伤分度诊断标准

分度	初期反应期	假愈期	临床症状明显期	参考剂量/Gy
Ⅰ	—	—	毛囊丘疹、暂时脱毛	≥3
Ⅱ	红斑	2～6 周	脱毛、红斑	≥5
Ⅲ	红斑、烧灼感	1～3 周	二次红斑、水疱	≥10
Ⅳ	红斑、麻木、瘙痒、水肿、刺痛	数小时至 10 天	二次红斑、水疱、坏死、溃疡	≥20

本章参考文献

[1] 张渭源.服装舒适性与功能[M].2 版.北京:中国纺织出版社,2011.

[2] 朱颖心.建筑环境学[M].3 版.北京:中国建筑工业出版社,2010.

[3] 付明.高温热辐射环境中人员热防护机理与热安全评估研究[D].北京:清华大学,2015.

[4] 袁修干.人体热调节系统的数学模拟[M].北京:北京航空航天大学出版社,2005.

[5] Malchaire J,Kampmann B,Havenith G,et al. Criteria for estimating acceptable exposure times in hot working environments:a review[J]. International Archives of Occupational and Environmental Health,2000,73(4):215-220.

[6] 朱童,詹剑华.高温环境热应激研究进展[J].职业与健康.2010,26(9):1061-1063.

[7] 韩雪峰.高温环境中人体热反应机理的实验与数值模拟研究[D].北京:清华大学,2012.

[8] 范维澄,孙金华,陆守香.火灾风险评估方法学[M].北京:科学出版社,2004.

[9] 许笑羽.火灾烟气在人体呼吸道的输运规律及其损伤机理研究[D].北京:清华大学,2019.

[10] 胡定煜.火灾烟气毒害分析[M].北京:中国建筑工业出版社,2015.

[11] Ikonomidis C,Lang F,Radu A,et al. Standardizing the diagnosis of inhalation injury using a descriptive score based on mucosal injury criteria[J]. Burns,2012,

38(4):513-519.

[12] Maher B A, Ahmed I A, Karloukovski V, et al. Magnetite pollution nanoparticles in the human brain[J]. Proceedings of the National Academy of Sciences, 2016, 113(39):10797-10801.

[13] Zhao R, Di L N, Zhao X Z, et al. Measuring surface temperature and grading pathological changes of airway tissue in a canine model of inhalational thermal injury[J]. Burns, 2013, 39(4):767-775.

[14] Zhao R, Di L N, Wen C Q, et al. Circulational heat dissipation of upper airway canine model of inhalational thermal injury[J]. Burns, 2013, 39(6):1212-1220.

[15] Zhu F L, Zhang W Y. Evaluation of thermal performance of flame resistant fabrics considering thermal wave influence in human skin model[J]. Journal of Fire Sciences, 2006, 24(6):465-485.

[16] Donnelly M K, Yang J C. Experimental and modeling study of thermal exposure of a self-contained breathing apparatus(SCBA)[J]. Burns, 2015, 41(5):1017-1027.

[17] Xu C, Nielsen P V, Gong G, et al. Influence of air stability and metabolic rate on exhaled flow[J]. Indoor Air, 2015, 25(2):198-209.

[18] Chang Y, Zhao X Z, Wang C, et al. Simulation of the velocity and temperature distribution of inhalation thermal injury in a human upper airway model by application of computational fluid dynamics [J]. Journal of Burn Care and Research, 2015, 36(4):500-508.

[19] Grgic B, Finlay W H, Burnell P K P, et al. In vitro intersubject and intrasubject deposition measurements in realistic mouth-throat geometries [J]. Journal of Aerosol Science, 2004, 35(8):1025-1040.

[20] Golshahi L, Finlay W H, Olfert J S, et al. Deposition of inhaled ultrafine aerosols in replicas of nasal airways of infants[J]. Aerosol Science and Technology, 2010, 44(9):741-752.

[21] Tavernini S, Church T K, Lewis D A, et al. Deposition of micrometer-sized aerosol particles in neonatal nasal airway replicas[J]. Aerosol Science and Technology, 2018, 52(4):407-419.

[22] Wang S M, Inthavong K, Wen J, et al. Comparison of micron-and nanoparticle deposition patterns in a realistic human nasal cavity[J]. Respiratory Physiology and Neurobiology, 2009, 166(3):142-151.

[23] Häußermann S, Bailey A G, Bailey M R, et al. The influence of breathing patterns on particle deposition in a nasal replicate cast[J]. Journal of Aerosol Science, 2002, 33(6):923-933.

[24] Naseri A, Shaghaghian S, Abouali O, et al. Numerical investigation of transient

transport and deposition of microparticles under unsteady inspiratory flow in human upper airways[J]. Respiratory Physiology and Neurobiology,2017,244:56-72.

[25] 陈晓乐.人体呼吸道内可吸入颗粒物的气固两相流数值模拟与仿生实验[D].南京:东南大学,2015.

[26] Tian L, Ahmadi G. Fiber transport and deposition in human upper tracheobronchial airways[J]. Journal of Aerosol Science,2013,60:1-20.

[27] Su W C,Cheng Y S. Deposition of fiber in the human nasal airway[J]. Aerosol Science and Technology,2005,39(9):888-901.

[28] Bell M L,Dominici F,Ebisu K,et al. Spatial and temporal variation in $PM_{2.5}$ chemical composition in the United States for health effects studies [J]. Environmental Health Perspectives,2007,115(7):989-995.

[29] Loxham M,Cooper M J,Gerlofs-Nijland M E,et al. Physicochemical characterization of airborne particulate matter at a mainline underground railway station[J]. Environmental Science and Technology,2013,47(8):3614-3622.

[30] You S,Yao Z,Dai Y,et al. A comparison of PM exposure related to emission hotspots in a hot and humid urban environment concentrations, compositions, respiratory deposition, and potential health risks[J]. The Science of the Total Environment,2017,599-600:464-473.

[31] 秦俊华.爆炸冲击波对人体创伤效应评估软件设计[D].南京:南京理工大学,2016.

[32] Singh A K,Ditkofsky N G,York J D,et al. Blast injuries:from improvised explosive device blasts to the boston marathon bombing[J]. Radiographics,2016,36(1):295-307.

[33] Alexander D G. Numerical modeling for the prediction of primary blast injury to the lung[D]. Waterloo:University of Waterloo,2007.

[34] 王正国.原发肺冲击伤[J].中华肺部疾病杂志(电子版),2010,3(4):231-233.

[35] Januszkiewicz A J, Mundie T G, Dodd K T. Maximal exercise performance-impairing effects of simulated blast overpressure in sheep[J]. Toxicology,1997,121(1):51-63.

[36] 隋树元,王树山.终点效应学[M].北京:国防工业出版社,2000.

[37] Bass C R ,Rafaels K A ,Salzar R S. Pulmonary injury risk assessment for short-duration blasts[J]. The Journal of Trauma,2008,65(3):604-615.

[38] 贾骏麒.高速破片的创伤弹道学及其对颞下颌关节创伤的生物力学机制的研究[D].西安:第四军医大学,2017.

[39] 金丽,赵捍东,曹红松,等.预制破片对地面人员目标的杀伤威力分析计算[J].弹箭

与制导学报,2006(4):157-159.

[40] 王连炬.温压炸药综合毁伤效应分析与评价[D].南京:南京理工大学,2007.

[41] 朱建华,褚家成.池火特性参数计算及其热辐射危害评价[J].中国安全科学学报,2003(6):28-31,84.

[42] 徐龙.测量因素对炸药有毒气体测定结果的影响[J].煤矿爆破,2001(3):1-4.

[43] 龚守良.医学放射生物学[M].4版.北京:中国原子能出版社,2015.

[44] 杨朝文.电离辐射防护与安全基础[M].北京:中国原子能出版社,2009.

[45] 苏燎原,刘芬菊.医学放射生物基础[M].北京:中国原子能出版社,2013.

[46] 侯世科,樊毫军.中国灾难医学高级教程[M].武汉:华中科技大学出版社,2019.

[47] Axelsson H , Yelverton J T. Chest wall velocity as a predictor of nonauditory blast injury in a complex wave environment[J]. The Journal of trauma,1996,40(3 Suppl):S31-S37.

[48] Stuhmiller J H,Ho K H,Vander Vorst M J,et al. A model of blast overpressure injury to the lung[J]. Journal of Biomechanics,1996,29(2):227-234.

第三章　个体防护装备与原理

第一节　头 部 防 护

头部作为人体脆弱的部位之一,在受到重物打击、跌坠、冲撞等情况下,多会发生不同程度的损伤,如头皮损伤、颅骨骨折、脑损伤、脑震荡、脑挫裂伤等颅脑外伤,也会有气闭、瘀阻、痰浊等头部内伤,一定情况下还会危及生命。

在深坑、矿山、隧道等场景的救援中,岩石、土块、建筑材料、工具等从高处坠落或抛出击中在场人员,极易造成头部损伤;人员在从事安装、维修等高空作业时,会发生人体坠落等事故。因此,在救援场景下,佩戴合适的安全帽等头部防护装备至关重要。头部防护装备是防御头部不受到外来物体打击、撞击、坠落以及有害物质的伤害等而采用的个体防护装备。在救援活动中,头部防护装备是用于防止或减轻碰撞、撞击、灼烫、触电等伤害方式对人员头部造成伤害的防护装备。其一般由外壳、缓冲衬垫、舒适衬垫、佩戴系统和附件等组成。在救援场景中,最常用的头部防护装备是安全帽。

一、安全帽防护机理

安全帽的常规防护作用有缓冲减震作用、分散应力作用、生物力学作用三类。根据使用场景的不同,安全帽还有耐高低温、耐化学腐蚀等特殊防护的种类。

1. 缓冲减震作用

帽壳和帽衬之间有 $25\sim50$ cm 的间隙,当物体打击安全帽时,帽壳不会因受力变形而直接影响到头顶部。

2. 分散应力作用

帽壳为椭圆形或半球状,表面光滑,当物体坠落在帽壳上时,物体不能停留而立即滑落;而且帽壳受到打击时,所承受的力向周围传递,通过帽衬缓冲,减少的力可超过 2/3,其余的力经整个帽衬传导给人的头盖骨,这样就把着力点变成了着力面,从而避免了帽壳上某点的应力集中,减小了单位面积受力。

3. 生物力学作用

相关标准中规定,安全帽必须能吸收 4900 N 的力。这是生物学实验研究出的人体颈椎所能受力的极限值,超过此限值颈椎就会受到伤害,轻者引起瘫痪,重者危及生命。

（一）一般要求

不得使用有毒、有害或引起皮肤过敏的材料。不得使用回收、再生材料作为安全帽受力部件(如帽壳、顶带、帽箍等)的原料。材料耐老化性能应不低于产品标识明示的使用期限内性能要求,正常使用的安全帽在使用期限内不能因材料原因导致防护功能失效。安全帽尺寸要求如表 3-1-1 所示。

表 3-1-1　安全帽尺寸要求

名　称	要　求
帽舌/mm	≤70
帽沿/mm	≤70
佩戴高度/mm	≥80
垂直间距/mm	≤50
水平间距/mm	≥6
突出物高度/mm	帽壳内侧与帽衬之间的突出物高度≤6
通气孔总面积/mm²	≤450

（二）基本性能要求

1. 冲击吸收性能

按照规定的方法测试,经高温(50 ℃±2 ℃)、低温(−10 ℃±2 ℃)、浸水(水温 20 ℃±2 ℃)、紫外线照射预处理后做冲击测试,传递到头模的力不应大于 4900 N,帽壳不得有碎片脱落。

2. 耐穿刺性能

按照规定的方法测试,经高温(50 ℃±2 ℃)、低温(−10 ℃±2 ℃)、浸水(水温 20 ℃±2 ℃)、紫外线照射预处理后做穿刺测试,钢锥不得接触头模表面,帽壳不得有碎片脱落。

3. 下颌带强度

当安全帽有下颌带时,按照规定的方法测试,下颌带发生破坏时的力值应为 150～250 N。

（三）特殊性能要求

1. 阻燃性能

按照规定的方法测试,续燃时间不应超过 5 s,帽壳不得烧穿。

2. 侧向刚性

按照规定的方法测试,最大变形不应大于 40 mm,残余变形不应大于 15 mm,帽壳不得有碎片脱落。

3. 耐低温性能

按照规定的方法测试,经低温(−30 ℃±2 ℃)、3 h 预处理后做冲击测试,传递到头模的力不应大于 4900 N,帽壳不得有碎片脱落;按照规定的方法测试,经低温(-30 ℃±2 ℃)、3 h 预处理后做穿刺测试,钢锥不得接触头模表面,帽壳不得有碎片脱落。

4. 耐极高温性能

按照规定的方法测试,经极高温(150 ℃±5 ℃)、1 h 预处理后做冲击测试,传递到头模的力不应大于 4900 N,帽壳不得有碎片脱落;按照规定的方法测试,经极高温(150 ℃$\pm$5 ℃)、1 h 预处理后做穿刺测试,钢锥不得接触头模表面,帽壳不得有碎片脱落。

5. 电绝缘性能

按照规定的方法测试,G 级安全帽泄漏电流不应大于 3.0 mA;E 级安全帽泄漏电流不应大于 9.0 mA,当测试电压加大至 30000 V 时,安全帽不应被击穿、发生燃烧现象。

6. 防静电性能

按照规定的方法测试,表面电阻应为 $1\times10^5\sim1\times10^{10}$ Ω。

7. 熔融金属飞溅性能

按照规定的方法测试,安全帽不应存在以下情况:帽壳被穿透的现象;出现大于 10 mm 的损坏变形;帽壳续燃时间超过 5 s。

此外,针对不同的安全帽类型,通常还会有佩戴稳定性、佩戴系统动态强度、侧向冲击性能、耐穿刺性能、耐化学品性能等相应要求。

二、安全帽的种类

现有的分类方法通常针对安全帽的材料划分,如玻璃钢安全帽、ABS 安全帽、高分子聚乙烯塑料安全帽、聚碳酸酯塑料安全帽、改性聚丙烯塑料安全帽等。

针对救援防护,一种比较合适的分类方法是根据救援场景及防护要素划分。

1. 针对高温救援场景

常使用防护头罩。通常由头罩、面罩和披肩三部分组成。防护头罩的材料可根据适用作业环境进行选择;对要求防湿、防水、防烟尘的头罩可选用防水织物制作,没有裂缝和开口,连接处应予密封。面罩多用有机玻璃制作。对在高温环境要求防辐射热和火焰的头罩,其材料选用喷涂铝金属的织品或阻燃的帆布,面部用镀铝金属膜的有机玻璃做成观察窗。防护头罩常用于高温热辐射等救援场景,并常与各类眼护具、呼吸护具和防护服联用。

2. 针对低温救援场景

常使用防寒安全帽。防寒安全帽是指在寒冷季节对人体头部进行保暖和防御物体打击伤害的安全帽,一般由帽面、帽里、衬壳、帽耳扇、帽小耳和头门等组成。其中,帽耳扇由长毛绒或羊剪绒制成,作为围绕颈部和耳部的防寒构件;头门起挡住风寒和前额的作用。防寒安全帽由于既防寒保暖,又有安全帽的基本功能,主要适用于寒冷时矿山开采、地质钻研、林业采伐、建筑施工、港口装卸搬运等作业。

3.针对解救人质等情景

常使用防弹头盔。1965年,我国研制出飞行员用的玻璃钢保护头盔;1980年,研制出步兵用的钢制头盔;20世纪90年代,研制出芳族聚酰胺步兵防弹头盔。防弹头盔应能防破弹片和直射子弹。一般要求能抵御5 m远的9 mm口径手枪弹丸和弹片的冲击。我国总后勤部军需装备研究所采用高强度铝合金、玻璃钢、铬刚玉和碳化硼等为防弹材料制成的防弹头盔,可有效地防止54式手枪、51式普通弹丸对人体头部的伤害。

4.针对生产场景的救援

常用的安全帽包括玻璃钢安全帽、树脂安全帽和塑料安全帽三类。玻璃钢(FRP)安全帽具有优良的耐腐蚀、耐高温、耐低温、电绝缘、阻燃、变形小等特点,主要用于冶金高温作业场所,油田钻井、森林采伐、供电线路作业,高层建筑施工。丙烯腈-丁二烯-苯乙烯树脂(ABS)安全帽具有耐热、电绝缘、抗冲击、耐化学腐蚀、表面硬度高等特点,但不耐低温和燃烧。超高分子聚乙烯塑料安全帽具有较高的表面硬度和较好的耐高温性、耐低温性、电绝缘性、耐腐蚀性,但是此材料耐压强度差,且不能接触汽油,否则性能会受影响。聚碳酸酯塑料安全帽有韧性,具有高抗冲击性、良好的电绝缘性和耐高温的性能,此类安全帽适用于油田钻井、森林采伐、供电线路、建筑施工等作业。改性聚丙烯塑料安全帽能耐高温,但易收缩,耐老化性能差。此类安全帽适用于建筑、冶金、森林、电业、矿山、井上、交通运输等场所作业。

5.针对可能遭受辐射损伤的救援场景

可使用X射线防护头盔。X射线防护头盔是保护头部和面部的用品,其帽壳用玻璃钢制成,面罩由有机玻璃制成。这种产品的铅当量大于0.25 mmPb。

三、安全帽的选择、使用与维护

(一)安全帽的选择

安全帽选用应符合国家标准《头部防护 安全帽》(GB 2811—2019)的要求,安全帽应在产品规定的年限内选用;安全帽各部件应完好,无异常;制造商应取得国家规定的相关资质并在有效期内;安全帽应按功能、样式、颜色、材质的顺序进行选择。

一般情况下,根据救援作业环境的不同,安全帽的选择也有差异,这与安全帽的技术性能指标和使用范围有关。如:当救援作业环境中可能发生侧向挤压,包括可能发生塌方、滑坡的场所,存在可预见的翻倒物体,可能发生速度较低的冲撞时应选用具有侧向刚性的安全帽;当救援作业环境中可能接触400 V以下三相交流电时应选用具有电绝缘性能的安全帽;当救援作业环境中需要保温且环境温度不低于−20 ℃时,应选用具有防寒功能或与佩戴的其他防寒装配不发生冲突的安全帽。

一般来说,大沿、大舌的安全帽适合露天救援,或者强光直射眼部等情况;小帽沿的安全帽适用于室内、隧道、涵洞、井巷等活动范围小,易发生帽沿碰撞的狭窄场所的救援中。

同时,当救援还需要对眼面部进行防护时,救援人员所选用的安全帽应与所佩戴的个人用眼护具适配无冲突;当佩戴其他头面部防护装备时,所选用的安全帽应与其适配无冲突。

安全帽颜色应符合相关救援行业要求。当救援作业环境光线不足时应选用颜色明亮的安全帽;当救援作业环境能见度低时应选用与环境色差较大的安全帽或在安全帽上增加符合要求的反光条。所选用安全帽的材料不应与救援作业环境发生冲突。

(二)安全帽的使用与维护

安全帽的使用应按照产品说明进行。具体包括以下几条。

(1)使用前,应检查安全帽是否有外观缺陷,各部件是否完好、无异常。不应随意在安全帽上拆卸或添加附件,以免影响其原有的防护性能。

(2)使用时,应确保帽衬调整后的内部尺寸、垂直间距、佩戴高度、水平间距符合 GB 2811—2019 的要求。安全帽在使用时应戴正、戴牢,锁紧帽箍,配有下颌带的安全帽应系紧下颌带,确保在使用中不发生意外脱落。

(3)不应擅自在安全帽上打孔,不应用刀具等锋利、尖锐物体刻划、钻钉安全帽;使用者不应擅自在帽壳上涂敷油漆、汽油等。不应随意碰撞挤压安全帽或将安全帽用于除佩戴以外的其他用途,如坐压、砸坚硬物体等。

安全帽的维护应按照产品说明进行。安全帽上的可更换部件损坏时应按照产品说明及时更换,存放时应远离酸、碱、有机溶剂、高温、低温、日晒、潮湿或其他腐蚀环境,以免其老化或变质。对采用热塑材料制作的安全帽,不应用热水浸泡及放在暖气片、火炉上烘烤,以防止帽体变形。安全帽应保持清洁,并按照产品说明定期进行清洗。

(三)安全帽的报废

当出现下列情况之一时,安全帽即予判废:所选用的安全帽不符合 GB 2811—2019 的要求;所选用的安全帽功能与所从事的作业类型不匹配;所选用的安全帽超过有效使用期;安全帽部件损坏、缺失,影响正常佩戴;所选用的安全帽经定期检验和抽查不合格;安全帽受过强烈冲击,即使没有明显损坏;发生使用说明中规定的其他报废条件。

四、其他头部防护装备

(一)工作帽

工作帽按形状可分为无沿工作帽和有舌工作帽,材料多为较细密的织物。这种帽子应质轻、耐洗。常用于食品卫生、医药、精密仪器、机床喷涂等作业场所,一方面是防范污染的需要,另一方面在旋转的机床和运转的皮带机旁,可防长发卷入。

(二)防静电帽

防止头发脱落。它是用防静电的尼龙布等材料制成的。

第二节　耳部听力防护

　　凡是对人体有害的、不需要的、让人感到厌烦的一切声音（包括音乐在内）都属于噪声。噪声能引起耳聋，长期在强噪声下工作，会引发职业性听力损伤，或称为噪声性耳聋，同时还会诱发头痛、视物不清、神经衰弱、消化不良等症状，甚至引发心血管疾病，威胁人们的健康，影响人们的正常工作生活。噪声的来源广泛，包括交通噪声、工业噪声、社会生活噪声、建筑施工噪声等。其中，工业噪声又称为生产性噪声，这是对工业生产人员影响最严重、涉及面最广的噪声。按照产生方式的不同，救援场景中的噪声分为机械性噪声、空气动力学噪声和电磁性噪声三类。机械性噪声是由机械的撞击、摩擦，固体的振动和转动而引起的噪声，如机床、纺织机、球磨机、电锯、碎石机等机器发出的声音。空气动力学噪声是由空气振动而引起的噪声，如通风机、喷射器、汽笛、锅炉排汽放空、空气压缩机等产生的声音。电磁性噪声是由于电机中交变力相互作用而产生的噪声，如发电机、变压器等发出的声音。

　　在耳部听力防护方面，常用的防护装备是护耳器（又称护听器）。护耳器是个人为了防止声刺激对人耳产生不需要的作用而佩戴的器具，包括用于通信的电子设备，或对护耳器和鼓膜间的噪声起降低作用而设计装备，一般有耳罩、耳塞、防噪声帽等类型。耳罩是由压紧每个耳廓或围住耳廓四周而紧贴在头部遮住耳道的壳体组成的护耳器。耳罩可用专门的头环或颈环紧贴在头部，或由部件附着在安全头盔上。耳塞是塞入外耳道内（耳内的）或戴在耳甲腔中对准外耳道口的（半耳内的）护耳器。防噪声帽是遮住头部重要部分的帽盔。

一、护耳器的选择

护耳器的选择主要考虑安全与健康原则、适用原则、舒适原则。

1. 安全与健康原则

选择护耳器要充分考虑使用环境和佩戴个体的条件，保证佩戴护耳器过程中的人员安全与健康。

2. 适用原则

护耳器应在提供有效听力保护的同时不影响生产作业的进行，避免过度保护。

3. 舒适原则

护耳器应具有较好的佩戴舒适性，避免由于佩戴不舒适导致佩戴者不按正确的方式使用护耳器，从而降低其听力防护作用。

护耳器选择的一般要求如下。

（1）在高温、高湿环境中作业时，耳塞的舒适度优于耳罩。

（2）在狭窄的有限空间里，宜选择体积小、无突出结构的护耳器。

（3）在短周期重复的噪声暴露环境中，宜选择摘取方便的耳罩或半插入式耳塞。

（4）工作中需要进行语言交流或接收外界声音信号时，宜选择对各频率声衰减性能比较均衡的护耳器。

（5）强噪声环境下，当单一护耳器不能提供足够的声衰减时，宜同时佩戴耳塞和耳罩，以获得更高的声衰减值。

（6）耳塞和耳罩组合使用时的声衰减值，可按二者中较高的声衰减值增加 5 dB 估算。

（7）佩戴者如需同时使用防护手套、防护眼镜、安全帽等防护装备，宜选择便于佩戴和摘取、不与其他防护装备相互干扰的护耳器。

（8）选择护耳器时要注意卫生问题；如无法保证佩戴时手部清洁，应使用耳罩等不易将手部脏物带入耳道的护耳器。

（9）如果佩戴者留有长发或耳廓特别大，或头部尺寸过大或过小不宜佩戴耳罩时，宜使用耳塞。

（10）耳道疾病患者不宜使用插入或半插入式耳塞类护耳器。

（11）皮肤过敏者选择护耳器时须谨慎，应做短时佩戴测试。

二、护耳器的使用

1. 调查救援作业场所噪声

按规定的方法，调查救援作业场所中的噪声大小，以确定人员是否需要使用护耳器。

2. 调查救援作业人员的健康状况

对于需要佩戴护耳器的人员，应调查其是否罹患耳部疾病，有无耳痛、耳道感染、耳鸣、听力损失以及皮肤过敏等，是否正在接受此类病症的治疗。

3. 调查救援作业场所的其他信息

对需要佩戴护耳器的救援作业场所，应调查场所的温度和湿度、人员的操作空间大小和活动规律、人员手部的卫生状况、人员头部特点、其他防护装备的使用情况、声音信号的重要性、噪声暴露时间等其他信息。

4. 确定是否使用护耳器并进行选择

由使用者试用并按护耳器的上述选择原则进行选择。考虑到救援工作人员的差异性，宜提供多种形式和规格的护耳器。

第三节　口鼻呼吸防护

一、口鼻呼吸防护原理

在救援防护领域，危害源主要可以分为吸入性毒物与粉尘。从原理上分类，口鼻呼吸防护分为净气法和供气法。净气法指吸入的气体经过滤材料滤出污染物质,获得较清洁空气供佩戴者使用的方法。供气法指提供一个独立于作业环境的呼吸气源,通过空气导管、软管或佩戴者自身携带的供气(空气或氧气)装置向佩戴者输送气体的方法。

二、口鼻呼吸防护装备分类

口鼻呼吸防护装备主要用于防止缺氧空气和有毒、有害物质被吸入呼吸器官而对人体造成伤害。

(一)按防护原理分类

针对救援防护场景,口鼻呼吸防护装备可分为过滤式和隔绝式两类。

1. 过滤式

过滤式指借助过滤材料,将空气中的有害物质去除后供呼吸使用。其中靠使用者吸气克服过滤阻力的称为自吸过滤式;靠动力(如电动风机)克服过滤阻力的称为动力送风过滤式。过滤式口鼻呼吸防护装备主要由过滤元件和面罩两部分组成,有些还在过滤部件与面罩之间加入呼吸管连接。面罩分为半面罩和全面罩等,半面罩可遮住口、鼻部分,有的也可遮住下巴;全面罩可以遮住整个面部区域。过滤元件主要是防颗粒物类、防气体和蒸汽类,或是防尘毒组合类。过滤式口鼻呼吸防护装备不产生氧气,因此不能在缺氧环境中使用,而且过滤元件的容量有限,需要定期更换。

2. 隔绝式

隔绝式指将使用者的呼吸器官与有害空气环境隔绝,由本身携带的气源或导气管引入作业环境以外的洁净空气供呼吸。隔绝式口鼻呼吸防护装备分为正压式和负压式两种。正压式口鼻呼吸防护装备在任一呼吸循环过程中,面罩内始终保持大于环境的气压。隔绝式口鼻呼吸防护装备适用于各类空气污染物存在的情况,但使用时间有限。其使用时间只与气源容量和使用者呼吸量有关,与有害物质浓度无关,所以使用时间较为确定。

(二)按供气原理和供气方式分类

按供气原理和供气方式分类,口鼻呼吸防护装备主要有自吸式、自给式和动力送风式三种。

1. 自吸式

自吸式口鼻呼吸防护装备指靠佩戴者自主呼吸克服部件阻力的呼吸防护用品,如过滤式防毒面具。其特点是结构简单、重量轻、不需要动力消耗;缺点是由于吸气时防护用品与呼吸器官之间的空间形成负压,气密性与安全性相对较差。

2. 自给式

自给式口鼻呼吸防护装备指以压缩气体钢瓶为气源,以保障人员正常呼吸的呼吸防护用品,如储气式防毒面具、储氧式防毒面具。其特点是以压缩气体钢瓶为气源,使用时不受外界环境中毒物种类、浓度的限制;缺点是重量较重,结构复杂,使用、维护不便,费用也较高。

3. 动力送风式

动力送风式口鼻呼吸防护装备指依靠动力克服部件阻力、提供气源,保障人员正常呼吸的呼吸防护用品,如送风式长管呼吸器。其特点是以动力克服吸气阻力,人员在使用中的体力负荷小,适合在作业强度较大、环境气压较低(如高原)及情况危急、人员心理紧张等场合使用。

(三)按人员吸气环境分类

按人员吸气环境,口鼻呼吸防护装备可以分为正压式和负压式两类。

1. 正压式

正压式口鼻呼吸防护装备指在呼吸循环过程中,面罩内压力均大于环境压力的呼吸防护用品。隔绝式和动力送风式口鼻呼吸防护装备多采用钢瓶或专用供气系统供气,一般为正压式。正压式口鼻呼吸防护装备可避免外界受污染或缺氧空气的进入,防护安全性更高,当外界环境危险程度较高时,应优先选用。

2. 负压式

负压式口鼻呼吸防护装备指在呼吸循环过程中,面罩内压力在吸气阶段均小于环境压力的呼吸防护用品。过滤式口鼻呼吸防护装备多靠自主呼吸,一般为负压式。

(四)其他分类

按气源携带方式,口鼻呼吸防护装备可分为携气式和长管式两类。前者是使用者随身携带气源(如储气钢瓶、生氧装置)供呼吸的装备,机动性较强,但身体负荷较大;后者通过长导气管输送气体供人员呼吸,不需要自身携带气源,使用中身体负荷小,但机动性受到一定程度的限制。

按呼出气体是否直接排出外界,口鼻呼吸防护装备可分为闭路式和开路式两类。前者将呼出的气体不直接排放到外界,而是经净化和补氧后供循环呼吸,安全性更高,但结构复杂;后者将呼出的气体排放到外界,结构较前者简单,但安全性和防护时间经常会受到一定影响。

按过滤物质的不同,口鼻呼吸防护装备的过滤器通常分为粉尘过滤器、气体过滤器和颗粒物综合过滤器三类。

三、口鼻呼吸防护装备种类

(一)自吸过滤式防毒面具

自吸过滤式防毒面具是靠佩戴者呼吸克服部件阻力,防御有毒、有害气体或蒸汽、颗粒物(如毒烟、毒雾)等危害其呼吸系统的净气式防护用品。自吸过滤式防毒面具利用面罩与人面部周边密合,使人员的眼睛、鼻、嘴巴等与周围染毒环境隔离,同时依靠过滤元件中吸附剂的吸附、吸收、催化作用和过滤层的过滤作用将外界染毒空气进行净化,为人员提供呼吸用洁净空气。防毒面具一般由面罩、过滤元件、导气管组成。

(二)隔绝式呼吸防护装备

隔绝式呼吸防护装备主要包括长管呼吸器、自给开路式压缩空气呼吸器、氧气呼吸器三类。长管呼吸器是使佩戴者的呼吸器官与周围空气隔绝,并通过长管输送清洁空气供呼吸的防护用品,分为自吸式长管呼吸器、连续送风式长管呼吸器和高压送风式长管呼吸器。自给开路式压缩空气呼吸器是一种使佩戴者呼吸器官、面部(包括眼睛)与外界染毒空气或缺氧环境完全隔绝,具有自带压缩空气源,呼出的气体直接排入外部的呼吸器。自给开路式压缩空气呼吸器供消防车、抢险救护人员在浓烟、缺氧等环境中进行灭火、抢险、救护工作时使用。

(三)医用防护口罩

近年来,以 SARS、流感、新型冠状病毒肺炎为代表的呼吸道疾病频发,医务人员在开展救援时所需的呼吸防护装备的重要性也日益凸显。因此,此处针对医用防护口罩进行概述,供医务人员与公共卫生应急救援工作者参考。

以新型冠状病毒为例,已有研究表明其主要传播途径是呼吸道飞沫和密切接触传播,在相对封闭的环境中长时间暴露于高浓度气溶胶的情况下存在气溶胶传播的可能。佩戴口罩是阻断新型冠状病毒传播的主要方式。新型冠状病毒肺炎疫情防控涉及的口罩类型包括一次性使用医用口罩、医用外科口罩、颗粒物防护口罩和医用防护口罩等,每种类型口罩都有相关的国家标准或行业标准。对于口罩的选择和使用可参考国家卫生健康委员会发布的《不同人群预防新型冠状病毒感染口罩选择与使用技术指引》。

在医用防护口罩的使用上,除符合国家标准 GB 19083—2010 的医用防护口罩外,符合美国标准 ASTM F2100 的医用 N95 口罩和符合欧洲标准 EN 14683 的 FFP2 及 ⅡR 型口罩均可使用。医用防护口罩短缺时,虽然可选用符合 KN95 及以上标准的颗粒物防护口罩,但此类口罩未对抗合成血液穿透性进行测试,短时间使用可以阻挡病毒,但不能用于接触有体液喷溅可能的患者或长时间接触患者的医护人员。非隔离区的医护人员、流行病学调查人员和检测人员可使用 KN95 及以上标准的颗粒物防护口罩。

四、口鼻呼吸防护装备的选用与维护

(一)口鼻呼吸防护装备的选择

如果有害环境性质未知,缺氧(氧浓度低于 18%)、空气污染物浓度未知、达到或超过IDLH 时,应选择配备全面罩的正压式携气式呼吸防护装备或在配备合适的辅助逃生型呼吸防护装备的前提下,配备全面罩或密合型头罩的正压式呼吸防护装备。根据污染物的种类(如有毒气体和蒸汽、颗粒物),以及危害因数的范围来选择口鼻呼吸防护装备。

过滤式呼吸器只能在不缺氧的救援环境,即环境空气中氧浓度不低于 18% 和低浓度污染环境中使用,一般不能用于罐、槽等密闭狭小空间中开展救援工作的人员防护。过滤式防毒呼吸器用于防止有毒气体、蒸汽、烟雾等经呼吸道吸入产生危害,通常称为过滤式防毒面具和防毒口罩,目前主要使用自吸过滤式防毒面具。当救援环境中氧浓度高于18%(一般为开放空间)并且有毒、有害气体性质明确时,可选择过滤式防毒面具,但由于有毒、有害气体浓度不同,在选择上也要加以注意。一般情况下,当环境中有毒、有害气体或蒸汽浓度低于0.1%时,可选择全面型防毒面具或半面型防毒面具配1级过滤元件;当环境中有毒、有害气体或蒸汽浓度低于0.3%时,可选择全面型防毒面具配2级过滤元件;当环境中有毒、有害气体或蒸汽浓度低于0.5%时,可选择全面型防毒面具配3级过滤元件。

隔绝式呼吸器能使戴用者的呼吸器官与污染环境隔离,由呼吸器自身供气(空气或氧气),或从清洁环境中引入空气维持人体的正常呼吸。可在缺氧、尘毒严重污染、情况不明的有生命危险的救援场所使用,一般不受环境条件限制。自给式呼吸器自备气源,属携带型,根据气源的不同又分为氧气呼吸器、空气呼吸器和化学氧呼吸器;长管呼吸器需借助肺力或机械动力经气管引入空气,只适合在较小流动范围内开展救援工作时使用。当出现以下情况之一时,只能使用隔绝式防毒面具:空气中氧浓度低于18%时;救援环境中的污染物性质不清楚或污染物浓度未知时;在井下或其他相对封闭的空间开展救援工作时,这时一般选择空气隔绝式呼吸器。

（二）口鼻呼吸防护装备的使用

（1）使用前需要阅读说明书,了解装备的功能及局限性,接受培训,并应在使用前检查口鼻呼吸防护装备的完整性、过滤元件的适用性。进入救援前佩戴装备:在进入灾害救援场景等有害环境前,应先佩戴好口鼻呼吸防护装备。对于密合型口罩,使用者应做佩戴气密性检查,以确认密合。

（2）救援过程中始终佩戴装备:在救援期间,应始终佩戴口鼻呼吸防护装备。不允许单独使用逃生型呼吸器进入救援环境。在使用中闻到异味,有咳嗽、恶心等不适症状时,应立即离开救援环境并检查口鼻呼吸防护装备,确定排除故障后方可重新使用,然后进入有害环境;若无故障存在,应更换失效的过滤元件。

（3）多人协作:在空间允许的情况下,应尽可能由两人同时进入救援作业场所,并配备安全带和救生索;在救援作业区外应至少留一人与进入人员保持联系,并应配有救生和应急设备。

（4）低温救援:在低温条件下,全面罩镜片应当具备防雾或防霜的能力,供气式或携气式呼吸器所使用的压缩空气或氧气应干燥,使用携气式呼吸器应了解低温环境下的操作注意事项。

（三）口鼻呼吸防护装备的维护

呼吸防护装备种类较多,要充分发挥各种呼吸防护装备的作用,正确维护、保持可重复使用的口鼻呼吸防护装备的作用,对及时、有效地开展救援工作、在救援中给救援人员提供有效的防护也很重要。

呼吸器在每次佩戴前和使用后都要检查部件是否齐全,是否有破损现象,及时更换失效的呼、吸气阀,头带、密闭垫圈等;面罩破损后应及时更换,不允许自行装填活性炭过滤元件(滤毒盒、滤毒罐);不允许自行组装呼吸防护用品。呼吸器应防止粉尘或其他有毒、有害物质的污染,同时严禁沾染油脂。

过滤器不允许清洗,且不应敞口存放,过滤器失效后,注意及时更换,以保证过滤的有效性。呼吸器及其配件应避免日光直接照射,以免橡胶件老化。不使用的过滤元件应在密闭容器内保存,防止受潮。当口鼻呼吸防护装备同时使用多个过滤元件时,应同时更换。除通用的部件外,在未得到产品制造商认可的前提下,不应将不同品牌的口鼻呼吸防护装备的部件拼装或组合使用。

第四节　眼面部与颈部防护

一、眼面部防护装备分类

要在救援防护中避免眼面部受到伤害,正确选择眼面部防护装备至关重要,眼面部防护装备是防护眼面部的最后一道屏障。护目镜是指防御电磁辐射、有害光线、烟雾、金属火花和飞屑、尘粒等伤害眼睛、面部和颈部的防护装备。此处重点关注灾害救援场景(如火灾、爆炸、毒气等场景)中的眼面部防护装备。

目前,市面上大部分眼面部防护装备基本上依据的是作为强制标准的 GB 14866—2006《个人用眼护具技术要求》,此标准适用于除核辐射、X 射线、激光、紫外线、红外线和其他辐射以外的各类个人用眼防护;标准中规定了眼面部防护装备屈光度、棱镜度、可见光透射比等光学性能,抗冲击性能、耐热性能、防高速粒子冲击性能等机械性能,耐腐蚀性能等化学性能,对化学雾滴、粉尘、刺激性气体的防护性能等方面的要求。现阶段眼面部防护装备的光学性能、机械性能、化学性能、防护性能等要求均可使用此标准。

国际标准化组织(ISO)近年来增设了眼面部防护标准工作组,相继制定了多项国际标准,如 ISO 4849:1981《个人用护目镜技术要求》等。总的来说,眼面部防护装备种类很多,依据防护部位和性能,分为眼镜、眼罩和面罩 3 种。

二、眼面部防护装备一般要求

防护性能是眼面部防护装备区别于普通眼镜的核心指标。而防冲击性能作为眼面部防护装备的关键防护性能,在每个标准中都有较为详细的描述和要求,所以在眼面部防护产品的选择上抗高速粒子冲击性和抗高重物冲击性是重要的依据。

（一）抗高速粒子冲击性和抗高重物冲击性

GB 14866—2006《个人用眼护具技术要求》中规定，用于抗冲击的镜片及眼护具，都应经受直径为 22 m、重约 45 g 钢球从 1.3 m 高度自由落下的冲击。具体见上文相关内容。

在美国，单纯的眼面部防护装备并不需要通过认证，只需要在认可的实验室通过标准 ANSI/ISEA Z87.1:2003 的检测即可。检测标准分为低速标准、中速标准和高速标准，低速标准测试执行对象是眼镜，中速是眼罩，高速是面罩，ANSI/ISEA Z87.1:003 定义了抗高重物冲击性能的测试。

护目镜出口到欧盟要按照 EN 166:001 标准办理 CE 认证，认证测试项目中有关冲击测试的要求如下：眼护具必须能抵受一个重量为 0.86 g，标称直径为 6 mm 的高速运动的球体的冲击测试。F 等级（冲击速度 45 m/s）适用于防护眼镜、护目镜和防护面罩；B 等级（冲击速度 120 m/s）适用于护目镜和防护面罩；A 等级（冲击速度 190 m/s）仅适用于防护面罩。

（二）医用眼面部防护装备主要参数指标

我国护目镜相关标准为《个人用眼护具技术要求》（GB 14866—2006）。我国没有医用护目镜的专项技术标准，只要护目镜符合性能要求，均可使用。

各国的护目镜标准一般是放在眼面部防护装备中规定的。鉴于眼面部防护装备对于人身安全的重要性，欧盟和美国都采用技术法规的方式来规定眼面部防护装备的基本安全要求，同时通过采用适用的技术标准来规定具体技术要求，并通过产品认证的方式来实现对产品质量的保障。

三、颈部防护概述

在实际救援场景中，颈部防护通常与头部、面部的防护相结合，较少被单独考虑，因此此处仅对颈部损伤机理与防护装备做一个概述，不详细介绍。

从损伤机理来看，人体颈部主要由椎骨、椎间盘、小关节、韧带和肌肉等相互连接组成。在运动过程中，骨起着杠杆作用，椎间盘具有"弹性垫"缓冲吸能的作用，关节为运动的枢纽，韧带主要限制骨骼活动范围以免损伤，骨骼肌为运动的动力器官。实际上，在世界不同地区，甚至在同一国家的不同地区，颈部损伤的病理学特征都存在较大差异，研究也并不一致。总体来看，颈部损伤程度取决于颈部加速度变化，当速度变化量达到一定值，就会有颈椎过度屈伸损伤发生。

现有的救援防护装备中专门针对颈部防护的并不多见。在实际场景中，救援人员的颈部防护装备通常与头部、面部防护装备（如安全帽等）相结合，或采用一体化防护服，在防护身体躯干的同时覆盖颈部，避免颈部遭受有毒物质损伤、高温热损伤，缓解爆炸冲击波的冲击或重物的撞击。以典型火灾救援场景为例，公安部技术监督委员会曾批准发布两项公共安全行业标准：GA 869—2010《消防员灭火防护头套》，GA 61—2010《固定灭火系统驱动、控制装置通用技术条件》。其中介绍的消防员灭火防护头套是消防员在灭火救援现场用于保护头部、侧面部以及颈部免受火焰烧伤或高温烫伤的个体防护装备。

总的来说,在救援作业场景下,高温环境、能量冲击、接触毒性物质等导致的颈部皮肤表面的损伤或对颈部肌肉与深部组织的损伤与面部损伤和躯干损伤机理较为接近,相应的防护装备也常常组合考虑。相关内容分别在前后文进行了具有介绍,在此不再赘述。

第五节　躯干防护

人体的躯干是指除头部和四肢以外的部分,其中包含心脏、肺脏、肝脏、脾脏、肠、胃、肾脏和脊柱等。在生产过程中,人体躯干可能会遭受不同的伤害,如高低温、化学药剂、微波辐射、静电危害等,因此针对不同的救援场景,救援人员选择适当类型的防护服是十分必要的。

一、防护服的分类

防护服是指防御物理、化学、生物等外界因素伤害人体的服装。根据其功能不同可以分为一般防护服和特殊防护服。特殊防护服包括阻燃防护服、防静电服、化学防护服、固体颗粒物化学防护服、酸碱类化学品防护服、抗油易去污防静电防护服、焊接服、防虫防护服、森林防火服、隔热服、防水透湿服、医用防护服、微波辐射防护服、冷环境防护服等。

二、防护服的一般要求

(一)人体工效学要求

防护服的材料和组件应确保不会对穿戴者产生不良作用;在满足防护要求的同时,尽可能使穿戴者舒适。考虑到外界因素的影响和穿戴者在救援过程中可能的运动和姿势,防护服的设计应便于正确穿戴。在不影响设计强度和效果的情况下,尽量减轻防护服的重量。防护服设计时宜考虑穿戴后与其他系列防护装备形成综合防护整体,在防护服与其他防护装备连接处,宜提供相同水平的防护;防护服湿热阻应较小。

(二)尺寸要求

防护服应该根据标准进行试验。如果维护标签允许水洗或干洗和(或)整理,则防护服应根据《纺织品　试验用家庭洗涤和干燥程序》(GB/T 8629—2017)的要求水洗和(或)进行最后整理,根据 ISO 3175:1995(条款 8 和 10 不适用)的要求干洗和(或)进行最后整理。特定标准中应规定适当的清洁次数。如果水洗和干洗都允许,一个样品须同时使用以上两种清洁方式时,清洁次数是特定标准中规定次数的一半。水洗引起的尺寸变化测量程序应按《纺织品　洗涤和干燥尺寸变化的测定》(GB/T 8630—2013)执行,干洗引起的尺寸变化测量程序应按 ISO 3175:1995 执行。

控制部位的选定与 GB/T 1335 一致,控制部位分为高度、围度两大类。高度类:身高、颈椎点高、坐姿颈椎点高、全臂长、腰围高。围度类:胸围、颈围、总肩宽、腰围、臀围。

测量方法如表 3-5-1 所示。其中高度类尺寸随身高变化而相应变化,围度类尺寸随胸围变化而相应变化。

表 3-5-1　人体主要部位尺寸测量方法

部　　　位	被测者姿势	测 量 方 法
身高	赤足取立姿	用测高仪测量从头顶至地面的垂距
颈椎点高	赤足取立姿	用测高仪测量从颈椎点至地面的垂距
坐姿颈椎点高	取坐姿	用测高仪测量从颈椎点至凳面的垂距
全臂长	取立姿	用软尺测量从肩峰点至尺骨茎突点的距离
腰围高	赤足取立姿	用测高仪测量从腰围至地面的垂距
胸围	取立姿正常呼吸	用软尺水平测量经乳头点的围长(乳房下垂的中年妇女改用胸中点)
颈围	取立姿正常呼吸	用软尺测量从喉结下 2 cm 经颈椎点的围长
总肩宽	取立姿	用软尺测量左右肩峰点间的水平弧长
腰围	取立姿正常呼吸	用软尺水平测量在肋弓与髂嵴之间最细部的水平围长
臀围	取立姿	用软尺水平测量臀部向后最突出部位的水平围长

(三)标识

1. 一般标识

每种防护服都应该有标识。标识应附在产品或者产品的标签上,固定在清晰易读的地方,可以经受适当次数的清洁。如果产品上的标识会降低防护服的性能等级,不利于保存或者妨碍应用,则标识应设在最小的商品包装单元上。

2. 特殊标识

特殊标识应包含以下信息:生产厂商、商标或其他表明生产厂商或经销商的标识;产品或基本材料的类型以及商品名称或代码;依据尺寸规定标注的尺寸;执行的标准号;图形符号等。防护服的图形符号如表 3-5-2、表 3-5-3 所示。

表 3-5-2　表示防护类型的图形符号

图 形 符 号	防　　护	图 形 符 号	防　　护
	防止转动部件 ISO 7000-2411		防热防火 ISO 7000-2417

图 形 符 号	防 护	图 形 符 号	防 护
	防冻 ISO 7000-2412		防切割和穿刺 ISO 7000-2483
	防恶劣天气 ISO 7000-2413		防颗粒辐射污染 ISO 7000-2484
	防化学品 ISO 7000-2414		防有机伤害 ISO 7000-2490
	防静电 ISO 7000-2415		防微生物 ISO 7000-2491
	防链锯伤害 ISO 7000-2416		

注:通过盾形框内的图形符号标识防护服防护的危害类型。

表 3-5-3　表示防护服使用功能的图形符号

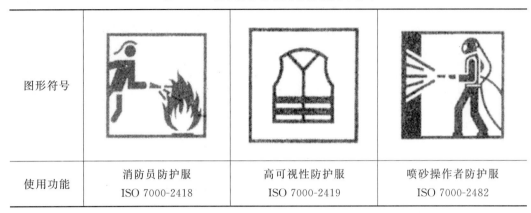

图形符号			
使用功能	消防员防护服 ISO 7000-2418	高可视性防护服 ISO 7000-2419	喷砂操作者防护服 ISO 7000-2482

注:通过方框内的图形符号来表示防护服的使用功能。

三、阻燃防护服

阻燃防护服是在接触火焰及炽热物体后,在一定时间内能阻止本身被点燃、有焰燃烧和阴燃的防护服。其防护原理主要是通过隔热、反射、吸收、碳化隔离等屏蔽作用,保护穿戴者免受明火或热源的伤害。采用阻燃防护服可减缓火焰蔓延,降低热转移速度,并使其碳化形成隔离层,以保护救援人员的安全与健康。

(一)阻燃防护服的分级

阻燃防护服分为 A、B、C 三个级别。A 级阻燃防护服适用于有明火、散发火花、熔融金属,或有辐射热和对流热的场合。B 级阻燃防护服适用于有明火、散发火花、有易燃物质并有发火危险的场所。C 级阻燃防护服适用于临时、不长期使用,有易燃物质并有发火危险的场所。

不同级别的阻燃防护服的材料要求见表 3-5-4。

表 3-5-4　面料阻燃性能项目与指标

测 试 项 目	防 护 等 级	指　标	洗 涤 次 数
热防护系数(TPP) /(kW·s/m²)	A 级	皮肤直接接触:≥126 皮肤与服装间有空隙:≥250	50*
	B 级	—	—
	C 级	—	—
燃烧时间/s	A 级	≤2	50*
	B 级	≤2	
	C 级	≤5	12△

测 试 项 目	防护等级	指　　标	洗 涤 次 数
阻燃时间/s	A 级	≤2	50*
	B 级	≤2	
	C 级	≤5	12△
损毁长度/mm	A 级	≤50	50*
	B 级	≤100	
	C 级	≤150	12△
熔融、滴落	A、B、C	不允许	

注:* 按照 GB/T 17596—1998 中第 7 章的洗涤条件洗涤 12.5 h,漂洗 1.5 h,漂洗过程中换水 2 次,然后脱水 4 min。整个过程为洗涤 50 次。

△按照 GB/T 17596—1998 中第 7 章的洗涤条件洗涤 3 h,漂洗 0.5 h,漂洗过程中换水 2 次,然后脱水 4 min。整个过程为洗涤 12 次。

(二)阻燃防护服的要求

阻燃防护服的要求包括材料、款式、结构、号型和规格、缝制工艺、理化性能等方面。

材料要求包括面料,缝纫线,附件、辅料与衬布三方面的要求。其中,面料要求中的阻燃性、内在质量,需符合表 3-5-4 的标准要求,外观质量需要符合 GB/T 17591 中有关规定。缝纫线的要求如下。强力:按规定进行试验时,单线强力不小于 10 N;有较好的阻燃性,不熔融和无烧焦现象。

从款式上看,应简洁实用美观,宜选用上、下装分离式,衣裤(帽)连体式等款式。

结构上要求安全、卫生,有利于人体正常生理要求与健康。适应作业时的肢体活动,便于穿脱。穿着尺寸要求宽松。明衣袋必须带袋盖,上衣长度应盖住裤子上端 20 cm 以上,袖口、脚口、领子应收口,袋盖长度应大于袋口长度 2 cm。裤子两侧口袋不得用斜插袋,避免活褶向上倒,以免飞溅熔融的金属、火花进入或积存。在作业中应不易引起钩、挂、绞、碾。在适宜处可留有透气孔隙,以便排汗散湿调节体温。但通风孔隙不得影响服装强度,孔隙结构不得使外界异物进入服装内部。

(三)阻燃防护服的性能

阻燃防护服的性能与面料有关。目前,根据面料不同,阻燃防护服的产品包括阻燃合成纤维防护服、阻燃纯棉防护服、耐高温阻燃防护服、隔热防火服等。目前主要的阻燃合成纤维防护服包括腈纶阻燃粘胶纤维防护服、阻燃腈氯纶纤维防护服、阻燃涤纶防护服、阻燃涤棉防护服等。

耐高温阻燃防护服是用耐高温阻燃纤维织物制成的防护服,耐高温阻燃纤维织物主要包括诺梅克斯(Nomex)、凯夫拉(Kevlar)、聚苯并咪唑纤维(PBI)、聚苯砜酰胺纤维、芳砜纶纤维、耐高温难燃 TC 型非织造布、石棉纤维、玻璃纤维等。

阻燃纯棉防护服是对具有吸湿性、抗静电但同时具有可燃性特点的纯棉织物进行阻燃处理而得到的。目前比较常见的纯棉织物阻燃方法包括 Pyrovateexcp 法、Proban 法等。

隔热防火服是使用 Kevlar 涂铝复合面料制成的,用于剧热环境。

四、化学防护服

化学防护服是用于防护化学物质对人体产生伤害的服装。该服装可覆盖人体全部或绝大部分,至少可提供对躯干、手臂和腿部的防护。化学防护服可以是多件具有防护功能服装的组合,也可与其他防护装备匹配使用。

(一)化学防护服的分类

化学防护服根据防护毒物的种类不同可以分为液密型化学防护服和颗粒物化学防护服。液密型化学防护服包括喷射液密型化学防护服和泼溅液密型化学防护服。

液密型化学防护服:防护液态化学物质的防护服。喷射液密型化学防护服:防护具有较高压力液态化学物质的防护服。泼溅液密型化学防护服:防护具有较低压力或者无压力液态化学物质的防护服。

颗粒物化学防护服:防护散布在作业场所环境中颗粒物的防护服。

针对救援场景,化学防护服根据人体与外界气体环境接触的可能性大小可以分为以下两类:气密型化学防护服和非气密型化学防护服。

气密型化学防护服:应急救援工作中作业人员所需的带有头罩、视窗和手足部防护功能,为穿着者提供对气态、液态和固态有毒有害化学物质的防护的单件化学防护服类型。气密型化学防护服应配置自给式呼吸器或长管呼吸器,且应满足气密性检测的要求。

非气密型化学防护服:应急救援工作中作业人员所需要的,带有头罩、视窗、手足部防护功能,为穿着者提供对液态和固态有毒有害化学物质的防护的单件化学防护服类型。

(二)化学防护服的要求

1. 技术要求

化学防护服所采用的材料和其他组成部分的材料应无皮肤刺激性和其他有害健康的效应。化学防护服应在保证防护性能的前提下充分考虑舒适性。应在充分考虑材料透气性、湿热阻等性能的基础上来评价面料的舒适性,在保证材料强度和化学防护服防护性能的前提下,尽量采用单位面积重量轻的材料。化学防护服的结构设计应充分考虑与其他必要个体防护装备的兼容性和配套性。

2. 设计要求

气密型化学防护服的设计要求:应采用全包覆式化学防护服设计,即能够提供对穿着者躯干、头部、眼面部、手臂、手部、腿部和足部的整体防护;通过自携式或其他外部供气装置给人员提供呼吸用清洁气源;安装 2 个以上单向排气阀,要求从化学防护服内部向环境排气时,能完全阻止外部气体逆向流入;在眼面部设计具有化学防护功能的透明视窗,以满足穿着者的观察需求；允许在化学防护服外面另行穿着防护服、戴防护手套和（或）穿防护靴/鞋，以满足化学防护服的性能要求。所有组合的各部分及各层材料应视为化学防护服整体进行测试。

非气密型化学防护服的设计要求：至少能提供对穿着者躯干、头部、眼面部、手臂和腿部的防护，也可采用全包覆式化学防护服设计；允许通过另外戴化学防护手套和（或）穿化学防护靴/鞋为手部和足部提供化学防护。化学防护手套提供的防护范围应在手腕部以上 25 mm，化学防护靴/鞋提供的防护范围应大于鞋底以上 200 mm；通过自给式或其他外部供气装置给人员提供呼吸用清洁气源；在眼面部设计具有化学防护功能的透明视窗，以满足穿着人员的观察需求；允许通过在化学防护服外面另行穿着防护服、戴防护手套和（或）穿防护靴/鞋以满足化学防护服所有性能要求。所有组合的各部分及各层材料应视为化学防护服整体进行测试。

液密型化学防护服设计要求：至少提供对穿着者躯干、头部、手臂和腿部的防护。防护服面料应满足防化学物质穿透和渗透的性能要求。喷射液密型化学防护服应通过液密喷射试验。泼溅液密型化学防护服应通过液密泼溅试验。

颗粒物化学防护服的设计要求：应至少提供对穿着者躯干、头部、手臂和腿部的防护。防护服面料应满足防止颗粒物穿透的要求。

（三）化学防护服的选择、使用与维护

1. 化学防护服的选择

暴露在能够或可能危害健康的作业环境中的人员，均应选用合适的个体防护装备。化学防护服的选用流程：对化学物质特性、作业环境特点、作业人员特性等进行危险评估，根据环境中化学物质是否对皮肤造成伤害，选择是否使用防护服；并根据作业环境特性选择适当防护要求的防护服；在化学防护服的防护性能满足要求时，应选择物理机械性能和舒适性更好的化学防护服。若需要和其他防护装备（如呼吸防护用品、手套、靴套等）配套使用，这些防护装备应与化学防护服兼容。

2. 化学防护服的使用

穿着者应了解化学防护服的局限性，仔细阅读产品使用说明，接受培训，并严格按要求使用。使用前应检查化学防护服的完整性以及与之配套的其他个体防护装备的匹配性等，在确认化学防护服和与之配套的其他个体防护装备完好后方可使用。

进入化学污染环境前，应先穿好化学防护服及配套个体防护装备；污染环境中应始终穿着化学防护服及配套个体防护装备。化学防护服被化学物质持续污染时，必须在其规定的防护性能（标准透过时间）内更换。若化学防护服在某种作业环境中迅速失效，如使用人员在使用中出现皮肤瘙痒、刺痛等危害症状时，应停止使用并重新评估所选化学防护服的适用性。

应对所有化学防护服的使用者进行职业健康监护。在使用化学防护服前，应确保其他必要的辅助系统（如供气设备、洗消设备等）准备就绪。

3. 化学防护服的维护

化学防护服的维护是为了保持化学防护服系统处于可靠状态。管理人员应按照产品使用与维护说明书的要求对化学防护服进行维护。具体包括洗消、修理和储存三部分。

(四)典型的化学防护服

典型的化学防护服包括内置式重型防化服、外置式重型防化服、一般气密防化服、防火防化服等。

1. 内置式重型防化服

一般设计为密封头罩、手套、靴套与服装一体的全封闭、气密结构。同时采用隔绝材料制作,不仅能够有效防护毒物,而且有一定的阻燃、抗磨、耐撕裂性能。一般与正压自给式呼吸器配合使用,呼吸器置于防护服内部。这类防护服被认为是防护能力最强的防护服,通常用于高毒性物质、高浓度污染环境、存在液体泼溅及未知毒物的高危场合。

2. 外置式重型防化服

一般设计为非密封头罩、手套、靴套与服装为一体的结构。采用隔绝材料制作,同时具有较高的防护能力,不仅能有效防护各种状态的毒物,而且具有一定的阻燃、耐撕裂、抗磨性能。一般与正压自给式呼吸器配合使用,通常用于危险程度稍低于内置式重型防化服的环境。

3. 一般气密防化服

一般气密防化服也称为轻型防护服,多采用隔绝材料制作,重量较轻,防护能力低于重型防化服。结构形式多为连体式,也有分体式。这类防护服防护能力有限,属于中、低等化学防护服。

4. 防火防化服

防火防化服是同时具备防火和防化学物质功能的防护服。这类防护服在服装表层涂耐火材料或镀含铝的保护层,能在短时间内抵御高温伤害,内层材料具有防化学物质功能。主要用于伴有着火和化学危害的高危场合。

五、其他防护服

(一)冷环境防护服的要求

1. 人体工效学要求

冷环境防护服的设计和生产应符合 GB/T 20097—2006 中第 4 章的规定。防护服的材料和组件应确保不会对穿着者产生不良作用,在满足防护要求的同时,宜使穿着者尽可能舒适。防护服与穿着者身体接触应避免由粗糙、锐角和突出部分引起的过分刺激或伤害。宜采用适当方式使防护服能适应穿着者的体型,如适宜的调节结构、适宜的尺寸范围等。在不影响设计强度和效果的情况下,尽量减轻防护服的重量。防护服设计宜考虑穿着后与其他系列防护服或装备形成综合防护整体,且连接处宜提供同等水平的防护。

2. 技术要求

冷环境防护服有效热阻分为 4 级,分级指标见表 3-5-5。冷环境防护服透气性分为 3 级,分级指标见表 3-5-6。另外,多层服装(不包括配套服装)的总湿阻应小于 55 m² · Pa/W。外层面料的经向、纬向的撕破强力应不小于 25 N。服装号型设计按 GB/T 13640—2008 的要求执行。

表 3-5-5　冷环境防护服综合有效热阻分级

等　　级	综合有效热阻(I_{cler})/(m² · K/W)
1	$0.310 \leqslant I_{cler} < 0.390$
2	$0.390 \leqslant I_{cler} < 0.470$
3	$0.470 \leqslant I_{cler} < 0.540$
4	$I_{cler} \geqslant 0.540$

表 3-5-6　冷环境防护服透气性分级

等　　级	透气性(AP)/(mm/s)
1	AP$\leqslant$5
2	5$<$AP$\leqslant$100
3	AP$>$100

(二)微波辐射防护服的要求

1. 一般要求

微波辐射防护服应符合 GB/T 20097—2006《防护服　一般要求》规定。

当作业人员处在较强电磁场下作业时,应尽可能采取全身屏蔽的整体防护方式。当不宜采用整体防护方式时,防护服应尽量避免从领口、袖口等开口处入射电磁波。在较低电磁场下使用的防护服,也可以采用仅对电磁波敏感的胸部、下腹部和眼睛等部位局部用电磁屏蔽功能材料进行防护的办法,以兼顾防护服的穿着舒适性。

不允许使用孤立和外露的金属件如金属纽扣、拉链、金属标识等,以防金属件在强电场下感应出高电位差、导致放电而引发事故。微波辐射防护服应采用密封独立包装并加入抗氧剂,以防金属化纺织品的金属层氧化。

2. 技术要求

微波辐射防护服的防护性能,以穿着防护服后,人体头部、胸部、下腹部的电场强度低于《电磁辐射暴露限值和测量方法》(GJB 5313A—2017)规定的对应频率下的暴露限值为基本要求。以 915 MHz 和 2.45 GHz 两个频率下的屏蔽效能的最小值作为评价微波辐射防护服防护性能的标称值。有特定用途的产品,还应增加在该使用频率下的屏蔽性能的检测。

微波辐射防护服的防护性能按屏蔽效能(SE)标称值的高低分为 3 个等级,如表 3-5-7

所示。可根据屏蔽效能的定义,在实测工作场所电场强度为 E_0(V/m)的环境中,选择适当的防护等级,使人体穿着该防护服后的头部、胸部、下腹部的电场强度均在 GJB 5313A—2017 规定的对应频率下的暴露限值 E_1 以下。

表 3-5-7　微波辐射防护服的防护等级

防　护　等　级	屏蔽效能(SE)标称值 /dB
A	50
B	30
C	10

微波辐射防护服应能耐受维护保养(包括直接洗涤、脱卸洗涤或揩擦)而不明显影响屏蔽效能,且应保证面料与功能层的尺寸稳定性协调一致。微波辐射防护服甲醛含量和 pH 应符合《国家纺织产品基本安全技术规范》(GB 18401—2010)的要求。同色面料服装每套各表面部位的色差不低于 4 级,非表面部位的色差不低于 3 级。微波辐射防护服面料的外观质量应符合《精梳涤棉混纺印染布》(GB/T 5326—2009)规定的一等品要求。整体屏蔽的连体式防护服中,构成头套、手套、鞋袜的电磁屏蔽功能材料,其屏蔽效能不应低于服装主体功能材料;眼罩的透明部分,其屏蔽效能不应低于 30 dB。

第六节　手　部　防　护

手部的伤害在生产和救援过程中所占的比例很高,伤害手部的因素包括火与高温、电、化学物质、撞击、切割、震动、擦伤以及感染等。这些伤害因素中,一般机械性创伤,如撞击、切割较为常见,而电伤害和辐射后果最为严重。另外,化学物质(如酸、碱等)对人体的腐蚀或过敏反应,也是造成人体手部伤害的重要因素。因此,救援过程中对手部的保护至关重要,穿戴防护手套是保护手部的关键措施。

一、防护手套的分类

防护手套是用来防御物理、化学和生物等外界因素伤害手部,用以保护肘部以下(主要是腕部以下)安全的劳保用品。常见的防护手套包括带电作业用绝缘手套,耐酸碱手套,焊工手套,橡胶耐油手套,防水手套,防毒手套,防静电手套,机械危害防护手套,防寒手套,耐火阻燃手套,防切割手套,防微波手套等。

防护手套的分类方式很多,可按照其材料、结构、功能等不同进行分类。如:按材料分类,防护手套有橡胶手套、乳胶手套、帆布手套等;按结构分类,有二、三、五指手套,手形、直形手套,长袖、中袖、短袖手套等;按功能分类,有防静电手套、耐高温手套、防 X 线手套、化学品及微生物防护手套等。

二、防护手套的选择、使用和维护

(一)防护手套的选择

应选择符合相关标准要求的产品。应选择能提供足够防护、符合人类工效学、穿戴舒适、操作灵活的防护手套。若手部同时受到多种因素危害,应选用同时能防御相应危害的防护手套,或者多层穿戴,并保证防护的有效性兼顾使用的灵活性。要求供应商提供手套的制作材料清单,避免选用含有引起使用者过敏反应物质的手套。

不同作业类别防护手套的选择示例如表 3-6-1 所示。

表 3-6-1　不同作业类别防护手套的选择示例

编号	有害因素	举　例	可选用的防护手套	相关标准
1	摩擦/割刺/撕裂/穿刺	破碎、锤击、铸件切割、砂轮打磨、金属加工的打毛清边、玻璃装配与加工	机械危害防护手套	GB 24541—2009
2	手持振动机	手持风钻、风铲、油锯	防振手套	
3	电击	高/低压线路或设备带电维修	带电作业用绝缘手套	GB/T 17622—2008
4	易燃易爆物质	接触火工材料、易挥发易燃的液体(如汽油)及化学品,可燃性气体(如甲烷)的作业;接触可燃性化学粉尘(如镁铝粉等)的作业;井下作业	防静电手套	GB/T 22845—2009
5	化学品	接触氯气、汞、有机磷农药、苯等的作业;酸洗作业;染色、油漆、有关的卫生工程,设备维护,注油作业	化学品及微生物防护手套	GB 28881—2012
6	小颗粒熔融金属	电弧焊、气焊	焊工防护手套	AQ 6103—2007
7	X线作业	X线检测	防X线手套	AQ 6104—2007
8	低温	冰库、低温车间、寒冷室外作业	防寒手套	
9	高温	冶炼、烧铸、热轧、锻造、炉窑	耐高温手套	

注:防振手套、防寒手套、耐高温手套可分别参考 BS EN ISO 10819:1997、BS EN 511:2006、BS EN 407:2004;接触易燃易爆化学品时,同时佩戴化学品及微生物防护手套,或具有防护相关化学品功能的防静电手套。

（二）防护手套的使用与维护

1. 一般原则

任何防护手套的防护功能都是有限的，使用者应了解所使用的防护手套功能的局限性。严格按照产品说明书使用防护手套，不应使用超过使用期限的防护手套。正确佩戴防护手套，避免同一双手套在不同作业环境中使用。操作转动机械作业时，禁止使用编织类防护手套。佩戴手套时应将衣袖口套入手套内，以防发生意外。手套使用前后应清洁双手。不应与他人共用手套。

2. 使用前后检查

使用前佩戴者应检查防护手套有无明显缺陷，损坏的防护手套不允许继续使用。防护手套出现产品说明书要求更换的情形，如渗透、裂痕、缝合处开裂、严重磨损、变形、烧焦、融化或发泡、僵硬、洞眼、发黏或发脆等情形时应更换新的防护手套。

有液密性和气密性要求的防护手套表面出现不明显的针眼时，可以采用充气法将手套膨胀至原来的 1.2～1.5 倍，浸入水中，检查是否漏气。

使用后佩戴者应清洁并检查防护手套，出现相关的情形应进行报废处理。

3. 性能检测

防护手套应根据相关标准或产品说明书要求定期进行性能检测，如绝缘手套每 6 个月进行一次绝缘性能检测。

抓握性能测试：对试验人员不戴手套拉绳索的能力与同一人员戴上手套后拉绳索的能力进行比较，判断手套的抓握性能。

pH 测试：试样应从手套掌部提取。如手套其他部位的材料与掌部不同，应同时就其他材料进行取样测试。如果手套由多层组成，应按整体进行测试。皮革材料手套，按 QB/T 2724—2018 规定的方法进行测试。纺织品材料手套，按《纺织品　水萃取液 pH 值的测定》（GB/T 7573—2009）规定的方法进行测试。

水蒸气渗透性测试：对皮革手套，将皮革试片固定在装有固体干燥剂的测试瓶口，测试瓶在规定的温湿度条件下运动，水蒸气通过皮革试样被固体干燥剂吸收，在规定时间内称量测试瓶，确定这段时间内水蒸气通过皮革被干燥剂吸收的重量。对织物手套，其水蒸气渗透性按照《纺织品　生理舒适性　稳态条件下热阻和湿阻的测定（蒸发热板法）》（GB/T 11048—2018）中规定的方法进行测试。皮革手套抗渗水性测试按《皮革　物理和机械试验柔软皮革防水性能的测定》（GB/T 22890—2008）规定的方法进行测试。纺织品手套的抗渗水性测试按《纺织品　防水性能的检测和评价静水压法》（GB/T 4744—2013）规定的方法进行测试。

4. 清洁和储存

应按照产品说明书要求对防护手套进行适当的清洗和保养。防护手套应储存在清洁、干燥通风、无油污、无热源或阳光直射、无腐蚀性气体的地方。

5. 报废原则

当防护手套出现下列情况之一，即予以报废处理：进行外观检查时，出现渗透、裂痕、缝合处开裂、严重磨损、变形、烧焦等特征;防护手套超过产品说明书规定的有效使用期或储存期;进行定期检验后,防护性能不符合国家现行标准要求;出现使用说明书中规定的其他报废条件。

第七节 足 部 防 护

足部是人体十分重要的部分,它对人体的健康至关重要。在生产生活中,足部不仅起到支撑人体的作用,而且许多工作需要在足部的参与下才能完成。因此,在救援人员开展救援作业时,对其足部的保护具有重要意义。但同时,救援环境中可能存在很多导致足部伤害的因素,如物体砸伤和刺割伤害、高低温伤害、化学性(酸碱)伤害、触电伤害、静电伤害、强迫体位等。其中,物体砸伤和刺割伤害是常见的伤害因素,在冶金工业、机械工业、建筑生产等场景下高发;高低温伤害包括在极端温度条件下工作导致的烧伤、冻伤等;化学性(酸碱)伤害也是威胁足部的重要因素,会导致足部酸碱灼烧等;静电伤害不仅会引起皮肤烧伤和皮炎,还可能导致爆炸事故发生。这些场景都是开展救援作业时可能遇到的,因此,选择合适的足部防护装备至关重要。

一、足部防护装备的分类

按防护部位的不同,足部防护装备分为护膝、护腿、护跗和护趾四类。

按防护功能的不同,足部防护装备可以分为防穿刺鞋、安全鞋、防滑鞋、职业鞋、矿工安全鞋、电绝缘鞋、防静电鞋、导电鞋、耐化学品鞋、消防用鞋、高温/低温作业保护鞋、焊接防护鞋、防振鞋、防油鞋、防水鞋等。

二、足部防护装备的选择、使用和维护

(一)足部防护装备的选用原则

通用原则是所选择的足部防护装备应适用于特殊环境的特定要求,同时不应引起其他危害。应先对救援作业环境进行评价,识别造成足部伤害的主要因素;再根据足部伤害因素中最大危害程度、最大危害范围、最长持续时间等,选择适合人体工效学特征的足部防护装备。基于防护需求的选用原则应注意以下问题:救援场所存在的风险因素是单一风险还是多种风险因素的组合,对于同时存在多种风险因素的情况,选择的足部防护装备应尽可能同时防御各风险因素;如果无法判断危害级别,选择的足部防护装备应能提供最高等级防护。

当选择足部防护装备时,应考虑人体工效学特征,基本指标包括鞋的重量、舒适性和

透气性等。足部防护装备首先应穿着舒适，并考虑以下因素：保护包头不应夹脚；鞋舌有软内垫，缓解对脚背的压力；内衬和内底应采用透气材料，并可增加抗菌功能，避免细菌感染；皮革类足部防护装备应具有良好的透气性能（水蒸气透过率）和吸水性能（水蒸气系数），以改善鞋内潮湿环境。

1. 保护足趾鞋

对于存在重物坠落或压脚可能的救援作业环境，应使用保护足趾鞋。在磁性和带电作业的工作场所，保护足趾鞋的保护包头应采用非金属材料。

2. 导电鞋

导电鞋应用于静电荷聚积导致爆炸风险的救援场所，如炸药处理时。使用导电鞋应注意以下事项：导电鞋不应在有电击风险的工作场所使用。

3. 防静电鞋

防静电鞋能够消散静电荷，减少静电聚积，避免静电火花引燃或引爆的危险。使用防静电鞋应注意以下事项：防静电鞋不应用于预防电击，不应当作电绝缘鞋使用。

4. 电绝缘鞋

若工作场所存在电击风险，则应穿用电绝缘鞋。使用电绝缘鞋应注意以下事项：穿用电绝缘鞋时，在工作环境中应保持鞋面干燥；在使用期限内电绝缘鞋应符合《足部防护电绝缘鞋》（GB 12011—2009）的要求。

5. 耐化学品鞋

进入化学或化学原料相关场所作业时，应使用耐化学品鞋；每种耐化学品鞋都有它的适用性，仅对某些化学品有防护作用，防护对象不同的耐化学品鞋不能混用。

6. 高温/低温作业保护鞋

高温作业保护鞋具有鞋底隔热和外底耐接触热两种防护特征，被应用在高温环境中。在不损坏鞋的情况下，安装在高温作业保护鞋内的隔热层不应被移动。低温作业保护鞋内应带防寒内衬和内底，适用于寒冷环境。

7. 防滑鞋

防滑鞋的基本性能要求包括鞋底材料的防滑系数、防滑花纹面积、防滑外底厚度及花纹高度。根据不同地面及环境条件，选择具有相应防滑性能的防护鞋。

8. 防振鞋

防振鞋能起到减振作用，预防振动产生的不良影响。防振鞋应避免在积水、高温或寒冷的极端环境中使用，因极端环境会影响鞋子的鞋座区域的能量吸收性能。鞋座区域严重变形或损坏的鞋不能用作防振鞋。

9. 防油鞋

防油鞋应避免接触尖锐物品。防燃油与防动植物油的防油鞋不能混用。在易燃易爆的油类作业区域应穿用具有防静电功能的防油鞋。

10. 防水鞋

在积水或滴水的潮湿环境中，应穿着全橡胶或全聚合材料的防水鞋。防水鞋应避免接触尖锐物品。

（二）足部防护装备的检查

使用前应对足部防护装备进行外观缺陷检查，对有电性能的足部防护装备还需要进行电性能检查。

（1）导电鞋和防静电鞋每穿用 200 h 应进行一次鞋电阻测试。若测试电阻值不符合导电鞋导电性的要求，则此鞋不能用作导电鞋。

（2）电绝缘鞋每穿用 6 个月应进行一次电绝缘性能预防性检验，若不符合相应的电性能要求，则此鞋不得用作电绝缘鞋。

（三）足部防护装备的维护

按照使用说明书的有关内容和要求实施检查、维护和储存。在使用完后应进行清洁和定期保养，在恶劣环境中使用时，其使用有效期将会缩短。潮湿的足部防护装备和配件应放置在干燥通风处，但不应靠近热源，避免装备过于干燥而导致龟裂。对足部防护装备产品说明书中提示可修复的缺陷，应予以修复后提供给使用者使用。

（四）足部防护装备的判废

当出现下列情况之一时，即予以判废处理：足部防护装备在使用或保管储存期内遭到严重破损或超过有效使用期及储存期；所选用的足部防护装备经定期检验或抽查为不合格；无法修复时；外观检查时，出现明显的外观缺陷特征；出现使用说明书中规定的其他判废条件。

本章参考文献

[1] 蒋旭日.浅谈国内外安全帽生产技术[J].中国个体防护装备,2010(4):31-34.

[2] 赵阳,滕金山.阻燃防护服[J].劳动保护,2006(8):95-97.

[3] 王岩,刘妙,王小东.化学防护服的分类及选用[J].中国个体防护装备,2010(1):32-37.

[4] 郭德华.眼面部防护装备标准现状的分析研究[J].标准科学,2019(2):66-72,81.

[5] 郭德华.眼面部防护标准化发展研究[J].中国标准化,2015(12):67-70,75.

[6] 何俊美,魏秋华,任哲,等.在新型冠状病毒肺炎防控中口罩的选择与使用[J].中国消毒学杂志,2019,37(2):137-141.

[7] 谢敬伟.各国口罩标准简论[J].科学与信息化,2019(16):198.

[8] 李正海,薛文良,魏孟媛,等.医用一次性防护服测试标准的现状与比较分析[J].产业用纺织品,2017,35(10):37-42.

第四章 医学救援个体防护装备
整体性能测试评价

随着社会的进步、经济的发展、人民生活水平的提高,尤其是经历了"非典"、新型冠状病毒肺炎之后,基于对新型病毒流行侵害事件的深刻反思,医学救援人员的安全和健康意识有了较大提高,政府的预防职业危害的工作力度也得到增强。医学救援个体防护装备的整体性能直接关系到救援人员能否安全、高效地完成救援任务。美国学者 R. F. Goldman 在功能防护服设计研制过程中提出了"4F"原则:Fashion(时尚性)、Fit(适合性)、Feel(舒适性)、Function(功能性)。关于医学救援个体防护装备,业内很多学者提出了评价"人-机-环境"系统的实用功能,应该从安全、工效、耐受限度、舒适四个方面来衡量。这些性能指标,也适用于功能防护装备的测试与评价。

第一节 隔离防护性能

医学救援个体防护装备是阻隔病毒侵害的最简洁、最普遍的有效手段和方法。随着人们安全防护意识的增强,对医学救援个体防护装备的需求会越来越大,同时对医学救援个体防护装备的隔离防护性能提出了更高要求。隔离防护性能是医学救援个体防护装备的重要性能,主要包括液体阻隔性能、微生物阻隔性能以及颗粒物阻隔性能等。

一、液体阻隔性能

医学救援过程中防护装备不可避免地会面对体液及分泌物,这些液体往往会造成病毒传播,因此医学救援个体防护装备应能防止水、血液、酒精的渗透,以免其污染人体。

(一)防水性能测试

1. 沾水试验

医学救援个体防护装备沾水试验用于衡量织物表面不被水沾湿的能力,GB/T 4745—2012 中规定了针对该性能的测试方法。其原理是将蒸馏水或去离子水注入漏斗喷淋试样,观察表面沾湿情况,然后按照评级样和评级标准文字评定沾水等级。该方法与 AATCC 42:2017 冲击渗透试验类似,只是后者可用于衡量织物在水冲击作用下抵御水渗透的能力。

国家标准 GB/T 4745—2012《纺织品 防水性能的检测和评价 沾水法》中规定,把试样安装在卡环上并与水平成 45°角放置,试样中心位于喷嘴下面(150±2) mm 处,将 250 mL 蒸馏水或去离子水迅速而平稳地注入漏斗喷淋试样,见图 4-1-1。通过喷淋后试样外观与评定标准及图片的比较,来确定其沾水等级。

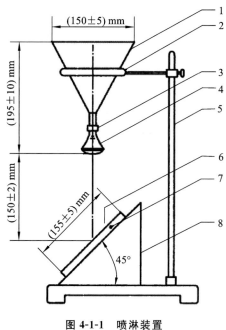

图 4-1-1 喷淋装置

注:1—漏斗;2—支撑环;3—橡胶管;4—淋水喷嘴;5—支架;6—试样;7—试样夹持器;8—底座。

国家标准 GB 19082—2009《医用一次性防护服技术要求》,考虑到首先应当使病毒或飞沫不易黏附到防护服表面,使用 GB/T 4745—2012 设计测试沾水等级的试验,要求沾水等级不低于 3 级。用防水性试验来检测防液体透过性能,使用新鲜蒸馏水或去离子水,要求静水压在 1.67 kPa(17 cmH$_2$O)时,不得渗漏。

美国纺织化学师与印染师协会标准 AATCC 42:2017 规定了织物在水冲击作用下抵御水渗透能力的测试方法。标准规定将尺寸为 170 cm×330 cm 的织物试样紧密平整地夹持在一块倾斜的板子上,试样背后垫上一块称过重量的吸水纸,用 500 mL 蒸馏水或去离子水平稳地通过一个漏斗喷洒在试样的表面,见图 4-1-2,等蒸馏水或去离子水喷洒完毕以后,将试样取下,将吸水纸取出并称量,吸水纸经喷洒后重量的增加量即为织物试样经水冲击后的渗透量。

2. 静水压试验

静水压试验可以测试织物在静态水压作用下抵御水渗透的能力,各国产品标准中涉及相关方法的包括 AATCC 127:2018、EN 20811:1992 和 GB/T 4744—2013。三个标准中水压上升速度略有不同。

美国纺织化学师与印染师协会标准 AATCC 127:2018 规定了在静态水压作用下测

试织物抵御水渗透能力的方法。将直径大于 11.43 cm，测试受压面积为 100 cm² 的织物夹持在静水压测试仪上，对其测试面施加一个静态的水压，并且以 10 mm/s（或者 60 mbar/min）的速度增加水压，当织物的另一面在三个不同的地方出现小水滴时，记下此时静水压读数。

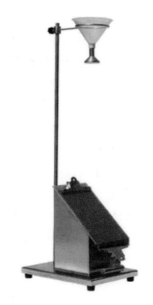

图 4-1-2　AATCC 42:2017 中防水渗透测试设备

我国国家标准 GB/T 4744—2013《纺织品　防水性能的检测和评价　静水压法》规定的测试方法原理与 AATCC 127:2018 的测试方法相似，规定的水压上升速度为 1.0 kPa/min（10 cmH$_2$O/min）或者 6.0 kPa/min（60 cmH$_2$O/min），为了确定医用防护材料测试应该选择的速度，首先选取代表试样根据经验调节阀门，在 1 kPa/min 和 6 kPa/min 两种速度下分别进行试验，然后确定相应的测试速度，对收集的样品进行静水压测试。

欧洲标准 EN 13795《病人、医护人员和器械手术单、手术衣和洁净服》规定了产品的一般要求、试验方法、性能要求和分级，规定耐静水压测试标准采用的测试仪器和原理与上述两个标准基本相同，水压上升速度为 1 kPa/min。

将医学救援个体防护装备防水性能测试标准进行对比，见表 4-1-1。

表 4-1-1　医疗救援个体防护装备防水性能测试标准对比

标　　准	沾　水　试　验	静　水　压　试　验
GB 19082—2009	GB/T 4745—2012 沾水试验 250 mL 蒸馏水从距试样（150±2）mm 高处喷淋到试样上，观察试样外观，分为 5 个等级	GB/T 4744—2013 水压上升速度：6.0 kPa/min±0.3 kPa/min（60 cmH$_2$O/min±3 cmH$_2$O/min）
AAMI PB70:2012	AATCC 42:2017 沾水试验 500 mL 蒸馏水从距试样 0.6 m 高处喷淋在试样上，试样下垫有吸水纸，测试吸水纸喷淋前后的重量变化	AATCC 127:2018 水压上升速度：10 mm/s（或者 6 kPa/min）
EN 13795		EN 20811:1992 水压上升速度：0.98 kPa/min 或者 5.88 kPa/min

从表 4-1-1 可以看出，GB 19082—2009 中防水性能测试采用的是 GB/T 4745—2012 沾水等级测试，通过试样外观与评定标准及图片的比较来评定等级；而 AAMI PB70:2012 则采用 AATCC 42:2017 沾水试验，使用的材料范围相对更广，测试结果相对精确。在静

水压的测试方面,GB/T 4744—2013、AATCC 127:2018、EN 20811:1992 规定的仪器和测试方法类似,只是规定的水压上升速度有所区别。

（二）防血液渗透测试

医护人员在医疗急救中,不可避免地接触到携带传染性病原体患者的血液等体液。血液传播的病原体主要包括乙型肝炎病毒（HBV）、丙型肝炎病毒（HCV）和艾滋病病毒（HIV）等。国际救援协会所做的伤亡调查结果表明,每 15 个救援人员中就有 1 个接触到传染病,这些传染病中有 12.6% 是乙型肝炎,21.9% 是艾滋病。为此,美国职业安全与健康管理局（OSHA）公布的法令规定:只有不允许血液等传染源经过或者到工作人员的工作服、休闲服、内衣、皮肤、眼睛、嘴及其他黏膜组织的个体防护装备才被认为是适当的。

美国材料与试验协会 ASTM F1670:2017《防护服装阻止血液渗透试验方法》,规定了评估防护材料在长时间与合成血液接触下,是否能够抵御合成血液渗透的测试方法。标准规定将试样绷紧夹在测量池上,测量池中引入约 60 mL 的合成血液,其表面张力为 (0.042 ± 0.002)N/m,可采用两个步骤让合成血液与试样接触,在试样与合成血液的接触过程中,观察试样是否有任何合成血液渗透的迹象。

国际标准 ISO 16603:2004《防止接触血液和体液的防护服·防护服材料防止血液和体液渗透性的测定·使用人造血液的试验方法》,与 ASTM F1670:2017 相似,使用的测试仪器相同。

我国国家标准 GB 19082—2009《医用一次性防护服技术要求》中要求进行抗合成血液穿透性试验,使用表面张力为 (0.040 ± 0.044) N/m 的合成血液,要求样品最小尺寸为 75 mm×75 mm,最少测试 3 件防护服,将 50～55 mL 合成血液引入测量池,无压力时停留 5 min,3.5 kPa 持续 5 min。5 min 后观察试样表面情况,要求不得渗透。

将医学救援个体防护装备防血液渗透测试标准进行对比,如表 4-1-2 所示。

表 4-1-2　医学救援个体防护装备防血液渗透测试标准对比

标　准	合成血液渗透
GB 19082—2009	合成血液与试样接触步骤: 0 kPa　5 min 1.75 kPa　5 min 3.5 kPa　5 min 7 kPa　5 min 14 kPa　5 min 20 kPa　5 min
ASTM F1670:2017	合成血液与试样接触步骤: 0 kPa　5 min 13.8 kPa　1 min 0 kPa　54 min

标　　准	合成血液渗透
ISO 16603:2004	合成血液与试样接触步骤: 0 kPa　5 min 14 kPa　1 min 0 kPa　4 min

防血液渗透测试与防微生物渗透测试的主要区别在于测试液与试样接触时的压力及时间等不同,GB 19082—2009 所采用的接触程序中,试样与合成血液接触要求与 ASTM F1670:2017、ISO 16603:2004 相比较低。GB 19082—2009 缺乏微生物渗透测试的具体方法。

(三)抗酒精渗透测试

目前国际上还没有统一的医学救援个体防护装备抗酒精渗透测试标准,国内多按照美国非织造布协会(INDA)的 IST 80.6 或 AATCC 193:2005 进行测试。两种方法都是将酒精与蒸馏水按照不同比例混合后形成的具有不同表面张力的溶液,滴到织物表面,然后观察其渗透或沾湿情况。级别越高,测试液的表面张力越小,说明材料的抗酒精渗透性能越好。两种方法中,酒精与蒸馏水的比例和观察时间不同,可能对最终结果产生较大影响,因此,首先确定应选择的方法。然后根据确定的方法对收集到的样品进行测试。AATCC 193:2005 规定将由酒精与蒸馏水组成的具有不同表面张力的标准测试液,滴到织物表面,观察润湿、渗透和接触角情况。测试织物表面不润湿的最高测试液级数即为防水等级,级数范围为 0~8 级,8 级表示表面防水性最好,最高等级酒精含量为 60%,远小于医院常用酒精 75% 的等级,无法对医用防护材料的抗酒精性能等级进行区分。IST 80.6规定的测试方法类似,但酒精含量包括 0 到 100% 共 11 个等级,能够区分材料的抗酒精性能。

(四)整体液体阻隔测试

防护装备材料性能的检测不能完全代表防护服阻隔液体透过的能力,美国消防协会标准 NFPA 1999:2018《紧急医疗行动防护服和综合体标准》,要求用全面液体透过试验来评价防护服的阻隔性能。

全面液体透过试验通常称为喷淋试验,在喷雾室中进行。先给假人穿上一件易吸液的衣服,再将预处理后的防护服穿在假人身上,未穿防护服的部位用不透水的塑料膜封住。从不同的方向向假人喷表面张力为 35 dynes/cm(1 dynes/cm=10^{-3}N/m)的水,速度为 3 L/min,水经表面活性剂处理后模仿血液等体液的特性,更容易渗透防护服。试验进行 20 min,假人转动 4 次,每个方向 5 min。喷淋试验可有效评价防护服的锁扣、接缝性能,以及防护服设计的完整性。欧洲标准 EN 468《防护服防液体化学品腐蚀试验方法:抗喷雾穿透能力》,也规定了相近测试方法。该试验将防护服暴露在水性液体中,在表面张力为 30～35 dynes/cm 的强烈喷雾下,1 min 内将 4.5 L 有色液体喷淋上去。喷雾时,着装者在旋转的同时,还要进行一些轻微的运动。任何向内的渗漏都会明显地污染内衣。当内衣上的全部污染面积小于标准污染面积(由 0.02 mL 检测液体产生的污染面积)的 3 倍时,防护服通过检测。

二、微生物阻隔性能

对微生物的隔离包括对细菌和病毒的阻隔。微生物在救援过程中可能到达开放的创面,救援中发生的多数感染由此而引发。救援人员和被救人员皮肤中的常见微生物成为主要感染源,因此个体防护装备必须具有一定的阻隔病原体穿透的功能,以防止感染源从救援人员向创面的直接接触传播和反向传播。而对病毒的阻隔主要是基于被救人员的体液中可能含有致病性病毒的考虑,尤其是确定被救人员携带或者可能携带较强传染性病原体的情况下,救援人员如果皮肤有创伤,接触这些体液很可能被感染,甚至引起交叉感染。因此,个体防护装备还应能防止细菌、病毒等微生物的穿透。

国际上较早提出对医用防护服开展阻干态细菌穿透测试实验要求,并开展相关实验和制定相关标准的是美国,紧跟其后的是欧盟和日本。美国医疗仪器促进协会颁布了 AAMI PB70:2012《在医疗卫生设施中使用的防护服和防护布液体的阻隔性能和分类》,对阻隔噬菌体穿透性做出了要求;2002—2006 年 ISO 和欧洲标准委员会(CEN)也相继出台了 ISO 16542《医院用手术衣、手术单的液体阻隔性能要求》、ISO 22612《防止传染介质的防护服装·抗干微生物穿透性的试验方法》和 EN 13795《病人、医护人员和器械手术单、手术衣和洁净服》系列标准,这些标准重点考查了干态下微生物阻隔性能,见表 4-1-3。

表 4-1-3　EN 13795 的测试方法及指标

测试项目	参考标准	标准性能指标		高性能指标	
		高危区	低危区	高危区	低危区
阻微生物穿透-干态[lgCFU]	EN ISO 22612	不要求	≤2	不要求	≤2
阻微生物穿透-湿态[B]	EN ISO 22610	≥2.8	不要求	6.0	不要求
纯净度-微生物[lg(CFU/dm³)]	EN 1174-1	≤2	≤2	≤2	≤2
纯净度-微颗粒[IPM]	ISO 9073-10	≤3.5	≤3.5	≤3.5	≤3.5
落絮[lg(落絮数)]	ISO 9073-10	≤4.0	≤4.0	≤4.0	≤4.0

美国消防协会标准 NFPA 1999:2018《紧急医疗行动防护服和综合体标准》,要求防护服材料必须通过抗病毒透过测试。渗透剂采用 Phi-X174 噬菌体模拟乙型肝炎病毒和艾滋病病毒的尺寸、形状和浓度,表面张力为 0.042 N/m。Phi-X174 噬菌体是一种球状病毒,直径为 0.027 μm,具有环境稳定性好、不传染人类、化验灵敏度高、繁殖能力强等特点。

抗病毒透过测试:将预处理的材料或接缝试样绷紧夹在测量池上,测量池中引入约 60 mL 渗透剂,试样的另一侧放置测试液,以 3.5 kPa/s 的速度加压至 13.8 kPa,保持 1 min,然后化验测试液中是否含有噬菌体,不含噬菌体的为合格。如果用 Phi-X174 噬菌体检测不能透过,则其他微生物也不会透过(如炭疽杆菌的直径为 500 μm,SARS 冠状病毒的直径为0.08~0.12 μm)。

与 NFPA 1999 抗病毒透过测试相比,美国材料与试验协会 ATSM F1671:2013 中规定的 Phi-X174 噬菌体渗透测试,是测试防护材料在与含有 Phi-X174 噬菌(模拟血液所含的各种病原体)的渗透液长时间接触后,是否能够抵御渗透液以及 Phi-X174 噬菌体的渗透。ASTM F1671:2013 中规定的防护材料与渗透液接触的测试步骤与 F1670:2017 中的完全相同,所使用的测试仪器也与 F1670:2017 中的完全相同。在防护材料与渗透液的接触程序结束以后,在防护材料的另一面引入测试液进行培育检测,检测是否有 Phi-X174 噬菌体从防护材料中渗过。国际标准 ISO 16603/ISO 16604 的合成血液渗透测试、Phi-X174 噬菌体渗透测试标准,与 ASTM F1670/F1671 相似,使用的测试仪器相同,只是测试步骤略有不同。

国内关于微生物阻隔性能的测试主要依据原国家食品药品监督管理局发布的 YY/T 0506.5—2009《病人、医护人员和器械用手术单、手术衣和洁净服　第 5 部分:阻干态微生物穿透试验方法》实施,该标准参考 ISO 22612:2005《传染介质防护服　阻干态微生物穿透试验方法》制定。ISO 22612:2005 推荐 K 系列气动球式振荡器作为激振源,见图 4-1-3,气动球式振荡器所产生的作用力实际是振荡器中球体在轨道中旋转产生的离心力,根据离心力公式,其离心力大小与球体重量、轨道半径和球体运转速度相关,球体运转速度与振动频率存在对应关系,因此,同一型号的振荡器,当对振动频率做出规定后,其作用力也已确定,标准中提出,振荡器的振动频率和作用力两个指标实质为一个指标,而从振动力学原理讲,对振荡器产生的振动,指标除振动频率外,还应包括振幅(位移)和振动速度。

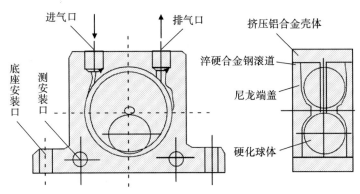

图 4-1-3　K 系列气动球式振荡器结构图

离心力计算公式如下:

$$f_{振动} = \frac{v_{球}}{2\pi R} = \frac{v_{球}}{2\pi(R_1 - r)}$$

式中：$f_{振动}$为球体振动频率；$v_{球}$为钢球的线速度；R为球心到回转中心的距离；R_1为轨道的半径；r为球体的半径。

NFPA 1999:2018 还专门规定了医学救援手套的阻隔病毒穿透能力测试方法。步骤如下：将 Phi-X174 噬菌体悬浮液注入锥形瓶中，把手套小心地浸入悬浮液中，手套的袖口伸出瓶口，向手套中注入测试液，扎紧袖口，密封烧杯口，把锥形瓶放在转台上，摇动 1 h后，化验测试液中是否含有 Phi-X174 噬菌体，不含噬菌体的为合格。

三、颗粒物阻隔性能

对颗粒物的过滤效率进行要求，是因为有些病毒会通过空气进行传播，以气溶胶的形式被吸入或者附着在皮肤表面被人体吸收而造成危害，因此防护装备还应对颗粒物有阻隔能力。颗粒物阻隔效果主要通过过滤效率进行判断。过滤效率指在规定的条件下，防护装备将空气中的颗粒物滤除的百分数。测定的是防护装备对气溶胶的阻隔能力。由于携带病毒的飞沫有可能在空气中形成气溶胶而被人体吸入，因此要求：在用直径 0.3 μm、流量(15 ± 2)L/min 的 NaCl 气溶胶测试时，防护服对非油性颗粒的过滤效率不低于 70%。

美国国家职业安全卫生研究所(NIOSH)1995 年针对粉尘类防护制定了 42CFR84 标准，将防护口罩分为 N 型、P 型和 R 型三种。三种防护口罩可过滤的颗粒性质和使用时限见表 4-1-4。

表 4-1-4　防护口罩可过滤的颗粒性质和使用时限

项　目	N 型	P 型	R 型
可过滤颗粒性质	非油性悬浮颗粒	油性与非油性颗粒	油性与非油性颗粒
使用时限	通常无使用时限	时限 8 h	通常无使用时限

用直径 0.3 μm、流量 85 L/min 的微粒进行测试，N100、P100、R100 三型口罩过滤效率在 99.7% 以上；N99、P99、R99 的过滤效率在 99% 以上；而 N95、P95、R95 的过滤效率在 95% 以上，并通过戴用者脸部密合性测试。

欧洲标准 CE EN 149:2001 是针对粉尘类防护而制定的，有 FFP1、FFP2、FFP3 三种规格。所用仪器与 NIOSH 42CFR84 标准相同，用直径 0.3 μm、流量 95 L/min 的微粒测试，过滤效率分别达到 80%、94%、97%。

我国国家标准 GB 19083—2010《医用防护口罩技术要求》较为全面，对过滤效率、表面抗湿性、阻燃、抗菌、皮肤刺激性等性能都有要求。过滤效率的测试方法采用 N95 等级。

第二节　热防护性能

热防护性能是指防护装备或材料阻止环境热量向人体传递的性能。热防护性能包括阻燃性能和热传递性能,其中热传递性能测评主要以皮肤烧伤为生理基础,通常由热暴露环境下皮肤发生烧伤的时间进行表征,皮肤发生烧伤所需时间越长,热防护服装或织物的热防护性能越好。当前对热防护服装或织物的性能测评和研究主要针对热防护性能进行。

对织物热防护性能的评价主要针对明火和辐射条件,包括对流辐射混合热暴露、辐射热暴露以及冷却阶段压缩等条件下的热防护性能评价。近年来,随着热防护性能测评设备的进一步开发,对热防护性能的评价也拓展至高温液体和高温蒸汽等热暴露环境下。相比针对明火、辐射等较为成熟的织物热防护性能评价体系,针对高温液体和高温蒸汽等热暴露环境下的材料热防护性能的测评标准和研究较少。高温液体热防护性能测评标准有 ASTM F2701:2008《防护服与飞溅热液体接触时评估材料热传递的标准试验方法》,高温蒸汽热防护性能测评相关标准尚未出台。服装热防护性能的研究环境主要为闪火环境,部分研究涉及高温液体喷溅环境。

常用的对流和辐射热暴露下热防护服装和织物热防护性能测评标准见表 4-2-1。由于在实际热危害环境中,热防护服装所面临的热暴露情况十分复杂,单一实验难以模拟实际影响热防护服装热防护性能的全部因素。在现阶段的热防护性能测评方法中,环境因素只考虑特定热源的影响,测试时对热源性质和强度进行模拟,通过热流传感器计量特定热暴露下到达人体皮肤的热流量。

表 4-2-1　对流、辐射热暴露下热防护服装和织物热防护性能测评标准

测试对象	标准号	标　准　名	热暴露类型	热通量/(kW/m²)	评价指标
织物	ASTM F2700:2008	持续热暴露下服装用阻燃织物非稳态热传递评估标准测试方法	50%辐射热、50%对流热	84±2	热传递性能
	ASTM F1939:2015	持续热暴露下服装用阻燃织物辐射热阻标准测试方法	辐射热	84±2,21±2	辐射热阻
	ASTM F2731:2018	消防服装系统热传递及热蓄积标准测试方法	辐射热	8.5±0.5	测试时间、烧伤程度
	ASTM F2703:2008	评估阻燃服装材料的非稳态传热进行烧伤预测的标准试验方法	50%辐射热、50%对流热	84±2	热性能评估

测试对象	标准号	标 准 名	热暴露类型	热通量 /(kW/m²)	评 价 指 标
织物	ASTM F2702:2015	评估阻燃服装材料的辐射热性能进行烧伤预测的标准试验方法	辐射热	84±2，21±2	辐射热性能
	ISO 9151:2016	隔热防火防护服——火焰暴露下热传递评估	对流热	80	热传递指标
	ISO 6942:2002	防护服——隔热防火——辐射热暴露下材料和材料系统评估方法	辐射热	5～80	热传递因子
	ISO 17492:2003	防热、火服装——火焰和辐射热暴露下热传递评估	50%辐射热、50%对流热	80±2	热临界指标、热传递指标
服装	ASTM F1930:2018	使用假人评估阻燃服装防火性能标准测试方法	对流热	84±4.2	预测二度、三度烧伤面积百分比、总烧伤面积百分比
	ISO 13506-1:2017	隔热防火防护服——第一部分:完整服装测试方法——使用假人测量传递能量	对流热	84±4.2	总传递能量、能量传递系数等
	GB/T 23467:2009	用假人评估轰燃条件下服装阻燃性能的测试方法	对流热	84±2	预测二度、三度烧伤面积百分比、总烧伤面积百分比

一、织物热防护性能

织物热防护性能包括织物阻燃性能和热传递性能。目前研究的热传递性能主要针对热暴露阶段织物对环境热量的隔热性能,部分研究开始关注织物储存的热量在热暴露停止后冷却阶段向皮肤进行释放的性能——蓄热性能。

(一)阻燃性能

阻燃性能是保证良好热防护性能的基础,阻燃性能好的织物在热环境中不易发生自燃,可以避免织物从保护层转变为伤害源。常用的阻燃性能测试方法包括垂直燃烧法、45°倾斜法和极限氧指数法,具体测试方法见表 4-2-2。这 3 种测试方法虽然可以评价织物的阻燃性能,但是用于服装用织物热防护性能评价时,具有难以评价多层织物系统以及未考虑人体烧伤情况的局限性。

表 4-2-2　织物阻燃性能测试国家标准

性能	测试方法	标　准　号	简　　　介	评价指标
织物面料阻燃性能	极限氧指数法	GB/T 5454—1997	测试试样恰好燃烧 2 min 自熄或损毁长度恰好为 40 mm 时所需氧浓度	极限氧指数值
	45°倾斜法	GB/T 14645—2014	A 法:对试样(倾斜成 45°角)表面点火 30 s,测试试样的阻燃性能;B 法:对试样(倾斜成 45°角)底边点火,熔融燃烧 90 mm 时所需接焰次数	阴燃时间、续燃时间、损毁长度、损毁面积、接焰次数
	垂直燃烧法	GB/T 5455—2014	对试样垂直方向点火 12 s,测试试样的阻燃性能	阴燃时间、续燃时间、损毁长度

(二)隔热性能

当织物具有相似的阻燃性能时,隔热性能好的织物可以更有效地阻止或减缓热对流、热辐射和热传导的热量传递。19 世纪 70 年代,有学者基于 Stoll 人体皮肤二级烧伤的烧伤准则,提出使用热防护性能(thermal protective performance,TPP)测试装置测试织物的热传递性能。基于 TPP 测试方法,ASTM 及 ISO 等标准机构制定了一系列不同热暴露环境下的织物热防护性能测试方法,具体测试方法见表 4-2-3。但这些测试方法仅考虑织物在热暴露阶段的隔热性能,而未将冷却阶段织物可能释放的热量考虑在内。

表 4-2-3 织物隔热性能测试方法

性能	测试方法	标 准 号	简 介	评价指标
织物面料热防护性能	TPP 测试法	ASTM D4108	试样暴露于热通量为 84 kW/m² 的明火条件,热源辐射/对流比率为 3:7,测试温度达到二度烧伤的时间	TPP
		NFPA 1971	ASTM D4108 的修改版,不同之处如下:①热源辐射/对流比率更改为 5:5;②试样规格尺寸不同	TPP
		ASTM F2700:2008	试样暴露于热通量为 84 kW/m²、热源辐射/对流比率为 5:5 的非稳态热,测试热流计累积能量达到二度烧伤的时间	HTP
		GB 8965.1—2009		TPP
		ASTM F2703:2008	考虑织物热蓄积因素,热通量为 84 kW/m²,热源辐射/对流比率为 5:5,测试二度烧伤所需热暴露及冷却的总时间	TPE
	RPP 测试法	NFPA 1977	试样分别暴露于辐射热通量为 84 kW/m² 和 21 kW/m² 条件下,测试温度达到二度烧伤的时间	RPP
		ASTM F1939:2008	试样分别暴露于辐射热通量为 84 kW/m² 和 21 kW/m² 条件下,测试热流计累积能量达到二度烧伤的时间	RHR
		ASTM F2703:2008	考虑织物热蓄积因素,试样分别暴露于辐射热通量为 84 kW/m² 和 21 kW/m² 条件下,测试二度烧伤所需的热暴露及冷却的总时间	TPE

注:热防护性能(thermal protective performance,TPP);热传递性能(heat transfer performance,HTP);热性能评估(thermal performance estimate,TPE);辐射热防护性能(radiant protective performance,RPP);辐射热阻(radiant heat resistance,RHR)。

（三）蓄热性能

在热暴露阶段热防护织物内若蓄积了大量热量,在其离开热源的一段时间内,会继续向人体释放其内部蓄积的能量,从而造成烧伤。基于对热暴露结束后冷却阶段织物热蓄积因素的考量,美国材料与试验协会制定了 ASTM F2703:2008《评估阻燃服装材料的非稳态传热进行烧伤预测的标准试验方法》和 ASTM F2702:2015《评估阻燃服装材料的辐射热性能进行烧伤预测的标准试验方法》,对涵盖冷却阶段的织物热防护性能进行评估。

二、装备整体热防护性能

面料性能检测具有简单快捷、成本低的优点,但是难以评估防护服的整体热防护性能。燃烧假人测试模拟真实火场下人员和服装所处的环境,测试结果可提供较全面的服装热防护、热收缩和人员生理反应等信息。

从 20 世纪 60 年代开始,发达国家就开展了用于检测隔热防护装备的燃烧假人研究,其中比较有代表性的是美国和加拿大相关单位研制的燃烧假人系统。1962 年,美国海军率先开展了燃料火试验,并利用试验成果研制了男性燃烧假人模型。伴随经济的发展和科技的进步,研究人员对该燃烧假人进行了改进,他们在假人皮肤表面安装了热流量传感器和数据记录系统,并将这些数据传输到计算机,计算试验过程中皮肤的烧伤值。杜邦公司购买了该燃烧假人,改进了测试设备和记录系统,给此假人命名为热人(Thermo-Man)。随后,加拿大阿尔伯塔大学、北卡罗来纳州立大学等相继建立了燃烧假人系统,用于防护装备的整体热防护性能测试(图 4-2-1)。2010 年,军需工程技术研究所建成了国内首个燃烧假人测试系统。

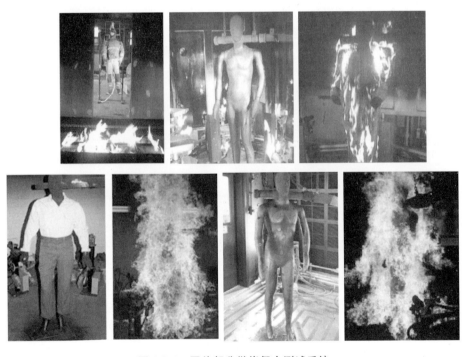

图 4-2-1 国外部分燃烧假人测试系统

燃烧假人测试系统主要由燃烧假人、数据采集处理装置、火焰产生与控制装置、皮肤热传递模型与烧伤评估模型以及系统集中控制与应用软件平台等构成。设计原理是通过模拟着装人体在燃烧火焰中的热暴露过程,测试假人表面的温度变化,预估可能造成皮肤的二度、三度烧伤及总烧伤面积百分比,烧伤面积百分比越大,服装的阻燃防护性能越差。

采用非金属材料制作燃烧假人本体,服装测试时火焰的持续时间一般不短于 4 s,假人表面可能需要承受高达 300 ℃的燃烧火焰,因此,假人本体材料必须在 300 ℃以上的短时燃烧火焰下具有良好的热稳定性,能耐受恶劣火场环境;假人表面布设的传感器对燃烧火焰的反应,应与人体皮肤对燃烧火焰的反应接近;数据采集处理装置能快速采集假人表面传感器数据。

数据采集处理装置主要完成假人表面 100 多个热电偶温度信号的采集处理。为保证多通道温度信号的同步和高速采集,设计多个专用数据采集处理单元,每个数据采集处理单元由主控 CPU、AD 采集电路、实时时钟电路、电源电路、热电偶温度传感器以及总线通信等部分组成。

火焰产生与控制装置主要产生服装阻燃防护性能测试要求的燃烧火焰,包括燃料的选用、燃气输送管道设计和燃烧器设计等。根据标准要求,大多燃烧假人测试系统选用燃烧热值高、沸点较低、安全性好、环保性好的纯丙烷。燃气输送管道主要用于将储存在钢瓶中的丙烷液体减压汽化后输送至燃烧器,并在燃烧过程中,保持燃气输送管道压力波动小于 10%。燃烧器要求能够产生热流密度为 84 kW/m² 的火场环境,并要求火焰从假人四周生成高热流量的燃烧火柱吞噬假人本体。

软件平台主要实现多通道假人温度信号的采集处理、燃烧过程和所有仪器设备的监测与控制,计算皮肤烧伤程度值、二度烧伤面积百分比、三度烧伤面积百分比和总烧伤面积百分比,评估服装的整体阻燃防护性能。

第三节　冲击防护性能

医学救援个体防护装备在使用过程中必须保障足够的强度,否则,可能会被拉伸和破坏,或被尖锐器物刺破,为细菌和病毒的传播提供通道,大大削弱其防护能力,救援人员就会暴露在可能有病原体侵入的环境中,增大被感染的概率。防护装备在使用过程中因为摩擦和受力可能会被磨损而产生落絮,这些细微颗粒将直接成为细菌、病毒繁殖和传播的载体,对被救人员的创面愈合极为不利。因此,医学救援防护装备除了具备基本的断裂强力、胀破强力和撕裂强力外,还要有足够的抗穿刺能力及耐磨损性能。

GB 19082—2009、EN 13795 以及 NFPA 1999 都对医用防护服的断裂强力提出了要求,防止防护服在使用中被拉断或者破裂。除了 GB 19082—2009 外,其他几项产品标准都要求考核材料的胀破强力,防止各类防护服被肘部等部位顶破。一些标准还考虑到医疗环境的特殊性,要求材料的湿态强力满足同样的水平,见表 4-3-1。医疗急救的环境通常比较恶劣,NFPA 1999 全面地考核了防护服的各项力学性能。

表 4-3-1 物理性能测试方法及指标

测 试 项 目	参考标准	标准性能指标		高性能指标	
		高危区	低危区	高危区	低危区
膨胀强度-干态/kPa	EN 13938-1	≥40	≥40	≥40	≥40
膨胀强度-湿态/kPa	EN 13938-1	≥40	不要求	≥40	不要求
断裂强力-干态/N	ISO 9073-3	≥20	≥20	≥20	≥20
断裂强力-湿态/N	ISO 9073-3	≥20	不要求	≥20	不要求

NFPA 1999 要求防护服各层的断裂强力不得低于 133.5 N,没有对断裂伸长率做要求。GB 19082—2009 没有要求单独检测防护服各层,只规定防护服的断裂强力不小于 45 N,断裂伸长率不小于 30%。此外,充分考虑到实际使用中可能会遇到的各种伤害情况,NFPA 1999 还要求测试防护服的下列性能。

(1)接缝断裂强力:目的是检测接缝之间是否会发生断裂。试样上接缝的面积不得小于 101.06 mm×101.06 mm,而且必须是从处理过的防护服上剪下来的。检测设备的速度为 304.8 mm/min。

(2)顶破强力:这项测试模拟由肘部和膝盖施加给材料的压力。试验时在材料的下面充气膨胀直到材料被顶破,所需的力即为顶破强力,要求该值不得小于 345 kPa。

(3)撕裂强力:测试防护服各层的撕裂强力,不得低于 35.6 N。有梯形撕裂和单舌撕裂两种方法。梯形撕裂用于强度较高的织物,所用的仪器由 1 个形变装置、2 个夹试样的夹子、加载装置和记录仪组成;单舌撕裂用一种摆锤来撕裂织物。

(4)抗穿裂性能:这种方法模拟了突出的钉子或者参差不齐的金属碎片挂住材料的过程,用于检测防护服抵抗尖利东西穿透的性能,要求抗穿裂强力不得小于 4.45 N。

抗穿裂强力测试仪上有一个像钉子一样的金属探针,探针的直径和钉子差不多,做匀速运动,直到穿透试样。与探针相连的透度计记录探针穿过试样所需的力,即为抗穿裂强力。

目前国内关于防护装备面料的物理防护性能测试主要有断裂强力、撕破强力、接缝强力、顶破强力、胀破强力、耐磨、起毛起球等测试。

断裂强力测试主要依据 GB/T 3923.1—2013《纺织品 织物拉伸性能 第 1 部分:断裂强力和断裂伸长率的测定(条样法)》进行。标准规定,选取满足隔距长度 200 mm,有效宽度 50 mm±0.5 mm 的试样,采用等速伸长试验仪,以 20 mm/min 和 100 mm/min 的速度拉伸直至断脱,记录断裂强力及断裂伸长率。标准还规定了润湿试样的测试方法。

撕破强力测试主要依据 GB/T 3917.1—2009/ISO 13937—1:2000《纺织品 织物撕破性能 第 1 部分:冲击摆锤法撕破强力的测定》进行。标准规定,采用摆锤试验仪,试样固定在夹具上,将试样切开一个切口,释放出于最大势能位置的摆锤,可动夹具离开固定夹具时,试样沿切口方向被撕裂,把撕裂织物一定长度所做的功换算成撕破力。

接缝强力测试主要依据 GB/T 13773.1—2008/ISO 13935—1:1999《纺织品 织物及

其制品的接缝拉伸性能　第 1 部分:条样法接缝强力的测定》进行。标准规定裁取一块尺寸至少为 350 mm×700 mm 的织物试样,将试样对折,折痕平行于试样的长度方向,按确定的缝制条件缝合试样。采用等速伸长测试仪,对规定的试样垂直于缝迹方向,以 100 mm/min 的速度进行拉伸,直至接缝破坏,记录达到接缝破坏的最大力值。

顶破强力测试主要依据 GB/T 19976—2005《纺织品　顶破强力的测定　钢球法》进行。标准规定将试样夹持在固定基座的原型试样夹内,圆球形顶杆以 300 mm/min 的速度垂直地顶向试样,使试样变形至破裂,测得顶破强力。

胀破强力测试主要依据 GB/T 7742.1—2005《纺织品　织物胀破性能　第 1 部分:胀破强力和胀破扩张度的测定　液压法》进行。标准规定将 50 cm²(直径 79.8 mm)的试样夹持在可延伸的膜片上,采用胀破仪在膜片下面施加液体压力,使膜片和试样膨胀。以恒定速度增加液体体积,直到试样破裂,测得胀破强力和胀破扩张度。

耐磨测试主要依据 GB/T 21196.2—2007《纺织品　马丁代尔法织物耐磨性的测定　第 2 部分:试样破损的测定》进行。标准规定安装在马丁代尔耐磨试验仪试样夹具内的圆形试样,在规定的负荷下,以轨迹为李莎茹(Lissajous)圆形的平面运动与试样进行摩擦,试样夹具可绕其与水平面垂直的轴自由转动,根据试样破损的总摩擦次数,确定织物的耐磨性能。

起毛起球测试主要依据 GB/T 4802.1—2008《纺织品　织物起毛起球性能的测定　第 1 部分:圆轨迹法》进行。采用尼龙刷和织物磨料或仅用织物磨料,使试样摩擦起毛起球。然后在规定光照条件下,对起毛起球性能进行视觉描述评定。

第四节　工 效 性 能

医学救援现场复杂多变,防护装备对救援人员效能的发挥具有极其重要的影响。防护装备除了要能够为救援人员提供生存保障外,还必须具备良好的工效性能,确保救援人员能够在复杂、恶劣的环境中顺利完成任务。个体防护装备的设计是否科学、合理,是否能够与救援人员形成和谐的整体,关乎救援人员的生命安全和救援任务的成败。提高个体防护装备工效性能,就是要以救援人员为中心,做到人员-装备-环境之间的有机结合。

一、生理指标测评

在个体防护装备的使用过程中,救援人员大多处于湿热密闭狭小空间和较重负荷条件下,作业强度大,热负荷强。随着热负荷的升高,人体将产生一系列的生理反应:心率加快,皮肤温度升高,能量消耗量增大。容易造成人员血液循环、体温调节、身体代谢等出现异常,甚至出现眩晕、失水、身体麻木等症状。因此,根据人体的生理反应评估个体防护装备工效性能不失为一个有效的方法。国际标准 ISO 9886 就是规定了采用皮肤温度、心率等生理指标对人体进行评估的方法。

(一)心血管系统参数

心脏作为人体的动力器官,在维持正常的血液循环,确保各组织、器官的血液与营养物质的供应上发挥重要作用。研究证实,剧烈运动时,机体各组织、器官血液将重新分配。心输出量的 80%～90% 将用于供应运动肌肉,以保证能量代谢。目前,评定心血管系统功能的常用指标有心率、血压、心电波形等。

1. 心率测试

心率是心脏周期性机械活动的频率,运动状态下,心率快慢与运动强度、负荷量大小都有关。强度越大,负荷量越大,心率越快。运动完成后,心率下降速度的快慢,将反映救援人员身体功能的恢复情况。由于身体组织是不良导体,只能靠有限的传导方式传递少量深部体热。因此大量体热需通过循环血液以对流方式传至体表,再散失到外环境,以维持其热平衡。当机体受热时,便通过加快心率,增大每搏输出量及使外周血管扩张等调节形式散失体热。由于人体心脏每搏输出量有限,只能靠增加单位时间心搏次数增加心输出量。因此,心率是监测人体心血管系统功能简易可行的方法之一,也是反映心脏承受负荷大小的常用量化指标。

研究表明,灾害救援人员穿着个体防护装备进入救援现场的第 1 分钟,他们的心率能达到最大心率的 70%～80%,随着救援工作的进行,他们的心率能达到最大心率的 85%～100%。

心搏的频率、深浅、强度及其他特征,可以反映心脏和血管本身的功能水平,可作为评估救援人员身体状态、作业强度等的重要指标。当心率在 110～180 次/分的范围内变化时,随着防护装备内部温度、湿度等增大,救援人员心搏会明显加快,同时心率与运动强度、摄氧量与能量代谢之间存在着显著的线性关系。因此,用心率来反映生理负荷量和救援作业强度,对分析装备工效性能具有重要作用。

2. 血压测试

血压是具有相对稳定性的生理指标之一。血压过低时,心脏供血量减少,不能满足身体组织的代谢需要;血压过高,心室射血时所遇到的阻力过大,使心肌的负荷加重。在人体运动时,收缩压一般随着运动强度增加而上升,但如果出现梯形反应或收缩压突然下降,则表明运动强度过大,或是负荷过重。

3. 心电波形测试

心电波形、心电图是记录身体任何两点之间电位差变化情况的曲线集,典型的心电图如图 4-4-1 所示,具有代表性的指标有 P 波、P-R 段、P-Q 间期、QRS 波群、Q 波、QRS 时间、S-T 段、T 波、Q-T 间期、U 波等。

对医学救援人员的心电波形监测有别于临床医学上的心电图监测。由于救援人员大多是健康人,静息时心电各参数一般在正常范围之内。故测试主要关注运动作业过程中,

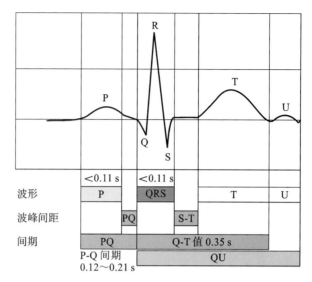

图 4-4-1　心电基本图形

心电各参数随时间的改变呈现的变化规律。一般情况下,随着作业强度的增加,QRS 波群电压增高,作业结束后心肌疲劳可使心电图出现异常变化,T 波下降或倒置,S-T 段下移,并出现肌电干扰,即使肌肉放松也不会消失。

(二)呼吸系统参数

呼吸系统是人体运动时反应最明显也是最剧烈的生理系统,其中,反映运动功能状态的代表性指标有呼吸频率(BF,次/分)、每分钟摄氧量(VO_2,mL/min)、每分钟呼出二氧化碳量(VCO_2,mL/min)、呼吸熵(RER)、呼吸储备(BR,%)、肺通气量(VE,L/min)、潮气末二氧化碳的含量($EFCO_2$,%)以及能量代谢当量(MET)等。

1. 呼吸频率测试

高体力消耗是灾害救援的显著特点。研究显示,救援人员爬悬梯入室、拖动伤员、现场处置是高强度、精神高度紧张的工作,耗氧量大。耗氧量的增加使体内营养物质的分解速度加快,产生大量的体热。同时,呼吸频率会随作业和人体生理状态而改变,高强度作业情况下,呼吸频率可以达到 30～40 次/分,极限状态下达到 60 次/分。

呼吸频率(BF)与呼吸储备(BR)也是监测肺功能的重要指标,当作业强度增加时,心输出量增加,肺通气量增加,氧的利用率明显提高,呼吸深而频率较慢,呼吸储备下降,呼吸频率也有所下降,体内的氧需要量才能得到满足。

2. 氧代谢测试

救援人员在作业过程中,同时伴有物质代谢和能量代谢。有氧、无氧代谢是能量代谢的基本过程,VO_2、VCO_2、RER、每分钟进出肺的气体总量是判断有氧、无氧代谢状态的重要依据。有氧代谢是在体内氧气供应充足的情况下,长时间运动时,糖、脂肪、蛋白质等能源物质在有氧代谢酶系的催化下,充分氧化释放能量合成三磷酸腺苷(ATP)的过程。有氧代谢供能速度慢,但时间长,是长时间耐力活动的主要供能方式。在氧供给不充足时,糖原或葡萄糖经糖酵解途径,将丙酮酸分解成乳酸,放出能量,这就是无氧代谢。此时肌肉中的乳酸进入血液,称为血乳酸(AT)。一般来说,在有氧代谢过程中,随着负荷的增加,VO_2、VCO_2、RER 都会不同程度地相应增加,当 VCO_2、VE 出现非线性拐点,$EFCO_2$ 达到峰值,RER=1 时,出现无氧阈(AT),即从有氧代谢开始向无氧代谢过渡,进入无氧代谢阶段后,除了肌糖原的枯竭和血糖水平下降以外,能量释放的速度与氧摄取的速度成正比,当摄氧量达到极限值时就不再增加,此时即为最大摄氧量,如果继续运动,摄氧量会下降,此时能量消耗大,但氧利用率低,应使携氧量保持适宜,避免出现无氧阈或最大摄氧量情况。

同一指标,由于各人有氧代谢能力的不同而代表的意义不同。如甲与乙的最大每分钟摄氧量(VO_{2max})分别为 2500 mL/min 和 3000 mL/min,在某一时刻测得的摄氧量均为 1250 mL/min,则此时对于甲,每分钟摄氧量已经达到 50%VO_{2max},可能感到比较疲劳,但对于乙,每分钟摄氧量才达到 41%VO_{2max},可能感到比较轻松。所以为了更加科学客观地评价指标,需要测得各人的有氧代谢能力指标。有氧代谢能力指标主要包括 VO_{2max} 和无氧阈。

(三)皮肤温度测试

皮肤温度介于深部体温和环境温度之间,成为二者进行热交换的中心环节。因此皮肤表面任何一点的温度,都是身体深部组织与皮肤、皮肤与环境之间的热传递函数。它是反映身体热状态较灵敏的生理指标,同时又直接影响热舒适性。

在影响救援人员热舒适性的诸多因素中,除新陈代谢率外,其余因素都是通过皮肤表面与环境间的热交换来影响人体热平衡,进而影响人体热感觉的,可以表示为皮肤的生理热参数(皮肤温度、皮肤湿润度等)以及皮肤表面换热量的函数。皮肤温度是人体重要的生理学指标之一,也是影响人体热舒适性的重要因素,通过对皮肤温度的测量,能得到关于人体热平衡和热感觉的重要信息。

为了移除身体产的热,需要保持皮肤温度与环境温度间的梯度。当皮肤温度接近身体核心温度时,这个梯度会减小,也就伴随着身体散热量的减少。当皮肤温度升高至 38 ℃时,热病的发生率会升高。救援人员穿着个体防护装备时,内部处于高温、高湿的环境,同时进行强度极高的工作,蒸发散热量和辐射散热量将会受到很大程度的限制,皮肤温度会逐渐升高,当皮肤温度与核心温度相一致时,人体将达到热应力忍耐极限。皮肤温度接近身体核心温度时的热暴露时间可用于评价和预测人体热忍耐极限时间。

研究人员用回归分析的方法建立了人体热感觉生理模型,利用模型计算出核心温度、皮肤温度和皮肤温度变化率这几个生理参数,并发现稳定情况下人体热感觉与平均皮肤温度有很好的线性关系。皮肤温度变化 2 ℃,人体热感觉至少变化 1 个分度。国外研究人员还通过人体生理参数的测量和主观热感觉试验分别建立了整体和局部的热舒适、热感觉模型,其中稳定状态下局部热感觉为皮肤温度的函数,后来的研究发现局部热感觉不仅与该部位的皮肤温度有关,也与整体热感觉有关,且局部热感觉为中性时整体感觉越暖;皮肤温度就越高,反之越低。

ISO 制定了一整套评估人对热环境反应的国际标准,包括对热舒适度、热应激和冷应激进行评估,皮肤温度是一项重要指标。相关标准包括 ISO 7933:2004《热环境的人类工效学·通过计算预测的热应变对热应力的分析测定和说明》和 ISO 9886:2004《人类工效学热疲劳的生理学测量评价》等。

(四)神经系统及感觉功能测试

神经系统是人体功能的主要调节系统,在神经系统直接或间接地调节和控制下,人体各器官、系统才得以相互配合。感觉是客观世界的主观反映。研究表明,过度的负重会造成中枢神经系统抑制,出现疲劳,直接表现为大脑皮质持续有节律的变化(自发脑电活动)出现异常,通过大脑皮质完成的一些感觉功能下降等,因此,脑电图和一些感觉功能指标能从整体角度评定人体中枢神经系统的疲劳与恢复情况,间接反映防护装备给人体生理和心理两个方面带来的影响。

脑电图(electroencephalography,EEG)是通过头部表面电极引导出脑部电位变化的曲线图。脑电图的基本特征:频率、波幅和波形。正常脑电图有 α、β、θ 和 δ 四种基本图形。α 波频率为 8～13 次/秒,波幅一般在 10～50 μV;不超过 100 μV;β 波频率为 14～30 次/秒,波幅一般在 5～20 μV,不超过 50 μV;θ 波频率为 4～7 次/秒,波幅一般在 20～40 μV;δ 波频率<4 次/秒,波幅一般为 10～120 μV。正常成人脑电图几乎均为 α 波和 β 波,如果出现身体不适,脑电会出现异常。异常脑电图主要表现为频率变慢,出现 θ 波、δ 波或频率加快、波幅增高,在疲劳的时候,额部可见某些低电压(10～20 μV)的 δ 波活动。

主观体力感觉也是神经系统对运动中负荷量及负荷形式的反应指标之一,主观用力等级(RPE)是目前欧美国家研究较多并广泛应用的一种简易而有效的评价运动强度的方法,也是介于心理学和生理学之间的一种指标,其表现形式是心理的,但反映的却是生理功能的变化。RPE 的基本原理来源于人体的主观体力感觉,即体力感知。这种体力感知给了人们一个基本信息,即对某一强度刺激的忍耐程度或主观感受痛苦的程度。Borg 教授的研究发现主观体力感觉与工作负荷、心率、耗氧量,甚至乳酸和激素都有密切的关系,进一步说明了人体对自己体力的主观评价有着确切生理及生化基础。RPE 量表见表4-4-1。

表 4-4-1　RPE 量表

自 我 感 觉	等　　级
根本不费力	6
	7
极其轻松	8

自 我 感 觉	等　　级
	9
很轻松	10
	11
轻松	12
	13
稍累	14
	15
累	16
	17
很累	18
极累	19
筋疲力尽	20

注:Borg 认为等级 6～20 相当于心率为 60～200 次/分时的负荷强度。

　　人体运动时一些生理指标虽然很容易测定并通过其判断人体生理功能的变化,但在某些特殊情况下,对这些指标加以解释是很困难的。例如,身体状态好时,以心率为 150次/分的强度运动感到很轻松,但当人体疲劳积累时,再以 150 次/分的强度运动,将会感到非常吃力。如果我们单纯只考虑生理指标而忽视人自身的感受将是十分危险的。因此应采用 RPE 量表对受试人员的状态进行全面评价。

二、运动生物力学测评

　　运动生物力学是研究物体运动和力学规律之间关系的一门学科,它研究人体结构和功能的生物力学特征,包括人体呼吸系统、循环系统、神经控制系统及骨骼肌肉系统的生物力学特征。对救援人员生物力学的研究,有助于优化防护装备设计,使人体受力更科学,感觉更舒适。

　　(一)关节灵活度测试

　　关节灵活度测试以医学救援个体防护装备为研究对象,通过人体着装测试,分析防护装备能否满足关节活动度、操作力等方面的要求。常用测试方法包括曲率计法、电子量角器法、图像采集法、数字模拟法等。

　　1. 曲率计法

　　曲率计法主要是使用莱顿曲率计和角度计测量个体防护装备着装前后人体关节活动角度的变化量。角度计和莱顿曲率计的成本较低、操作便捷,但均不能用于测量动态人体关节活动度,同时个体防护装备穿着后关节灵活度的测量点和测量中心更为复杂,测量结果受测量人员的主观影响较大。

2.电子量角器法

电子量角器由连接线固定的 2 个形变测量模块组成,通过测量 2 个模块位置的相对变化获得人体关节角的变化。电子量角器使用前要严格按照要求固定传感器位置。电子量角器法可以长时间精确计量运动过程中关节角度变化,但该方法在髋关节和膝关节等大关节测量中较为有效,对指关节等的测量受到测试设备体积限制。

3.图像采集法

图像采集法主要通过数码相机来记录标识点位置,使用数学方法计算标识点连线间的角度在旋转前后的变化,进而得出关节活动度,后期采用数学三角形法等可计算被测关节最大及最小限度的活动度。图像采集法减小了用传统量角器测量关节活动度的误差,缩短了测量时间,且不受测试设备安装影响。

4.数字模拟法

随着计算机应用技术的发展,运用数字人体模型和个体防护装备模型也可对防护服的工效性能进行评价。关节灵活度数字模拟法是通过三维运动捕捉系统全程记录定位运动过程,运用该捕捉系统对贴在人体上的反光球进行捕捉,根据捕捉的点阵列重建三维数字化运动模型,随后对采样点进行数据分析与处理。数字模拟法不仅能测量着装状态下关节的活动度,还能获得关节部位的运动距离。数字模拟法测试设备成本较高。

5.关节灵活度测试标准

目前个体防护装备关节灵活度性能评价并未得到广泛运用,也未建立统一的评价指标,ASTM F1154:2011《防护服装及服装配件的舒适、配套、功能和耐用性定性评估的标准操作规程》和 BS 8469《消防员个体防护设备·人类工效学性能和兼容性评估要求和试验方法》是涉及个体防护装备关节灵活度测试的标准化方法,这些方法为个体防护装备关节灵活度评价提供了参考。

(二)生物力学测试

个体防护装备为满足防护性能需求,大多较为厚重,长时间穿用,会使穿着者有不适感。个体防护装备对救援人员的作用力主要有以下 3 种:一是装备自重所产生的压力,即重量压;二是由于装备围度太小、外系绳带或内装弹性带而产生的压力,即集束压;三是人体运动时,装备面料发生形变时产生的内应力,包括拉伸、压缩、剪切和弯曲应力,简称面压。防护装备压力的精确测量是研究防护装备压力对人体生理影响的依据和基础,因而选择先进的测试装置与系统对压力进行客观、准确的测量,有助于深入、系统、客观地分析防护装备压力与人体生理指标之间的关系。

1.液压式压力测试法

液压式压力测试法分为水银压力计法和水压力计法。此类装置采用面积大约为 20 cm^2 的橡胶球作为感压部件,与橡胶管相连,橡胶管的另一端连接 U 形压力计。测量时,将内置空气的感压部件贴附于拟测部位,读取单管内水银柱或水柱的高度变化量或 U 形管内两侧的高度差,即为所测的防护装备压力。

此法简便直接,但由于感压部件面积较大,因此测量结果不精确,另外,对于动态及人体曲率半径小的部位测量比较困难。

2. 应变片式传感器压力测试法

非电量电测技术中可输出模拟信号的传感器很多。目前,测试防护装备压力的仪器主要选择金属电阻应变片式和半导体应变片式两种传感器。测量时,把作为感压部件的传感器黏附于拟测部位,防护装备压力使应变片变形,然后把压力的变化作为电阻、电压的变化用仪表检测出来。由于应变片体积小,所以测试结果精度高,但这两种传感器均易受人体曲率半径、防护装备面料及人体表面压缩硬度的影响。另外,由于传感器不易弯曲,所以动态测量较困难。其中,半导体应变片式传感器,在线性度、抑制温漂等方面优于金属电阻应变片式,能够实现低压下的高精度测量。

3. 气压式压力测试法

气压式压力测试装置是结合液压式压力测试法和应变片式传感器压力测试法开发出的一种压力测试装置。其工作原理就是采用气压测试。测量时,在拟测部位放入 1 个厚度约 2 mm 的气囊作为感压部件,感压部件感应出的防护装备压力通过气路输入与其连接的半导体应变片式压力传感器的输入端,传感器的输出端就有了电压的信号输出,此信号再经过专用电压放大器处理并显示出来。然后对该测试系统的电压输出进行系统标定,用最小二乘法确定防护装备压力与输出电压的修正方程,即可转换为防护装备的压力值。

感压部件采用低弹性、柔软、易弯曲变形的材料,并且根据测量部位的不同,可制成圆形、圆角矩形等形状。这种测试方法受人体、防护装备材料的影响较小,定量程度较高,操作简单,并能够进行动态测量,因此,在各种有关防护装备压力的测试中广泛应用。

4. 压力假人测试法

为了快速测量人体着装后的防护装备压力,近年来许多学者进行了防护装备压力假人研究尝试。陈东生等模拟人体骨骼与皮肤弹性,开发了用于上半身防护装备压力测试的假人,经与实际人体试穿比较,其防护装备压力测试结果与实际人体测量存在着高度相关性。

5. 肌电测试法

肌电测试法主要通过分析肌电图中的相关参数,如积分肌电、肌电均值、频率等,研究肌肉的不同状态、肌肉之间的协调程度、收缩类型及强度,判断肌肉疲劳程度及损伤,评定肌肉素质等。研究肌电图主要从三个方面入手:波形、单位电位的时限及波幅。肌电电极与动作肌肉的相对位置会影响肌电图的波形;单位电位的时限会受到年龄、环境等各方面的影响,一般情况下,年龄越大,时限越长,低温、缺氧可增加运动单位电位时限,肌肉疲劳的初期时限会缩短;影响单位电位波幅的因素也有很多,肌肉收缩程度大,电压就升高,温度下降和缺氧会造成电压降低,在肌肉等长收缩至疲劳的研究中发现,在一定范围内,肌电位波幅值随着肌肉疲劳程度的增加而增大,而平均频率随着肌肉疲劳程度的增加而降低。我们可根据肌电图的变化情况来评价防护装备对人员肌肉的影响。

三、工效性能综合评价方法

综合评价方法的产生源于管理问题,管理者需要确切知道管理对象的发展状况,在给予评价的基础上进行相关的决策。反映和评价管理对象的发展状况离不开指标(体系)和数据。较早一些,多用实物指标反映和衡量事物发展状况,如农场生产了多少吨粮食,工厂生产了多少辆自行车等。实物指标具有简单、直观的特点,但缺乏综合性和整体性。由于不同的产品有不同的量纲,即使相同的产品也有不同品种、等级和型号之分,采用实物指标无法反映和评价事物发展的总体情况,为了解决这样的问题,就产生了价值综合指标,通过引进价格这一同度量因素解决不同实物指标的综合性问题。比较典型的就是总产值指标。随着经济的发展,经济活动的效益被作为管理者追求的目标,总产值指标显然又无法反映这一要求。效益表现在多个方面,如能耗、劳动生产率、资金使用效益等,这就产生了指标体系,运用指标体系可从不同侧面反映和评价事物的发展状况。指标体系虽具有全面性,但缺乏综合性,不能对管理对象在不同空间和时间上进行整体比较、排序。为此,多指标综合评价方法应运而生,即运用多个指标分别评价事物的不同方面,再运用一定的方法将多个评价指标的信息进行综合,得到一个综合评价值,用以反映事物的整体状况。多指标综合评价方法具有全面性、综合性和抽象性。

由于综合评价在各环节上遇到一些需要解决的问题,如主观和定性指标的量化问题、指标间信息的重叠问题、权重的确定问题、排序规则问题等,其他各个领域的相关知识不断渗入,综合评价方法呈现出不断丰富和发展的态势。比如模糊学、多元统计分析、运筹学、多目标决策理论、灰色系统理论、人工神经网络、物元分析、多维标度等领域的方法被用于解决综合评价的相关问题,形成了相应的综合评价方法。

到目前为止,已经出现了多种综合评价方法,这并不意味着综合评价理论与方法已经很完善。相反,还有不少的问题需要探讨和研究,包括综合评价的导向问题、综合评价方法的选用问题、综合评价结果的合理性问题、定性指标的处理问题等。综合评价理论与方法有待进一步研究与发展。

(一)综合评价过程概述

评价(evaluation)是指根据确定的目的来测定对象系统的属性,并将这种属性变为客观定量的计值或者主观效用的行为。所谓综合评价(comprehensive evaluation)概指对多种因素影响的事物或现象做出全局性、整体性的评价,即对评价对象的全体,根据所给的条件,采用一定的方法给每个对象赋予一个评价值(又称评价指数),再据此择优或排序。由于影响评价有效性的相关因素很多,而且综合评价的对象系统也常常是社会、经济、环境、防护装备等复杂系统,因此,综合评价是一件极为复杂的事情。

构成综合评价的基本要素有评价对象、评价指标体系、评价专家(群体)、评价原则(评价的侧重点和出发点)、评价模型、评价环境(实现评价过程的设施)。对某一特定的综合评价问题,一旦相应的综合评价基本要素确定之后,则该综合评价问题就完全成为"按某种评价原则进行的测定"或"度量"问题。

(二)综合评价的步骤与原则

综合评价的基本模式如下。

(1)确定综合评价的目的。

(2)确定评价指标,建立评价指标体系。

(3)确定评价指标的同向化和同度量化(无量纲化)方法。

(4)确定各个评价指标的权重。

(5)求综合评价值,将单项评价值综合而成。

(6)排序。

综合评价的基本过程一般分为以下五个步骤进行。

(1)明确评价对象系统。这一步的实质是建立一个能合理反映被评价系统(对象系统)被关注特征的系统描述模型,又称为概念模型。经常评价的对象有自然界(各种资源、环境和生态)、人工制造的系统(各种设备、建筑、装备等)、技术对象(各种新技术、科研成果、科研项目等)、人和社会系统(各类人员、各种组织单位)。评价对象系统的特点直接决定着评价的内容、方式以及方法。

(2)建立评价指标体系。评价对象系统的评价指标体系常具有递阶结构,按照人类认识和解决问题的从粗到细、从全局到局部的分层递阶方法,明确评价的目标体系,选用合适的指标体系,明确指标间的隶属关系。

(3)确定参与评价人员,选定评价原则及相应的评价模型。

(4)进行综合评价,其中主要包括不同评价指标属性值的量化,评价专家对不同指标子集的权系数进行赋值,逐层综合。

(5)输出评价结果并解释其意义。

多指标综合评价的前提就是确定科学的评价指标体系,只有评价指标体系科学合理,才能得出科学的综合评价结论。评价指标选取通常要遵循几个基本原则:目的性、全面性、可行性以及与评价方法的协调性等。

①目的性。即整个综合评价指标体系的构成必须紧紧围绕着综合评价目的展开,使最后的评价结论能够反映评价意图。

②全面性。即评价指标体系必须反映被评价问题的各个侧面,但同时应考虑过多指标使评价结果分散及评价难以操作的因素。

③可行性。即评价指标体系中的指标必须是可操作的,能够收集到准确数据,避免由于无法获取有效评价数据而对指标随意删减的做法,因此在考虑指标体系时必须考虑每个指标的可操作性。

④与评价方法的协调性。不同的综合评价方法对指标体系的要求略有差别,在构造指标体系时需要先选择好评价方法后确定指标体系。

(三)综合指标体系的建立

医学救援个体防护装备具有多门类、多维度、跨领域、不规则、集成度高、个体差异大、使用环境未知等特征,其综合评价指标体系的建立一般采用德尔菲法(Delphi method)。

德尔菲法又称专家调查法,是在 20 世纪 40 年代由 Helmer 和 Dalkey 首创,经过 Gordon 和兰德公司进一步发展而成的。1946 年,兰德公司首次用这种方法进行预测,后来该方法被迅速广泛采用。

德尔菲法依据系统的程序,采用匿名发表意见的方式,即专家之间不得互相讨论,不发生横向联系,只能与调查人员发生联系,通过多轮次调查专家对问卷所提问题的看法,经过反复征询、归纳、修改,最后汇总出专家基本一致的看法,作为评价的结果。这种方法具有广泛的代表性,对于复杂系统较为可靠。

德尔菲法是评价活动中的一项重要工具,在实际应用中通常可以划分为三个类型,根据具体情况来选择使用:经典型德尔菲法、策略型德尔菲法和决策性德尔菲法。

德尔菲法的具体实施步骤如下。

(1)组成专家小组。按照课题所需要的知识范围,确定专家。专家人数的多少,可根据预测课题的大小和涉及面的宽窄而定,一般不超过 20 人。

(2)向所有专家提出所要预测的问题及有关要求,并附上有关这个问题的所有背景材料,同时请专家提出还需要什么材料。然后,由专家做书面答复。

(3)各个专家根据他们所收到的材料,提出自己的预测意见,并说明自己是怎样利用这些材料提出预测值的。

(4)将各位专家第一次判断意见汇总,列成图表,进行对比,再分发给各位专家,让专家比较自己同他人的不同意见,修改自己的意见和判断。也可以把各位专家的意见加以整理,或请身份更高的其他专家加以评论,然后把这些意见再分送给各位专家,以便他们参考后修改自己的意见。

(5)将所有专家的修改意见收集起来,汇总,再次分发给各位专家,以便做第二次修改。逐轮收集意见并为专家反馈信息是德尔菲法的主要环节。收集意见和信息反馈一般要经过三、四轮。在向专家进行反馈的时候,只给出各种意见,但并不说明发表各种意见的专家的具体姓名。这一过程重复进行,直到每一个专家不再改变自己的意见为止。

(6)对专家的意见进行综合处理。

德尔菲法与常见的召集专家开会、通过集体讨论、得出一致预测意见的专家会议法既有联系又有区别。德尔菲法能发挥专家会议法的优点,即:

①能充分发挥各位专家的作用,集思广益,准确性高。

②能把各位专家意见的分歧点表达出来,取各家之长,避各家之短。

同时,德尔菲法又能避免专家会议法的如下缺点。

①权威人士的意见影响他人的意见。

②有些专家碍于情面，不愿意发表与其他人不同的意见。

③出于自尊心而不愿意修改自己原来不全面的意见。

德尔菲法的主要缺点是过程比较复杂，花费时间较长。在实施过程中需要注意以下两点。

①不是所有被预测的事件都要经过四轮。可能有的事件在第二轮就达到统一，而不必在第三轮中出现。

②在第四步结束后，专家对各事件的预测也不一定达到统一。不统一也可以用中位数和上下四分点来做结论。

（四）权重系数的确定

权重系数是表示某一指标项在指标体系中的重要程度，它表示在其他指标项不变的情况下，这一指标项的变化对结果的影响。权重系数的大小与目标的重要程度有关。指标的权重是指该指标在所有指标中的地位或者是它的重要性，同时又表示一个指标与另一个指标之间的关系，它是指标本身的物理属性的客观反映。指标的权重系数以数量形式表示被评价对象中各项指标的相对重要程度，它在一定程度上决定了多指标综合评价的精度。因此，合理地分配指标权重系数是定量化综合评价的关键。

确定评价指标权重系数的方法有很多，概括起来有三大类：一是基于"功能驱动"原理的赋权法；二是基于"差异驱动"原理的赋权法；三是综合集成赋权法。

基于"功能驱动"原理的赋权法的实质是根据评价指标的相对重要程度来确定其权重系数，其确定途径可分为两大类，即客观途径和主观途径。客观途径主要有结构性、机理性或成因性的构造方法。但由于客观现实中的系统在运行过程中或受环境的影响，或受评价者主观愿望的影响而呈现出不同方面的特征，这就给确定权重系数带来了困难。因而在很多场合下，往往是通过主观途径来确定权重系数，即根据人们主观上对各评价指标的重视程度来确定权重系数。该类方法反映了评价者的主观判断或直觉，但在综合评价结果中可能产生一定的主观随意性，即可能受到评价者的知识或经验缺乏的影响。

基于"差异驱动"原理的赋权法，其基本思想如下：权重系数应当是各个指标在指标总体中的变异程度和对其他指标影响程度的度量，赋值的原始信息应当直接来源于客观环境，可根据各指标所提供的信息量的大小来决定相应指标的权重系数。该类赋权法虽然通常利用比较完善的数学理论与方法，但忽视了决策者的主观信息，而有时此信息对于评价或决策问题来说是非常重要的。

综合集成赋权法的思想是从逻辑上将主观赋权法和客观赋权法有机结合起来，使所确定的权重系数同时体现主观信息和客观信息。

由于医学救援个体防护装备综合评价指标体系中，有许多指标很难得到定量值，无法采用客观赋权法或综合赋权法确定指标的权重系数，而决定采用 G_1 法（改进的层次分析预测法（AHP）特征值法），属于主观赋权法的范畴。该方法的基本思想：先对各评价指标按某种评价准则进行定性排序,然后按一定标度对相邻指标间依次比较判断,进行定量赋值,并对判断结果进行数学处理,得出各评价指标的权重系数 G_1,已评价指标集为 $\{u_1, u_2, \cdots\cdots, u_n\}$, G_1 法确定指标权重系数一般分为三个步骤。

(1)确定序关系:若评价指标 u_i 相对于某评价准则的重要性程度大于(或不小于)u_j 时,记为 $u_i > u_j$;若评价指标 $u_1, u_2, \cdots\cdots, u_n$ 相对于某评价准则具有关系式 $u_1 * > u_2 * > \cdots\cdots > u_n *$,则称评价指标 $u_1, u_2, \cdots\cdots, u_n$ 之间按">"确立了序关系。$u_1 *$ 表示 $\{u_i\}$ 评价指标 $u_1, u_2, \cdots\cdots, u_n$ 按序关系排定顺序后的第 i 个评价指标 $\{i=1, 2, \cdots\cdots, n\}$。

对于评价指标集 $\{u_1, u_2, \cdots\cdots, u_n\}$,建立序关系的步骤如下:专家在 n 个指标中,按某评价准则选出认为是最重要的一个(只选一个)指标。然后,在余下的 $n-1$ 个指标中,按某评价准则选出认为是最重要的一个(只选一个)指标。依次类推,经过 n 次选择,就唯一确定了一个序关系。

(2)给出指标 u_{k-1} 与 u_k 间相对重要程度的比较判断:设专家关于评价指标 u_{k-1} 与 u_k 的重要性程度之比 $\frac{\omega_{k-1}}{\omega_k}$ 的理性判断分别为 $\frac{\omega_{k-1}}{\omega_k} = r_k, k = n, n-1, n-2, \cdots\cdots, 2$。

r_k 的赋值可参考表 4-4-2。

表 4-4-2　r_k 赋值参考表

r_k	说　　明
1.0	指标 u_{k-1} 相比指标 u_k 具有同样重要性
1.2	指标 u_{k-1} 相比指标 u_k 稍微重要
1.4	指标 u_{k-1} 相比指标 u_k 明显重要
1.6	指标 u_{k-1} 相比指标 u_k 强烈重要
1.8	指标 u_{k-1} 相比指标 u_k 极端重要

(3)权重系数 ω_k 的计算:根据确定出的 r_k,利用下述两式可计算出指标 ω_k 的权重系数 $\omega_i (i=1, 2, \cdots\cdots, n)$,即等价地求出指标集 $\{u_1 *, u_2 *, \cdots\cdots, u_n *\}$ 中各指标的权重系数。

$$\omega_n = (1 + \sum_{k=2}^{n} \prod_{i=k}^{n} r_i)^{-1}$$

$\omega_{k-1} = r_k \omega_k, k = n, n-1, n-2, \cdots\cdots, 2$

综上可以看出,G_1 法与 AHP 法相比具有以下特点。

①不用构造判断矩阵,更无需一致性检验。

②计算量较 AHP 法大幅度减少。

③方法简便、直观,便于应用。

④对同一层次中指标的个数没有限制。

⑤具有保序性。保序性是指对于同一种确定指标权重系数的方法来说,无论评价指标是否变化,都不应引起指标间的相对重要性程度改变的性质。

第五节　舒适性能

医学救援个体防护装备在穿着过程中应尽量保持舒适性,该性能受很多因素的影响,包括透气性、透湿性、悬垂性、重量、表面厚度、静电性能、颜色、发光性、气味和皮肤致敏性以及成衣加工中设计和缝制的影响。最为重要的体现在透气、透湿方面,为了达到需要的防护效果,防护服面料通常经过层压或覆膜处理,往往厚重且透气、透湿性较差。救援人员长期穿着,身体会产生大量热量,如果不能及时排出,会增加烦躁感,影响工作效率和身体健康。

防护服热湿舒适性的评价指标涉及服装材料、服装整体热防护和生理代谢指标等。服装材料热湿舒适性评价包括材料的热阻和湿阻等;服装的整体热防护热湿舒适性通常用总体热散失量来评价。此外,热环境下肌肉活动产生的大量代谢热加剧了热应激,因此人体代谢率、皮肤温度、出汗率、心率和耗氧量等生理指标可用于评价人体暴露在热环境下的舒适度和疲劳度。

一、主观评价

主观评价方法是通过救援人员实际穿着个体防护装备,以问卷调查的形式对装备舒适性进行评价的方法,可用于评价防护服合体性、触觉舒适性、动态舒适性和防护服整体热湿舒适性等指标。主观评价需要选择受试者、设计调查问卷并确定评价流程。常用的热舒适评价标尺为 7 级,既有从"太热了"到"太凉了"的 1～7 级标尺,也有从"冷"到"热"的 -3～3 的 7 级标尺。主观评价是在模拟真人活动情形下进行的,由于不同的人主观感受不同,这就意味着主观评价需要选择代表性人群进行试验。此外,调查问卷的设计、评价标尺的选择均会影响评价结果,且评价过程花费时间长、难以标准化。

二、假人测试

(一)暖体假人

暖体假人设备主要用来模拟真实人体与环境之间的热交换过程,评估装备的保暖性能。从 20 世纪 40 年代开始,暖体假人就作为一种新的实验设备逐渐发展起来,在环境、纺织等领域,暖体假人技术被广泛利用,尤其是在测试服装的热阻、研究服装的保护机理以及开发职业防护服装等方面起着不可替代的作用。

1. 热传递原理

图 4-5-1 是人体的热平衡示意图,它用一个多层圆柱体截面来表示人体的皮肤部分和

服装。服装两侧温度差的存在,导致传热的发生;服装与表面的空气层之间的温度差引起对流;人体也通过服装向环境辐射散发热量。

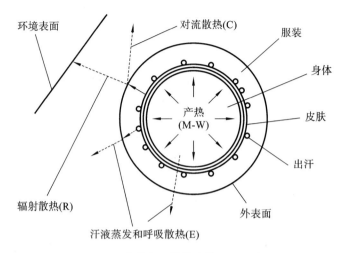

图 4-5-1 人体与环境热交换原理示意图

(1)热传导:服装的热阻是指服装两侧温度差与通过服装单位面积热流量之比。该热流量可能由传导、对流、辐射中的一种或者多种形式传递。常用的单位有 clo 或 $m^2 \cdot ℃/W$,两者的关系如下:

$$1 \text{ clo} = 0.155 \text{ } m^2 \cdot ℃/W$$

1 clo 的定义:在 21 ℃的环境温度,空气流速不超过 0.05 m/s,相对湿度不超过 50%的条件下,静坐的人员感到舒适所需的服装的热阻。近似相等于人员穿着长袖衬衫和长裤以及普通外衣时的服装热阻。人们夏装的热阻近似为 0.5 clo,工装一般为 0.7 clo,冬天室外服装为 1.5~2.0 clo,在极寒地区部分着装方式可达到 6.5 clo。

在使用医学救援个体防护装备的过程中,热湿传递不是相互孤立的,而是同时发生的。这就要求我们将热湿传递综合考虑,才更符合穿着的条件。潜热传递是一种质量携带能量的传递过程,也就是由汗液的蒸发带走汽化潜热的热现象。防护服面料的透湿过程是一个复杂的物理过程,与防护服面料的组成成分、材料结构等因素密切相关。

在救援人员-防护装备-环境系统中,由于救援人员活动强度和环境条件的不同,在救援人员与环境间产生了水汽压力差,从而产生了质量的传递过程。所谓质量传递,是指在流体中的某一个组成成分存在着浓度梯度,这个组分就会有朝低浓度方向转移以减少不均匀的趋势的现象。由于织物的扩散系数是非常复杂的,它与服装微气候的温度和湿度都有关系,同时也与服装面料的透湿性能密切相关。所以,至今还没有完善的理论来解决服装的扩散系数问题。一般通过测定服装的透湿量来研究水蒸气的传递,进而计算由水蒸气传递带走的汽化潜热对服装微气候的温度的影响。

(2)热对流:除了由扩散造成的能量交换以外,流体伴随着更为剧烈的宏观运动,同样也伴随着能量的交换,总的传热是扩散运动和宏观运动共同作用的结果,这种双重作用下的能量传输称为热对流。

由于防护服内空气层相对保持静止,室内环境的温度决定了人体表面与室内环境的对流换热温度差,因而影响对流换热量,周围的风速则会影响空气层的对流换热系数。风速大时,人体的对流散热量增加,风速小时人体的对流散热量减小。

(3)热辐射:热辐射是一种非接触传热,它通过电磁波的形式传递热量,任何物体只要有温度就能向环境辐射能量。辐射与环境的物理特性(如温度、相对湿度、风速等)无关,只取决于物体的表面温度、黑度和着装情况下的有效辐射面积。有效辐射面积越大、温度越高、黑度越大,则辐射散热量也越大。辐射不依赖于任何介质,能持续不断地进行,它以电磁波的形式向空间传播,通常将波长(λ)为 $0.1\sim100~\mu m$ 的电磁波称为热射线,其中包含了所有的可见光、大部分的紫外线和红外线,其中红外线占主要份额。

2. 暖体假人测试系统

应用暖体假人测试服装热阻的基本原理是在模拟人体-服装-环境之间热交换的过程中,从暖体假人皮肤表面温度与环境温度之间的温度差、单位体表面积的非蒸发散热率等物理参数之间的关系,导出服装热阻的量值。

$$I = \frac{T_s - T_a}{0.155H}$$

式中:I 为热阻,单位为 clo;T_s 为假人皮肤表面温度,单位为℃;T_a 为环境温度,单位为℃;H 为单位体表面积的非蒸发散热率,单位为 W/m^2;0.155 为热阻单位换算系数。

暖体假人本体应对所模拟的真人群体具有代表性,其身高、胸围等主要尺寸的几何造型符合真人群体统计数据的平均值。暖体假人全身分为头、躯干、四肢等多个解剖段。暖体假人通常有三种工作模式:恒温模式、恒热模式和变温模式。恒温模式是保持暖体假人不同区段的皮肤表面温度控制在设定的温度范围内,供给热量与散失的热量处于动态平衡,主要用途是进行装备热阻的测试。恒热模式是保持供给假人的加热功率恒定不变,主要用于观测全身不同部位散热情况的差异,依据不同环境参数和所穿装备的热阻,保持设定的热流值不变,依此来观测全身不同部位温度变化的情况。变温模式与真实人体最接近,在不同的环境条件下,可以观察到皮肤表面温度的变化过程,具有较高的生理评价意义。

从运动学的角度来看,暖体假人又可以分为两大类:静态暖体假人、动态暖体假人。静态暖体假人根据姿态的不同又可分为坐姿和站姿,由于实验环境条件的限制,坐姿暖体假人主要用于机动车内驾驶员的热舒适性以及机动车内热环境的综合评价,也可用于航天服功能的评价。个体防护装备的隔热保暖性以及热阻多用站姿暖体假人来测试。不同国家的动态暖体假人的活动部位会有所差异,但为了模拟真人步行,暖体假人的主要关节,如肩关节、踝关节和膝关节等都单独可以活动。动态暖体假人主要用于研究真人的运动状态以及服装保暖性能受风速影响的程度。

准确度是暖体假人系统最重要的技术指标。准确度是指在基准定义的标准条件下测得的暖体假人裸体时的空气层热阻值。准确度是测量系统的一个重要指标,利用暖体假人系统测试服装的热阻较为统一的标准是 1941 年 Gagge 等三位学者提出的克罗值的概念,并给出了定义方程。根据原始的定义,一个暖体假人裸体时的表面空气层热阻在标准状态下为 0.77 clo(标准状态是指当皮肤温度保持在 33 ℃,标准气温为 21 ℃时的状态)。我们可以在同样的条件下测试暖体假人的表面空气层热阻,并以此作为判断暖体假人系统准确度的依据。暖体假人在裸体状态下,不受服装的影响,表面热交换充分,可以很简单、方便地测试出暖体假人表面空气层热阻,测试的结果准确可靠。所以,暖体假人裸体时表面空气层热阻能否准确测定被作为衡量暖体假人测试系统准确度的一个标准。

在进行裸体暖体假人表面空气层热阻或服装热阻的计算时,采用国标的计算公式:

$$I_t = \sum \left[\frac{(T_{si} - T_a) \times S_i}{0.155 \times H_i \times S} \right]$$

式中:T_{si} 为暖体假人第 i 段的皮肤温度,单位为℃;T_a 为暖体假人周围环境温度,单位为℃;H_i 为暖体假人第 i 段加热流率,单位为 W/m²;S_i 为暖体假人第 i 段表面积,单位为 m²;S 为暖体假人表面积,单位为 m²;0.155 为热阻单位换算系数,1 clo=0.155 ℃·m²/W。

（二）出汗暖体假人

出汗暖体假人系统可模拟救援人员-防护装备-环境之间的热湿交换过程,其本质是用来模拟人体的热力系统。出汗暖体假人的性能可通过假人皮肤表面温度、产热量、热阻、透湿指数来评价。出汗暖体假人的应用,使得防护装备整体的热学性能参数被方便测定。出汗暖体假人可在多个环境中反复进行实验,是防护装备热湿性能测试的理想设备。出汗暖体假人系统可用来定量评价防护装备的热湿性能,可测定防护装备的热阻及透湿指数。

1. 防护服湿传递原理

在舒适的环境下,一个静止状态的人,从皮肤上蒸发的水蒸气约为 50 g/h,在炎热的条件下,蒸发的水蒸气将达到 100 g/h。防护服的湿传递途径如下:水蒸气通过服装面料间隙进行传递;手术衣本身具有一定的吸湿能力,同时又具有放湿能力,皮肤出汗时,服装吸汗,湿度增加,需要向相对湿度较低的室内环境散湿,当服装被汗液浸湿时,汗液就会向周围环境蒸发。服装的款式、空气层厚度以及外部环境,都会对服装的透湿性能产生影响。

与热传递类似,皮肤与环境之间的水蒸气压力差是潜热传递的动力。皮肤表面的汗液在皮肤表面蒸发,并通过服装传递给外部环境。这种阻碍水汽传递的阻力称为手术衣的湿阻。湿阻有几种表达方式,如透湿量和透湿指数等,透湿指数 i_m 为无因次量。当人体处于出汗状态时,通过单位面积服装的总散热量 φ_t 由显热量 φ_d 和潜热量 φ_e 两部分组成:

$$\varphi_t = \varphi_d + \varphi_e$$

$$\varphi_d = \frac{T_s - T_a}{I}$$

式中：φ_t 为总散热量，单位为 W/m^2；φ_d 为显热量，单位为 W/m^2；φ_e 为潜热量，单位为 W/m^2；T_s 为服装内表面温度，单位为℃；T_a 为服装外表面温度，单位为℃；I 为服装热阻，单位为 $m^2 \cdot ℃/W$。

透湿指数的定义公式为

$$i_m = 0.18 \times \frac{\varphi_e I}{s(P_s - P_a)}$$

式中：i_m 为防护服的透湿指数；s 为常数，一般为 0.016 ℃$/Pa$；P_s 为服装内表面饱和水汽压，单位为 Pa；P_a 为服装外表面饱和水汽压，单位为 Pa。

2. 出汗暖体假人测试系统

出汗暖体假人的体型应该具有代表性，测试采用的出汗暖体假人的身高、胸围等主要参数符合真人群体的统计数值；假人全身分为头、胸背、腰、臀、腿、臂、手、足等多个解剖段；测试采用的出汗暖体假人保持站立姿势；出汗系统向假人皮肤供水，并且保持水分；出汗暖体假人表面能够加热与出汗，出汗分布均匀；出汗暖体假人表面温度保持恒定，没有过热或过冷的位置出现；皮肤温度设定值为 35 ℃，局部偏差不超过 0.2 ℃。出汗暖体假人皮肤温度采用点式温度传感器测定，传感器采用热电偶温度传感器，温度传感器厚度为 3 mm，与假人表面直接接触。整个假人皮肤表面共有 40 个温度传感器，均匀分布在各个解剖段上。测试过程中出汗暖体假人皮肤温度设定如下：干性实验阶段，出汗暖体假人皮肤平均温度设定为（33±0.2）℃；出汗实验阶段，出汗暖体假人皮肤温度设定为（35±0.2）℃。出汗暖体假人可用于测定防护服的热阻，其测量范围为 0.1～9.9 clo；测定防护服的透湿指数，其测量范围为 0.03～1.0。

三、数字化仿真

随着计算机应用技术的发展，利用数字人体模型进行防护服热舒适评价得到越来越广泛应用。

（一）人体热生理反应及热应激计算模型

人体的热生理调节通过被动调节和主动调节的协同作用实现。数字人体模型一般通过分析救援人员的身高、体重、劳动强度等主观因素特点，建立其与人体生理调节过程的数学表征关系，获得人体各组织层及血液层之间传热的人体被动调节过程，以及高温环境下人体血管扩张、血管收缩、肌肉颤抖等主动调节过程的数学模型。根据人体的生理结构特点，将人体生理部位进行精细分区，再将每个分区由内而外分为核心层、肌肉层、脂肪层、皮肤层。由于血液循环在人体内部热量分布和人体散热中起到重要作用，因而单独设置血液层。基于人体不同组织层之间的热传导和血流换热以及人体表层与外界环境之间的对流换热、辐射换热、蒸发换热作用，分别建立各个组织层相应的热平衡方程。对上述控制方程进行求解，并开发相应计算程序，模型建立过程如图4-5-2所示。

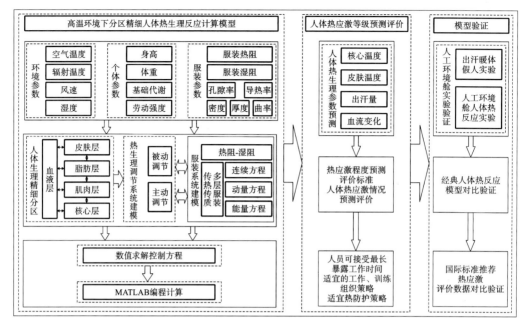

图 4-5-2　人体热生理反应及热应激计算模型

（二）服装热湿传递模型

高温环境下服装模型可以分为热阻-湿阻简化表征和考虑多孔介质传热传质的服装热湿传递模型。

第一，在穿着轻薄防护服的情况下，可以采用服装热阻和湿阻作为表征服装热湿传递性能的指标。热阻-湿阻简化表征通过服装热阻衡量服装隔热透气（散热散湿）能力，通过先进出汗暖体假人技术，对多个样本进行测量分析，构建防护服装热阻数据库，可以为人体热生理模型提供重要输入参数。

第二，在身着复杂或多层防护服的情况下，需要考虑服装各层间热湿传递影响。人体皮肤表面到防护服织物内层的空气层以对流或热传导的方式进行热量交换，通过热辐射方式在皮肤表面与织物内层进行热交换，体表水分依靠扩散作用在空气、织物与人体表面间进行扩散。按照上述热湿传递过程，建立人体-服装-空气层微系统传热传质过程的连续方程、动量方程、能量方程，基于计算传热学方法，数值求解服装层热湿传递控制方程，开发相应计算程序。

第六节　环境适应性

环境适应性是个体防护装备在其寿命期内可能遇到的各种环境条件作用下能实现其

所有预定功能和性能而不被破坏的能力,是装备的重要质量特性之一。环境适应性主要是解决装备在整个寿命期内的各种环境中最严酷应力的单独、综合和组合作用下能否生存和正常工作的问题。环境适应性是一个严苛的综合性指标,表征的是装备适应多种极端环境作用的性能,这个指标是定性与定量相结合的指标。但是,长期以来个体防护装备的环境适应性指标一直没有明确提出,缺少相关测试标准和测试方法。

一、环境分析

研究各种环境的特点,掌握各种环境对产品可能造成的影响和危害是提高装备环境适应性、确定装备环境适应性试验的基本依据。医学救援个体防护装备全寿命期环境包括制造、运输、储存、作业等环境。个体防护装备的产品比较多,涉及的范围比较广,就医学救援个体防护装备而言,在制造过程中,由于装备产品要求较高,一般不会出现环境影响,主要是在装备的运输、储存过程中受环境影响。高温、低温、湿度、冲击、霉菌是个体防护装备可能要面临的环境问题。一般作业和应急救援环境中的危险源、沙尘等也是对个体防护装备的考验。

二、环境适应性测试

装备环境适应性试验一般包括自然环境试验和实验室环境试验。就医学救援个体防护装备而言,一般进行实验室环境试验就可以满足装备的环境适应性要求。装备的实验室环境试验要依据装备的寿命期环境,综合考虑环境试验项目的完整性、环境试验条件的合理性、环境试验项目和程序的科学性以及采用的环境试验方法和具体试验程序的重现性。目前,国内装备的环境试验一般依据 GJB 150A《军用装备实验室环境试验方法》进行。

(一)高温试验

该试验项目适用于各类型的医学救援个体防护装备,用于检验个体防护装备在高温环境下的储存和工作的环境适应性,确定装备制造材料的选择、构造的科学设计、环境条件下工作的可靠性。

(二)低温环境

该试验项目适用于各类型的医学救援个体防护装备。低温与高温环境是装备通常经历的较为基础的环境,因此要保证装备在基础环境中的使用性能。

(三)湿热试验

该试验项目适用于各类型的医学救援个体防护装备,用于检验装备在高温高湿环境条件下,金属材料是否受到腐蚀,塑料、橡胶等材料是否变形。该试验对产品造成的影响往往是不可逆的。

（四）霉菌试验

该试验项目主要针对呼吸防护装备,以及以橡胶为主要材质的防护装备。霉菌对呼吸防护装备的影响最为恶劣,霉菌主要通过呼吸道进入人体而造成损伤,存在霉菌的防护服不宜配发使用,因此要针对装备进行常见菌种的环境适应性试验。

（五）砂尘试验

该试验项目主要适用于呼吸防护装备,用于检验呼吸防护装备材料沙砾的磨蚀和堵塞对装备工作性能的影响。

（六）冲击试验

该试验项目适用于各类型的医学救援个体防护装备,用于检验装备在预期的运输环境或作业环境中经受跌落冲击后的工作效能。

本章参考文献

[1] 黄燕娣.防护服工效学性能指标与评价方法研究进展[J].中国职业医学,2016,43(5):618-620,623.

[2] Son S Y,Bakri I,Muraki S,et al. Comparison of firefighters and non-firefighters and the test methods used regarding the effects of personal protective equipment on individual mobility[J]. Applied Ergonomics,2014,45(4):1019-1027.

[3] 何家臻,李俊.防护服工效性能评价方法研究进展[J].纺织学报,2014,35(1):158-164.

[4] 孟令坤.手术衣热舒适性及洁净性能初步研究[D].哈尔滨:哈尔滨理工大学,2015.

[5] 蒋慧霞.医用防护服材料的性能评价研究[D].天津:天津工业大学,2008.

[6] 班继民.阻隔微生物穿透试验方法的研究现状及发展[J].计量与测试技术,2017,44(11):15-17.

[7] 潘四春,王峥崎,岳卫华,等.防护服材料抗血液传播病原体穿透性能测试——Phi-X 174噬菌体试验方法验证及影响因素讨论[J].医疗装备,2011,24(1):5-8.

[8] 张丽华.非织造布医用防护服舒适性研究[D].上海:东华大学,2005.

[9] 薛艳杰,李勇,吴继霞,等.国内外应急救援装备标准体系现状及发展建议研究[J].中国标准化,2018(4):82-88.

[10] 杨杰.基于人体-服装-环境的高温人体热反应模拟与实验研究[D].北京:清华大学,2016.

[11] 杨杰,翁文国.基于高温人体热反应模型的生理参数预测[J].清华大学学报(自然科学版),2014,54(11):1422-1427.

[12] Zhai Y C,Zhang Y F,Zhang H,et al. Human comfort and perceived air quality in

warm and humid environments with ceiling fans[J]. Building and Environment, 2015,90(8):178-185.

[13]　谌玉红.人体-服装-环境系统热湿传递特性及测试与评价方法研究[D].北京:中国人民解放军军事医学科学院,2006.

[14]　李蓉,常留栓,张婷婷.个体生物防护技术与装备研究进展及发展趋势[J].武警后勤学院学报(医学版),2015,24(6):494-498.

[15]　孙景工,王运斗.应急医学救援装备学[M].北京:人民军医出版社,2016.

[16]　郝丽梅,林松,吴金辉,等.生物防护口罩材料与防护性能研究进展[J].中国公共卫生,2011,27(5):634-637.

[17]　Nurfaizey A H,Stanger J,Tucker N,et al. Manipulation of electrospun fibres in flight:the principle of superposition of electric fields as a control method[J]. Journal of Materials Science,2012,47(3):1156-1163.

[18]　Huang J T, Huang V J. Evaluation of the efficiency of medical masks and the creation of new medical masks[J]. Journal of International Medical Research, 2007,35(2):213-223.

[19]　黄永富,林红赛,岳卫华.医用防护产品穿透性检测用合成血液的研究进展[J].北京生物医学工程,2015,34(4):424-426.

[20]　陈晓,钮建伟,蒋毅.单兵装备人机工程建模、仿真与评价——应用篇[M].北京:科学技术出版社,2013.

[21]　刘忠友,柯杰驰,郑仰煜,等.医用防护口罩的性能测试分析[J].中国个体防护装备,2017(1):28-32.

[22]　李颖,刘祥萱,黄洁,等.个体防护装备环境适应性技术研究[J].中国个体防护装备,2015(1):22-25.

第五章　自然灾害医学救援个体防护技术与装备

第一节　地　　震

地震(earthquake)是由于板块运动、火山或岩浆活动等地壳内部压力突然改变,导致地球地面震动和释放地震波能量的现象。小的地震往往不为人感知。如果地震对人们的正常生活造成影响,则构成地震灾害。地震灾害主要是由地震波能量引发地表断裂、地面摇晃、海啸、湖面波动、山体滑坡、岩浆喷发、地质构造变形等造成的。

地震是我国公共安全所面临的重大问题,经常会有大、小震的发生,小震可能引起人民的恐慌,但基本不会造成很大的破坏,大震则会给当地造成不可估量的损失。地震是瞬时发生的地质灾害,一次地震持续时间往往很短,只有短短几十秒,但这短暂的时间却能够造成大量人员伤亡、房屋倒塌和财产损失,甚至连带出现其他的自然灾害,如水灾。我国是世界上地震灾害严重的国家之一。1976年的唐山大地震,给当地人民的生存环境和经济带来了巨大的损害,之后汶川地震、玉树地震、芦山地震相继发生,累计伤亡人数几十万人,经济损失更是无法估量。地震的破坏强力可与核战争相比。据估计,2008年"5·12"四川汶川地震的能量就相当于几百颗原子弹,对当地造成了巨大的经济损失和人员伤亡。鉴于地震给人类带来的巨大伤害,建立有效、合理的地震灾害医学救援体系对于保障人民的生存安全至关重要。

在整个应急救援体系中,应急救援装备起到支撑和保障作用。我国此前分灾种的灾害管理模式,造成了应急管理"各自为战"的现象,应急救援装备的分类同样如此。不同灾种的救援队伍有不同的装备分类方式,如:消防部门将装备分为5大类,森林消防部门将装备分为10大类,地震部门将装备分为8类,安全生产部门将危险化学品救援装备分为12类。美国联邦应急管理局则制定授权装备目录(AEL)及标准化装备产品目录(SEL),从联邦层面对应急救援装备物资进行总体分类。但是,美国AEL所列举装备侧重于反恐,并不适合我国国情。因此,我国应从宏观角度对应急救援装备进行科学分类,制定总的应急救援装备产品目录,对各类救援队伍装备配备提出指导性意见。

如何采取有效的防护措施,减少甚至避免次生灾害带来的损失,是每一次救援行动前必须解决的一个重要课题。在地震灾害现场进行救援复杂而高危。救援行动是多种人力资源紧密结合的行为。救援人员不仅要合理、规范地运用各种地震救援技术,还要在救援过程中规避各种救援风险。只有这样救援人员才能快速、高效地完成抢险救援任务。地震灾害救援现场的危险因素主要包括建筑物倒塌废墟中的尖锐物品、倒塌建筑物的二次坍塌、山体滑坡等次生灾害,有毒有害物质的泄漏,漏电、漏水、火灾及粉尘等。

　　地震灾害救援现场环境混乱,救援人员面临诸多伤害,如冲击伤害、辐射伤害、呼吸伤害、穿刺伤害、燃烧伤害、坠落伤害等。易受伤害的部位包括人员头部、面部、眼部、呼吸系统、手部、肢体、足部等。应采取相应的防护措施,配备必要的个体防护装备,保护救援人员的安全(表 5-1-1)。

表 5-1-1　地震灾害救援现场存在的伤害以及应配备的防护装备

救　援　场　所	存在的伤害种类	必要的防护装备
山体滑坡、塌陷等地质结构不稳定地区	砸伤、可吸入粉尘、颗粒物等	头部、呼吸系统、躯体、足部等防护装备
发生疫情地区	细菌、微生物等致病因素	防微生物手套、隔绝式呼吸防护装备、隔绝式防护服等
倒塌建筑物等搜救现场	破碎钢筋、钢丝、玻璃、切割钢筋产生的碎屑和飞溅火花等	防穿刺鞋、防切割手套、眼面部防护装备、焊接或切割防护服等
高层建筑物内人员等需要高空救援及电力设施架设场所	坠落伤害、触电等	安全带、系索、自锁器、速差自控器、电绝缘防护装备等
有毒有害化学气体泄漏的场所	化学气体对呼吸系统、皮肤等的伤害	防毒面具、化学防护服等
火灾场所	烧伤、砸伤等	阻燃防护服、防护帽、防护手套等

　　根据地震灾害后果和地震应急救援任务不同,地震应急队伍可分为地震现场工作队伍、人员抢险队伍和专业抢险队伍。

　　(1)地震现场工作队伍。主要任务:破坏性地震发生后,紧急赶赴灾区,对灾区地震及前兆进行监测,并进行分析,提出地震类型及趋势分析意见;对灾害损失,包括人员伤亡、房屋倒塌、生命线设施破坏及次生灾害等所造成的经济损失进行评估;对地震进行科学考察。该队伍由地震系统组织。

　　(2)人员抢险队伍。主要任务:从废墟中将被压埋人员救出,并进行紧急救治处理。根据多年实践经验,通常有社区自救互救队伍、省紧急救援队或国家紧急救援队。

　　(3)专业抢险队伍。通常采取分级、专业对口、平战结合的原则组建。主要任务:对伤员进行院前医疗、转运,对次生灾害进行防护,对生命线设施进行抢险抢修。主要有医疗防疫队、通信抢险队、电力抢险队、交通运输抢险队、工程抢险队、消防抢险队、交通治安维护队和特种抢险队等。

　　个体防护装备是从业人员为防御物理、化学、生物等外界因素伤害所穿戴、配备和使用的各种防护品的总称,是保护从业人员在工作过程中人身安全的必要装备,对从业人员免遭或减轻事故伤害起着极其重要的作用。个体防护装备的概念源于航空救生装备,是航空器飞行中发生紧急情况时,成员用以离开航空器并安全救生的保障系统。随着个体防护装备的发展,个体防护装备的范畴已从航空航天领域扩展到劳动防护等各领域,甚至涉及人类的日常生活。

一、地震医学救援个体防护装备的配备

地震灾害救援行动不同于其他非军事战争行动,它是在断电、断水、交通堵塞、通信瘫痪情况下进行的紧急救援。在如此恶劣的救援条件下,穿戴个体防护装备成为救援人员生命安全的重要保障。德国城市救援队统计,救援人员不同部位有不同的受伤概率,具体如下:手部为41%,足部为20%,腿部为11%,躯干为9%,头部为7%,眼睛为5%,胳膊为3%,其他为4%。

地震应急救援人员个体防护的基本配置应包括所有常规防护装置,以尽可能减少次生伤害发生,提高救援效率。个体专项防护装备则根据不同的环境加以选择应用。在地震灾害现场,不同的应急队伍的个体防护装备大体包括头部防护装备、躯干防护装备、手部防护装备、足部防护装备、呼吸防护装备以及其他特殊的防护装备。

(一)头部防护装备

安全帽(头盔)是防御冲击、穿刺、挤压等头部伤害的装备,在可能发生岩石、土块、建筑材料(砖头、木料)、工具和零部件从高处坠落或抛出击中在场人员的头部造成伤害的场所,都需要佩戴安全帽。在地震废墟中抢救掩埋的人员,随时可能发生物体坠落或者再次坍塌,头盔能在一定程度上保护救援人员的头部。

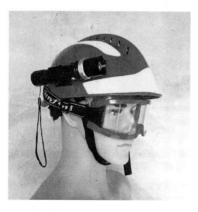

图 5-1-1　救援头盔

救援头盔一般由外壳、缓冲衬垫、舒适衬垫、佩戴系统、附件等组成,见图5-1-1。在救援活动中,救援人员头部受到坠落物的冲击时,头盔通过各个部分的弹性变形、塑性变形等将大部分冲击力吸收,使最终作用在人体头部的冲击力达不到引起伤害的程度,从而起到保护作用。其基本性能应符合《头部防护　救援头盔》(GB/T 38305—2019)的规定。头盔表面贴有醒目的反光标识,头盔侧面配有灯架,可佩戴强光手电筒。佩戴头盔时应调节头盔尺寸和高度,调整下颌带。

(二)躯干防护装备

用于地震救援的防护服应具有轻便、抗撕耐磨、防静电、防火阻燃、耐腐蚀等特点,主体为橘红色连体设计。连体式可避免杂物进入躯体,橘红色有警示作用,在肩、胸、背和腿部等多处配有反光条及标识,使救援人员在夜间救援时易被发现,避免二次事故的发生。

抢险救援服由外层、隔热层、舒适层等多层织物复合而成,见图5-1-2。抢险救援服外层应采用具有反射辐射热的金属铝箔表面材料,并能满足基本服装制作工艺要求和辅料相对应标准的性能要求,具备防尖锐物品冲击、防腐蚀、防热辐射、反光、绝缘等性能。

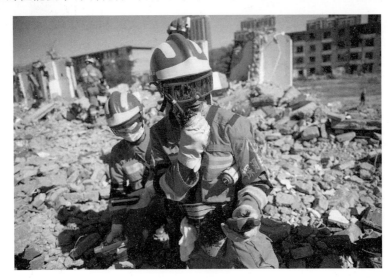

图 5-1-2　抢险救援服

(三)手部防护装备

一方面,在地震应急救援初期,由于道路被毁,交通断绝,先期救援队多为徒步进入,徒手进行救援;另一方面,在挖掘救援后期,许多工作仍需要徒手进行,救援人员应优先配备防振、防割手套,有效保护双手免受尖锐物体刺伤、划伤。根据施救场合的不同,可使用一般的纱布手套和功能性的防护手套(如隔热手套、防切割穿刺手套、防化手套以及电绝缘手套)。纱布手套容易被割破,它的防护作用是有限的。防切割穿刺手套则可以很好地避免硬物或锋利物体将手套割破,从而保护双手,可以采用超高分子量聚乙烯纤维或凯夫拉材料制作,也可由羊皮、阻燃布、防滑革等组成,见图5-1-3。

(四)足部防护装备

地震灾害救援现场遍布瓦砾、石块、尖铁、钢筋等物体,救援人员所穿的防护鞋(靴)均应具有高级别的防砸、防穿刺功能,这样才能较好地保护救援人员足部不被尖锐物体刺伤,或是被重物砸伤。安全鞋(靴)用于足部和小腿部分的防护,应具有防刺、防滑、绝缘、耐磨等特点,见图5-1-4。

(五)呼吸防护装备

地震灾害救援现场,应根据不同场合选用合适的呼吸防护装备。一般情况下,当救援人员移除、破拆、切割障碍物时可能产生大量的粉尘,可以选用防尘口罩。如果是火灾,灭

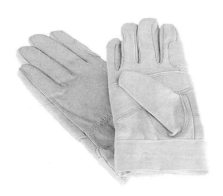

图 5-1-3　防切割穿刺手套

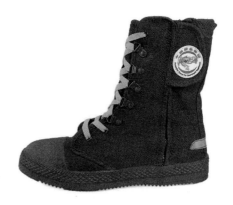

图 5-1-4　安全靴

火后可用浸水毛巾捂住口鼻,以减少有害气体吸入。

地震灾害救援现场使用的防护口罩有两类。一类是防尘和防臭的防护口罩。坍塌现场灰尘飞扬,随着气温的上升,遇难者的遗体发出恶臭,含碳纤维的防护口罩能很好地过滤空气中的粉尘和臭味。另一类是防止细菌入侵的防护口罩。灾后环境受到污染,加上空气潮湿,容易滋生细菌,N95 以上级别的防护口罩能有效抵御细菌入侵,防疫和卫生工作者需要使用此类防护口罩。现场部分群众使用的纱布口罩,仅能阻止口水飞溅,不能有效地滤尘和滤毒。

（六）其他特殊的防护装备

其他特殊的防护装备有护目镜、坠落防护装备等。根据需要,救援人员还可选用防冲击眼镜,避免因碎物飞溅而造成眼部伤害。在进行井下、高层建筑等救援行动时,救援人员还应配备安全带、系索、自锁器、速差自控器等防坠落装备。

二、地震医学救援个体防护装备的选型

地震灾害应急救援场所十分复杂、危险,还会产生一些比较复杂的次生灾害。为保证救援行动的顺利进行,避免更多的伤亡事故发生,在进入灾难现场前,应对现场的危险因素进行辨识,判断是否有诸如机械伤害、坍塌、火灾、毒气泄漏、山体滑坡、疫情等危险,正确地选用和穿戴防护用品。

（一）特殊躯干防护装备——消防服、防化服

在地震灾害应急救援现场有火灾发生时,救援人员最好穿阻燃的消防服;如果发生有毒有害物质泄漏,救援人员就要穿防化服。

（二）特殊呼吸防护装备——面罩、空气呼吸机

在地震灾害应急救援现场,遇到有可能发生病毒、细菌感染,或是存在有害气体的场所,则应选用防菌、防毒口罩;并根据程度轻重选择口鼻式的面罩或者密闭式的全面罩;同

时根据不同的毒气类型使用不同型号的滤毒罐(盒)。在严重缺氧等场所,应使用正压式空气呼吸器,隔绝外部环境。

(三)足部防护装备——登山鞋(靴)、保暖鞋

在山区救援时,地震可能引发山体滑坡、泥石流,救援通道泥泞湿滑。此时救援人员应该选穿登山鞋(靴)。如果是在温度比较低的地区进行救援,救援人员应选穿保暖鞋。

三、地震医学救援个体防护装备的选购

目前,我国个体防护装备按照人体防护部位大体划分为 10 类,即头部护具类、呼吸护具类、眼(面)护具类、听力护具类、防护手套类、防护鞋类、防护服类、护肤用品类、防坠落护具类、其他防护装备。为正确选用个体防护装备,我国政府发布了《个体防护装备选用规范》(GB/T 11651—2008)。该标准制定时仅仅考虑了生产过程中的职业危害,没有考虑应急救援这种非正常情况。为此,在应急救援工作中,必须根据应急救援工作的危害程度、任务要求和环境等特殊条件,正确选择适当的个体防护装备,并正确穿戴。在选择和穿戴个体防护装备时,应注意以下几点。

(1)必须根据应急救援工作环境、条件和时限选择个体防护装备。
(2)必须选择具有生产许可证和安全鉴定证的个体防护装备。
(3)必须按照使用说明书正确存放和维护个体防护装备。
(4)必须按照使用说明书正确穿戴个体防护装备。

只有严格按照有关规定和要求正确选择和穿戴个体防护装备,并对应急救援人员经常进行培训和演练,才能有效发挥个体防护装备在应急救援工作中的作用,才能保护应急救援人员的安全与健康,并有效开展应急救援工作,减少突发公共事件造成的人员伤亡和经济损失。

四、地震医学救援个体防护装备的数量要求

按照《国家突发公共事件总体应急预案》,我国各类应急预案提出,应急救援人员个体防护装备应按照国务院的要求统一部署。在给地震灾害应急救援人员配备合适的个体防护装备时,要从防护装备的总量、防护装备的性能以及救援人员的防护需求、人员配置等方面考虑,避免防护装备供应不足、救援人员得不到基本防护的现象发生。常用且必需的个体防护装备的配备数量应当较多,不常用且非必需的装备应当少配置。

五、地震医学救援个体防护装备的功能要求

目前国家地震灾害紧急救援队使用的部分个体防护装备是国外产品,成本较高。今

后要根据救援工作的作业环境特点和工作强度,研制具有抗撕裂、耐磨、透气、防静电、防水等功能和舒适、美观兼顾的防护装备。同时借鉴部队整体装备和单兵装备经验,做到规划、设计一体化,做好救援人员个体防护装备的研究和保障,展现国家救援队的良好风貌。

六、地震医学救援个体防护装备的管理

我国先后制定发布了一系列个体防护装备配备的国家标准,如《个体防护装备配备基本要求》(GB/T 29510—2013)、《个体防护装备选用规范》(GB/T 11651—2008)、《头部防护　安全帽选用规范》(GB/T 30041—2013)、《护听器的选择指南》(GB/T 23466—2009)、《呼吸防护用品的选择、使用与维护》(GB/T 18664—2002)、《手部防护　防护手套的选择、使用和维护指南》(GB/T 29512—2013)、《防护服装　化学防护服的选择、使用和维护》(GB/T 24536—2009)、《坠落防护装备安全使用规范》(GB/T 23468—2009),在不同程度上规定了各类防护产品的作业状况选用标准、使用和保养要求等内容。这些标准均为推荐性质,是通过经济手段或市场调节而自愿采用的标准。这些标准没有对具体行业、工种的个体防护装备配备进行规定,不利于安监人员的监督执法。

GB/T 29510—2013《个体防护装备配备基本要求》对危险有害因素的辨识原则和方法、个体防护装备配备程序、管理与培训等内容提出了总体要求,但是缺少具体行业和具体工种的配备管理内容,无法为各行业劳动者提供具体的配备指导和配备约束。这样就导致相关单位缺少个体防护装备配备依据,安全生产监督管理部门也没有执法依据和执法指导。

对军队应急医学救援队来说,个体防护装备的轮换更新,由军队后勤部门组织;基础设施的使用管理,由抽组单位利用现有条件统筹安排。应急医学救援队应当每季度进行一次装备的清点和质量检查;一般技术保障,由抽组单位组织实施,抽组单位每年进行一次装备器材技术鉴定和质量分析,每季度安排一次装备维护,定期维护与处理废弃防护品,确保装备完好率在90%以上,特殊情况需要申请上级技术力量支援时,报军队后勤卫生部门或者军区联勤部卫生部统一协调。应急医学救援队储备的装备,除执行救援任务和训练演练外,一般不得擅自动用。确需动用的,应当按照战备装备动用审批权限上报审批;紧急情况下可一边使用,一边报告。完成任务后,应当及时恢复储备。对于具体管理办法,各单位应制定规范的管理规定,并深入贯彻执行。重要且常用的装备要随身带,一般的装备可放置在救援营地的个人常驻处,不重要且不常用的装备可适当舍弃和更替,统一由后勤部门管理。

应建立应急救援物资的有关制度和记录:物资清单;物资使用管理制度;物资测试检修制度;物资租用制度;资料管理制度;物资调用和使用记录;物资检查维护、报废及更新记录。

应急救援物资应明确专人管理;严格按照产品说明书要求,对应急救援物资进行日常检查、定期维护保养;应急救援物资应存放在便于取用的固定场所,摆放整齐,不得随意摆放、挪作他用。应急救援物资应保持完好,随时处于备战状态;物资若有损坏或影响安全使用,应及时修理、更换或报废。应急救援物资的使用人员,应接受相应的培训,熟悉装备的用途、技术性能及有关使用说明资料,并遵守操作规程。

个体防护装备的管理与使用培训是个体防护装备配备必不可少的部分,防护装备的配备是"硬件"配备,管理与培训则是"软件"配备。在整个个体防护装备配备的程序中,必须有健全的管理制度,这样才能保证所配备的个体防护装备种类齐全、性能合格、发放合理、管理规范。对作业人员的使用培训也极其重要,生产经营单位应定期对作业人员进行个体防护装备的选择、使用、维修及维护保养等相关知识培训,以保证个体防护装备的正确选用和有效防护。

七、地震医学救援个体防护装备的使用和维护

个体防护装备的使用有专业性要求,只有正确使用才能保证使用者的健康与安全,但其应用毕竟给作业带来了限制,使用者只有在充分了解防护性能和限制、使用方法的前提下,才能安全地作业。在完成防护用品配备后,必须接受防护用品的使用培训,学习每种防护用品的适用范围、使用限制、装配方法、穿戴方法、维护保养方法、清洗消毒方法等,并了解不同防护用品配合使用的注意要点。

地震灾害应急救援的领导部门,应该组织各救援队进行防护用品的使用演练,如果可能,应组织不同部门的协同演练,模拟各类应急反应救援作业,争取提早发现实际应用可能遇到的问题,以便及时与供货商沟通,提早排除安全隐患。

第二节　水　　灾

灾害伴随人类社会的始终。自然灾害一直以来都是人类共同的敌人,对人类生产生活的破坏力极大,直接影响农业生产,甚至威胁生命。我国是世界上受自然灾害影响非常严重的国家。水灾是自然灾害中常见的一种灾害,对人类的生存安全、社会的发展具有显著的破坏作用。为了保障人民的生命安全、救助水灾中的受难者,需要对受难者实施一定的救援,而对水灾中的受伤人员实施一定的医学救援,能够使受伤人员的生命安全得到保障。医学救援在水灾中的作用不可忽视,必须得到政府、单位以及个人的重视,关乎人民的生命安全。

随着社会的进步、经济水平的提高,人们越来越注重自然灾害事件的预警及发生后的处置,以期使灾难造成的损失降到最小。我们要根据医学救援队既往参加地震、水灾等灾害救援暴露出来的问题,充分利用灾害医学救援队建设的经验和成果,对灾害医学救援队的人员编组、物资装备配备、预案进行相应的改进,以满足相应医学救援的需要。灾害中的医学救援一定要整建制进入现场,药品、食品、救护车等均要准备齐全。

　　水灾能够对人体产生不同程度的伤害,因此为了保障灾区群众和救援人员的生命安全,需要对人体进行一定的防护。第一,要掌握水灾灾区的地理位置、灾情、人员数量等客观条件。提前制订相应的医学救援方案,完善医学救援设施,将对人体的伤害降到最小,预防事故的发生。第二,加强水灾灾害医学救援的学习、培训、现场监督等,确保救援人员掌握个体防护知识,并正确使用个体防护装备,以便维护救援人员的身体健康。第三,为救援人员配备有效、必要的个体防护装备。俗话说"行军打仗,粮草先行",为水灾灾害医学救援人员配备有效的防护装备,完善对救援人员的保护措施,不仅关系到救援人员的安全与健康,也有利于救援工作的顺利进行。

　　随着科学技术的进步,人类文明的演化,人们为更好地保护自身健康,防范各类生产安全事故,做好灾害救援工作,对个体防护进行了系统性的研究,并研发了用高强纤维以及高分子涂层面料制成的具有单向导湿功能的安全、实用的医学救援防护服、安全帽、防毒面具、阻燃防护服、安全鞋等各种个体防护装备,见图5-2-1。

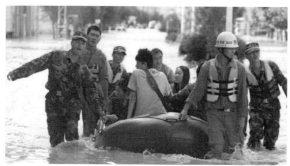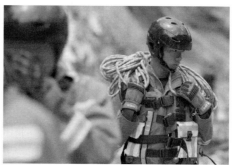

图 5-2-1　水灾中身着防护服的救援人员

一、水灾医学救援个体防护装备的配备

　　事故水域复杂多变,水域救援环境存在水体流速快、水中障碍物不一、水下情况复杂、水流形态多变的特点,只有配备充足的救援装备才能应对层出不穷的风险状况。

　　水域救援人员应使用水域救援头盔、水域救援服、水域救援手套、水域救援靴、急流专用救生衣、割绳刀、高音哨等专用装具防护,夜间作业时应使用佩戴式防水照明灯、防水方位灯。根据水域灾害的现场环境不同,救援人员的个体防护装备大致分为头部防护装备、躯干防护装备、手部防护装备、足部防护装备、个人浮力装备以及其他防护装备。

(一)头部防护装备

　　在进行水域救援工作时,救援人员会面临许多复杂的环境问题。使用防护装备时救援人员的行动能力会受到限制,而为了确保救援行动的顺利进行,保障救援人员的安全,防护装备是不可缺少的。头部是人体的重要部位,只有保护好救援人员的头部,救援人员才能准确地判断、下达和实施救援指令。

水域救援头盔符合 EN 1385 标准，头盔顶部带排水和透气孔的安全设计，可避免救援人员在湍急水流的推拉下颈椎受伤，见图 5-2-2。

水域救援头盔采用全切割设计，使用多向软性调节系统，具有符合人体工程学的通风及泄水孔，加快头部散热或排水，快速调节系带可调整松紧度至最舒适的程度。外部采用全新 ABS 材质制造，加厚加硬，提高防护性；内层采用 35 硬度高弹性 EVA 发泡棉，采用冷压模具成型技术制备而成，其密度均匀、强度高、防撞防振性能极佳；配备专用调节器，可在 56～62 cm 之间调节头盔的头围，使其适用于大部分人；获得 EN 1385 认证。

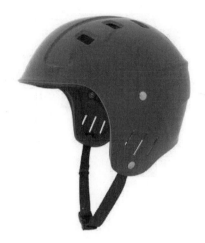

图 5-2-2　水域救援头盔

(二)躯干防护装备

专门为水域救援人员设计的连体干式救援服，可用于寒冷及污染水域环境中的救援人员防护。这种救援服不仅能防止工作时体温散失过快造成失温，还可以产生一定的浮力。采用防水呼吸面料，安全可靠；面料立体拼接剪裁，弹力护腰设计，具有良好的舒适性；领口、手腕及足踝处采用氯丁橡胶防水密封圈，有效防止进水，肘部、臀部、膝盖采用增强耐磨防滑布防刮伤设计，见图 5-2-3。

湿式救援服适合救援及潜水时使用，防止体温散失的同时也能保护救援人员免受礁石或水母、海葵等的伤害，见图 5-2-4。这种救援服能将进入其中的水加温，并能防止加温后的水流失，起到保暖作用；弹性面料立体拼接剪裁，内含纤维快速吸汗，让肌肤倍感舒适。通过多阶段压缩，增加肌肉力量。领口加贴身魔术贴的粘扣设计可防止衣内兜水；手腕及足踝处采用防水密封圈及拉链有效防止进水，肩肘部、臀部、膝盖采用增强耐磨防滑布防刮伤设计；符合 EU 2016/425 的技术要求。

(三)手部防护装备

在水域救援过程中，手部是使用得最多的部位，如果不加以保护，比较容易造成手部受伤。因此，救援人员需要专业的救援手套。

水域救援手套以复合面料制成，手掌面有防滑人造皮层设计，便于救援人员在水中操作；手掌和手指部位由结实的带弹性的合成皮革制成，且带有涂层，结实耐用，使其更容易抓握，见图 5-2-5。其具备耐磨、保暖、防滑、防水等功能，在水域救援、攀登或者绳索救援时能保护手部。

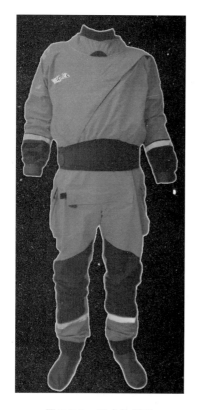

图 5-2-3 干式救援服

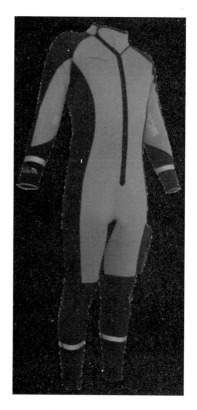

图 5-2-4 湿式救援服

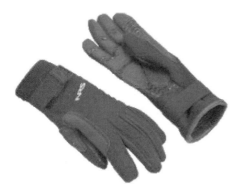

图 5-2-5 水域救援手套

（四）足部防护装备

为了避免救援人员的足部受到伤害，救援人员需要配备结实耐磨的救援靴，见图5-2-6，使其足部免受穿刺、割伤等伤害。其具备保护、保暖、防滑、防水等功能，便于在崎岖的河床上行走，兼顾水中游泳时足部的保护、舒适性和灵活性，上岸后排水迅速。

（五）个人浮力装备

救生衣是所有水域救援工作必备的个人防护用品之一。救生衣可以节省救援人员救援时所花费的体力，提升救援的成功率，是水上救生的重要工具之一，起着关键性的辅助作用。

搜救专用救生衣须经相关国际标准认证，且有24磅（约11 kg）以上的正浮力，方可安全用于救援工作。前襟处应配置应急救生哨、定位频闪灯及割绳刀等工具，方便救援人员救人与自救，见图5-2-7。

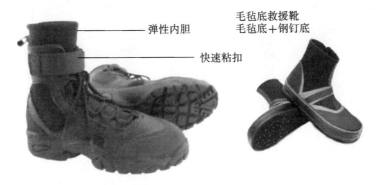

图 5-2-6 水域救援靴

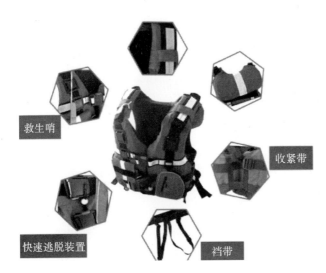

图 5-2-7 水域专用救生衣

（六）其他防护装备

其他防护装备有牵引绳、抛绳包、水域救生刀、水域救生哨等，根据水下救援需要，救援人员还可选用浮力调整器、潜水气瓶、呼吸调节器、呼吸管、潜水镜、潜水电脑表等装备。

二、水灾医学救援个体防护装备的选型

个体防护装备应具备的特点如下：先进的通信设备和通信技术；快速、平稳、安全、体积小、重量轻、便于携带；一物多用。

选用耐酸、耐碱、耐高温、防刺、防切割、防毒、防化学品、防细菌、防生物制剂、防爆炸、防火、防寒等防身体伤害的,且柔韧性好、体积小、重量轻、舒适性好、穿脱方便、牢固可靠、高可视性的防护装备。

防护头盔、防护口罩、防切割穿刺手套、防穿刺鞋(靴)、护目镜、防护标识是必须配备的个体防护装备。另外,冬装、夏装、荧光标识牌(带有荧光标识的救援服装能够有效地区别救援人员与灾区群众)、内衣、皮带、臂章、女性救援特别标识、雨衣、雨鞋等也应当配备。

在进行医学救援时,救援人员应该穿绝缘的防水靴,防止刺伤、咬伤或创伤,不能穿网球鞋和帆布胶底运动鞋,防止细菌传递感染。可以适当使用到臀部的防水长靴,以防止与洪水接触。戴厚的、防水的以及防切割的手套。处理已知有危害的材料时,可要求使用其他类型的手套。佩戴具有侧面防护作用的护目镜和安全眼镜,或面部防护罩。在一些工作场所,可能需要戴阳光/强光防护镜。佩戴软帽或其他防护头罩,如果存在任何坠落碎片或电危害,需要戴美国国家标准学会(ANSI)规定的安全帽。戴听力防护装备(特别是在必须大声呼喊才能听得见的噪声环境下工作时)。穿戴舒适的、形状适宜的、重量轻的服装,包括长裤、长袖衬衫等。长筒防水胶鞋在使用期间应用肥皂水清洗并在空气中风干。在所有情况下,救援人员一定要用肥皂和清水洗手,尤其是在吃喝之前。如果没有肥皂和清水,可用酒精洗手。使用防水手套和衣服防护任何切口或擦伤。对于一些工作环境,还需要使用驱虫剂、防晒霜、润唇膏等。

三、水灾医学救援个体防护装备的选购

防护装备能否起到有效的防护作用,其性能有着决定性的作用,若性能不合格,无论防护装备配得多对多全,提前培训得多充分,作业人员依然得不到有效的防护。因此,对于防护装备的采购,应严格进行进货管理,查验厂家生产能力、准入资质、检验报告等证明材料,必要时还应进行抽样检验。

水域救援个体防护装备的选购,可参照《个体防护装备选用规范》(GB/T 11651—2008),同时兼顾水域灾害的现场环境、危害程度、任务要求等特殊条件,有针对性地选择适当的个体防护装备,并正确穿戴。

以水域救援服的选购为例,可根据不同环境条件选择不同的水域救援服,优先选择干式救援服并配置保暖底衣,再针对不同的季节和地区的气温、水温实际情况灵活组合使用,一般在水温低于 20 ℃的情况下穿着干式救援服,水温超过 20 ℃可以选择湿式救援服。无论选择何种水域救援服,一定要做"量身穿着"。

根据水域救援工作特点以及防护需求,水域救援服应具备保温、抗浸、防污染、耐腐蚀、抗切割、防水、轻便、安全、高效等功能特点。具体体现在以下几个方面。

(1)具有良好的防水性能。水域干式救援服的防水性能应达到如下要求:穿着服装在

平静的水中漂浮 1 h(或 20 min 的时间内至少游过 200 m),救援服进水量不应超过 200 g。

(2)具备良好的透气性。水域救援服由防水透气功能面料制作,其中防水透气层优先选用 PTFE 膜,在保证防水性能的同时兼顾优良的透气性。

(3)具备优良的保暖性能。干式救援服可配置独立可脱卸的保暖衣,其隔热值≥0.65 clo,配合穿着后在 5 ℃的水中浸泡 1 h 基础体温下降不超过 2 ℃。

(4)具有较高的机械强度及环境耐受性。尽量采用高强纤维材质面料,易磨损部位(如臀部、膝部、肘部等)应采用高强耐磨纤维进行补强以增加服装的耐用性。

(5)结构简单、舒适轻便。水域救援服应采用轻质面料(如尼龙层压面料)制作,总重量不宜超过 1.5 kg;防水拉链优选超轻树脂拉链,在保证防水等级的同时,尽量减轻重量、降低操作和维护的难度;防水橡胶密封部件,优选天然橡胶材质,在保证防水密封性能的同时要兼顾舒适性及耐老化性能。

四、水灾医学救援个体防护装备的数量要求

在给水域救援人员配备合适的个体防护装备时,要从防护装备的总量、防护装备的性能以及救援人员的防护需求、人员配置等方面考虑,避免防护装备供应不足、救援人员得不到基本防护的现象发生。常用且必需的个体防护装备的配备数量应当较多,不常用且非必需的装备应当少配置。

五、水灾医学救援个体防护装备的功能要求

当前水灾医学救援个体防护装备的主要问题表现在装备不配套、功能不完善、机动不方便、操作不简便、维修不方便等方面。因此,为了充分保障应急救援人员的健康安全,必须研制合适、舒适、便捷的个体防护装备,除了保障个体防护装备的力学性能等机械性能,还要保证其防辐射、防紫外线等性能。

水灾医学救援的服装、鞋子,应具有良好的防水性、防寒保暖性,保证长时间浸泡在水中的救援人员的舒适性,维持人体的正常功能。长时间佩戴 N95 口罩和护目镜容易造成严重的面部压疮;正压防护头罩存在风管,匆忙中可能被拉掉,动力送风过滤系统无法满足 100%过滤;安全鞋笨重磨脚等情况时有发生。为了防止以上现象的出现,研究人员应再次加强研究以进一步改善相应个体防护装备。

六、水灾医学救援个体防护装备的使用和维护

强化使用环节监管,督促各企业落实个体防护装备配备管理制度。提高劳动者防护

意识,指导其选择正确的个体防护装备,注重用户体验,切实推进标准落地。加强标准在用户中的宣传,从根本上使劳动者增强安全意识,转变思想观念,从"给我穿什么"到"我要穿什么",互相监督、互相提醒,以点带面。救援人员不仅要熟知安全管理、危害防护的知识,还需熟悉本单位生产中的环境条件、工艺技术以及各类防护装备的防护特性、使用条件和适用范围。

在配备个体防护装备时,除了考虑选用装备的类型,还要考虑从事救援工作的类型,防护装备的使用期限、保养条件及舒适度。落实管理的主体责任制。对企业个体防护装备专、兼职管理人员统一组织个体防护装备配备管理知识专项培训,提高个体防护装备管理人员业务水平,并逐步建立起规范的培训体系,让企业各级领导充分认识到个体防护装备的重要作用,把企业的个体防护装备管理工作当作人命关天的大事抓紧、抓好,切实落实企业个体防护装备配备管理主体责任。建立健全个体防护装备采购、验收、保管、发放、使用、检测、维护、更换、报废等各项管理制度和个体防护装备配发标准,并指定专门部门或人员负责相关作业,确保各类个体防护装备安全、有效。

第三节 风　　灾

在自然方面,自然变异增强,灾害频发,环境恶化。尤其是随着社会的发展,城市化进程加快,经济发展迅速,资源和环境问题更加尖锐,而相应的安全保障能力未跟上,人为致灾因素增加,自然灾害增多,现代社会功能的脆弱性、易损性和破坏连锁性正逐步显现出来。

风灾属于气象灾害的一种,风灾的袭击常常会伴随着强降雨、强降雪、大幅度降温、沙尘暴等气象变化,影响人们的正常生活。在风灾到来之时,沿途经过城市一般会做出一定的防风灾措施,如:气象部门采用风灾预报和短时临近预警相结合的风灾预报服务模式,及时发布风灾天气警报和预警信号,开展公共服务;提醒居民做好个体防护,甚至停学、停工;自然资源和规划部门也会加强对风灾的风险管控,进一步提高对风灾风险的监测,做好监测工作,加强隐患排查、巡查和勘查,进一步细化地质灾害防治责任;水利部门加强对小流域水灾的风险管控,对所辖区域小流域河流湖泊进行全面排查与管理,避免风灾引起的水灾发生,提醒江海区域的船只暂停作业等。

一般来说,风灾之后会有传染病的暴发,因此为了保障灾区人民的健康安全,必须进行防疫。风灾之后,居民的原居住场所一般会被损坏,基础卫生防护设施被损坏,居住的卫生条件较差,食物较为缺乏,居民的抵抗力下降,病菌增多,加上恐惧、忧虑等心理,容易引发疾病,损害居民的身体、心理健康。此外,风灾一般会伴随着水灾的发生,灾区的水资源也会被破坏,灾民得不到正常、干净的饮用水,易引发某些疾病。因此,对于遭受风灾的区域,有关部门一定要成立对应的医学救援队,配备必要的医学救援设备、个体防护装备,对灾区人民进行必要的医学救援。

在风灾中执行任务的医学救援人员需要面对恶劣的工作环境、高强度的工作,身体极其疲惫,为了保障救援人员的健康、安全,除了为救援人员配备充足的食物、衣物等,也需要为救援人员配备一定的个体防护装备。

风灾医学救援中个体防护装备的选择主要取决于救援个体所受到的环境威胁与相应的防护需求。各类个体防护装备适用的防护对象、风险种类、任务性质不同,决定了个体防护技术和装备使用性能的不同要求。在风灾医学救援中,参与医学救援人员的个体防护效果及救援效果的好坏在很大程度上取决于其所选配的个体防护装备的种类、性能。

一、风灾医学救援个体防护装备的配备

风灾医学救援个体防护装备包括急救箱或背囊、除颤起搏器、输液泵、微量泵、担架等。所携带的急救箱或背囊内装有抢救伤病员必须的医疗急救药品及止血、通气、包扎、输液器具及创伤手术刀包等,用于灾区伤病员进行紧急医疗救治。急救箱按内容物划分为内科急救箱、内科救治箱、外科救治箱等。系列急救器材综合集成,并与现有所需的相关急救用品配套,可形成系列携行装备,可快速拉动,为灾区伤病员现场救治做好保障。

在狭小、密闭、通风条件差的地方进行救援时要戴上空气呼吸器,防止人体吸入更多的有害物质,空气呼吸器可分为单气瓶或双气瓶空气呼吸器,如图 5-3-1、图 5-3-2 所示。还须携带简易帐篷等必需品以及便携式急救装备与药品、卫生耗材。但是在具体实施过程中,个人装备不系统,缺乏明确的标准可以参考,具体实施工作中容易发生遗漏或缺失的情况,且满足工作要求的装备不多。

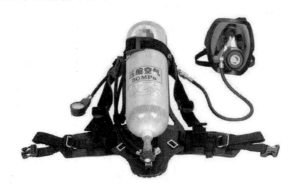

图 5-3-1 单气瓶空气呼吸器

应根据作业人员面临的复杂环境、执行的任务、个人需求等配备合适、有效的个体防护装备。如在有毒气体环境下作业,须佩戴防毒面具;焊接作业时,须配备焊接服和焊接防护具;在易燃易爆场所作业,须配备阻燃防护服;在粉尘浓度高的环境中作业时,须配备防尘口罩;消防员扑灭大火时要穿消防战斗服;地震救灾时,救援人员应穿戴机械防护手套等。

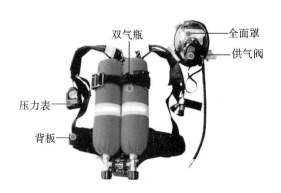

图 5-3-2　双气瓶空气呼吸器

风灾时医学救援人员所配备的个体防护装备的要求如下。

个体防护基本装备包括安全头盔、遮阳帽和保暖帽、安全靴(鞋底加固,钢制鞋头)、皮手套两副、乳胶手套十副、安全护目镜、连体防护服(具有醒目反光条及标识)、哨子、头灯、手电筒、护肘及护膝、小刀、指南针、听力保护耳塞、防尘口罩、毛巾(及时擦拭身体)、雨衣、保温水瓶(2 L)及净水片或军用净水器、免洗洗手液、个人急救包、防坠落装备(安全带、自锁器)等,其余个体防护装备可根据实际需要适量添加。

一般来说,个体防护特殊装备包括消防服、防化服(防止有毒有害物质泄漏)、面罩(防菌、防毒)、空气呼吸器(防止缺氧)、登山靴(应对救援道路滑坡、泥泞)、保暖鞋等。

二、风灾医学救援个体防护装备的选型

参见地震、水灾相关部分。

三、风灾医学救援个体防护装备的选购

参见地震、水灾相关部分。

四、风灾医学救援个体防护装备的数量要求

参见地震、水灾相关部分。

五、风灾医学救援个体防护装备的功能要求

衣物、帐篷类物品应具备防潮、防水且保暖效果好的特性;所用的头盔等保护装备应具备抗冲击性能,具有基本的照明功能和对眼部的防护功能。救援工作装备应包括小型

夹板、消毒药品以及便携式急救装备,这些装备应该是目前各个救援队伍中较为缺少的。随身携带各类装备需要靠携行具来实现,携行具应方便救援人员携带、本身的重量轻、携带负担小。由于救援人员一般以几人或数十人为一个单位,携带的器材方面可以相互配合,采用模块化组合设计。医学救援人员的个体防护装备整体来说应具有体积小、重量轻、便于大量携带的特性。

六、风灾医学救援个体防护装备的管理

参见地震、水灾相关部分。

七、风灾医学救援个体防护装备的使用和维护

参见地震、水灾相关部分。

本章参考文献

[1]　胡聿贤.地震工程学[M].2版.北京:地震出版社,2006.

[2]　何红卫.地震搜救装备应用与特点[J].城市与减灾,2019(2):18-22.

[3]　公斌.地震灾害部队应急医学救援组织指挥体制分析[J].解放军医院管理杂志,2018,25(9):844-846.

[4]　丁辉,杨文芬.抗震救援与个体防护[J].中国个体防护装备,2008(3):28-30,36.

[5]　曾荣耀,王长志,徐诗雄,等.我国地震灾害救援的现状与展望[J].中外医学研究,2020,18(23):183-186.

[6]　王林,孙胜,王云兵,等.地震灾害医学救援中的卫勤协同[J].灾害医学与救援(电子版),2012,1(3):189-190.

[7]　王纪鹏,李学智.1917年京畿水灾与慈善社团救助活动考察[J].三峡大学学报(人文社会科学版),2020,42(1):110-116.

[8]　张翰林.试论1931年南京水灾救济[J].忻州师范学院学报,2020,36(3):116-121.

[9]　郭海.1935年洞庭湖地区水灾及其救济研究[J].农业考古,2019(6):136-142.

[10]　胡文举,宋兰堂.我国洪涝灾害医学救援体系的现状及对策思考[J].华南国防医学杂志,2011,25(1):60-62,77.

[11]　王倩,卫秀红.从抗震救灾看美、加两国应急救援体系建设[J].现代职业安全,2008(8):64-65.

[12] 关超玲,余思雨,李贤慧,等.我国部分救援人员个体防护装备需求调查[J].中华灾害救援医学,2019,7(3):125-129.

[13] 刘宏,常利涛,税铁军.尼泊尔地震卫生救援个人携行装备需求评价[J].中国预防医学杂志,2017,18(2):150-152.

[14] 蔡忠,杨惠,刘笑.国内外个体防护装备配备管理对比分析[J].劳动保护,2017(7):93-95.

[15] 杨文芬,张鹏,宫国卓.个体防护装备配备新要求[J].现代职业安全,2013(12):108-109.

[16] 张小良,李浩,杨璐颖,等.应急状态下个体防护装备发展问题探讨[J].中国个体防护装备,2018(1):23-25.

[17] 杨惠.个体防护装备在突发公共事件中的作用及发展方向[J].中国个体防护装备,2020(Z2):8-12.

[18] 陈立华,滕翔,潘子豪,等.西江流域梧州站干支流洪水组成及遭遇规律分析[J].水文,2019,39(6):80-84.

[19] 公斌,刘思含,郭树森,等.军队地震灾害应急医学救援组织体制评估指标体系的建立研究[J].中华灾害救援医学,2015,3(1):20-22,25.

[20] 张京红,张明洁,张亚杰,等.1409号超强台风"威马逊"对海南橡胶园的风害影响评估[J].气象科技进展,2020,10(4):93-95,101.

[21] 罗帅.广东省湛江市台风灾害的致灾因子与承灾体特征研究[J].质量与市场,2020(16):38-40.

[22] 邓鹏,朱炫熹,谭广文."山竹"风灾一年后的深圳前湾片区园林树木景观评价分析[J].广东园林,2020,42(4):70-75.

[23] 林艺苹,陈香.台风灾害及其连锁效应研究——以"利奇马"台风为例[J].吉林化工学院学报,2020,37(7):80-86.

[24] 王初.我国社会组织参与灾害应急救援研究[D].南京:南京师范大学,2018.

[25] 阳昊,孙研,卢一郡,等.突发事件紧急医学救援工作的几点思考[J].重庆医学,2015,44(9):1282-1283.

[26] 刘滨.基于无缝隙政府理论的我国紧急医学救援体系研究[D].武汉:华中科技大学,2015.

[27] 谭远飞,侯莉莉,莫智峰,等.区域性灾难医学紧急救援体系建设的研究[J].中国社区医师,2020,36(9):188-189.

[28] 董树虹,李剑,曾毅,等.灾害紧急医学救援中的主要做法和建议[J].白求恩军医学院学报,2009,7(2):102-103.

[29] 费军,潘晓东.应急救援工作的卫生装备与技术需求[J].医疗卫生装备,2012,33(9):102-104.

[30] 杨小兵,杨光,秦挺鑫,等.公共安全事件中应急救援个体防护对策研究[J].中国标准化,2018(14):253-256.

第六章 事故灾难医学救援个体防护技术与装备

第一节 公路交通事故

近年来,全国各地频频发生公路交通事故处置现场救援人员被过往车辆撞死撞伤事件,现场参与事故救援的医学救援人员、路政人员和交警成了该类事件的最大受害者。驾驶员疲劳驾驶、大型货车超载以及恶劣天气等因素都是造成二次事故的根本原因和罪魁祸首。如何改变这一现状,保护现场救援人员的安全,成为当前亟待解决的重要问题。

一、公路交通事故概述

(一)公路交通事故的定义及现状

凡车辆(包括各类机动车和非机动车)在道路(各级公路和城市道路)上行驶或停放过程中发生碰撞、刮擦、碾压、翻覆、坠落(坠崖、落水等)、起火、爆炸等,造成人员伤亡或财产损失的事故,均称为公路交通事故。一般来说,公路交通事故是由交通参与者(包括车辆驾驶员、行人、乘车人以及从事与公路交通有关活动的人员)违反道路交通管理法规造成的,属于过失行为。只要每个人都遵守交通法规,提高警惕,减少过失,掌握必要的交通安全常识,很多事故是可以预防和避免的。

随着公路事业的发展及机动车辆的迅速增加,公路交通事故伤的发生日益增多,死亡人数上升到各种创伤的首位。流行病学的调查显示,公路交通事故已成为当今世界"第一公害"。自1896年8月17日在伦敦发生第一起致死性交通伤后的100多年间,约有3200万人死于车轮之下,远远超过一般战争或自然灾难的死亡人数。近年来,我国经济进入高速增长期,伴随着经济的快速增长、城市化进程的加快,作为国民经济的重要基础产业,交通运输业需求迅速增长,公路交通事故也迅速增加。近25年来,公路交通事故的发生率一直处于上升状态。有报道称,仅2010年上半年,全国就发生公路交通事故99282起,造成27270人死亡,116982人受伤,直接经济损伤达4.1亿元。

公路交通事故的增多与城市人口和车辆剧增有关。在我国,交通基础设施的发展远远落后于汽车数量的增加,因而交通拥挤的情况有增无减。我国汽车保有量的迅速增长,与交通管理跟不上需要的矛盾突出。据公安部门统计,我国近年来每年因公路交通事故而死亡的人数已经相当于一个中等县城的人口数,更为可怕的是全国平均每 6 min 就有 1 人死于车祸,每分钟就有 1 人在车祸中受伤。由此可见,公路交通事故所造成的财产损失和人员伤亡是十分严重的,已对社会安定构成了巨大威胁。公路交通事故已成为导致人类死亡和残疾的第三大原因,其影响程度高于疟疾、肺结核和艾滋病。

总之,犹如战争一样的公路交通事故已成为当今世界的一大公害,且随着城市人口和车辆的进一步增加,公路交通事故的危险性还在增加。公路交通事故所致的人员伤亡多发生在青壮年,致残后社会的负担很大,对国家的经济建设和社会安定有很不利的影响。因此,重大公路交通事故的紧急医学救援是近年来国内外开展的一项社会性防灾减灾工作,根据预先制订的应急处理方法和措施,一旦重大公路交通事故发生,要做到临危不乱,高效、快捷做出应急反应,尽快恢复交通秩序,维护社会稳定。但是,公路交通事故涉及国家经济实力、医学、心理学、法学、社会学、工程学、汽车设计与制造、人民的文化素养等诸多方面的问题,故而解决这一问题的难度很大。尽管如此,只要政府重视,增加人力、物力的投入,组织有关专家密切配合,提高人民集体安全意识,这种情况一定会逐步得到改善。

(二)二次公路交通事故的成因

公路上发生交通事故后,由于事故现场的人员、车辆、抛洒物及救援装备等与途经车辆发生作用而导致再次发生的事故即为二次公路交通事故。二次公路交通事故的成因是错综复杂的,从根本上说是由人、车辆、道路、环境要素组成的交通系统失去平衡所造成的。公路交通事故是一个复杂的动态系统,人们无法事先准确预测何时、何地要发生事故,具体原因何在,后果如何。但公路交通事故又有其内在规律性,通过具体事故的调研了解其内在规律性也是完全可能的。分析事故成因,确定预防措施,必须从人、车辆、道路、环境等方面入手。

1. 人的因素

各类交通参与者都可能成为公路交通事故的制造者。据统计,约 93% 的公路交通事故是由交通参与者的因素造成的,其中尤以机动车驾驶员最为突出,占 85%。其次是非机动车驾驶员、行人、乘车人以及道路交通的管理人员,车辆所有人及其他有关人员等。在机动车驾驶员中,有驾驶机动车的机动车驾驶员,也有驾驶机动车的"非驾驶员"。"非驾驶员"违反交通法规擅自驾车,由于其未考取驾驶证,缺乏驾驶技术,很难保证交通安全。近几年来,我国每年因"非驾驶员"开车肇事致死人数约 1 万人,超过总死亡人数的 1/10。人的因素主要是指由于人的过失行为导致二次公路交通事故的发生。分析近几年高速公路上所发生的多起二次公路交通事故成因发现,人的因素造成二次公路交通事故的主要原因如下。

(1)在一次公路交通事故发生后没有及时做好危险警告措施,相关人员没有及时撤离现场,从而诱发二次公路交通事故。

(2)交通管理工作人员没有及时、有效、正确、合理地处理一次公路交通事故现场,没有做好交通组织,没有科学疏导途经事故现场的车辆,现场乘客未配合指挥;各部门对事故现场处理效率低下,致使一次公路交通事故的肇事车辆、散落物体、救援装备等成了该路段的障碍物,形成新的交通危险源。另外,消防、医学救援部门和事故现场其他处置部门行为不当或过于注重经济效益与成本,不能积极主动处理事故,导致救援不及时、不规范,延误一次公路交通事故的及时救援和处理。

(3)途经一次公路交通事故现场时,驾驶员操作不当,如超速行驶、车辆超载或有故障、疲劳驾驶、违章驾驶等,来不及避让现场的有关人员、车辆及物体等而发生碰撞。

2. 车辆因素

现代机动车的技术性能除个别车型外,绝大部分能满足安全行驶的要求。但车辆在使用过程中常常会因为失修失养,"带病行驶"导致机件失效,造成公路交通事故。此外,不同重量之比,如轻车与重车的重量之比为 1∶2,其致死性危险之比为 12∶1,说明重量轻的车辆危险性大。车辆是突发事件和二次公路交通事故发生的主要因素之一。其不安全性主要表现为:当车辆超载行驶时,发动机超负荷工作,车辆重心不稳,在这种情况下极易发生断轴、爆胎、自燃等突发事件。如果前方有事故发生,车辆因超载而制动力不足,极易引发二次公路交通事故。此外,车辆转向失灵、制动失灵、车灯损坏及高速公路上大吨位加长型车辆数增加,导致发生二次公路交通事故的可能性大大增加。

3. 道路因素

道路等级标准越高,安全设施越齐全,交通安全越有保证,但也不是等级越低就事故越多。在低等级道路上,由于车辆行驶速度较低,往往事故并不多见。而恰恰在一些新建或改造通车后的高等级道路上,或者由于标识标线等安全设施还不完备,或者由于管理工作没有及时跟上,或者由于当地多数驾驶员还不适应新的环境,在车辆行驶速度提高后,公路交通事故也随之增多。道路因素造成二次公路交通事故的主要原因如下。

(1)若边远山区高速公路发生边坡滑坡或路面塌陷,却未及时发现或处置,将危及交通。

(2)高速公路中隧道内为单向两车道时,一般很少设停车港湾,在这样的路段上车辆一旦发生故障或一次公路交通事故,就会形成瓶颈路段,加上隧道内视线较差,视距变短,途经车辆如果未及时发现危险源就极有可能发生二次公路交通事故。

(3)通常公路与隧道连接过渡处采用的路面材料不同,导致路面的附着系数不同,在阴雨天交通量较大时出现交通拥堵,也很容易造成二次公路交通事故。

4. 环境因素

环境因素主要是气象条件和道路环境,如气温、风、雨、雪、雾,以及昼夜差别、地理环境和社会环境等。据报道,雨天事故发生概率为 14.1%,人员死亡概率为 14.1%;雾天事故发生概率为 0.4%,人员死亡概率为 0.5%。雨、雪可致能见度降低、路面轮胎附着系数降低,行驶中车轮出现打滑,以致车辆失控发生事故。雾使能见度降低,以致不能较好辨认周围环境和道路情况而发生事故。气温过高或过低均不利于驾驶,通常认为适合驾驶的环境温度为 18~22 ℃。在大雾、雨雪天气行车视线较差时,已发事故往往不易被发现,致使驾驶员不能及时刹车,导致二次公路交通事故发生。此外,交通环境(客货车比例、车流密度等)因素对二次公路交通事故的发生也有较大影响。

5. 一次公路交通事故因素

高速公路上突发交通事件往往会导致车辆抛锚、货物散落等现象而造成交通拥堵,致使事故现场上游的交通需求相对增大、车间距较小,在这样的情况下极易发生车辆相互刮擦、碰撞事故。

6. 管理因素

交通安全管理是一个复杂的系统工程,为交通安全运行起保障作用。目前仍有很多地方安全管理体系不够完善,对整条高速公路的信息采集、交换输出、管理协调和紧急救援等缺少有效管理手段,这也是发生二次公路交通事故的主要因素之一。

(三)公路交通事故的现场特点

公路交通事故现场是指事故发生的地点和空间。公路交通事故发生后,道路上的车辆等物体和有关人员的相对位置与形态都有可能发生变化,从而要求我们尽快对事故现场进行处理,查明事故原因,抢救伤者,减少损失,恢复正常交通。公路交通事故现场虽然千差万别,但有如下共同特点。

1. 交通容易受阻

公路交通事故的发生,往往会引起人群围观和交通阻塞,造成交通秩序混乱,甚至可能因此而引发新的事故,这些情况都直接影响抢险救援力量的快速行动和投入。

2. 险情隐患突出

公路交通事故发生后,往往会潜藏多种险情,如车体内的油箱、机械以及车载危险品,都有可能发生爆炸而形成次生灾害,稍有不慎,还可能危及抢险救援人员的生命。

3. 次生灾害较严重

有的公路交通事故现场还可能引发次生灾害,必须注意及时排险,抢救伤者,防止损害进一步扩大。如在高速公路上的追尾事故,往往造成数十辆、成百辆汽车连环相撞。

4. 救援作业复杂

公路交通事故紧急救护,是一场紧张而又复杂的救援行动。事故发生后,现场秩序混乱,影响和妨碍救援作业的实施。抢救爆炸或失火性事故时,既要灭火救援,又要救人救物。既要紧急抢险,又要缜密排险;既要快速救助人员,又要认真清理货物,还要防止哄抢,这些都会使救援作业变得更加复杂、困难。

二、影响现场救援的安全因素

公路交通事故发生后,医学救援人员、路政人员以及高速交警等相关人员立即到达现场实施交通管制、勘察事故情况、开展救援工作。事故现场,路政人员按照业务操作规范在距离事故区域一定范围内设置事故现场警示标识牌、锥形导流标以及声光报警器等安全警示装备,确保作业区域安全。但是,在实际作业过程中,仍时常发生过往车辆闯入作业区域的情况,尤其在夜间,雨、雾、冰雪等恶劣天气下更为严重。此类安全隐患的持续存在,直接威胁事故救援现场作业人员的生命安全。影响现场救援的安全因素如下。

（一）夜间视线差

夜间视线差,驾驶员观察不周,未能及时发现前方事故现场及警戒区域,到达事故现场时未采取任何制动措施直接闯入作业区域,造成群死群伤事故。据统计,此类原因造成事故所占比重较大,甚至占到此类事故的40%,是造成二次公路交通事故最主要的原因。

（二）疲劳驾驶

驾驶员因疲劳驾驶、精力分散,未发现前方事故警戒区域及警示标识,到达事故警戒区域时未采取避让及刹车措施,车辆直接闯入作业区域。

（三）恶劣天气

雨、雾、冰雪等恶劣天气下能见度低、路面打滑,驾驶员没有提前发现前方事故处置现场,到达事故现场时才采取紧急制动措施,但为时已晚。

（四）机械故障

大型货车特别是超载大型货车在长下坡路段频繁踩刹车,导致车辆轮毂碳化,在车货重力作用下,直接闯入事故封闭区域。

（五）易燃易爆、危险化学品

在公路交通事故中,可能会遇到装载易燃易爆物品、化学毒物等的事故车辆,公路交通事故致使事故车辆所运载的危险物品发生泄漏、燃烧、爆炸而产生大量有毒有害物质,从而在较大范围内造成严重的环境污染,对救援人员和周边居民的生命、财产安全与健康造成比较严重的危害。

（六）从思想意识上来看,救援机构存在着重救援、轻安全防护的倾向

对现场救援人员安全防护不够重视,日常检查警示未到位,督导考核未落实;组织教育培训流于形式,实战训练少,针对不同道路、不同天气情况、不同事故类型的实训更是严重缺乏,致使一线救援人员在遇到紧急情况和危险时,缺乏自我保护常识和应急处置技能。救援人员的自我安全防护意识不足,麻痹大意,警惕性不高。实施救援行动前不检查安全防护装备,甚至不穿反光背心,现场站位不规范、不安全,不安排人员警戒,不按规定摆放防护设施,防护设施数量少、摆放距离短,车辆停放角度不正确等致使二次公路交通事故的发生。现阶段公路交通事故救援人员的安全防护装备主要是反光背心、反光锥筒、警示标识、现场警戒带等。这些安全防护装备不足之处,一是科技含量不高,防护效果不佳;二是种类偏少,很难满足不同防护要求;三是破损修复补充不及时,造成防护漏洞。

三、公路交通事故现场防护技术与措施

(一)事故现场交通管制与功能区划分技术

为了更好地进行公路交通事故救援,现场处置人员必须全面、准确地掌握事故现场具体情况,做好事故受理工作。详细询问事故发生的具体地段、车道通行情况、周围特征、人员伤亡情况,是否发生火灾及火灾影响范围,事故现场交通情况,是否有化学品泄漏等问题。与此同时,加强与路政部门之间的联系,及时进行交通管制,若有必要应进行车道封锁,从而有利于消防、急救车快速到达救援现场。在公路交通事故处理结束后,及时撤掉交通管制设施,并提供交通恢复信息。

高速公路交通事故现场除了用于事故处理的工作区域外,还包括提醒驾驶员注意前方事故、减速缓冲、诱导车辆合流和保护事故现场安全的一段区域,一个完整的公路交通事故现场应该是从第一块警示标识开始到最后一块警示标识结束。我国《道路交通事故现场安全防护规范 第 1 部分:高速公路》(GA/T 1044.1—2012)中将交通事故现场划分为现场警戒区(禁止无关车辆和人员进入的区域)和现场预警区(对来车示警并限速行驶的区域)。

(二)现场处置方法

一旦出现高速公路交通事故,交警、路政、消防、急救车辆应选择最便捷的线路及时、迅速到达现场救援。在具体救援过程中,相关救援人员应在路政人员的配合下,采取远端分流、限行、禁行等措施,疏导路面行车,以最快的速度打通应急救援车道;到达现场后,在确保现场救援人员安全的前提下,实施警戒、保护现场,开展救援及勘查工作;同时应配合消防人员及车辆进行现场作业,并为伤者提供转移的通行准备和必要的开道护送;消防人员需要结合车辆受损情况合理选择破拆工具。在具体破拆环节,为了更好地帮助救援人员开展救援工作,应使用冷却油箱、雾状水流,并使用泡沫、沙子进行燃油覆盖,预防切割、金属碰撞产生火花引发爆炸。如果救援车辆无法进入事故救援现场,则救援人员需携带救援装备快速、徒步进入现场进行救援。若公路交通事故引发化学次生灾害,必须及时找到源头,关闭阀门,堵住泄漏器具,并通过筑堤导流、稀释降毒等方式处理,有效控制有害物质的产生,预防灾害进一步扩大。然后结合化学物质的性质鉴定报告,有针对性地处理各种有害物质;急救人员应根据人员伤亡情况初步判断,采取就地抢救措施,在人员尚有生命体征或可以紧急恢复的情况下,就近尽快转移急救。针对高速公路隧道中多车连撞、火灾等事故,必须加强隧道安全的日常管理和隧道交通状态的实时监控,严格规定隧道超车、安全行车距离、停车等要求,严格检查货物运输车辆。采取多种方式警示、提醒驾驶员安全规范行车。另外,隧道内需设置火灾自动报警系统,着力解决排烟、送风问题,提高救援效率。

（三）建立高效的救援联动机制

在高速公路抢险救援过程中，必须加强交警、路政、消防和急救等部门联合力度，高效联动，统筹调度、统一指挥，在明确自身具体职责与任务的同时，实现资源共享，最大限度地利用多种资源开展救援工作，形成强大战斗力，保证救援工作的高效、快速开展。救援人员必须对现场进行全面安排，并及时与交警部门联系，及时设置警戒区域，对人员、车辆等情况进行管制，最大限度减少影响救援的不利因素。加强与不同部门之间的任务协调，铺设绿色生命通道、设置交通路障、疏散堵塞车辆。多方面任务协调，保证各项救援工作的顺利开展。若消防车辆进入事故现场需在未封锁路段逆向行驶，必须提前加强与交警部门联系，取得交警协助，并由警车引道。与此同时，加强与120救护人员的联系调度，尽可能控制事故现场伤亡。加强与环保部门之间的协作，协助防护现场可能发生的环境污染。加强第一出动力量，在扑救火灾过程中，应选择高压水枪、雾状水流、开花水枪等装备，充分发挥救援人员、消防装备的专业优势。笔者建议，在高速公路休息区、隧道群合适位置及较长隧道中部或入口处设置蓄水池，预防火灾情况下的长距离运水。在处理完各项事故后，必须做好移交、清障等工作。在事故现场处理结束后，各部门还应联合召开总结会议，及时总结灾情发生过程，针对处理不科学、防护不到位等问题进行分析，制订整改策略，从而保证下次救援工作的高效开展。

（四）高速公路二次交通事故安全防护技术与措施

为保护高速公路交通事故救援现场人员安全，在加强对驾驶员安全行车教育的同时，我们必须从自身做起，采取如下防护措施。

1. 作业现场安全评估

事故发生后，路政人员到达事故现场，将车停放于安全地带，开启警示灯、警报器。现场人员要根据事故发生时天气情况，事故发生路段情况，进行作业现场安全风险评估，及时根据作业现场安全风险评估结果采取相应的安全防范措施。载有危险物品（易燃、易爆、剧毒、剧腐蚀、放射性物品）的车辆发生事故后，根据现场情况在距事故中心周围1000m外设置警示标识和隔离设施，双向封闭道路，严禁无关人员、车辆进入。因专业施救需要移动车辆或物品时，现场勘查人员应当告知其做好标记，待险情消除后再勘查现场。严禁在险情未消除前进入现场。

2. 事故现场警示诱导技术

根据现场评估情况，对事故现场实施布控。现场布控按照"面对来车方向、由远及近"的原则摆放导流标识和事故警示标识。事故警示标识设置按500m预告标识、100m预告标识、现场警示标识的先后顺序摆放。现场警示标识距作业现场不少于100m，夜间需设置标识车和移动声光报警装置。恶劣天气和重大公路交通事故现场安全警示区域要适当延长。

目前，公路交通事故现场防护是依据公安部发布的《道路交通事故处理程序规定》和《道路交通事故处理工作规范》来进行的。主要是要求交警采取措施，对事故现场的过往车辆进行警示诱导,具体做法:交警到达现场后,根据现场情况,划定警戒区域,白天在距离现场来车方向 20～100 m 或路口处放置发光、反光锥筒(交通锥)和警示标识,指挥过往车辆、人员绕行,必要时封闭道路。在高速公路上的交通事故现场,还需停放警车示警,白天在距离现场来车方向 200 m 外,夜间或雨、雪、雾、冰、沙尘等特殊气象条件下,在距离现场来车方向 500～1000 m,设置警示标识和减(限)速标识,并向事故现场方向连续放置发光或者反光锥筒。

目前我国高速公路交通事故发生地局部区域运用的警示诱导方法,主要有几种形式:一是利用交警进行人工现场指挥的人工警示诱导形式;二是利用车载诱导屏对事故现场过往车辆进行文字警示的车载诱导屏警示诱导形式;三是在事故现场摆设反光锥筒和警示标识,指挥过往车辆、人员绕行的交通信号警示诱导形式;四是使用车辆入侵预警装置,当车辆闯入警戒区域时,侵入预警装置发出警报,提醒现场人员撤离的预警防护方式。

不难发现,采用上述警示诱导和预警方式的高速公路交通事故现场防护,以被动防护为主,存在下述明显缺点:①人工警示诱导形式主要缺陷在于:首先,进行现场指挥的交警人身安全得不到保证;其次,占用了大量的警力。②用车载诱导屏警示诱导时,虽然具有诱导的灵活性,但需驾驶车辆在高速公路上来回移动(包括逆向行驶)进行警示诱导,警示车辆受来车冲撞的危险性很大。③交通信号警示诱导形式的缺点是,连续成百上千米地放置(或撤除)发光、反光锥筒,时间长,劳动强度大,效率低。④车辆入侵预警装置是典型的被动防护装置,其预警信号需要现场工作人员感应,并及时做出反应,在危险来临的瞬间采取撤离行动,这是十分困难的。因为高速公路交通事故现场通常较为广阔,遇到较大事故时,现场人员和救援设施也较多,而事故现场调查民警的主要精力集中在事故现场调查和指挥救援上;并且预警接收装备一般只有交警持有,当接收到车辆入侵预警信号时,现场人员做出撤离反应的时间极短,在第一时间全体采取撤离行动几乎是办不到的,极有可能出现交警撤离了,其他人员没有撤离而受到伤害的不利情况,适应性不强。

3.设置事故现场车辆拦阻装置

如果事故发生在夜间、雨雾冰雪天气、道路坡道下方以及道路急转弯等处,事故处置现场必须设置车辆拦阻装置。具体做法是,在事故封闭区域内距离作业点 100 m 处开始设置车辆拦阻装置,与车道标线垂直,间距 20 m 左右。

4.设置现场安全瞭望员

每一个事故处置现场必须设置 1 名现场安全瞭望员,负责事故现场安全瞭望和交通疏导。现场安全瞭望员要手持指挥棒,配高音喇叭。一旦发现过往车辆行驶状态异常,立即提醒现场其他人员避险。在实际工作中,我们发现现场安全瞭望员对保障作业现场的安全发挥着至关重要的作用。当然,现场安全瞭望员配置人数和站位要根据事故处置现场天气情况、事故路段情况、作业复杂程度以及作业时间长短等具体情况确定。现场安全瞭望员要具有较高的敏锐性和良好的洞察力,要能够及时洞察过往车辆及货物的安全动态,预测可能发生的危险状况,起到预警作用。

5.提高安全防范主观能动性

现场作业时,作业人员要面向来车方向,切忌背对来车方向。面向来车方向,能够及时发现过往车辆的异常情况,一旦发现异常,主动避险。

四、常见公路交通事故防护装备

在公路交通事故现场,救援人员通常要配置现场照明装备和足够的锥筒、警戒带、警示标识、告示牌,以及急救包、牵引绳、简易破拆工具等救援装备及其他必要装备。遇运载爆炸物品、易燃易爆化学品以及毒害性、放射性、腐蚀性物品,传染病病原体等危险物品的车辆事故,现场救援人员应当穿着防护服、佩戴防护用具。在环境保护、安全监管以及公安消防等部门消除险情后,方可实施现场救援。下面介绍在公路交通事故救援行动中常用的防护装备。

(一)公路交通事故现场防护服

发达国家针对高速公路交通事故现场危险性更高这一特点,专门规定了高速公路交通事故现场和人员安全防护的技术要求,开发了防护等级更高的专用反光服来保护事故处理人员的安全。国外警用反光服,特别是执勤执法和处理公路交通事故时所用的反光服,普遍的特点是反光服的反光、荧光面积大,可视距离远。而国内交警一般只配备反光背心,与国外警用反光服相比,存在较大差距,主要表现在:一是反光材料自身缺点,反光逆反射性能较差,影响夜间的视认性;二是产品结构缺点,用反光晶格片制作的背心,反光过度集中在躯干部位,容易受到遮挡,不利于被及时发现;三是日间可识别性相对较弱,目前交警使用的反光背心没有荧光材料,而国外相关产品,荧光材料在反光服上占据较大面积,用以提高日间被发现的距离。

我国《道路交通事故现场防护服》(GA/T 1045—2012)规定了公路交通事故现场人员安全防护服装的技术要求,提高了现场人员在各种复杂道路环境下的可识别性及识别距离,可有效提高对事故现场处理人员的人身安全保护。防护服分为Ⅰ型防护服、Ⅱ型防护服和Ⅲ型防护服。Ⅰ型防护服适合所有常规天气条件;Ⅱ型防护服适合炎热天气条件下穿着以保证足够的透气性;Ⅲ型防护服适合雾天和沙尘天气条件下穿着,在Ⅰ型防护服外以增强警示性。

Ⅰ型防护服是采用荧光材料和逆反射材料制作的上衣和裤子,款式如图6-1-1所示;Ⅱ型防护服是采用荧光材料和逆反射材料制作的马甲式背心,款式如图6-1-2所示;Ⅲ型防护服是采用封装有主动发光光源的条带制作的背心,款式如图6-1-3所示。图6-1-4为防护服背部印刷字样和尺寸。

各类防护服所使用的材料如表6-1-1所示。防护服的最小亮度因子、初始状态逆反射系数、发光光源性能、防水性、耐高温等性能参数参见《道路交通事故现场防护服》(GA/T 1045—2012)。

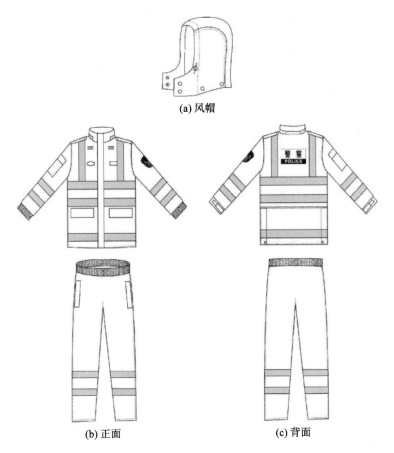

(a) 风帽

(b) 正面　　　　　　　　　　　(c) 背面

图 6-1-1　Ⅰ型防护服

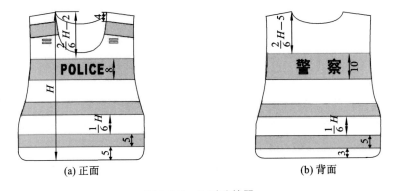

(a) 正面　　　　　　　　　　　(b) 背面

图 6-1-2　Ⅱ型防护服

注：单位为厘米(cm)。

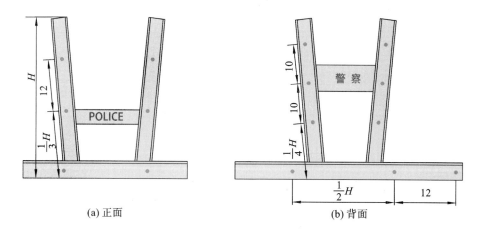

(a) 正面   (b) 背面

图 6-1-3　Ⅲ型防护服

注:单位为厘米(cm)。

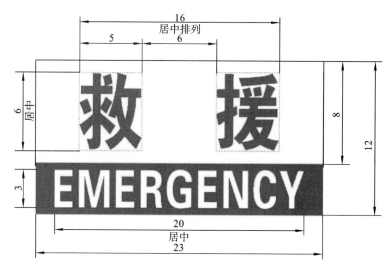

图 6-1-4　防护服背部印刷字样和尺寸

注:字体为方正黑体。单位为厘米(cm)。

表 6-1-1　各类防护服所使用的材料

防护服类型	材料类型	材料面积	材料描述
Ⅰ型防护服	基底材料	全部	上衣:克重不小于 $100\ g/m^2$ 的涤纶材质荧光黄色双层防水透湿复合材料,织物密度应不小于60(经)×40(纬); 裤子:克重不小于 $155\ g/m^2$ 的涤纶材质荧光黄色复合内衬多层防水透湿复合材料,织物密度应不小于60(经)×40(纬)

防护服类型	材料类型	材料面积	材 料 描 述
Ⅰ型防护服	逆反射材料	≥0.2 m²	宽度不小于 50 mm 的逆反射材料
	衬底材料	上衣内衬	涤纶长丝细纹绸、织物密度不小于 68(经)×48(纬)
Ⅱ型防护服	基底材料	全部	涤纶材质荧光黄色网格材料,克重 300～340 g/m²
	逆反射材料	≥0.1 m²	宽度不小于 50 mm
Ⅲ型防护服	基底材料	全部	树脂反光材料
	发光材料	不少于 14 个点	主动发光冷光源

(二)公路交通事故现场安全防护警示装备

根据《道路交通事故现场安全防护规范 第 1 部分:高速公路》(GA/T 1044.1—2012),公路交通事故现场安全防护警示装备主要有反光、发光隔离器材和警示标识,如锥筒、警示带等。

1. 反光类警示装备

常见的反光类警示装备有反光锥形交通路标、警示标识等,如图 6-1-5 所示。反光类警示装备依赖外界光源,受限于反光材料的面积,三角警示牌等立面警示装备需要被设置在一个适当的角度以提醒迎面而来的车辆,角度的选取是关键。其易被车辆行驶形成的气流带动而倾倒,在夜晚,以及能见度低的恶劣天气下警示效果较好。具有配置成本低,易破损、易污损的特点。

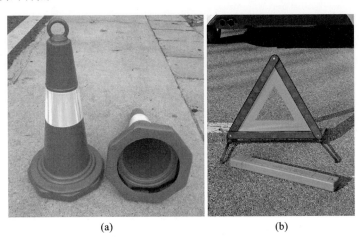

(a)   (b)

图 6-1-5 常见的反光类警示装备

2. 发光类警示装备

发光类警示装备一般将电池作为发光能源或通过化学材料相互反应产生光,常见的发光类警示装备如图 6-1-6 所示。常见的将电池作为发光能源的警示装备大多是充电类便携 LED 灯式装备。此类装备配置成本高,且操作、维护成本高;易被破坏和盗窃;不易被过往驾驶员理解为紧急信号。

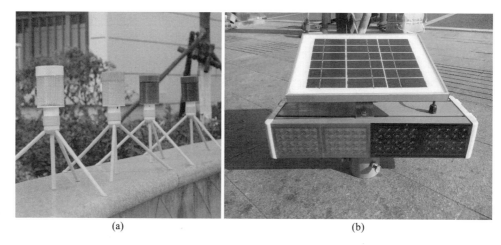

(a)   (b)

图 6-1-6 常见的发光类警示装备

由于上述警示装备存在明显缺点,国内也有厂家根据实际需求开发了一些改良型产品,如充电式 LED 发光锥筒、高亮度荧光装备等,充电式 LED 发光锥筒如图 6-1-7 所示。

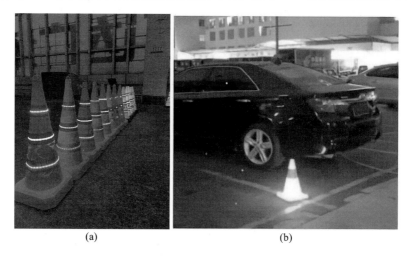

(a)   (b)

图 6-1-7 充电式 LED 发光锥筒

E-flare 便携式 LED 信号灯(图 6-1-8)能够快速、方便地通过制造一个可见的警示或安全区域来提高安全性。E-flare 便携式 LED 信号灯方便携带及展开,含电池在内的重量仅 450 g,可以方便地置于诸如腰带、衣服、汽车及锥形、柱形路障上;方便操作,打开或关闭信号灯只需扭动透镜,同时电池寿命长达 40 h。E-flare 便携式 LED 信号灯亮度极高,1 km 之外可看到,通过与频闪及白炽光源的配合使用,可以避免夜视、定位及距离判断中容易出现的问题。光源由一到两种颜色组成,并有多种组合可供选择。在人、工作区、危险区、事故现场周围放置单个或多个此信号灯可构成一个可见度极高的安全警示区。

常见的通过化学材料相互反应产生光的事故现场发光类警示装备有荧光类警示装备(图 6-1-9)，其主要特点：亮度不够，在白天几乎没有使用价值；化学反应受气温影响较大(寒冷抑制亮度，温暖抑制使用时间)；化学液体泄漏对环境产生污染；配置成本高，易被破坏和盗窃；常被用于娱乐，不易被过往驾驶员理解为紧急信号。针对荧光类警示装备的缺点，有厂家引入了军用级别的荧光装备，此类装备可以在高寒地区使用，且亮度优于民用级别的荧光装备。

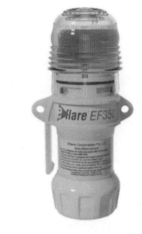

图 6-1-8　E-flare 便携式 LED 信号灯

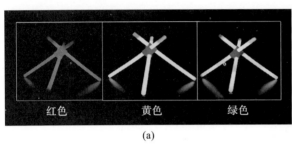

(a)

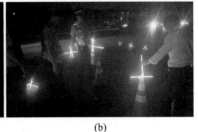

(b)

图 6-1-9　荧光类警示装备

国外道路应急管理部门、执法部门为了弥补反光装备的不足，往往在现场采取发光与反光装备组合使用的方式。常用的主动发光式警示装备名为 Flare，可直译为"光斑"，也可称为警示信号。其在美国常用于机场跑道紧急照明、特定地点的临时标识、地面远距引导、公路交通事故等。除了配合反光装备使用，在很多情况下还单独使用。

Flare 警示装备(图 6-1-10)在事故现场安全防护中主要有以下几个优点。一是扩大了现场安全区域，可使过往车辆的行驶速度降低 16%，增加制动距离；横向距离增加了85%，保证了过往车辆远离事故车辆或警戒区；三个 Flare 可以产生一个光幕，警示范围广，使警戒区所占用的右侧车道面积减少 89%，在警戒区附近创造更好的可见性，并且使安全区域向两侧扩大。二是辨识性和可见性强，Flare 的红色闪光亮度高，属于普遍易懂的应急信号，且照明范围广，1～2 km 范围可见。三是环境适应性强，可在大风、雨中燃烧，基本上所有的天气条件下都可以使用。四是环保性能好，符合美国环保标准要求，通过 EPR 检定，对人体完全无害。五是安全性能好，Flare 的成分主要有硝酸锶、高氯酸钾、氯酸钾、硫黄、虫胶的混合物、石蜡油、锯末木粉，类似于"安全火柴"，据美国休斯敦消防部门和警察部门的实验，Flare 在 115.56 ℃下是安全的。

Flare 通过燃烧产生光亮，故具有一定危险性：操作不当可能造成皮肤灼伤和眼睛损

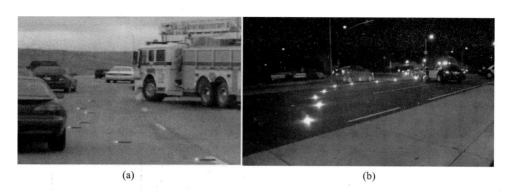

(a)   (b)

图 6-1-10   Flare 警示装备

伤,如果大量吸入燃烧产生的气体,可能会造成呼吸黏膜的损害;不可在密闭空间(如建筑物内)、春冬干燥季节的林区和草场及运载危险化学品车辆事故现场使用;应当被充分燃烧,以免残留物质造成环境污染;应储存在干燥的地方,避免阳光直射,远离高温、食品和饮料。

(三)交通事故现场防闯入预警系统

交通事故现场防闯入预警系统在公路交通事故现场处理时可以有效防止二次公路交通事故的发生,是保障现场警务人员生命安全的一道屏障。当驾驶员意外闯入警戒区,车辆撞击安装在锥筒上的防闯入装备时,现场所有装备立即鸣叫报警,及时警示车辆已闯入事故现场并采取制动等措施。另外,任何安装防闯入装备的锥筒在被撞的同时,会发出无线报警信号,此时数百米之外的所有现场工作人员随身携带的无线报警控制器立即鸣叫报警,提醒工作人员及时撤离躲避。交通事故现场防闯入预警系统原理见图 6-1-11。

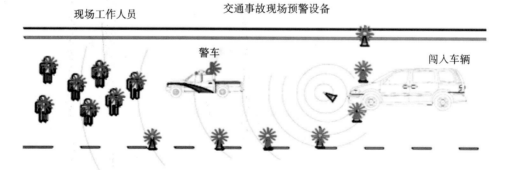

图 6-1-11   交通事故现场防闯入预警系统原理示意图

该系统由报警检测圈、预置锥筒、主箱体、大功率报警器及手持无线报警控制器、远视距警示灯等组成(图 6-1-12)。报警检测圈能通过震动、位移等进行检测,对因各种原因闯入警戒区域内的人或机动车辆进行警示,能无线发送警示信号触发现场每一位工作人员随身佩带的声、光手持无线报警控制器,提示现场工作人员迅速撤离现场,避免因闯入机动车辆发生伤人事件及二次公路交通事故。主箱体等能触发现场无线大功率报警器,提示其他没有佩带声、光手持无线报警控制器的现场人员注意避让闯入车辆并迅速撤离到安全地带。远视距警示灯能发出灯光,警示人或机动车辆非法闯入,提醒车辆驾驶员迅速采取措施,制动车辆,避免事故发生。

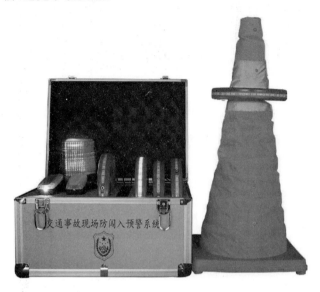

图 6-1-12　交通事故现场防闯入预警系统

交通事故现场防闯入预警系统的特点如下。

(1)优点:一体化设计,机动性高,使用方便、灵活;便于携带,使用简单,布置防闯入现场仅需 1~3 min。

(2)使用方式:户外使用,便携报警,无线组网,无线传输接收和控制,大功率报警。

(3)工作环境:能全天候在 −20~80 ℃环境中长期连续工作,无影响。

(4)工作方式:报警检测圈套放在预置锥筒上,在路面自动工作,无须看管。

(5)预警方式:碰撞及位移被动报警,报警器声音控制输出。

(6)组网范围:无线组网≥8 个,多个预警器、报警器使用时应能自动组网。无线网络安全可靠,不受强电磁干扰。

(7)工作安全可靠,报警仅延时 0.02 s,等同于同步触发。

(8)通信距离远,直线距离长达 800 m,可使用中继器增加通信距离,使用 5 个则通信距离达到 4000 m,也可以继续延长通信距离。

(9)报警检测圈:超低功耗设计,一次充满电可连续工作 10 h 以上,连续工作 10 h 以后,预警器基准轴上的发光强度不低于初始充满电时的发光强度的 50%,可以满足长时间现场工作的需求。

(10)防雨、防腐、抗冲击碾压、10 m 高坠落无损害。

(11)远视距警示灯:超高亮度 4 LED(23000~26000 mcd);闪烁频率每分钟 60 次,可视距离为 800 m,灯体 360°自发光。

(12)无线传输:采用 433MHz 工业频段,抗干扰能力强。

(13)主箱体既是报警检测圈的载体,又是它的充电器,这种设计维护简单,使用方便,结构紧凑,真正实现了"傻瓜式"操作。

(14)装备报警音量:主报警箱体≥70 dB。

交通事故现场防闯入预警系统技术参数见表 6-1-2。

表 6-1-2　交通事故现场防闯入预警系统技术参数

组 成 部 分	指 标	参 数
主箱体	总重量	6.55 kg(含装备);3.85 kg(空箱)
	总充电时间	4 h
	大小	42.1 cm(长)×30.2 cm(宽)×24.7 cm(高)
	颜色	银色
	电源	220 V
预警环	材料	高强度工程塑料
	大小	内径:11.2 cm;外径:19.8 cm
	重量	0.35 g
	无线传输	采用 433 MHz 工业频段,具有很强的抗干扰能力
	报警传输接收距离	报警检测圈,≥800 m(从第一个到第二个之间);无线网络远程,≥4000 m(5 圈)
大功率报警器	材料	ABS 高强度工程塑料
	大小	圆底直径:16.2 cm;高度:14.2 cm
	重量	0.75 kg
	颜色	半蓝半红
	报警传输接收距离	主报警装置≥800 m
	报警音量	主报警装置≥90 dB
	LED 灯	灯光颜色:半蓝半红闪
无线报警控制器	材料	ABS 高强度工程塑料
	大小	9.2 cm(长)×3.9 cm(宽)×2.4 cm(高)
	报警传输接收距离	无线报警肩灯,≥800 m
	报警音量	≥70 dB
	安装	可以夹带在肩章上
	LED 灯	颜色:白色;蓝色和红色闪光(可调)
	续航	连续照明时间≥7 h

（四）遥控破胎阻车路障

遥控破胎阻车路障具有预先装配、循环使用、自由伸缩、安全有效、道路覆盖面积大、适用性强、重量轻、可随身携带、使用方便等特点，是拦截汽车的首选器材，广泛适用于公路交通事故现场的车辆拦阻。

遥控破胎阻车路障由铝合金条活动支座、硬质压铸锌三角刺针构成，见图 6-1-13。铝合金条由钢制铆钉接成活动支座，可在使用时随意拉开，完成工作后简易合拢即可。硬质压铸锌三角刺针有中心通气孔，各棱面上有放气槽，并与中心通气孔相连。刺针扎入车胎后，胎内空气便会直接从中心通气孔快速释放。当车轮接触到路障时，由于行驶中的压力，车轮压向路障上的三角刺针，三角刺针会随着车轮移动的方向刺入车胎。车轮继续转动，使车胎上刺针越刺越深，车胎中气体便从刺针内孔泄出。一般四至六枚刺针刺入车胎，可在不到 20 s 的时间内将气体全部放出，达到有效拦截车辆的目的。

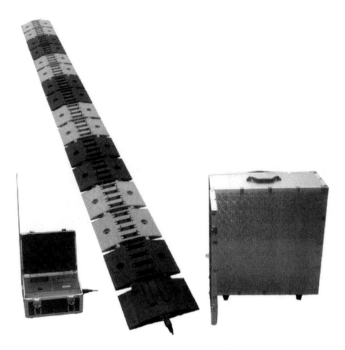

图 6-1-13　遥控破胎阻车路障

产品技术参数：

刺针数：158 枚。

拦截长度：8 m。

适用道路宽度：10 m。

展开时有效宽度：0.2 m。

刺针有效长度:3.8 m。

支座材料:铝合金。

刺针材料:硬质压铸锌合金。

每箱重量:17 kg。

使用方法:

(1)打开箱子,取出遥控破胎阻车路障,将其放在道路一边,工作人员手拿连着遥控破胎阻车路障的尼龙绳,放在路的另一边,见到可疑车辆出现时,拉动尼龙绳,遥控破胎阻车路障全部展开。工作人员可站在安全位置上使用遥控破胎阻车路障。

(2)使用完毕后,倒拉尼龙绳使其自动合成一体。同时工作人员应及时更换失去或损坏的不锈钢针并套上胶套,以便再次使用,随后将路障装入箱内,把尼龙绳绕回线沟,盖好箱盖。

(3)使用后的路障如粘有泥土等污物,需用水清洗,并及时进行除湿,干燥后校正刺针,重新置入箱中。

(五)弹性隔离柱

弹性隔离柱用于分隔车道时,既起到了钢质护栏的作用,在对车辆无伤害的同时又节省了钢质护栏撞坏后的防锈、刷漆修整费用,夜间的视觉诱导性更强(图6-1-14)。

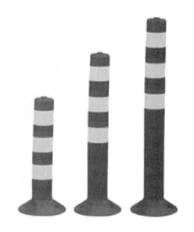

图 6-1-14　弹性隔离柱

弹性隔离柱技术参数:

产品规格:直径 80 mm×高度 450 mm 或者直径 80 mm×高度 750 mm 等。

反光条数量:2 条/3 条。

产品材料:PU 钻石级。

产品颜色:标准橙色。

反光材料:晶格材料。

反光色别:黄色雪花级。

产品净重:(1300±60) g。

产品硬度:(75±5) HB。

耐候性:>26280 h。

耐晒度:>7 级。

使用场合:高速公路出入口,公路分道,停车场。

(六)警戒带

警戒带又称为警戒线、安全带,可用于公路交通事故现场的警示隔离(图6-1-15)。盒装警戒带可反复回收使用。规格:60 cm、120 cm、240 cm。

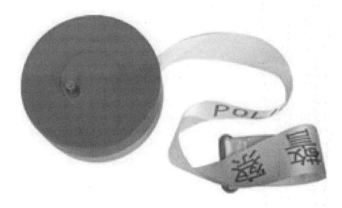

图 6-1-15 警戒带

(七)交通指挥棒和停车牌

交通指挥棒和停车牌用于公路交通事故现场提示和疏导图(6-1-16)。

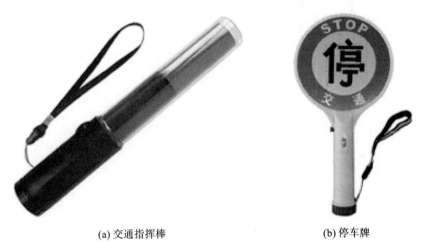

(a)交通指挥棒   (b)停车牌

图 6-1-16 交通指挥棒和停车牌

注:交通指挥棒尺寸为 26 cm×3.5 cm,可反光、闪光,具有发光 ABS 把手和 PVC 外壳。

停车牌长度为 40 cm,圆盘直径为 20 cm,可闪光照明和反光。

五、加强防护的几点建议

(一)提高思想认识,增强安全防护意识

增强救援人员的现场安全防护意识,牢固树立"生命至上"的理念,充分认识加强公路交通事故现场安全防护的重要性。主管领导要将安全防护各项措施与交通管理工作同步部署、同步检查、同步落实。要深入剖析伤亡案例,排查安全防护工作中存在的安全隐患,

及时采取措施堵塞漏洞,补齐短板,做到安全警示提醒常态化。

(二)强化教育训练,提升防护技能

要以实战为引领,加强安全防护基本知识和基本技能的培训。认真学习并掌握安全防护相关法律法规知识。结合《道路交通事故处理程序规定》《道路交通事故现场安全防护规范》《交通警察执勤执法安全防护规定(试行)》《交通警察执勤执法安全防护实训示范教程》《交通警察执勤执法装备使用指南》等内容,开展案例式、情景式、实战式教学。针对重点路段,夜间、雨雪雾霾冰冻天气等重点时段,组织一线救援人员进行实战培训。实行考核合格上岗制度。通过学习培训,事故现场处置救援人员强化安全防护和自我保护意识,熟练掌握安全防护技能,更加科学、规范地进行事故现场处置,避免执勤执法伤亡事故的发生。

(三)加大装备投入,改善防护条件

防护装备是救援行动的物质保障,要严格按照相关标准及规定,为一线人员配齐配足安全防护装备,并保证性能完好。针对夜间视线不佳、冰雪天气等恶劣条件,加强配备夜间照明、防滑轮胎、防滑链等防护装备。在现有保障的基础上,积极加大科技投入,研发新型高科技防护装备,对老式防护装备进行升级换代,如采用大反光面积、高反射系数的防护服替代反光效果不佳的反光背心、橡胶锥筒。在事故现场,采用大面积、远视距、具有可扩展性的警示灯、警示信息显示屏及重型防撞车辆、防闯入装备等,通过声光电组合设置保护现场。科技含量不断加大必然会对救援人员的安全防护提供更加有效的帮助。

(四)加强部门协作,形成合力保护机制

事故现场处置涉及许多部门。公安机关交通管理部门作为事故处置主管部门,须第一时间赶赴现场进行处置。在警力不足的情况下,处置压力大,效率不高,特别是对一些重大、特大事故的处置更显得力量不足。交通管理部门要依靠政府领导,与卫生、城建、路政、民政、通信等部门联合协作,以预防为主,建立快速响应机制,进一步整合救援机制、行动预案机制和救援预案机制,制定联勤联战联动的重大公路交通事故处置预案,配足配齐各类器材装备。各部门力量组成联合工作组,分工协作,信息共享。事故现场统一指挥,明确分工,统一调配人员、器材、车辆,共同维护好现场秩序。确保事故现场人员能够安全、高效、有序进行事故处理,避免二次公路交通事故的发生。

第二节　矿　井　事　故

一、有害气体处理技术及装备

目前我国大部分矿产企业利用通风系统排出矿井中的有害气体或者用化学方法处理

有害气体。在应急救援系统中可利用专用管线或地面钻孔迅速将有害气体排出,不需要其他装备的配合。有害气体成分为一氧化碳时,需应用贵金属催化剂等对一氧化碳进行处理;有害气体成分以二氧化碳为主时,可利用碱性液体集中或者分散清除二氧化碳。

集中处理是指利用通风机等装备,让含有毒气体的空气通过装有碱性液体的净化箱,达到净化空气目的的方法。分散处理是将含有碱性液体(碱性液体可以吸收空气中的二氧化碳)的幕帘分散悬挂在紧急避险装备内,且空气净化处理过程中不需要其他装备协助的方法,故其具有净化效率高、环保等优点。

二、避难硐室、救生舱与救生箱

矿井下的避难硐室(图 6-2-1)多设置在煤岩层中。避难硐室只有防爆门建在巷道侧,当矿井下发生瓦斯爆炸、火灾、透水等事故时,对避难硐室产生的不良影响主要存在于避难硐室门的一侧,这样会大大减少对避难硐室以及接入避难硐室内的压风、供水、通信等装备的损坏。

救生舱(图 6-2-2、图 6-2-3)则独立设置在矿井下的巷道内,一旦矿井下发生瓦斯爆炸、火灾、顶板冒落等事故,所形成的强冲击波可将救生舱装备门损坏,同时可能会破坏与救生舱相连接的压风、监控、通信等装备。当矿井下发生火灾等事故时,救生舱表层将遭到高温热浪的灼烧。

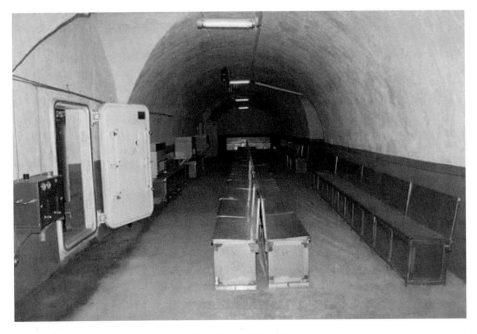

图 6-2-1　避难硐室

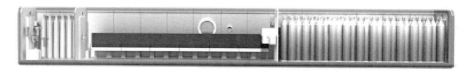

图 6-2-2　矿难救生舱 1

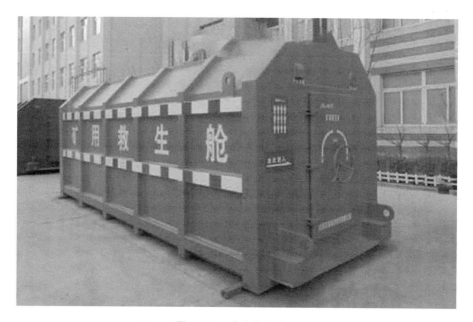

图 6-2-3　矿难救生舱 2

　　救生箱是一种在矿井下用于救援的救生装置。救生箱的内侧壁固定安置了防护气垫,防护气垫的外表面固定连接有储存箱,储存箱的内侧壁采用滑轨与食物储存盒相连,同时储存箱内侧壁靠近食物储存盒的一侧还通过滑轨连接急救药品盒,储存箱内侧壁靠近急救药品盒的一侧与警报器相连。一旦矿井下发生事故,矿井下工人可迅速进入救生箱的内部,通过背带和腰部束缚带将自己固定,以免因为撞击而受伤。由于救生箱设置了食物储存盒和急救药品盒,被困矿井的工作者可通过食物储存盒和急救药品盒中的物资来保障基本需求,延长生存时间,为救援赢得宝贵时间,提高生存率,从而极大地提高救援效率。

三、救援机器人

　　我国是矿产的开采及消费大国,我国的矿产资源多分布在山区,这就决定了我国的矿产开采主要采用机械开采和井工开采相结合的方式。由于我国矿产开采的技术水平、管理水平仍较低,自然条件差,矿井工作者的素质参差不齐等,故矿难(如瓦斯爆炸、透水事故等)仍屡屡发生,严重危及矿井工作者的生命安全,造成严重的经济损失。当矿难发生时,企业采取的救援模式相对传统,救援人员通常应用提升绞车、移动式通风机等装备清理垃圾、向井下通风,造成搜救工作进展缓慢。有些矿难较严重,在情况复杂的区域,救援人员无法进入搜救。基于矿难的复杂环境,救援机器人的研发逐渐受到重视,救援机器人的应用成为矿难救援的发展趋势。许多国家从 20 世纪 80 年代开始研发救援机器人,救援机器人技术不断进步,发展迅速,现已应用于矿难救援的实际工作中。日本、美国、澳大利亚、英国等已应用救援机器人开展对复杂环境矿难的救援。矿难救援机器人(图 6-2-4)的发展方向如下:①机构仿生化,近年来蜘蛛型、蛇型、土拨鼠型、昆虫型等仿生机器人得到大力发展,这些机器人具有极强的地形适应能力,并且体积小、运动速度快;②能源高效化;③材料轻便化;④操控智能化;⑤救援协同化;⑥设计模块化。

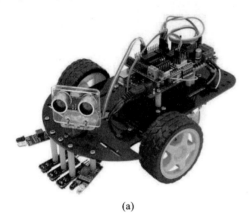
(a)

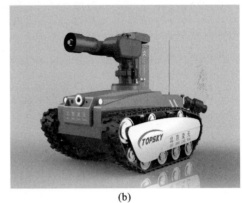
(b)

图 6-2-4 矿难救援机器人

矿难救援服如图 6-2-5 所示。

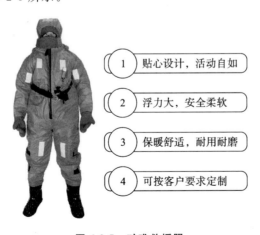

① 贴心设计,活动自如

② 浮力大,安全柔软

③ 保暖舒适,耐用耐磨

④ 可按客户要求定制

图 6-2-5 矿难救援服

本章参考文献

［1］ 张斌,张景峰.高速公路交通事故救援及现场防护措施研究［J］.时代汽车,2017(2)：
50-51.

［2］ 高龙伟,张伟.预防和减少交警在事故处置现场的伤亡美国有哪些经验可借鉴［J］.
汽车与安全,2019(8)：86-94.

［3］ 董伟光,俞春俊,高岩,等.安全防护技术在道路交通事故现场中的应用分析［J］.道
路交通科学技术,2017(3)：40-43.

［4］ 张正科.高速公路二次交通事故的预防策略探讨［J］.西部交通科技,2011(1)：
25-29.

第七章　突发急性传染病防控个体防护技术与装备

突发急性传染病是指在短时间内突然发生,重症和死亡病例比例高,早期识别困难,缺乏特异和有效的防治手段,易导致大规模暴发流行,构成突发公共卫生事件,造成或可能造成严重的社会、经济和政治影响,须采取紧急措施应对的传染病。

第一节　突发急性传染病的形势与挑战

突发急性传染病严重影响社会稳定,对人类健康构成重大威胁,需要对其采取紧急处理措施,鼠疫、严重急性呼吸综合征(简称 SARS)、人感染高致病性禽流感等新发生的急性传染病和不明原因疾病等都属于突发急性传染病。

传染病是全球致死、致残的主要原因之一。当今,突发急性传染病不断出现,成为威胁人类健康、影响社会稳定和经济发展的重要因素。突发急性传染病流行的形势十分严峻。新型冠状病毒肺炎是近百年来全球发生的最严重的流行性传染病。2003 年出现的 SARS 疫情,在短时间内迅速波及 32 个国家和地区,全球共报告 SARS 病例 8098 例,其中死亡 774 例,病死率达 9.56%。自 2003 年以来,全球共 10 余个国家累计发现并报告了数百例人感染高致病性禽流感病例。历史上流感大流行曾给人类带来巨大灾难,发生在 1918 年的全球流感大流行,先后造成近 5000 万人死亡。20 世纪末英国首次暴发疯牛病,随着疯牛病的暴发流行,英国、法国、爱尔兰、意大利、加拿大等先后出现了变异型克-雅病(vCJD)患者,病死率高达 100%。2001 年,梅塔肺炎病毒在澳大利亚等国引起较大规模的支气管炎和肺炎流行,造成婴幼儿死亡。1998—1999 年在东南亚出现的尼巴病毒性脑炎,共造成 106 人死亡,病死率达 40%。在非洲、美洲相继出现的埃博拉出血热、马尔堡出血热疫情凶险,且病死率高。

我国是受突发急性传染病影响较重的国家之一。2003 年的 SARS 疫情,仅我国内地就报告 SARS 病例 5327 例,其中死亡 349 人,病死率达 6.55%。国家统计局测算的经济损失高达 933 亿元人民币,约占 2003 年 GDP 的 0.8%。2005 年 10 月至 2007 年 6 月,我国内地发现人感染高致病性禽流感病例 20 余例,其中死亡 10 余例。2020 年,新型冠状病毒肺炎(简称新冠肺炎)疫情暴发。新冠肺炎疫情是中华人民共和国成立以来发生的传播速度最快、感染范围最广、防控难度最大的一次重大突发公共卫生事件。

突发急性传染病的发生与社会经济、自然环境、生活方式等因素密切相关。我国正处于社会转型时期,经济、社会、环境等因素对公众健康的潜在威胁不断增加,应对突发急性传染病的形势十分严峻。

（1）气候等自然生态环境变化带来的影响。1860年以来，全球平均气温升高0.6℃，气温升高和降雨量增多，增加了传染病病原体生长繁殖的机会。世界卫生组织认为，全球气温升高将对人类健康造成影响。

（2）随着经济社会的发展，人口流动日益频繁，传染病的传播风险增大。根据2000年全国人口普查结果，全国流动人口已超过1亿人。由于流动人口生活条件相对较差、基础防病工作难以保证连续性和稳定性，容易导致突发急性传染病的传播和蔓延。

（3）生态系统失衡，环境质量下降，对人类健康造成危害。污染环境的有害物质，如废气、废水、废渣、放射性物质等的过度排放，不仅对生态环境造成污染，还会引起生物体变异，产生新的致病微生物，导致突发急性传染病的发生。

（4）随着人口增加及对资源需求扩大，人类生产和生活的范围不断拓展，人与自然界中的宿主动物和媒介生物接触的频率及方式增加，一些原本在动物间传播的动物疫病开始向人类传播，导致突发急性传染病的发生。

（5）我国地域辽阔，经济发展不均衡，农村地区生产、生活方式相对落后。目前，农村地区家禽、家畜饲养非常普遍，散养比例大，人和家禽、家畜接触密切，容易造成禽流感等疾病的发生。农村环境卫生状况和基础卫生设施相对较差，不良卫生习惯尚难得到根本改变，容易造成突发急性传染病的发生和流行。

（6）我国民族众多，生活方式不同，饮食习惯各异，部分地区的居民延续着食用野生动物、生食海产品或禽类的习惯。部分地区居民，以猎捕野生动物作为经济来源，其接触野生动物的机会大大增加，人畜共患病传播的概率增加。

（7）全球经济一体化和交通工具现代化，致使国家之间和地域之间人员往来、物资流通更加频繁，传染病病原体通过交通工具远距离传播的风险增加。

（8）随着科学技术的进步以及对传染病病原体研究的不断深入，通过生物技术可合成新的致病微生物。然而，生物安全管理法律法规未同步完善，这对突发急性传染病的发生和传播造成隐患。

（9）尽管人类在防治传染病方面积累了有益经验，掌握了有效的科技手段，但对突发急性传染病的认知仍很局限，突发急性传染病防控和救治成本居高不下。

第二节　个体防护基本原则

医务人员从职业安全和保护患者角度考虑，在从事诊疗、救援等操作时应遵循标准预防的原则。标准预防（standard precaution）是美国疾病控制与预防中心在1995年提出的，于1996年在全美实施。我国1999年引入并在2000年卫生部（现为国家卫生健康委员会）颁布的《医院感染管理规范（试行）》中规定，医院应在实际标准预防的基础上，根据不同情况，对感染患者采取相应隔离措施。标准预防是针对医院所有患者和医务人员采取的一组预防感染措施,涵盖为患者实施诊断、治疗、护理等操作的全过程,根据预期可能的暴露情况选用手套、隔离衣、口罩、护目镜或防护面屏等,也包括穿戴合适的防护用品处理环境中被污染的物品与医疗器械。标准预防基于患者的体液、分泌物(不包括汗液)、非完整皮肤和黏膜均可能含有感染性因子的原则,适用于每个患者,无论其诊断如何以及有无传染性。

标准预防涵盖八项具体措施,包括以下内容。

(1)手卫生:严格按照手卫生的五个时刻进行手卫生,提高医务人员的手卫生依从性。同时对患者及其家属进行宣教,医患同心,切断传播途径,减少医院感染。

(2)戴手套:当接触患者体液、排泄物、分泌物及破损的皮肤黏膜时应戴手套。在对不同的患者进行诊疗操作时一定要更换手套。戴手套不能代替手卫生。

(3)正确使用口罩、护目镜或防护面屏:

①正确选择口罩类型,一次性使用医用口罩用于医务人员的一般防护,医用外科口罩用于飞沫隔离的防护。

②在进行诊疗、护理操作,可能发生患者体液、分泌物等喷溅时,应使用护目镜或防护面屏。佩戴前应检查有无破损,每次使用后应清洁与消毒。

(4)适时穿隔离衣、防护服,穿鞋套:

①下列情况应穿隔离衣:a.接触经接触传播的感染性疾病患者时;b.对患者实行保护性隔离时;c.可能受到患者体液、分泌物喷溅时。

②防护服:防护服的穿戴要注意顺序,脱去防护服的顺序尤为重要,避免污染。

③鞋套:应一次性使用,在规定的区域内穿鞋套,离开该区域时应及时脱掉。

(5)污染的医疗用品和医疗装备的处理:可复用的医疗用品和医疗装备,在用于下一个患者时根据需要进行消毒或灭菌处理。

(6)急救场所出现需要复苏的情况时,用简易气囊代替口对口人工呼吸。

(7)医疗废物按照相关法律法规进行无害化处理:医疗废物严格分类,锐器放进锐器盒中处理,防止针刺伤。

(8)环境、物体表面的消毒灭菌:对医院环境和物体表面进行定期清洁,遇到污染时随时消毒。

第三节　呼吸道传染病的个体防护技术与装备

世界卫生组织(WHO)在世界健康状况报告中提出,21世纪以来人类仍面临着传染病的严重威胁。城市人口猛增,居住环境拥挤、不卫生;生态环境不断恶化;国际交往频繁、人口流动增加等多种因素为传染病的发生和传播创造了有利条件,传染病呈现出跨地区、跨人群、跨季节性分布和流行的特点。2020年,新型冠状病毒肺炎(简称新冠肺炎)疫情暴发,并迅速蔓延,且感染人数仍在不断增加。中东呼吸综合征(MERS)、甲型 H1N1

流感、人禽流感、严重急性呼吸综合征(SARS)等都是近年来危害较大的新发呼吸道传染病,具有病毒结构变异大、传播途径多、传染性强、人群普遍易感等特点,极易造成暴发和流行且很难控制,加之人们对新发呼吸道传染病的传播途径及规律等缺乏足够的认识,尚未找到特异性的预防和治疗方法,使得新发呼吸道传染病成为危害较大的传染病之一。因此,对于呼吸道传染病,必须有科学的认识和规范的应对措施。

空气隔离主要针对经空气传播的传染病,如肺结核、麻疹、水痘等专性或优先空气传播的传染病。经空气传播的传染病病原体粒子直径<5 μm,能够在空气中长时间飘浮,因此传播距离远,能够感染离传染源几米之外的人群。空气隔离也可隔离经气溶胶传播的病原体。在医疗机构内可以产生气溶胶的操作包括气管插管及相关操作、心肺复苏、支气管镜检、吸痰、咽拭子采样、尸检以及采用高速装备(如钻、锯、离心机等)的操作等。值得注意的是,最新版的新冠肺炎防控方案指出,新冠肺炎主要经飞沫传播,与患者长时间共同暴露于密闭空间可能发生气溶胶传播。空气隔离的主要措施包括使用负压隔离病房,正确佩戴医用防护口罩,正确实施手卫生和戴手套,在进行可能产生喷溅物的诊疗操作时,应穿隔离衣,不允许患者外出,对患者所在区域随时消毒,患者离开后进行终末消毒和空气消毒等。

飞沫隔离主要针对经飞沫传播的传染病。飞沫传播是指病原体通过直径>5 μm的呼吸道黏膜分泌物(飞沫)进行传播,通常飞沫不能在空气中飘浮很长时间,传播的距离短,不超过1 m。飞沫隔离适用于绝大多数呼吸道传染病,包括甲型H1N1流感、H7N9禽流感、SARS和新冠肺炎等。飞沫隔离的主要措施包括使用隔离病房,正确佩戴医用外科口罩,正确实施手卫生和戴手套,1 m之内接触患者时应加穿隔离衣,限制患者活动范围,患者外出时戴医用外科口罩等,对患者所在区域随时消毒,患者离开后进行终末消毒等。

呼吸道传染病除了经呼吸道传播外,往往也伴随着接触传播,在个体防护上应以呼吸道防护为核心。本节主要介绍呼吸道传染病防护装备,包括医用帽子、口罩、护目镜、医用防护面屏和医用防护服等。对于接触传播所用防护装备将在下节重点介绍。

一、医用帽子

医用帽子可以预防医务人员的头颈部皮肤、头发等受到感染性物质污染,预防微生物通过头发上的灰尘、头皮屑等途径污染环境和物体表面。医务人员进入污染区和洁净环境前、进行无菌操作时应戴医用帽子。被患者血液等体液污染时,应立即更换。

医用帽子主要有三种:仅覆盖头发的一次性医用帽子,将头部、面部和颈部都包裹起来的一次性使用医用防护帽,以及可重复使用的帽子(图7-3-1)。

一次性医用帽子是一种医疗耗材,既可以防止头上饰品或者头发掉落,也可以防止细菌、病毒交叉感染。这种帽子主要为医用无纺布材质,可以防止病原体通过头发传播,降低感染概率,因其是一次性使用的,所以医务人员在用完后可以直接丢弃,不用清洗,使用方便。这种帽子有扁平型和条形,撑开即可套在头发上。通常在环氧乙烷灭菌后使用。

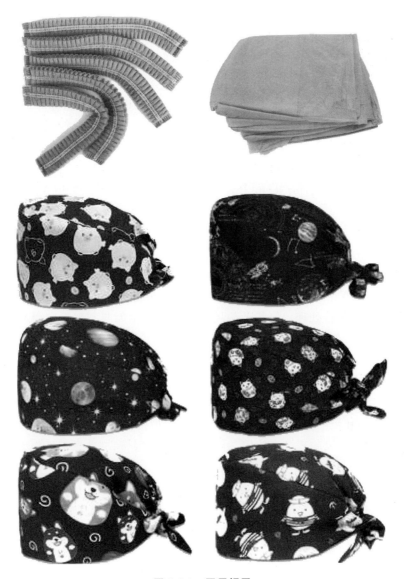

图 7-3-1　医用帽子

　　一次性使用医用防护帽是用于保护医务人员,以及疾控等防疫工作人员的头部、面部和颈部,防止直接接触含有潜在感染性污染物的一类医用防护产品。一次性使用医用防护帽的结构设计应合理,不影响佩戴者正常使用,应包含(但不限于)可罩住头颈部的部分和透明的护目视窗。护目视窗所用护目片透光率应不小于 90%。非无菌防护帽细菌菌落总数应不超过 200 CFU/g,真菌菌落总数应不超过 100 CFU/g,并不得检出大肠杆菌、铜绿假单胞菌、金黄色葡萄球菌、溶血性链球菌等致病性微生物。我国已经出台了行业标准《一次性使用医用防护帽》(YY/T 1642—2019)，生产、购买、使用的一次性使用医用防护帽应遵循该标准。

可重复使用的帽子一般为棉织品或聚酯纤维材质，通常有印花，可调节大小，佩戴舒适，手术室使用时应灭菌。

在针对呼吸道传染病进行防护时，为了防止气溶胶或飞沫沾染在头发上造成二次传播，通常佩戴一次性医用帽子即可，如病毒浓度高、潜在感染风险大，也可依据风险程度选带一次性使用医用防护帽作为头颈部的防护用品。不推荐在呼吸道传染病疫情处置中使用可重复使用的帽子。

二、护目镜/医用防护面屏

护目镜是主要的眼部防护装备，戴护目镜后可以防止飞沫进入眼睛，也能减少手触碰眼睛的机会，减少经眼部黏膜感染疾病的概率。医务人员接触呼吸道传染病患者，如SARS、新冠肺炎和中东呼吸综合征患者时应戴护目镜。接触普通呼吸道传染病患者时应依据风险选配护目镜。应尽量选用带有防雾功能的护目镜，或提前使用防雾喷剂、鼻贴及调整护目镜松紧等进行处理。佩戴者使用护目镜过程中如起雾严重阻碍视线，应充分评估风险，手部消毒后更换或擦拭护目镜内表面。通常护目镜可重复使用，应依据材质或厂家说明合理选用消毒方法。

护目镜有完全封闭式和非封闭式两种。完全封闭式护目镜与面部贴合更紧密，可有效阻止高浓度气溶胶的接触，部分型号还具有可开放的通风口，增加内部空气流通，防止起雾，但在高风险环境中应关闭通风口。非封闭式护目镜较完全封闭式护目镜佩戴时更舒适、轻盈，适合在低风险环境下使用。如佩戴者戴有眼镜，应选择型号较大、可完全罩住眼镜的款式。

目前市场上的大部分护目镜制备生产依据《个人用眼护具技术要求》(GB 14866—2006)。GB 14866—2006 规定的护目镜检测范围，通常是用来防御烟雾、金属火花、飞屑、粉尘、化学物质的护目镜产品，对其屈光度、棱镜度、可见光透射比等光学性能，抗冲击性能、耐热性能、耐磨性能、防高速粒子冲击性能等机械性能，耐腐蚀性能等化学性能，对化学雾滴、粉尘、刺激性气体等防护性能等进行了规定，但对防病原体性能、透气性能、防泄漏性能等与医务人员有效防护相关的性能并未提及。

北京市质量技术监督局 2003 年发布的《医用防护镜技术要求》(DB 11/188—2003)对医用防护镜从 13 个检测项目上做出了规定，分别为顶焦度偏差、棱镜度偏差、镜圈尺寸、表面质量及内在疵病、外观、可见光透射比、抗冲击性能、装配质量、整形要求、色泽、耐高温性能、耐腐蚀性能、耐消毒液性能。DB 11/188—2003 虽然是针对医用防护镜的标准，但同样没有提及防病原体性能，且为地方标准，存在发布时间早、检测项目不健全等问题，只能用于参考。在长时间使用医用护目镜后，眼部会发生缺氧反应，造成眼部疲劳，所以在保证防病原体的基础上,行业标准应更为关注护目镜的透气性能和防泄漏性能等。

选配医用防护面屏,可降低传染性液体喷溅在面部和口罩上的风险,增加安全性,并延长防护口罩的使用寿命。以下情况应使用医用防护面屏:①在进行诊疗、护理操作,可能发生患者体液、分泌物等喷溅时;②近距离接触经飞沫传播的传染病患者时。为呼吸道传染病患者进行气管切开、气管插管等近距离操作,可能发生患者体液、分泌物等喷溅时,应使用全面型防护面屏。佩戴前应检查医用防护面屏有无破损、松动情况。

三、呼吸防护用品

(一)呼吸防护用品分类

呼吸防护用品主要分为两大类:过滤式和供气式(也称隔绝式)。

过滤式呼吸器依靠过滤元件将空气污染物过滤掉,然后用于呼吸,因此呼吸的空气来自污染环境。过滤式呼吸器中最常见的是自吸过滤式呼吸器,靠使用者自主呼吸克服过滤元件的阻力。自吸过滤式呼吸器分为半面罩型和全面罩型,其中半面罩型中的随弃式面罩或口罩使用过滤材料做成面罩本体,覆盖口鼻、下巴;另一类半面罩使用可更换的过滤元件,为可更换式半面型。

全面罩能够覆盖人的眼睛、口鼻和下巴,也使用可更换的过滤元件。

使用自吸过滤式呼吸器的呼吸阻力主要来自过滤元件,吸气时面罩内压力低于环境气压,也称负压式呼吸器。因此,如果面罩和人脸密合不好,污染的空气就会从泄漏部位进入呼吸道,因此自吸过滤式呼吸器面罩与脸部的适配性是非常重要的。

动力送风呼吸器也是过滤式呼吸器的一种,其主要靠随身携带的电池驱动电机,克服过滤元件的阻力,将过滤后的空气送到面罩、头罩或头盔内以供呼吸。如果设计的送风量超过人体中等劳动强度下的呼吸量,即接近 110 L/min 时,不仅能降低呼吸阻力,在吸气过程中,相对于环境气压还能维持正压水平,有利于减少外界污染物向内泄漏,因此又被称为正压式呼吸器。

供气式呼吸器又称隔绝式呼吸器,呼吸的空气来自污染环境之外,使用者的呼吸道完全与污染空气隔绝。长管呼吸器依靠一根长长的空气导管,将外界的洁净空气输送给使用者呼吸。若依靠使用者自主吸气导入外界空气,为自吸式长管,是负压式的供气式呼吸器;依靠气泵或高压空气源连续输送空气的设计,为正压式的供气式呼吸器。

SCBA 是携气式呼吸器的英文缩写。使用者呼吸的空气来自使用者自己携带的空气瓶内的高压空气,经过降压后输送到全面罩内呼吸。生活中消防员在灭火或抢险救援时使用这种呼吸器。

在多种类型呼吸器中,最常用的是自吸过滤式呼吸器。呼吸防护用品分类如表 7-3-1 所示。

表 7-3-1　呼吸防护用品分类

过滤式			供气式（隔绝式）
自吸式	半面型	随弃式	长管呼吸器
		可更换式	
	全面型	正压式面罩	携气式呼吸器
		负压式面罩	
送风式	机械送风		
	电动送风		

（二）呼吸防护用品选择

1. 口罩

口罩属于自吸过滤式半面型随弃式呼吸器，包括一次性使用医用口罩、医用外科口罩、颗粒物防护口罩和医用防护口罩。医务人员佩戴口罩可以较大程度阻断经飞沫传播、空气传播的病原体，保证吸入空气的卫生、安全。从外形结构上看，口罩有杯罩状和平板式，杯罩状口罩的气密性优于平板式口罩。通常医用防护口罩、颗粒物防护口罩为杯罩状，一次性使用医用口罩和医用外科口罩为平板式。从系带方式上看，医用外科口罩有系带式和耳挂式，系带式口罩的气密性通常优于耳挂式口罩。从过滤性能上看，医用防护口罩＞医用外科口罩＞一次性使用医用口罩。

医用外科口罩和医用防护口罩的外层表面具有抗湿性和血液阻断性能，能够阻止体液、分泌物等喷溅物进入口腔、鼻腔黏膜，避免黏膜接触传播，而颗粒物防护口罩和一次性使用医用口罩的外层表面不具备上述性能。口罩外层表面如果被血液、飞沫等穿透后就会失去原来的过滤效果，因此，实施涉及体液喷溅的诊疗操作时必须戴具有抗湿性和血液阻断性能的医用外科口罩和医用防护口罩。

一次性使用医用口罩(图 7-3-2)用于一般防护,覆盖使用者的口、鼻及下颌,使用者在普通医疗环境中佩戴,能阻断口腔和鼻腔呼出或喷出的污染物,不能阻断气溶胶和飞沫传播。一次性使用医用口罩应符合行业标准《一次性使用医用口罩》(YY/T 0969—2013)。

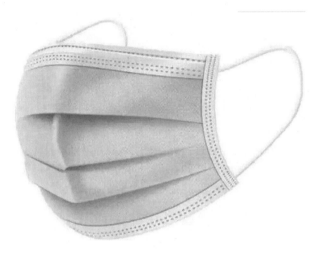

图 7-3-2　一次性使用医用口罩

医用外科口罩(图 7-3-3)可覆盖使用者的口、鼻及下颌,为防止病原微生物、体液、颗粒物等的直接透过提供物理屏障。一般用于阻断飞沫传播,对细菌过滤效率大于 95%,对非油性颗粒物的过滤效率大于 30%。同时医用外科口罩的外层表面具有一定的抗湿性和血液阻断性能,适用于手术操作,适合感染性疾病科、口腔科等工作人员使用。医用外科口罩应符合行业标准《医用外科口罩》(YY 0469—2011)。

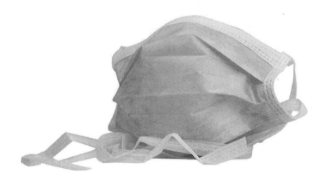

图 7-3-3　医用外科口罩

医用防护口罩(图 7-3-4)主要在医疗工作环境下使用,可过滤空气中的颗粒物,阻隔飞沫、体液等,是自吸过滤式口罩。医用防护口罩应覆盖佩戴者的口鼻部,具有良好的面部密合性,表面不得有破洞、污渍,不应有呼气阀。一般用于空气隔离,在气体流量为 85 L/min 的情况下,口罩对非油性颗粒的过滤效率大于 95%。同时外层表面应具有一定的抗湿性和血液阻断性能,适用于传染性强的病原体相关的手术操作、气管插管、终末消毒、尸体处理等风险性较高的场景。

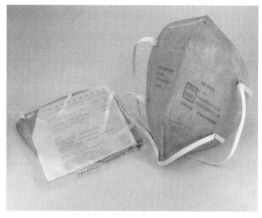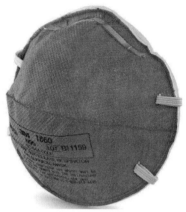

图 7-3-4　医用防护口罩

佩戴医用防护口罩时要进行气密性检查,有条件的还要进行适合性检验。气密性检查是保证口罩佩戴有效,保护使用者安全的重要手段,每次佩戴都要进行气密性检查。检查方法是双手捂住口罩快速呼气(正压检查方法)或吸气(负压检查方法),应感觉口罩略微鼓起或塌陷。若感觉有气体从鼻梁处泄漏,应重新调整鼻夹;若感觉气体从口罩两侧泄漏,则进一步调整头带位置;若无法取得密合,则禁止进入危险区域,应寻求帮助。

佩戴口罩注意事项:美国曾因紧缺而同意医用防护口罩经过氧化氢低温等离子体灭菌后重复使用。但有研究表明,多次使用的医用防护口罩的气密性和防护效果会受到影响。YY/T 0969—2013、YY 0469—2011 和 GB 19083—2010 明确指出,一次性医用口罩、医用外科口罩和医用防护口罩分非无菌和无菌;但用于手术操作和重症隔离救治的医用口罩要求无菌。医用口罩一般选择环氧乙烷灭菌,灭菌后需通风解析口罩上残留的环氧乙烷 7～14 天。公众使用的普通口罩只要保持清洁完整即可供本人重复使用。

使用医用防护口罩一般 4 h 更换一次,遇污染则要及时更换。医务人员应根据诊疗操作的暴露风险选择相应的医用防护口罩并正确佩戴。一次戴多个口罩并不能产生累加防护效果,只会破坏口罩的气密性并增加不适感,不推荐同时使用 2 个以上口罩。用于传染病防控的医用防护口罩,必须保证在相对安全的区域最后脱卸。紧急情况下,医务人员如使用表面无抗湿性能的 KN95/N95 颗粒物防护口罩,应配合防护面罩/医用防护面屏一起使用。医院采购、使用的医用防护口罩需提供医疗器械产品注册证明文件和产品全性能检测报告。

2. 半面型呼吸器/全面型呼吸器

半面型呼吸器/全面型呼吸器(图 7-3-5)属于自吸式可更换式呼吸器,其既可以阻隔各种颗粒物、病原体,也可以用于防护有毒有害的气体,包括有机蒸气(如苯、甲苯和二甲苯蒸气)、无机或酸性气体(如氯气、硫化氢、氟化氢、氯化氢、二氧化硫或氰化氢)、氨气、甲醛、溴甲烷、放射性碘等,还可用于存在尘毒危害的环境,适用范围很广。通常可更换式面罩有双过滤元件设计和单过滤元件设计两种类型,各有优势。使用双过滤元件的面罩具有吸气阻力低、过滤元件防护时间相对较长的优势,适合高强度作业环境;而使用单过滤元件的面罩整体重量较轻,结构紧凑,比较适合污染度较低的作业环境。医务人员可根据现场或诊疗风险选择不同类别的滤材,在使用这种呼吸器时,既可预防病原体的吸入,还可有效防护消杀药剂、现场异味或其他毒性气体等。半面型呼吸器/全面型呼吸器通常由合成材料、橡胶或硅胶制成,更加耐用,经过专门设计可重复使用,可以反复清洗、消毒并重新投入使用。过滤器作为配件,通常类型众多,可在不同型号呼吸器间更换使用。

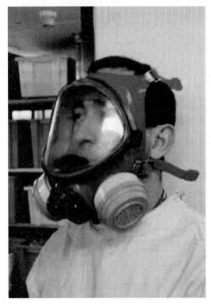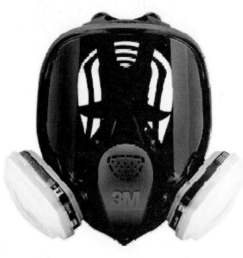

图 7-3-5　全面型呼吸器

3. 电动送风呼吸器

电动送风呼吸器(图 7-3-6)与自吸过滤式呼吸器的最大区别在于,电动送风呼吸器依靠随身携带的电池驱动电机,给使用者连续不断地提供过滤后的洁净空气,解决了呼吸阻力大的问题,并能保证连续工作至少 8 h。

由于送风量大,使用者在呼吸过程中面罩内可以始终维持一定的正压,所以通常电动送风呼吸器属于正压式呼吸器。大流量送风使电动送风呼吸器不仅可以使用传统的全面罩,还可以使用不需要和脸部紧密配合的松配合型头面罩,如轻而软、视野宽大的头罩,在医院环境非常适用;具有安全帽和打磨面屏功能的硬头盔和焊接专用头盔,在工业领域应用较多;使用特殊材料制作的呼吸器还可以用于突发事件的应急防护等。

这些多样的设计大大扩展了呼吸器的防护功能,使电动送风呼吸器具有防护头面部、颈部皮肤等综合性防护功能。

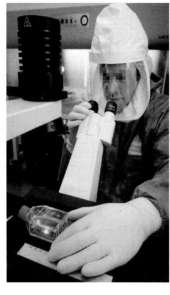
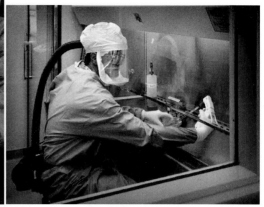

图 7-3-6　电动送风呼吸器

4. 长管呼吸器

长管呼吸器(图 7-3-7)是一类隔绝式呼吸器,通过一根长管将作业环境以外的洁净空气送到使用者的呼吸头面罩内,适合作业场所存在各类空气污染物的环境。

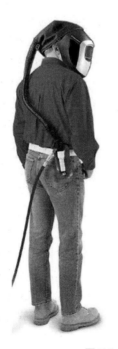
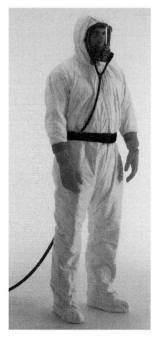

图 7-3-7　长管呼吸器

长管呼吸器利用高压空气源,可以连续不断地给使用者提供大流量的空气,是一类正压式呼吸器。与电动送风呼吸器类似,长管呼吸器的面罩除了有密合型全面罩或半面罩外,也有很多根据作业中防护需求设计的软头罩或硬头盔。如焊接面屏、打磨头盔、喷砂防护头盔、喷漆头罩,或粉尘、化学品作业时使用的其他防护头罩等。

利用高压空气源,3M 长管呼吸器可以对送风空气温度进行调节,可升高或降低 10℃,适合高温或寒冷的作业环境。

（三）呼吸防护用品的适用性

各类过滤式呼吸防护用品的防护等级不同,GB/T 18664—2002 对各类呼吸器规定了指定防护因数(assigned protection factor,APF)。指定防护因数是指一种或一类功能适宜的呼吸防护用品,在适合使用者佩戴且正确使用的前提下,预期能将空气污染物浓度减低的倍数。APF=10 的防尘半面罩可将粉尘浓度降低至原来的 1/10。若作业场所粉尘浓度是卫生标准的 5 倍,适用防尘半面罩;若作业场所粉尘浓度是卫生标准的 12 倍,使用防尘半面罩后吸入粉尘浓度为超出卫生标准的 1.2 倍,此种作业环境不适宜用防尘半面罩。半面罩 APF=10,全面罩 APF=100,长管呼吸器 APF=1000。选择呼吸器时不仅要了解呼吸器的防护级别,还要了解作业现场污染物的危害水平。

呼吸防护用品的有效性主要体现在两个方面:提供洁净呼吸空气的能力,隔绝面罩内洁净空气和面罩外部污染空气的能力,后者主要依靠防护面罩与使用者面部的密合性来实现。判断密合性的有效方法是适合性检验。适合性检验是检验某类密合型面罩对具体使用者脸型适合程度的方法。GB/T 18664—2002 附录 E 中介绍了多种适合性检验方法。每种适合性检验都有适用性和局限性。一般定性适合性检验仅适用于半面罩,或防护有害物浓度不超过 10 倍接触限值的环境。定量适合性检验适用于各类面罩。由于不需要密合,开放型面罩或送风头罩的使用不需要做适合性检验。口罩或面罩的设计并不能确保适合每个人的脸型,如果所佩戴的口罩/面罩不能保证与脸密合,颗粒物将会在泄漏处进入口罩/面罩内,气流将从阻力最低的泄漏处进入呼吸区,使呼吸防护失效。为避免选择的密合型面罩在使用过程中因不适合使用者而引起泄漏,初次佩戴一种型号的口罩或全面罩时,必须进行适合性检验,并在以后的每年至少检验一次。定性适合性检验的原理是利用人对某些有味道的物质的感觉,如甜味、苦味或刺激性,用发生器将测试试剂分散在空气中(例如用喷雾器将测试液分散成气溶胶),检验受试者在佩戴面罩前后对这些物质的主观感觉,对适合性做定性的评价。适合性检验,帮助确定哪种口罩或面罩最适合具体使用者使用,同时也起到培训作用,可帮助使用者了解面罩的佩戴与调节方法。适合性检验是验证口罩和使用者脸型是否适合的唯一方法。定性适合性检验的方法:不戴面罩时,用低浓度敏感试剂测试受试者的敏感度,受试者必须伸出舌头感觉(鼻子闻不到,只靠舌头感觉),如果无法感觉到,证明受试者不适合用该检测试剂,应调换另一种试剂(如甜味试剂)。确定敏感度后,戴上面罩,完成气密性检查。用 100 倍高浓度的检测试剂测试(受试者在面罩内仍然要伸出舌头感觉)。带上一个头罩,防止气溶胶浓度降低,气溶胶通过面罩上的小孔定时喷入，便于维持其浓度水平。受试者按要求做一系列的动作，模仿实际工作中的典型情况，每个动作持续 1 min，包括正常呼吸、深呼吸、上下抬头、左右摇头、大声说话。受试者如果尝到检测试剂的味道，说明面罩存在泄漏，停止测试。允许受试者重新调整面罩，再重新测试一次。如果始终不能通过检验，说明受试者不适合这款面罩，需要更换另一型号的面罩。

四、医用防护服

若某呼吸道传染病为甲类传染病或按甲类传染病管理，或者接触经空气传播或飞沫传播的传染病患者，可能受到患者体液、分泌物、排泄物喷溅时，或者未知病原体造成大范围感染时，应穿着医用防护服。

医用防护服为医务人员在工作时接触具有潜在感染性的患者体液、分泌物及空气中的颗粒物等提供阻隔、防护作用。应根据传染病的传播途径和接触风险选择具有一定的液体阻断性能、干湿态阻菌性能等的医用防护服。

通常医用防护服由上衣、裤子、帽了等组成，设计成适宜的尺寸和形状，设计的尺寸和形状以及组合方式以有效阻断有害物侵入为准，可以是连身式结构，也可是分体式结构。防护服的结构应合理，便于穿脱，结合部位严密。

医用一次性防护服不可以消毒后重复使用，《医用一次性防护服技术要求》（GB 19082—2009）明确指出，医用一次性防护服分为非无菌和无菌；但用于手术操作和重症隔离救治的医用一次性防护服要求无菌。《国家卫生健康委办公厅关于进一步加强疫情期间医用防护服严格分级分区使用管理的通知》（国卫办医函〔2020〕118 号）指出，无特殊情况，符合国标（GB 19082—2009）的一次性无菌医用防护服，以及在境外上市符合日标、美标、欧标等标准的一次性无菌医用防护服，仅用于隔离重症监护病区（房）等有严格微生物指标控制的场所；隔离留观病区（房）、隔离病区（房）仅使用在境外上市符合日标、美标、欧标等标准的医用防护服。经环氧乙烷灭菌的防护服需时间解析，辐照灭菌后可直接使用。

第四节　肠道及其他接触传播传染病的个体防护技术与装备

肠道传染病是指病原体经口侵入肠道并能由粪便排出病原体的传染病，包括霍乱、细菌性痢疾、伤寒、副伤寒、病毒性肝炎、脊髓灰质炎、细菌性食物中毒、阿米巴病以及蛔虫病、蛲虫病等，原始寄生部位在肠道及附属腺。大肠和小肠是人体消化道的一部分。我们日常的饮用水及食物，如果被病原体所污染，这些被污染的水和食物，经过口腔进入肠道，病原体就会在肠道内繁殖且散发毒素，破坏肠黏膜组织，引起肠道功能紊乱，严重影响身体健康。人体一旦被传染，病原体经粪便排出体外，将再次污染他人。大多数肠道传染病的病变部位即为病原体在体内的寄生部位,但脊髓灰质炎的病变部位为中枢神经系统。患者和携带者是肠道传染病主要的传染源,所有肠道传染病患者的粪便都含有大量病原体。病原体随患者或携带者排出的粪便污染环境后,经水、食物、手及苍蝇、蟑螂等媒介由口而入引起感染。发病相应地以气温较高的夏、秋两季为多。人群对肠道传染病普遍易感,但脊髓灰质炎、细菌性痢疾等多见于儿童。肠道传染病的发病率在所有传染病中位居前列,在一定条件下,如水源或食物被污染时易出现暴发性流行病,如甲型肝炎等。预防肠道传染病的发生,应注重环境卫生(水源、粪便)、饮食卫生和个人卫生;提倡分食制;及早发现、隔离患者;同时进行必要的预防接种。

接触传播是患者和医务人员之间病原体传播的主要方式之一,病原体通过患者皮肤(黏膜)间的相互接触发生物理转移,或通过医务人员的手接触患者而在患者间转移。转移的过程可以是直接的(皮肤—皮肤)或间接的(通过污染的物体表面)。通过手或手套、诊疗装备表面、工作服等进行传播。接触传播传染病主要通过接触隔离控制。接触隔离的主要方式包括使用隔离病房;正确实施手卫生和戴手套;预期与患者有实际接触,或与污染环境表面接触,或护理的患者有便失禁(如腹泻),或与感染创面的渗出物接触时,穿隔离衣;限制患者活动范围;随时消毒和终末消毒。

一、手套

医务人员戴手套,可以预防患者身体上的病原体传染给医务人员,防止医务人员把手上的菌群转移给患者,同时防止环境中的病原体在人群中传播。防护手套有多种,购买和使用应符合以下国家标准:《一次性使用医用橡胶检查手套》(GB 10213—2006)《一次性使用聚氯乙烯医用检查手套》(GB 24786—2009)《一次性使用非灭菌橡胶外科手套》(GB/T 24787—2009)。无菌手套应符合《一次性使用灭菌橡胶外科手套》(GB 7543—2006)的要求。

医务人员在进行诊疗、救援、终末消毒时应根据场景、风险选择合适的手套。当需要无菌操作、接触破损皮肤黏膜时应选择无菌手套,如手术、内镜操作、口腔诊疗操作等。当可能接触污染物或污染物表面时,选择清洁手套即可。当进行终末消毒时,可选择橡胶手套或丁腈手套;中央供应室需要配置具有防烫、防针刺、防过氧化氢刺激等性能的专业防护手套。

二、隔离衣

隔离衣的作用是预防医务人员受到患者血液、分泌物等的污染,同时预防患者间发生感染和特殊易感患者受到感染。隔离衣起到双向保护作用,既可起到接触隔离和飞沫隔离的作用,保护医务人员,也可对所接触的免疫力低下患者起到保护作用。

下列几种情况应穿着隔离衣:①当接触经接触传播的感染性疾病患者(如传染病患

者、多重耐药菌感染患者等)时;②对实行保护性隔离的患者(如大面积烧伤患者、骨髓移植患者等)进行诊疗、护理操作时;③可能受到患者血液、分泌物、排泄物喷溅时。

传统棉质隔离衣,穿着不便,不防水不阻菌,隔离性能差,清洗、消毒成本高。应选择防水阻菌、透气轻薄的隔离衣。隔离衣通常为后开口,能遮盖住全部衣服和外露皮肤。部分新款隔离衣的外观与医用防护服并无差异,为连体式带帽正向开口,其与医用防护服的主要差别体现在接缝处。医用防护服要求接缝处与整体材料一致。所有接缝处必须贴胶条防液体喷溅,防飞沫和气溶胶传播。部分新款隔离衣只强调关键防护区域接缝处有防水阻菌的性能。

三、医用防护服

应根据诊疗、救援工作的需要,选用隔离衣或防护服。如埃博拉出血热等经接触传播的严重传染病应选择医用防护服或更高等级防护服。医用防护服使用方法参照呼吸道传染病医用防护服的使用方法。

四、其他接触隔离防护产品

防水鞋:西非埃博拉出血热疫情防控时,常规穿长筒雨靴;经清洗消毒后,靴子不必在PPE脱卸区脱卸,可穿至当日工作结束。

防水鞋套或靴套:医用防护鞋套应符合《一次性使用医用防护鞋套》(YY/T 1633—2019)要求,医院及疾控等防疫工作人员在室内接触血液、分泌物、排泄物、呕吐物等具有潜在感染性污染物时使用。

第五节　病媒生物传染病的个体防护技术与装备

长久以来,经昆虫和其他动物病媒传播的传染病一直与人类的严重疾病和死亡联系在一起。从17世纪到20世纪初,传染病对人类造成的危害一直高于其他因素造成的危害总和。20世纪初,人们发现蚊子传播疟疾、黄热病、登革热等疾病,于是很快排干了沼泽和水沟,又用杀虫剂减少了蚊子的数量。人们通过采取措施控制病媒,包括应用各种环境卫生控制措施,以及提高整体卫生状况,使得20世纪上半叶世界大部分地区暂时摆脱主要虫媒传染病的阴影。然而,一段时间后,病媒控制机构日渐萧条,个中原因纷繁复杂。一方面,病媒抗性不断增强;另一方面,随着虫媒传染病似乎不再威胁公众健康,病媒控制机构也就失去了资金来源,从而被自己的成绩阻碍了自身的发展。

目前疟疾在所有虫媒传染病中致死率最高,其病原体疟原虫感染了约3亿人,每年造成100万～300万人死亡,主要集中在撒哈拉以南的非洲地区。如果实施得当,控制蚊媒是一种有效预防蚊媒疾病的方法。随着传播疟疾的按蚊在 20 世纪上半叶大量减少,疟疾发病率也随之下降,在 20 世纪 60 年代末又呈抬头之势。在斯里兰卡,1963 年只上报了 17 例疟疾病例,仅过了 5 年,当发现病例并给予药物治疗的措施取代了控制蚊媒的预防策略之后,却骤然出现了数十万例的疟疾大暴发。无独有偶,20 世纪 70 年代中期,印度也在疟疾疫情得到有效控制后再次出现了成百上千万例的疟疾病例;在非洲,疟疾高发地区近年来感染数量激增,间或出现大规模流行。鼠疫、登革热、黄热病也曾多次暴发,大有死灰复燃之势。

　　鼠疫耶尔森菌的携带者是鼠蚤,它们叮咬动物或人类时会传播鼠疫。中世纪时期,上千万欧洲人死于鼠疫。今天,人体感染后迅速使用抗生素可以对之实行有效控制。1994 年印度苏拉特市的鼠疫暴发是最早一起有文献记载的严重影响全球经济的突发公共卫生事件。公共卫生部门和政府部门对初期病例重视不足,导致全市近 1/4 人口逃离城市,把疾病带到了其他城镇。为了防止疾病进一步扩散造成大流行,世界卫生组织实施了国际卫生监管(IHR)手段,对印度下达了运输和旅游禁令。印度因此而损失 30 亿美元,而全球经济损失几乎是这个数值的两倍。标志着登革热复燃的不仅有登革热暴发,还有另一种更为严重的疾病——登革出血热(DHF)的出现。第二次世界大战带来的东南亚生态环境紊乱导致登革病毒广泛传播,最终酿成了大流行。登革热/登革出血热是目前世界上扩散较快的虫媒传染病之一。

　　2007 年夏,亚洲出现了十年来最严重的登革热暴发。到 2007 年 7 月,在登革热流行即将达到顶峰之际,仅在印度尼西亚就已发生约十万例患者感染和千余例患者死亡。气候情况显然起到了推波助澜的作用:由于持续干旱,居民在家中储水,给蚊虫提供了理想的滋生场所;之后的天气又异常潮湿闷热,导致成蚊肆虐。20 世纪中期,曾与登革热一起在美洲肆虐,被一系列蚊媒控制手段消灭的黄热病卷土重来,人们担心它将首次在亚洲暴发。黄热病病毒已在非洲和南美洲数次造成大流行,它随时可能随着非洲伊蚊再次进入全球的大都市并造成感染。非洲伊蚊同时是传播登革病毒的主要虫媒。病毒的携带者显然是被感染的鸟类(可能还有哺乳动物),加上种类繁多的蚊虫大军。近几十年来,几乎所有的人患虫媒传染病在发病率和发病地域方面都显示出巨大变化。

　　在常见病媒生物中,对现场工作人员有较大威胁的是蚊类、蚤类、白蛉类、蠓类等吸血昆虫,蜱类、螨类等吸血节肢动物以及啮齿动物,这些生物可以传播多种疾病,如鼠疫、肾综合征出血热、疟疾、流行性乙型脑炎、登革热/登革出血热等。此外,被某些生物叮刺吸血还可引起过敏性皮炎。

一、蚊类的个体防护方法和用品

　　驱避剂是最常用的个体防护用品,目前市场上常见的是含避蚊胺(DEET)的驱避剂。外出时使用驱避剂可以避免蚊虫、蠓、蚤、白蛉等的叮咬。

　　第一,在现场工作室或帐篷内使用经药物处理的蚊帐,以减少蚊虫等的侵害。可以用顺式氯氰菊酯、氟氯氰菊酯、溴氰菊酯等浸泡蚊帐。第二,在纱窗上使用含有拟除虫菊酯的涂抹剂,可以阻止有害生物的进入。第三,在现场收集动物样品时,应使用蚊香、电热蚊香片(液)等驱蚊灭蚊,或使用杀虫剂,如含有拟除虫菊酯的气雾剂、悬浮剂、可湿性粉剂、微乳剂等,进行空间喷洒或滞留喷洒,以减少有害生物对现场工作人员的攻击机会。第四,穿较宽松的长衫、长裤,避免穿凉鞋,以减少皮肤外露。第五,在有大量蚊虫等飞虫活动的空间,应使用驱避剂或杀虫剂处理过的防蚊纱罩,以保护现场工作人员的头部和颈部。

二、蚤类、蜱螨类的个体防护方法和用品

在与啮齿类、家养或野生哺乳动物接触或样品采集时,应把捕获的小型动物放置在鼠布袋中,用乙醚麻醉,使其体外寄生虫死亡后,再进行操作,并在操作现场地面使用含有氟氯氰菊酯或溴氰菊酯等具有高效致死作用的杀虫气雾剂或滞留喷洒剂,以杀死病媒生物。

在蚤类、蜱螨类滋生地及活动场所附近开展工作时,将驱避剂涂抹于皮肤的暴露部位或外衣上。工作人员在开展蚤、蜱、螨传播疾病相关的现场工作时,应穿防护服、防蚤袜,以有效防止媒介生物的攻击。

在处理鼠疫等疫情时,工作人员应避开蚤、蜱、螨的活动区,不能在獭洞、鼠洞等鼠类活动频繁的区域坐、卧或长期停留,不能在没有防护用品时接近自毙鼠,以免受到感染病原体的蚤类叮咬。

防蚤袜是防止跳蚤叮咬、预防鼠疫的一种足部防护用品,通常由白棉布或其他材质缝制,袜腰扎带,袜口扎带,有的具有防滑胶底,以方便工作人员作业时穿戴。通常袜高50～60 cm。

第六节 防护用品的穿脱及注意事项

一、穿脱方法

(一)医用外科口罩

1.佩戴方法

首先检查口罩有效期及外包装有无破损,然后实施手卫生,打开外包装,用口罩罩住口、鼻及下颌。将口罩下方头带系于颈后,上方头带系于头顶中部。将双手指尖放在金属鼻夹部,从中间位置开始,用手指向内按压,并逐步向两侧移动,根据鼻梁形状塑造鼻夹,调整系带松紧使口罩紧密贴合面部。

2.脱医用外科口罩方法

首先实施手卫生,不要接触口罩外表面,从颈后解开下方头带,再从头顶中部解开上

方头带,用手捏住头带投入医疗废物桶中,做好手卫生。

（二）医用防护口罩

1.医用防护口罩佩戴方法

（1）检查口罩有效期及外包装有无破损。

（2）做好手卫生,打开外包装,单手托住口罩,使鼻夹位于指尖,让头带自然垂下。

（3）使鼻夹朝上,用口罩拖住下巴,将下方头带拉过头顶,放在颈后耳朵以下的位置。

（4）将上方头带拉过头顶,放在脑后较高的位置。

（5）将双手放在金属鼻夹顶部,用双手一边向内按压,一边向两侧移动,塑造鼻夹形状,不要用单手操作,单手捏鼻夹会造成密合不当,降低口罩防护效果。

（6）进行气密性检查,完成佩戴。

2.脱医用防护口罩方法

（1）做好手卫生,不要触及口罩。

（2）用手慢慢地将颈部的下方头带从脑后拉过头顶。

（3）拉上方头带,摘除口罩,不要触及口罩。

（4）用手捏住头带投入医疗废物桶中,做好手卫生。

（三）医用防护服

1.医用防护服穿着方法

（1）做好手卫生,检查防护服的完好性,应大小合适。

（2）穿上防护服。戴上帽子拉上拉链,贴上门襟胶条。

（3）做抬手、抬腿、下蹲、弯腰等动作,以检查防护服是否合身,是否妨碍作业。如果防护服肥大不合体,做下蹲起立的动作会很危险。特别是臀部和裤腿位置肥大时,下蹲后防护服内气体大量外排,从后颈处往面部排,下颌位置会有明显气体外冲。病毒颗粒可能会在起立吸气时进入防护服内,引起感染。

2.医用防护服脱除方法

（1）做好手卫生,揭开门襟胶条。

（2）从上向下拉开防护服拉链。

（3）双手抓住颈侧部位向上拉,低头的同时双手向后翻,这样可以摘下帽子并脱出双肩。

（4）双手从袖中抽出,之后就能顺利地将防护服及鞋套完全脱下（在这个过程中注意内裹外原则,避免双手与防护服外表面接触）。

（四）隔离衣

1.穿隔离衣方法

（1）右手提衣领,左手伸入袖内,右手将衣领向上拉,露出左手。换左手持衣领,右手伸入袖内,露出右手,勿触及面部。

（2）两手持衣领,由衣领中央顺着边缘向后系好颈带。

（3）再扎好袖口。

（4）将隔离衣一边（约在腰下 5 cm）渐向前拉，见到边缘捏住。

（5）同法捏住另一侧边缘。

（6）双手在背后将衣边对齐。向一侧折叠，一手按住折叠处，另一手将腰带拉至背后折叠处。

（7）将腰带在背后交叉，回到前面将腰带系好。

2. 脱隔离衣方法

（1）解开腰带，在前面打一活结。解开袖带，塞入袖祥内，充分暴露双手，进行手消毒。

（2）解开颈后带子。

（3）右手伸入左手腕部袖内，拉下袖子过手。用遮盖着的左手握住右手隔离衣袖子的外面，拉下右侧袖子。

（4）双手转换，逐渐从袖管中退出，脱下隔离衣。

（5）左手握住领子，右手将隔离衣两边对齐，污染面向外悬挂在污染区；如果悬挂在污染区外，则污染面向里。

（6）不再使用时，将脱下的隔离衣污染面向内，卷成包裹状，丢至医疗废物容器内或放入收集袋中。

（五）乳胶手套

1. 戴乳胶手套

（1）打开手套包，一手掀起口袋的开口处，另一手捏住手套翻折部分（手套内面）取出手套，对准五指戴上。

（2）掀起另一只袋口，以戴着无菌手套的手指插入另一只手套的翻边面，将手套戴好。然后将手套的翻转处套在工作衣袖外面。

2. 脱乳胶手套

（1）用戴着手套的手捏住另一只手套污染面的边缘将手套脱下。

（2）戴着手套的手握住脱下的手套，用脱下手套的手捏住另一只手套清洁面（内面）的边缘，将手套脱下。

穿戴个体防护用品没有固定顺序，与防护用品的结构类型和个人穿戴习惯有关。每所医院可根据配置的个体防护用品类型制订穿戴模式，必须保证脱卸时不会发生污染导致暴露风险，必须做到防护口罩应在相对安全区域最后脱卸。

医务人员必须掌握每种个体防护用品的防护效果和使用方法，并结合自身的诊疗操作风险，按照标准预防以及接触隔离、飞沫隔离、空气隔离原则，选择合适的个体防护用品进行有效防护，从容应对各种诊疗操作，保护自身免受感染。

我们也要避免因过度谨慎导致的过度防护，过度防护不仅会降低医务人员的防护效果，还会严重影响人体适应性和操作性，反而增加感染风险。

（1）穿戴个体防护用品基本顺序。

①清洁区进入潜在污染区：做好手卫生→戴相应口罩（戴常规外科口罩，空气隔离时需戴医用防护口罩）→戴帽子→根据需要选穿相应防护服→进入潜在污染区（医护治疗区）。有手部皮肤破损的需戴乳胶手套进行保护。

②潜在污染区进入病房缓冲间：按操作风险增加防护面罩/面屏、隔离衣→戴防护手套→穿鞋套（如需）→进入污染区（病房）。

③烈性传染病防护时可能需增加穿戴电动空气净化呼吸器（PAPR）系统、防水围裙、外层手套等。

（2）脱卸个体防护用品基本顺序。

①收治病房的缓冲间：摘外层手套，做好手卫生，消毒双手→摘防护面罩/面屏→手卫生后脱防水围裙或隔离衣（如有）→手卫生后脱外层鞋套（如有）→洗手和（或）手消毒→进入医护走廊。

②医护走廊缓冲间：洗手或手消毒；脱去防护服；进入医护治疗区（潜在污染区）。

③进入清洁区：洗手和（或）手消毒→脱工作服→摘帽子→摘口罩→洗手和（或）手消毒→沐浴、更衣→进入清洁区就餐、休息。

二、注意事项

穿脱防护用品的场所应配置全身镜，设置明显的标识和提示语，配置足够的、合适的消毒液、消毒湿巾、手消毒剂以及必要的消毒设施，有足够的空间穿脱个体防护用品，配备容易清洗和消毒的座椅，配备防护用品储存柜。脱卸地点需配置合格的收集感染性医疗废物、可复用物品的收集袋和转运箱，必要时还应有放置电动送风头罩动力装置的工作台等。

从清洁区进入潜在污染区前穿戴个体防护用品的场所应连接更衣间；进入隔离病房的医务人员根据需要在病房缓冲间加穿外层防护用品。医务人员从污染区回到潜在污染区需在病房缓冲间脱卸外层污染防护用品，避免外层污染防护用品（外层手套、外层隔离衣、鞋套等）对潜在污染区的污染。

医务人员从潜在污染区回到清洁区的脱卸场所需配置排风系统，不能使用排风扇，也避免使用壁挂、柜式和移动式空气消毒机，避免造成气流混乱和扬尘而增加感染风险；最后脱卸防护口罩的区域最好与脱卸其他防护用品的区域分开，避免脱卸时的扬尘和气溶胶可能导致的感染风险；脱卸防护口罩后应直接进入淋浴间。

如果场地受限没有淋浴设施，要考虑建立医务人员返回时的去污染方法。

第七节 其他重点传染病的个体防护技术与装备

一、严重急性呼吸综合征(SARS)

严重急性呼吸综合征(severe acute respiratory syndrome,SARS),又称传染性非典型肺炎,是一种由 SARS 病毒引起的呼吸系统传染性疾病,以发热、头痛、肌肉酸痛、乏力、干咳少痰等为主要临床表现,严重者可出现呼吸窘迫。本病具有较强的传染性,在家庭和医院有显著的聚集现象。首发病例,也是全球首例于 2002 年 11 月出现在广东佛山,并迅速形成流行态势。目前已知患者是本病的主要传染源。在潜伏期即有传染性,症状期传染性最强,极少数患者刚有症状时即有传染性,少数"超级传播者"可感染数人至数十人。在恢复期,患者粪便中仍可检出病毒,此时有无传染性,仍待研究。在共同暴露人群中,部分人不发病。SARS 的传播途径,主要是密切接触传播、近距离飞沫传播,也可能存在气溶胶传播。气溶胶传播,即通过空气污染物气溶胶颗粒这一载体在空气中传播,是经空气传播的另一种方式。医务人员的防护采取分级防护原则。

(1)一级防护:

①适用于发热门(急)诊的医务人员。

②穿工作服、隔离衣,戴工作帽和 12 层以上棉纱口罩。

③每次接触患者后立即进行手清洗和消毒。手消毒用 0.3%～0.5%碘伏消毒液或快速手消毒剂(洗必泰、新洁尔灭、75%酒精等)揉搓 1～3 min。

(2)二级防护:

①适用于进入隔离留观室和专门病区的医务人员,接触患者留样标本,处理其分泌物、排泄物、使用过的物品,转运患者等医务人员和司机。

②进入隔离留观室和专门病区必须戴 12 层以上棉纱口罩,每 4 h 更换 1 次或感觉潮湿时更换;穿工作服、隔离衣、鞋套,戴手套、工作帽。

③每次接触患者后立即进行手清洗和消毒。手消毒用 0.3%～0.5%碘伏消毒液或快速手消毒剂(洗必泰、新洁尔灭、75%酒精等)揉搓 1～3 min。

④对患者实施近距离操作时,戴防护眼罩。

⑤注意呼吸道及黏膜防护。

(3)三级防护:

①适用于为患者实施吸痰、气管切开和气管插管等操作的医务人员。

②除二级防护外,还应当加戴全面型呼吸器。

③转运患者的医务人员和司机的消毒隔离防护按照《卫生部办公厅关于做好传染性非典型肺炎病人和疑似病人转运工作的通知》的有关规定执行。

二、埃博拉出血热

埃博拉出血热是一种严重且致命的人类疾病,病死率高达 90%。它是世界上较凶猛的疾病之一。其传播途径是直接接触受感染的动物或人的体液和组织。病情严重的患者需要获得重症支持治疗。疫情期间,与患者或死者有密切接触的卫生工作者、家人等面临较高的感染风险。

埃博拉出血热疫情可以摧毁家庭和社区,但可以通过在诊所、医院或家中采用推荐的防护措施控制感染。

(一)个体防护措施

接触或可能接触埃博拉出血热留观、疑似或确诊病例及其污染环境的所有人员均应做好个体防护,具体措施如下。

(1)手卫生:所有人员在日常工作中均应加强手卫生。进入污染区域戴手套和穿个体防护装备前,对患者进行无菌操作前,有可能接触患者体液及其污染物品之后,离开污染区域、脱去个体防护装备后均应做好手卫生。

(2)手部防护:进入污染区域、进行诊疗活动和实验室操作前,需佩戴至少一层一次性使用医用橡胶检查手套(以下简称一次性手套),搬运有症状患者和尸体、进行环境清洁消毒或医疗废物处理时,加戴长袖橡胶手套,在接触不同患者、手套污染严重或手套破损时,应及时更换并做好手卫生。

(3)面部和呼吸道防护:进入污染区域前,至少佩戴医用外科口罩。与患者近距离(1m以内)接触,或进行可能产生气溶胶、液体喷溅的操作时,呼吸道有被患者血液、分泌物、排泄物及气溶胶等污染的风险,应戴 N95 级别或 N95 级别以上的医用防护口罩,每次佩戴前应做气密性检查;面部有被患者血液、分泌物、排泄物及气溶胶等污染的风险时,应戴防护眼罩或防护面屏。

(4)皮肤防护:预计会接触患者血液、分泌物、排泄物及气溶胶飞沫等时需穿医用一次性防护服,在接触大量血液、呕吐物、排泄物等时应加穿防水围裙。

(5)足部防护:进入污染区域前,穿覆盖足部的密闭式防穿刺鞋(以下简称工作鞋)和一次性防水靴套,若环境中有大量血液、呕吐物、排泄物等时应穿长筒胶靴。

(二)不同暴露风险等级时的防护措施

根据可能的暴露风险等级,采取相应的防护措施。

(1)低风险:预计不会直接接触患者或患者的血液、呕吐物、排泄物及其污染物品等的人员,做好标准预防措施。

①适用对象:污染区域外的一般医务人员或其他辅助人员,或在患者转运、诊疗、流调过程中预计不会接触患者或患者的血液、排泄物及其污染物品等的工作人员,如密切接触者流调人员、司机、翻译和引导员等。

②防护装备：工作服、工作鞋、一次性工作帽和一次性医用外科口罩。

（2）中风险：直接接触患者或可能接触患者少量血液、呕吐物、排泄物及其污染物品等的人员，采用加强防护措施。

①防护对象：对患者进行一般性诊疗操作的医务人员，近距离（1 m 以内）接触患者的流调人员，标本采集人员，实验室检测人员，清洁消毒人员，转运患者的医务人员。

②防护装备：一次性工作帽、防护眼罩或医用防护面屏、医用防护口罩（N95 级别及以上）、医用一次性防护服、一次性手套、工作鞋、一次性防水靴套。

（3）高风险：可能接触患者大量血液、呕吐物、排泄物等，实施侵入性操作或易产生大量气溶胶操作的医务人员，采取严密防护措施。

①防护对象：进行气管切开、气管插管、吸痰等操作的医务人员，进行尸体解剖的人员，搬运患者或尸体的人员，实验室离心操作人员，进行大量血液、排泄物、分泌物或污染物品等操作的医务人员和清洁消毒人员。

②防护装备：一次性工作帽、医用防护面屏、医用防护口罩（N95 级别及以上）、医用一次性防护服、一次性手套、长袖橡胶手套、工作鞋、一次性防水靴套、长筒胶靴、防水围裙等，戴全面型自吸过滤式呼吸器或电动送风呼吸器。

（三）个体防护装备选用及穿脱顺序

1. 留观、疑似和确诊病例转运人员

（1）防护装备：一次性工作帽、一次性手套、防护眼罩或医用防护面屏、医用防护口罩（N95 级别及以上）、医用一次性防护服、工作鞋、一次性防水靴套。如需要搬运患者，建议戴长袖橡胶手套和穿防水围裙。如环境中有大量血液、呕吐物、排泄物等，改穿长筒胶靴。

（2）穿戴顺序：

步骤 1：更换个人衣物。

步骤 2：戴一次性工作帽。

步骤 3：戴医用防护口罩（N95 级别及以上）。

步骤 4：戴防护眼罩。

步骤 5：做好手卫生。

步骤 6：戴一次性手套。

步骤 7：穿医用一次性防护服（如使用医用防护面屏，则戴在医用一次性防护服外）。

步骤 8：穿工作鞋和一次性防水靴套或长筒胶靴。

步骤 9：戴长袖橡胶手套。

（3）脱摘顺序：

步骤 1：将外层长袖橡胶手套更换为一次性手套。

步骤 2：脱防水围裙（如穿戴）。

步骤 3：脱一次性防水靴套（如穿长筒胶靴，则先脱长筒胶靴，更换为工作鞋）。

步骤 4：脱医用一次性防护服（如使用防护面屏，则先行摘掉）。

步骤5:脱外层一次性手套。

步骤6:消毒内层一次性手套。

步骤7:摘防护眼罩。

步骤8:摘医用防护口罩(N95级别及以上)。

步骤9:摘一次性工作帽。

步骤10:脱内层一次性手套,做好手卫生。

步骤11:换回个人衣物。

2.尸体处理人员

(1)防护装备:一次性工作帽、一次性手套和长袖橡胶手套、全面型自吸过滤式呼吸器或电动送风呼吸器、医用一次性防护服(或化学防护服)和防水围裙、长筒胶靴。当工作时间较长或较耗体力时,建议选用电动送风呼吸器。

(2)穿戴顺序:

步骤1:更换个人衣物。

步骤2:戴一次性工作帽。

步骤3:戴全面型自吸过滤式呼吸器。

步骤4:做好手卫生后戴一次性手套。

步骤5:穿医用一次性防护服(或化学防护服)和防水围裙。

步骤6:戴电动送风呼吸器(若选择电动送风呼吸器,则省略步骤3)。

步骤7:穿长筒胶靴。

步骤8:戴长袖橡胶手套。

(3)脱摘顺序:

步骤1:将外层长袖橡胶手套更换为一次性手套。

步骤2:脱防水围裙。

步骤3:脱长筒胶靴,更换为工作鞋。

步骤4:摘电动送风呼吸器(如穿戴)。

步骤5:脱医用一次性防护服或化学防护服。

步骤6:脱外层一次性手套。

步骤7:消毒内层一次性手套。

步骤8:摘全面型自吸过滤式呼吸器(若选择全面型自吸过滤式呼吸器,则省略步骤4)。

步骤9:摘一次性工作帽。

步骤10:脱内层一次性手套,做好手卫生。

步骤11:换回个人衣物。

3.环境清洁消毒人员

当环境中存在大量患者血液、呕吐物、排泄物及其污染物品等时,环境清洁消毒人员的个体防护参见尸体处理人员。当使用全面型自吸过滤式呼吸器或电动送风呼吸器时,根据消毒剂种类选配尘毒组合的滤毒盒或滤毒罐。其他污染环境的清洁消毒人员的个体防护参照隔离病房工作人员。

4. 隔离病房工作人员

（1）防护装备：一次性工作帽、一次性手套、防护眼罩或医用防护面屏、医用防护口罩（N95级别及以上）、医用一次性防护服、工作鞋、一次性防水靴套。若环境中有大量血液、呕吐物、排泄物等，则加穿防水围裙、长筒胶靴；若进行产生大量气溶胶的操作（如引起咳嗽或产生气溶胶的支气管镜检、气管插管、气道抽吸，使用呼吸面罩进行正压通气等），宜佩戴全面型自吸过滤式呼吸器或电动送风呼吸器等。

（2）穿戴顺序：

步骤1：更换个人衣物。

步骤2：戴一次性工作帽。

步骤3：戴医用防护口罩（N95级别及以上）。

步骤4：戴防护眼罩。

步骤5：做好手卫生后戴一次性手套。

步骤6：穿医用一次性防护服（如使用医用防护面屏，则戴在防护服外）。

步骤7：穿工作鞋、一次性防水靴套。

步骤8：戴外层一次性手套。

（3）脱摘顺序：

步骤1：更换外层一次性手套。

步骤2：脱一次性防水靴套。

步骤3：脱医用一次性防护服（如使用医用防护面屏，则先行摘掉）。

步骤4：脱外层一次性手套。

步骤5：消毒内层一次性手套。

步骤6：摘防护眼罩。

步骤7：摘医用防护口罩（N95级别及以上）。

步骤8：摘一次性工作帽。

步骤9：脱内层一次性手套，做好手卫生。

步骤10：换回个人衣物。

5. 标本采集人员

（1）防护装备：一次性工作帽、一次性手套、防护眼罩或医用防护面屏、医用防护口罩（N95级别及以上）、医用一次性防护服、工作鞋、一次性防水靴套。必要时，可加穿防水围裙、戴全面型自吸过滤式呼吸器等。

（2）穿戴顺序：

步骤1：更换个人衣物。

步骤2：戴一次性工作帽。

步骤3：戴医用防护口罩（N95级别及以上）或全面型自吸过滤式呼吸器。

步骤 4:戴防护眼罩(如选择全面型自吸过滤式呼吸器,则无须佩戴)。

步骤 5:做好手卫生。

步骤 6:戴一次性手套。

步骤 7:穿医用一次性防护服(如使用医用防护面屏,则戴在防护服外;必要时,可加穿防水围裙)。

步骤 8:穿工作鞋、一次性防水靴套。

步骤 9:戴外层一次性手套。

(3)脱摘顺序:

步骤 1:更换外层一次性手套。

步骤 2:脱一次性防水靴套。

步骤 3:脱医用一次性防护服(如使用医用防护面屏,则先行摘掉)。

步骤 4:脱外层一次性手套。

步骤 5:消毒内层一次性手套。

步骤 6:摘防护眼罩。

步骤 7:摘医用防护口罩(N95 级别及以上)或全面型自吸过滤式呼吸器。

步骤 8:摘一次性工作帽。

步骤 9:脱内层一次性手套,做好手卫生。

步骤 10:换回个人衣物。

6. 生物安全实验室工作人员

(1)防护装备:一次性工作帽、医用防护口罩(N95 级别及以上)、防护眼罩或医用防护面屏或电动送风呼吸器、医用一次性防护服、一次性手套、工作鞋、一次性防水靴套。必要时,可加穿防水围裙等。

个体防护装备穿脱应根据本实验室布局和标准操作流程进行。

(2)穿戴顺序:

①进入第一更衣间。

步骤 1:更换个人衣物。

步骤 2:穿里层贴身工作服。

步骤 3:戴一次性工作帽,穿实验室拖鞋。

步骤 4:戴一次性手套。

步骤 5:戴医用防护口罩(N95 级别及以上)。

步骤 6:戴防护眼罩(如使用电动送风呼吸器,则省略)。

步骤 7:穿医用一次性防护服。

步骤 8:戴外层一次性手套。

②进入第二更衣间。

步骤 9:脱去拖鞋,换工作鞋。

步骤 10:穿一次性防水靴套。

③进入缓冲间。

步骤11:戴电动送风呼吸器。

④进入工作区。

(3)脱摘顺序:

①实验结束,完成消毒清场等工作后,按以下程序脱去个体防护装备。

步骤1:在核心区更换外层一次性手套。

②进入缓冲区。

步骤2:摘电动送风呼吸器(如未使用电动送风呼吸器,则进入下一步)。

步骤3:脱医用一次性防护服及一次性防水靴套。

步骤4:脱外层一次性手套。

③进入第二更衣间。

步骤5:摘防护眼罩。

步骤6:摘医用防护口罩(N95级别及以上)。

步骤7:摘一次性工作帽。

步骤8:脱内层一次性手套。

步骤9:脱里层贴身工作服。

步骤10:脱工作鞋。

步骤11:进入淋浴间淋浴。

④进入第一更衣间更换个人衣物。

7. 流行病学调查人员

对密切接触者调查时采取标准防护,戴一次性工作帽、医用外科口罩,穿工作服,戴一次性手套。对疑似病例或确诊病例调查时的个体防护参见隔离病房工作人员。

(四)个体防护装备使用说明和注意事项

(1)一些技术方案是通用要求,具体使用人员根据实际工作现场条件、实验室布局、具体活动做出风险评估后,可做适当的调整。

(2)使用个体防护装备的人员应熟悉装备的性能,并掌握使用方法,选择大小合适的医用防护服,在经过培训的人员指导和监督下穿脱个体防护装备。进入污染区之前穿戴好个体防护装备,进入清洁区之前小心脱下个体防护装备。脱摘顺序原则上是先脱污染较重和体积较大的物品,后脱呼吸道、眼部等关键防护部位的防护装备。脱摘过程中,避免接触面部等裸露部位皮肤和黏膜。

(3)选用医用防护口罩(N95级别及以上)时,应做适合性检验;每次佩戴医用防护口罩(N95级别及以上)后,应做佩戴气密性检查。

(4)手套应大小合适,在佩戴之前做简易充气检漏检查,确保手套没有破损;手套套在防护服袖口外面;手套、靴套穿戴后都应做好固定,若无固定装置,则用胶带固定,以防脱落。

（5）进行手卫生时，可以使用含酒精的快速手消毒剂，也可以使用皂液和流动水按照六步洗手法正确洗手。当手部有可见的污染物时，一定要用皂液在流动水下洗手。

（6）使用后的一次性防护用品放入医疗废物收集袋，外层消毒后放入新的医疗废物收集袋，按医疗废物处理；或就地高压灭菌后，按医疗废物收集、处理。

（7）防护眼罩或医用防护面屏经有效氯（1000 mg/L）的消毒剂浸泡消毒 30 min 以上，用清水冲洗干净，可重复使用。全面型自吸过滤式呼吸器建议用 0.2% 以上浓度季铵盐类消毒剂或 70% 医用酒精擦拭、喷洒和浸泡消毒 30 min 以上，或参照厂家提供的产品说明书进行消毒。有可见污染物时，应先清洁再消毒，擦拭用物按医疗废物处理。

（8）皮肤被疑似埃博拉出血热患者的体液、分泌物或排泄物污染时，应立即用清水或肥皂水彻底清洗，或用 0.5% 碘伏、75% 酒精擦拭消毒，使用清水或肥皂水彻底清洗；黏膜应用大量清水冲洗。

三、中东呼吸综合征

中东呼吸综合征（MERS）是由一种冠状病毒（MERS-CoV）引起的病毒性呼吸道疾病，于 2012 年在沙特阿拉伯首次被发现。冠状病毒家族庞大，分支较多，可引起普通感冒、严重急性呼吸综合征（SARS）等多种疾病。典型的 MERS 症状包括发热、咳嗽和气短，肺炎症状也较为常见，但不是所有病例都会出现，包括腹泻在内的胃肠道症状也有报道。MERS 报告病例的病死率约为 36%。虽然大部分 MERS 病例由人际传播获得感染，但骆驼可能是 MERS-CoV 的一个主要宿主，也是造成人类感染的动物来源之一。然而，骆驼在病毒传播中的具体作用以及确切的传播途径尚不清楚。若非发生密切接触（例如在未采取有效个体防护的情况下照顾 MERS 患者），MERS-CoV 不会轻易发生人际传播。

医务人员的防护要求具体如下。

（1）医务人员应当按照标准预防和额外预防的原则，根据其传播途径采取飞沫隔离、空气隔离和接触隔离。

（2）医务人员使用的防护用品应当符合国家有关标准。

（3）每次接触患者前后应当严格遵循《医务人员手卫生规范》要求，及时正确进行手卫生。

（4）医务人员进入或离开隔离病房时，应当遵循《医院隔离技术规范》的有关要求，正确穿脱防护用品。

（5）医务人员应当根据导致感染的风险程度采取相应的防护措施。

①接触患者的血液、分泌物、排泄物、呕吐物及污染物品等时应当戴清洁手套，脱手套后洗手。

②可能受到患者血液、分泌物等物质喷溅时，应当戴医用外科口罩或医用防护口罩、护目镜，穿隔离衣。

③对疑似或确诊患者进行气管插管等有创操作时，应当戴医用外科口罩或医用防护

口罩、医用乳胶手套、护目镜、医用防护面屏,穿防渗隔离衣。

④医用外科口罩、医用防护口罩、护目镜、隔离衣等防护用品被血液、分泌物等污染时应当及时更换。

⑤正确穿戴和摘脱防护用品,脱去手套或隔离衣后立即洗手或进行手消毒。

四、人感染高致病性禽流感

人感染高致病性禽流感是由甲型禽流感病毒某些亚型中的一些毒株如 H5N1、H7N7 等引起的人类急性呼吸道传染病。近年来,H5N1 型禽流感病毒在全球蔓延,不断引起人类发病。人们推测这一病毒可能通过基因重配或突变演变为能引起人类流感大流行的病毒,因此成为全球关注的焦点。我国《传染病防治法》将其列为乙类传染病,但实行甲类管理,即一旦发生疫情,采取甲类传染病的预防控制措施。

1. 防护原则

接触或可能接触病禽、死禽或禽流感患者的所有人员都应采取相应的防护措施,具体如下。

(1)应采取防护措施预防禽流感的呼吸道传播、消化道传播和接触传播。

(2)进入被传染源污染或可能被污染的区域时应戴医用防护口罩,防止呼吸道传播。

(3)接触患者、疑似患者,疫区内的病禽、死禽等传染源及其体液、分泌物、排泄物时均应采取防护措施。接触被传染源污染的物品时也应采取防护措施。

(4)既要采取措施预防人感染高致病性禽流感由患者传给医务人员,又要防止其由医务人员传给患者。

(5)应根据暴露的危害程度分别采取基本防护、加强防护和严密防护的方法。

2. 防护方法

(1)基本防护:

①适用对象:医院诊疗工作中所有医务人员,可能接触病禽或患者的人员。

②防护用品:工作服、工作裤、工作鞋、工作帽和医用防护口罩。

(2)加强防护:

①防护对象:进入留观室、病区的人员,进入疫区的人员,其他接触病禽、死禽和患者等传染源及其体液、分泌物、排泄物及其污染物品的人员。

②防护用品:隔离服、医用防护口罩、医用帽子、医用一次性手套或橡胶手套,必要时使用防护眼罩或面罩、鞋套。

(3)严密防护:

①防护对象:宰杀病禽的人员,对禽流感患者进行有创操作或尸体解剖的人员。

②防护用品:在加强防护的基础上增加使用正压面罩或全面型呼吸器。

3. 更换防护用品顺序

根据防护用品的具体情况确定防护用品更换顺序,更换防护用品时以方便更换为原则。工作结束后,更换防护用品原则上是先脱污染较重和体积较大的物品,后脱呼吸道、眼部等关键防护部位的防护用品。一般可按下列顺序穿脱防护用品。

(1)穿戴防护用品顺序:

步骤 1:戴帽子。

步骤 2:穿防护服。

步骤 3:戴口罩。

步骤 4:戴防护眼罩。

步骤 5:穿鞋套或胶鞋。

步骤 6:戴手套,将手套套在防护服袖口外面。

(2)摘脱防护用品顺序:

步骤 1:摘下防护眼罩,放入消毒液中。

步骤 2:解防护服。

步骤 3:摘掉手套,一次性手套应将手套内面朝外,放入黄色塑料袋中,橡胶手套放入消毒液中。

步骤 4:脱掉防护服,将里面朝外,放入污衣袋中。

步骤 5:将手指反掏进帽子,将帽子轻轻摘下,里面朝外,放入黄色塑料袋或污衣袋中。

步骤 6:摘口罩,一只手按住口罩,另一只手将口罩带松开,将摘下的口罩放入黄色塑料袋中,注意双手不接触面部。

步骤 7:脱下鞋套或胶鞋,将鞋套里面朝外,放入黄色塑料袋中,将胶鞋放入消毒液中。

步骤 8:洗手,消毒。

五、人感染 H7N9 禽流感

流感病毒可分为甲(A)、乙(B)、丙(C)三型。其中,甲型流感病毒依据流感病毒血凝素蛋白(HA)的不同可分为 16 种亚型,根据病毒神经氨酸酶蛋白(NA)的不同可分为 9 种亚型,HA 的不同亚型可以与 NA 的不同亚型相互组合形成不同的流感病毒。而禽类特别是水禽是所有这些流感病毒的自然宿主。

以 H7N9 禽流感病毒为例,医务人员的防护原则如下。

(1)医务人员应当按照标准预防的原则,根据其传播途径采取飞沫隔离和接触隔离的防护措施。

(2)医务人员使用的防护用品应当符合国家有关标准。

(3)每次接触患者前后应当严格遵循《医务人员手卫生规范》要求,及时、正确地做好手卫生。

(4)医务人员应当根据导致感染的风险程度采取相应的防护措施。

①接触患者的血液、分泌物、排泄物、呕吐物及其污染物品等时应戴清洁手套,脱手套后洗手。

②可能受到患者血液、分泌物等物质喷溅时,应戴医用外科口罩或者医用防护口罩、护目镜,穿隔离衣。

③对疑似或确诊患者进行气管插管操作时,应戴医用防护口罩、护目镜,穿隔离衣。

④医用外科口罩、医用防护口罩、护目镜、隔离衣等防护用品被患者血液、分泌物等污染时应当及时更换。

⑤正确穿戴和摘脱防护用品,脱去手套或隔离衣后立即洗手或进行手消毒。

⑥处理所有的锐器时应当防止被刺伤。

⑦每例患者使用后的医疗器械、器具应当按照《医疗机构消毒技术规范》的要求进行清洁与消毒。

六、新型冠状病毒肺炎

新型冠状病毒肺炎简称新冠肺炎,是近百年来人类遭遇的影响范围最广的全球性大流行病,是中华人民共和国成立以来发生的传播速度最快、感染范围最广、防控难度最大的一次重大突发公共卫生事件。

1. 个体防护装备及使用

接触或可能接触新冠肺炎病例和无症状感染者、污染物(血液、分泌物、呕吐物和排泄物等)及其污染物品或环境表面的所有人员均应使用个体防护装备,具体如下。

(1)手套:进入污染区域或进行诊疗操作时,根据工作内容,佩戴一次性使用橡胶或丁腈手套,在接触不同患者或手套破损时及时消毒,更换手套并做好手卫生。

(2)医用防护口罩:进入污染区域或进行诊疗操作时,应佩戴医用防护口罩或电动送风过滤式呼吸器,每次佩戴前应做气密性检查,穿戴多个防护用品时,务必确保医用防护口罩最后摘除。

(3)医用防护面屏或护目镜:进入污染区域或进行诊疗操作,面部有被血液、分泌物、排泄物及气溶胶等污染的风险时,应佩戴医用防护面屏或护目镜,重复使用的护目镜每次使用后,及时进行消毒,干燥后备用。

(4)防护服:进入污染区域或进行诊疗操作时,应更换个人衣物并穿工作服(外科刷手服或一次性衣物等),外加防护服。

2. 特定人群个体防护

(1)流行病学调查人员:对密切接触者进行调查时,戴一次性工作帽、医用外科口罩,穿工作服,戴一次性手套,与被调查者保持 1 m 以上距离。对疑似、确诊病例和无症状感染者进行调查时,建议穿工作服、防护服,戴一次性工作帽、一次性手套、KN95/N95 级别及以上颗粒物防护口罩或医用防护口罩、医用防护面屏或护目镜,穿工作鞋或胶靴、防水靴套等。

　　(2)隔离病区及医学观察场所工作人员:建议穿工作服、防护服,戴一次性工作帽、一次性手套、医用防护口罩或电动送风过滤式呼吸器、医用防护面屏或护目镜,穿工作鞋或胶靴、防水靴套等。

　　(3)确诊病例和无症状感染者转运人员:建议穿工作服、防护服,戴一次性工作帽、一次性手套、医用防护口罩或电动送风过滤式呼吸器、医用防护面屏或护目镜,穿工作鞋或胶靴、防水靴套等。

　　(4)尸体处理人员:建议穿工作服、防护服,戴一次性工作帽、一次性手套和长袖加厚橡胶手套、KN95/N95级别及以上颗粒物防护口罩或医用防护口罩或电动送风过滤式呼吸器、医用防护面屏,穿工作鞋或胶靴、防水靴套、防水围裙或防水隔离衣等。

　　(5)环境清洁消毒人员:建议穿工作服、防护服,戴一次性工作帽、一次性手套和长袖加厚橡胶手套、KN95/N95级别及以上颗粒物防护口罩或医用防护口罩或电动送风过滤式呼吸器、医用防护面屏,穿工作鞋或胶靴、防水靴套、防水围裙或防水隔离衣。使用电动送风过滤式呼吸器时,根据消毒剂种类选配尘毒组合的滤毒盒或滤毒罐,做好消毒剂等化学品的防护。

　　(6)标本采集人员:建议穿工作服、防护服,戴一次性工作帽、双层手套、KN95/N95级别及以上颗粒物防护口罩或医用防护口罩或电动送风过滤式呼吸器、医用防护面屏,穿工作鞋或胶靴、防水靴套。必要时,可加穿防水围裙或防水隔离衣。

　　(7)实验室工作人员:建议至少穿工作服、防护服,戴一次性工作帽、双层手套、KN95/N95级别及以上颗粒物防护口罩或医用防护口罩或电动送风过滤式呼吸器、医用防护面屏或护目镜,穿工作鞋或胶靴、防水靴套。必要时,可加穿防水围裙或防水隔离衣。

　　3.防护装备脱卸的注意事项

　　(1)脱卸时尽量少接触污染面。

　　(2)脱下的防护眼罩、长筒胶靴等非一次性使用的物品应直接放入盛有消毒液的容器内浸泡;其余一次性使用的物品应放入黄色医疗废物收集袋中作为医疗废物集中处置。

　　(3)脱卸防护装备的每一步均应进行手消毒,所有防护装备全部脱卸完后再次洗手、进行手消毒。

本章参考文献

[1]　国家卫生和计划生育委员会办公厅.关于印发《人感染 H7N9 禽流感医院感染预防与控制技术指南(2013 年版)》的通知[EB/OL].(2013-04-02)[2021-05-19].http://www.nhc.gov.cn/cms-search/xxgk/getManuscriptXxgk.htm? id=78b2497cfd1c437982fd2ff3ea7b43bb.

[2]　国家卫生计生委.国家卫生计生委关于印发突发急性传染病防治"十三五"规划(2016—2020 年)的通知[EB/OL].(2016-07-15)[2021-05-19].http://www.nhc.

gov. cn/yjb/s3577/201608/0efc0c2e658740de8c3cdcfbb75b7f2f. shtml.

[3] 卫生应急办公室. 关于印发《人感染高致病性禽流感应急预案》的通知[EB/OL]. （2006-07-11）［2021-05-19］. http：//www. nhc. gov. cn/yjb/s3577/200804/ 8896f5410d474261bdbb65db57ab8319. shtml.

第八章　社会安全事件医学救援个体防护技术与装备

第一节　爆 炸 事 件

　　社会安全事件是指重大群体性事件、严重暴力刑事案件、恐怖袭击等严重威胁社会治安秩序和公民生命财产安全,需要采取应急特别措施进行处置的突发事件。社会安全事件,与自然灾害、事故灾难、公共卫生事件同属于突发事件的范畴,具有公共利益性、消极影响的适度性以及事件的紧迫性等共同特征,其自身还独有引发因素的人为性、发生领域的特定性、暴发过程的预谋性等特征。在全球化进程和社会转型的双重背景下,社会问题导致的经济安全事件,参与人数众多、矛盾激化、影响较大的重大群体性事件,以及严重暴力刑事案件等,都属于社会安全事件的范畴。社会安全事件给公民生命财产安全造成严重威胁,不同于其他突发事件,其涉及国家安全、社会安全等敏感问题,已成为相关部门关注的焦点。社会安全事件应根据其与自然灾害、事故灾难、公共卫生事件相同及不同的特征采取有针对性的应急处置,才能有效预防和减少突发事件的发生,控制、减轻和消除其引起的社会危害,保护公民生命财产安全,维护国家安全、公共安全、环境安全和社会秩序。

　　进入 21 世纪以来,尤其是“9·11”事件之后,以各种恐怖爆炸为代表的非传统安全威胁更加严峻,各类突发事件的暴发频率越来越高,危害性也越来越大。突发事件具有很大的危害性,事件发生前的毫无预兆性使得事件发生时人们变得恐惧惊慌,它所带来的不仅是财产的损失和人员的伤亡,还带给人们心理上的恐惧阴影。突发事件具有交叉性和关联性,突发事件在发展蔓延的过程中会引发次生、衍生事件和转变成其他类型事件。突发事件往往会通过多个渠道进行传播,影响社会、民众生活的各个方面。如果能够及时发现突发事件的导火索并妥当处理,就可减少损失甚至避免事件的发生。了解典型事故的演化机制,就能在处理突发事件的过程中有效控制整个突发事件的发展,并且能运用有效的方法减少损失。在事件发生后,根据事件不同的特征采取有针对性的应急处置和医学救援措施,才能有效控制、减轻和消除其引起的严重社会危害。据此,以典型的突发爆炸事件为例,对其发生发展过程进行梳理,探讨突发事件转化机制并给出应对策略;通过对典型突发爆炸事件的研究,分析适用于突发爆炸事件中医学救援的个体防护技术与装备,加强对专业救护人员及伤病人员的有效保护,减少伤亡;并通过对典型案例的介绍分析,普及突发爆炸事件救援中应急与公众防护相关知识,消减基层医务人员、救援防护专业救援队和广大群众的恐慌情绪。

一、典型爆炸事件案例分析

（一）英国曼彻斯特恐怖袭击事件

北京时间 2017 年 5 月 23 日清晨（英国当地时间 5 月 22 日晚），英国曼彻斯特体育场突发剧烈爆炸。当时场馆内正在举办美国歌手爱莉安娜·格兰德的演唱会，演唱会已接近尾声，团队正在谢幕。英国警方表示爆炸发生在体育场的门厅内（图 8-1-1），并没有发生在场馆内部，但由于爆炸发生时演唱会接近尾声，观众正在离场，因此爆炸导致的恐慌引发了踩踏事故，导致现场死伤惨重。

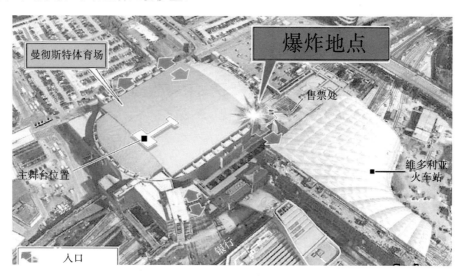

图 8-1-1 曼彻斯特体育场爆炸事件发生位置示意图

爆炸发生之后，曼彻斯特体育场和维多利亚火车站周边地区继续维持高度警戒状态，通往曼彻斯特体育场的几条主干道封闭了一段时间。火车站和地铁站在危险尚未排除期间，一直保持关闭状态。这些措施严重影响了曼彻斯特人的日常生活，人们都陷入恐慌之中。同时，市中心的很多商场关闭，曼彻斯特大学部分停课。此次突发爆炸事件造成社会一定程度的动荡不安，人人自危，严重妨碍了人们正常的工作与生活秩序。

本次事件是由炸弹引发的突发爆炸事件，直至后来演变成为群体踩踏事故。该演变形式符合突发事件演化机制中的转化机制，即一个突发事件由于受到外界因素的影响，导致另一突发事件的发生。突发事件转化机制如图 8-1-2 所示。

袭击者在英国曼彻斯特体育场的门厅内引爆自制的爆炸装置，导致体育场发生剧烈爆炸。由于事发突然，爆炸造成曼彻斯特体育场一个出口被损毁，炸弹爆炸时的冲击波波及正在离场的观众。场馆内观众听到两声巨大的爆炸声之后开始仓皇逃离，纷纷涌入体

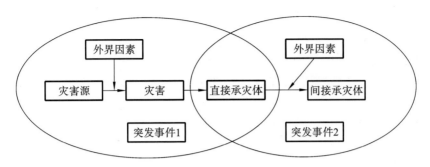

图 8-1-2　突发事件转化机制

育场右侧远离爆炸区的出口。该体育场当晚容纳近 2 万人,来听演唱会的大多数为青少年,所以在当时混乱的情形之下,很多人被慌乱的人群挤倒,发生了惨烈的踩踏事故。英国曼彻斯特此次突发爆炸事件被英国政府定义为有预谋的恐怖袭击事件,目标为无辜的青少年。炸弹爆炸后导致踩踏事故,形成新的突发群体性事件。

英国曼彻斯特突发爆炸事件是一场有预谋、冷酷无情的恐怖袭击事件。分析其原因主要有三点。首先是移民问题。移民问题是一个历史遗留问题。其次,安保监管不力,缺失预警是导致突发事件发生的重要原因。体育场、教堂、音乐厅、车站和学校等大量人群集中的场所,应当不断加强、完善安保措施。应当做好日常安检工作和场中监控,对离场人员进行有序疏散,同时对潜在安全隐患进行重点监控和识别,预防突发事件以及事件演化的发生。最后,民众缺乏安全意识。当突发事件发生时,若民众知道突发事件发生后该怎么做,如何自保、自救,则将减少踩踏事故等二次伤害事件的发生。

(二)比利时布鲁塞尔恐怖袭击事件

当地时间 2016 年 3 月 22 日 8 时,布鲁塞尔机场出境大厅发生爆炸,两声爆炸巨响后,机场方面立即组织紧急疏散,宣布从布鲁塞尔机场起飞的航班全部停飞,关闭机场,且机场周围交通线路全部中断。3 月 22 日 9 时,比利时全国恐怖威胁安全等级由三级升至最高等级四级。紧接着 3 月 22 日 9 时 22 分,在靠近欧盟总部大楼的马埃勒贝克地铁站发生爆炸(图 8-1-3),布鲁塞尔交通部门当即宣布关闭全市所有地铁站。机场两起爆炸和地铁爆炸造成至少 34 人死亡,百余人受伤。

事发时间为 2016 年 3 月 22 日早晨,正好处于早高峰时段,无论是机场安检区还是地铁站内,人流量都极大,而且在恐怖分子对地铁发动爆炸袭击时,运行列车内部挤满乘客,不少人在车厢外等待上车,没有人想到恐怖袭击会突然发生。此次事件从预防事件发生的方面来讲,其风险因素主要包括预案体系不健全、疏散方案实效不足、地铁安检力度不够三个方面。

比利时布鲁塞尔机场发生恐怖袭击后,警方立刻对机场采取特殊预案进行应急处置。但有关资料显示,比利时在地铁反恐方面没有专门的预案。在布鲁塞尔恐怖袭击事件发生前,比利时全国恐怖威胁安全等级为三级,事件发生后提升为四级,但预案关于不同安

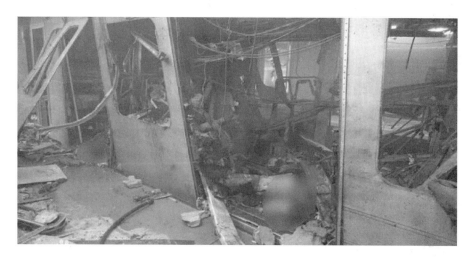

图 8-1-3　马埃勒贝克地铁站爆炸现场

全等级下配备多少资源和人力没有明确要求,导致抽调警力明显不足,反恐能力不能应对当时的恐怖威胁形势,反映出安全等级与实际反恐形势之间存在不匹配的问题。

比利时恐怖袭击发生后,全城交通中断,机场和地铁出现了乘客滞留、疏散不力的局面,表明比利时在应急疏散方案的编制上存在实操性不强的问题。如果疏散方案内容全面,权责明确,详细列明在各种突发事件发生后救援队伍如何疏散人群、调节交通,如何把受困人员尽快转移到安全地带,如何协调政府部门、运营商、志愿团队等多方力量,将会起到有效快速疏散人群,保障民众生命和财产安全的作用,避免人群滞留、民众恐慌。

出于地铁运行的人性化、提高运输效率、降低运营成本等的考虑,布鲁塞尔机场、地铁未设任何安检设施,地铁站为开放式设计。从地铁开通以来,人们就没有接受地铁安检的习惯,强化安全检查会使民众产生隐私不受尊重、自由不受保护的感觉,从而产生怨怼、不满的消极情绪。如果政府不加以引导宣传,民众接受地铁安检的意识依然薄弱,加大恐怖袭击的风险。

二、爆炸事件特点与现场救援

《制止恐怖主义爆炸事件的国际公约》中规定,"恐怖性爆炸罪"是指为达到某种政治目的或社会目的,有组织地、单一地故意使用爆炸方法,杀伤不特定多数人,毁坏重大公私财物,危害社会的行为。恐怖性爆炸在当前的恐怖主义活动中占据主导地位,发生频率也在不断增长,严重威胁普通民众的生命财产安全。为更科学应对将来可能发生的恐怖主义爆炸袭击,尽可能减少人员伤亡,有必要总结爆炸袭击的常用手段和现场特征,并制订一套科学、有效的现场处置方案。

(一)恐怖袭击常用的爆炸手段

恐怖分子常采用的爆炸袭击方式有自杀式恐怖袭击、大药量炸弹袭击、邮件炸弹袭击、路边炸弹袭击以及遥控炸弹袭击等。其中自杀式恐怖袭击所占的比例最高,自杀式恐怖袭击主要包括自杀式人体炸弹袭击和自杀式汽车炸弹袭击。

自杀式人体炸弹袭击是某个愿意献出生命的恐怖分子把炸弹绑在自己身上,在指定的位置引爆炸弹的行为。自杀式人体炸弹袭击的目标较小,隐蔽性强,多被恐怖分子用于袭击人员密集区等"软目标",如居民区、交通枢纽、大型餐饮娱乐场所等防卫薄弱、人员密集的区域。少数情况下也会使用动物进行袭击。自杀式人体炸弹袭击者多使用"腰带炸弹",一般装有 0.5～2 kg 烈性炸药,并掺杂铁钉和钢珠,以加大杀伤力。

自杀式汽车炸弹袭击是恐怖分子驾驶装有炸药的车辆驶向目标并引爆炸药的行为。常用的载体有轿车、卡车、摩托车和手推车等,多被恐怖分子用来袭击政府和军事基地等"硬目标"。汽车炸弹由于获取渠道多、改装简便、容易隐蔽、杀伤力大,是恐怖分子使用最多的袭击手段。

(二)恐怖袭击爆炸现场的特点

爆炸造成损失和伤亡,原因不仅在于快速移动的破片,还在于膨胀的气体产生的爆炸效应。气体从一个局限的空间内释放,喷发速度可达到每小时 1000 km。规模较大的恐怖组织一般资金雄厚,使用的炸药威力巨大,常会造成重大人员伤亡和财产损失。恐怖袭击的爆炸现场具备普通刑事案件爆炸现场的特点,也有许多特殊的现场状况。

(1)现场范围大,秩序混乱。炸弹爆炸会在瞬间释放大量的热量并产生高压气体,形成强烈的冲击波,对周围介质造成极大的破坏。恐怖袭击爆炸案件的现场范围非常大,现场中心的物体不仅被破坏,还会被爆炸物和冲击波带到几十米甚至几百米外,现场外围的物体也会受到空气冲击波的影响而发生不同程度的震动和损坏。另外,爆炸案件现场的立体性较强,炸药爆炸后的产物呈球状向四周扩散,不仅使现场平面遭受破坏,还会在地面形成炸坑。爆炸会伴随着明显的爆炸现象,如光亮、火焰、声响、烟雾和气味,普通民众受到惊吓,往往失去控制,爆炸现场的秩序大多数情况下十分混乱。

(2)现场破坏严重。恐怖袭击爆炸现场的另一个特点是现场破坏十分严重,炸弹爆炸使现场的形态发生了重大改变,如建筑物倒塌,人身损伤严重;恐怖分子引爆炸弹后,现场中与犯罪相关的物品和痕迹也被爆炸破坏;爆炸发生后,周围的群众可能抢先进入现场抢救生命和财产,改变爆炸后现场物品的分布情况,进一步破坏现场。恐怖组织一般资金雄厚,技术力量较强,使用的炸药威力较大,如 TNT。同时新型炸药也被恐怖分子用于恐怖袭击中,如塞姆汀塑胶炸药。塞姆汀塑胶炸药性能稳定、威力大,操作安全,不容易被察觉,且不会散发任何气味。许多恐怖分子在爆炸袭击中使用大量炸药,造成大量人员伤亡,现场被严重破坏。

(3)现场存在潜在危险。爆炸现场大多数情况下存在很多安全隐患。爆炸产生的冲击波可能会严重损坏建筑物的内部结构,侦查人员在此时贸然进入房屋等建筑物内部存在很大的风险。在许多大型恐怖袭击中,使用的炸药量很大,引起建筑物失火,存在连续爆炸的可能。如美国"9·11"事件中,世贸大楼在爆炸和大火中倒塌,引发了一系列连续爆炸,严重阻碍了救援工作。必须在现场救援时对这些潜在的危险进行评估,再进行下一步的救援工作。

（三）恐怖袭击爆炸现场救援

（1）政府机关立即采取应急措施，并由公安机关封锁现场。

一般情况下，首先到达现场的是公安机关的侦查人员，他们对案件性质进行初步判断，确认案件属于恐怖袭击后，立即向上级公安机关和同级人民政府报告，并通报消防和医院等部门。这样在人民政府的统一指挥协调下，能够尽可能多地调动人力、物力和其他资源投入救援工作中。这个阶段，公安机关将发挥主要作用，他们的工作职责和装备最适合应对这种危机。为了保证交通和通信顺畅，公安机关应采取以下措施：疏散现场周围的慌乱群众，防止群众聚集围观，方便后续救援人员的进入和受伤群众的快速转移；划定现场封锁的范围，以保护证据，帮助专家对现场的风险进行评估；必要时进行交通管制，限制现场周围部分路口和道路的车辆和行人的通行。

公安机关到达现场实施初步的现场处置措施，并封锁现场后，就需要对现场的潜在危险进行评估，这项工作将由炸弹专家和消防部门负责。恐怖分子实施爆炸袭击可能同时使用多颗炸弹，部分炸弹可能没有引爆而留在现场；另外，炸弹袭击后，可能引燃建筑物内的易燃危险品，现场有发生连续爆炸的可能。救援人员在此时进入现场，若处置不当引起爆炸，将会遭受重大伤亡。所以，炸弹专家对现场的危险评估十分重要。同时，爆炸产生剧烈的冲击力，周围的建筑物可能受到强烈冲击而变成危房，危房将会对救援人员的人身安全构成威胁。消防部门到达现场后也应立即对爆炸现场建筑物的安全性进行分析。在发生大型恐怖袭击事件时，应尽量先排爆，后救援。先由少数专业人员携带装备进入现场，利用金属探测器或警犬搜寻，对可疑物品或危险地段做标记，一旦确定有尚未排除的爆炸物，立即组织实施排爆工作。

（2）全面开展救援工作。

在确认现场安全后，全面的救援工作将立即展开。参与救援的人员包括警察、医生、护士和心理辅导人员等，必要时也可以吸收志愿者参加。由于人员极其复杂，需要有一个机构进行总体上的指导和指挥，这项工作应交给公安机关负责，由其平衡救援工作和侦查工作，做出最佳选择。

消防部门有大型切割装备和专业救援器具，最适合处理这种灾难性事件。所以主要的搜救工作应由消防部门负责完成，还需要其他救援人员的密切配合。救援犬在搜救中也会发挥重要作用，它们具有很强的灵敏性，嗅觉发达，能弥补救援人员的不足。医疗工作者因其专业技术而发挥不可替代的作用，现场受害者可能身负重伤，及时抢救对挽救他们的生命非常重要。

心理辅导人员提供的心理干预是救援工作的重要组成部分。在恐怖爆炸袭击事件中，幸存的受害者、遇难者的家属和朋友以及救援工作人员都可能被现场惨烈的场景触动，心理上难以控制，情绪失控。心理辅导人员可以帮助其安定情绪，引导其正确面对和处理这种灾难。

三、爆炸事件医学救援个体防护技术与装备

基于爆炸袭击可能对排爆人员或现场救援人员造成爆炸冲击、爆炸破片伤害和其他危害,下面重点介绍排爆人员或现场救援人员所采用的个体防护技术与装备。

在反爆炸恐怖袭击行动中,排爆人员及现场救援人员面临的最大危险就是爆炸装置爆炸时产生的冲击波对人体的杀伤作用。冲击波致伤作用包括对人头部、颈部和胸部的损伤作用等。此外,爆炸破片是仅次于爆炸冲击波的对人体具备杀伤作用的危险源。借助目前各种防护技术与装备对现场救援人员进行防护,是最直接且行之有效的措施。能够对爆炸冲击波和破片进行防护是个体防护装备应具备的重要防护特点,在结构设计上可从两个方面实现:一方面,全面防护,设计对使用者从头到足的连续防护结构,可有效隔离、反射、缓冲和衰减爆炸冲击波的作用,阻隔破片;另一方面,在装备的材料组合上采取"软硬结合"的方式,硬质材料在外层起到隔离和反射冲击波、耗散破片能量的作用,软质材料在内层起到缓冲和衰减冲击波、阻止破片继续侵入的作用。

个体防护可以分为专业防护和非专业防护两种。所谓专业防护,是指某些专用于爆炸防护的装备(如排爆服、搜爆服、防爆装甲等防护装备)所实施的个体防护;所谓非专业防护,是指在现实反恐排爆行动中,参战人员依据现场实际情况,躲藏在能够吸收、衰减、阻挡冲击波和破片杀伤作用的非专门防爆器材等物体背后的一种防护。现场救援可选择的防爆材料按照防护效果递减的顺序排列如下:地下掩体、土围墙、砖墙、汽车、木材、棉被等。在任何情况下应当尽量避免躲藏在玻璃、铸铁物品,贴有瓷砖的墙体及其他易碎易裂材料物品背后。

专业防护装备主要通过对冲击体的破碎作用、本身的变形吸收、对冲击体磨蚀过程中转换热能的吸收来减弱冲击能量,通过协同变形来扩大冲击的面积,因此,分析和度量防护装备的防护性能时,能量的吸收率(冲击前冲击体的动能/冲击后防护装备剩余的动能)和变形系数(最大变形深度的平方/变形面积)是两个重要的参数。例如,防弹衣应能有效地破碎弹头、消耗弹头的能量,并在弹头与防护层磨蚀过程中吸收热量,通过自身的变形和破损消耗能量,致使弹头不能穿透防护层;排爆服主要通过弹性变形来吸收能量和使冲击体保有较多的剩余能量,并通过整体的协同变形把局部的冲击扩散为大面积的冲击。有效防护是评价人体防护产品的指标之一,指防护产品应能起到缓冲作用,将外来冲击减弱到人体可以承受的程度,所以,减弱冲击是设计人体防护产品时的主要目标。产品的防护性能要根据实际的防护要求确定。人体可以承受的冲击强度不同,应用场合不同,对防护产品的要求也不同。

(一)排爆服

目前国际上应用较广泛的排爆服是加拿大 Med-Eng 公司生产的 EOD 系列及英国 SDMS Security Products UK 有限公司生产的 MK 系列排爆服。加拿大 Med-Eng 公司

是世界知名的排爆服制造商,有 120 多个国家配备了其产品。该公司研制的排爆服以设计先进、防护能力强、穿着舒适灵活著称。近年来,我国许多排爆一线单位进口了该公司生产的排爆服。EOD-9 型排爆服如图 8-1-4 所示。

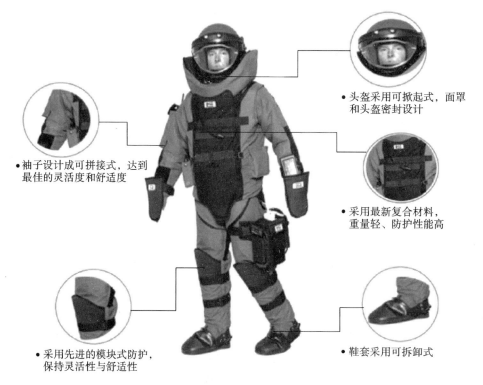

- 袖子设计成可拼接式,达到最佳的灵活度和舒适度
- 头盔采用可掀起式,面罩和头盔密封设计
- 采用最新复合材料,重量轻、防护性能高
- 采用先进的模块式防护,保持灵活性与舒适性
- 鞋套采用可拆卸式

图 8-1-4　EOD-9 型排爆服

国外排爆服的结构一般包括多功能头盔(含面罩、麦克风、耳机、风机及照明灯等)、防护套装(分体服装、加强插板、脊椎保护器)等。EOD-9 型排爆服可对爆炸产生的超高压、破片、冲击波、高热等提供优良的防护。EOD-9 型排爆服配有万用连接线缆,胸部至腹股沟保护板,腹股沟加强保护板,裤子内置仿生学脊椎防护器,还配有脚部保护板、接地线(静电消除装置)等。头盔配有智能型电池驱动电源系统、排风系统、活性炭过滤系统、智能型声音放大器及巨响防护装置、可掀起的面罩、防雾贴膜、头部照明顶灯等部件。EOD-9 型排爆服是执行排爆及防核生化辐射任务的最新装备。技术人员可以根据任务需求,随时对这种模块化排爆服进行改装。

英国 SDMS Security Products UK 有限公司生产的 MK 系列排爆服以其优良的品质和相对便宜的价格,在国际市场上也占有较高份额。最新 MK5 排爆服在其系列产品中抗爆等级最高,可为使用人员提供最大限度的舒适感和灵活性,其抗爆等级和服装所使用的材料已经通过了政府有关部门的质量标准认证。

MK5 排爆服由带有护领的上装、下装、冷风机及充电器、颈部防护板、带有防护面罩的头盔、护胸板、服装袋、护裆板组成,可选取附件包括 MK5 水冷系统和通信系统等。其技术特点如下。所有填充物均采用经防水处理的 Kevlar HT 纤维,装在一个专用的隔水且防紫外线的隔膜里。服装外套采用 NomexⅢ布料。在一些环境湿热的地区,MK5 排爆服可与 SDMS 冷却服一同使用,令操作人员感到更舒适、更凉爽。头盔采用 GRP 壳体,装有弹性芳族聚酰胺内芯。有三个悬点和可移动带子用于全方位调整,适合各种头形。通信系统包括听筒和麦克风,带有加长线,可用于连接特高频无线接收装置,并可根据用户需求组合成一体。另有一套通信系统可选,包括一个听筒、一个麦克风、100 m 长的电缆和放大器,可用于操作人员及控制人员的通信。头盔配有通风系统,可将新鲜空气从头盔衬里上方,朝操作人员的面部吹动,以确保有效除雾和保持视野清晰。还带有防爆护领,以保护头盔和衣领无法顾及的部位。

（二）搜爆服

搜爆服是在搜索可疑爆炸物时,对人体起防护作用的装备,主要用于搜爆人员在一定范围内进行爆炸物搜索。由于一般不需要对搜索到的爆炸物进行转移、拆除或销毁,与排爆人员比,距离爆炸物较远的搜爆人员受到的威胁相对较小。搜爆服的防护级别低于排爆服,搜爆服的重量也低于排爆服,以便于搜爆人员穿着舒适和活动自如。

搜爆服主要由套装和搜爆头盔两个部分组成。套装包含背心、袖子、裤子、胸/腹部加强插板、护脊、护手、护足等组件。搜爆头盔包含盔壳和面罩等组件。

我国研制的 SBF-SD01 型搜爆服外观如图 8-1-5 所示,其主要特点如下:采用高性能

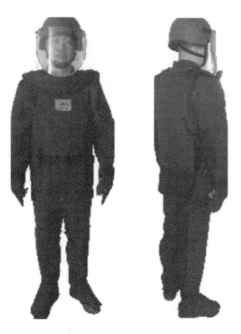

图 8-1-5　SBF-SD01 型搜爆服

纤维作为防爆芯片、加强插板和搜爆头盔主体,对爆炸破片和冲击波有优良的防护效果;特殊的结构设计使搜爆服重量较轻,穿着者感到舒适,行动便利、灵活;模块化组件,可安装胸/腹部加强插板和后背芯片,当排爆服应急使用。

(三)防毒化服

爆炸装置可能包括化学试剂或者生物试剂。自 1999 年以来,爆炸处理服装和头盔的设计有了重大进步。目前国际上的防化型排爆个体防护装备(简称防毒化服)多为搜爆服、排爆服与防毒内衣结合使用的形式。完整的防毒内衣防护系统包括防毒内衣、防毒手套、防毒靴套/袜套。经排爆人员评估,现场有核生化威胁时,排爆人员可将防毒内衣穿在搜爆服、排爆服内,保护人员免受有毒有害物质等对人体的损伤,保障人员顺利完成任务。

三件式结构的防毒内衣的拼接设计如图 8-1-6 所示。图中 1 所示部位在运动过程中对服装造成的拉伸量小,选用单层掺碳纤维弹性吸附材料,柔软、透气性好,可保证人体舒适。图中 2 所示部位在运动过程中对服装造成的拉伸量较大,为保证防毒内衣的防护可靠性,选用掺碳纤维机织布,在设计时,充分考虑了人体活动需求,留有活动余量。图中 3 所示部位为肩背部,该部位特点是拉伸量适中,裁片选用双层掺碳纤维单面弹性织物或者掺碳纤维双面织物,既能满足活动过程中人体对服装的拉伸性能要求,又能保证防护性能。上衣采用对开拉链,操作方便,拉链内部设有暗门襟,增加防护可靠性;裤子腰部采用松紧带,穿脱方便;袖口、裤脚部位采用针织弹性织物收口,舒适性好。

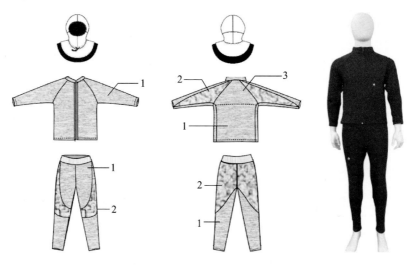

图 8-1-6　防毒内衣设计图及实物图

防毒手套、防毒袜套如图 8-1-7 所示。

防化型排爆个体防护装备可实现对排爆人员在爆炸物与有毒化学品复合危害环境中的个体防护,可对处理化学品泄漏事故、化学恐怖袭击事件中的个体进行有效防护。

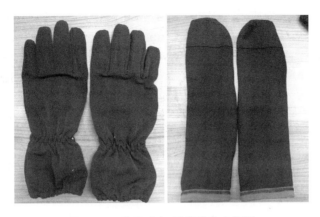

图 8-1-7　防毒手套、防毒袜套实物图

(四)功能性医学救援防护服

除了排爆服、搜爆服和防毒化服外,救援人员的医学救援防护服也要区别于日常防护服装。例如,夏季的救援现场往往是高温高湿、蚊虫较多的环境,因此防护服在功能设计上要注意面料的吸湿透气性、抑菌舒适性及阻挡污染物和血溅、防蚊虫性能。救援上衣在面料选择方面主要使用可调湿速干、单向导湿的斜纹机织面料,并进行抗皱处理。在腋下易出汗部位采用透气吸湿抑菌网布材料,加快汗液的挥发。夏季救援裤采用由羊毛、凉感纤维、嵌入活性颗粒的涤纶纤维、导电纤维混纺纱作为原材料做成的机织面料,柔软舒适、体感凉爽,具有防静电、吸湿速干等功能。

现有防护装备一般是化学纤维材质,在现场缺乏基本的隔热、阻燃防护功能。医学救援人员承担着灾害现场一线救援的任务,如果缺乏必要的阻燃防护,一旦发生熔滴,将直接威胁救援人员的生命安全,根本无法开展救援任务。因此,冬季医学救援防护服的面料性能需求和春秋季医学救援防护服相同,应采用具有阻燃、透气等性能的户外面料,兼具防风、防水等功能。为了抵御寒冷,可以在冬季医学救援防护服里料中增加棉夹层,以提高保暖性能。

第二节　核和放射事故

一、核和放射事故介绍

(一)放射事故

1.定义

(1)事故(accident):从防护和安全的观点看,后果或潜在后果不容忽视的任何意外事件,由管理、操作错误,装备失效或损坏等原因导致。

(2)放射事故(辐射事故):射线装置或其他辐射源失去控制时,导致或可能导致异常照射条件的事件统称,有时也用来指操作失误所致的异常照射事件。

2. 放射源和射线装置介绍

我国主要辐射装备以平均每年 7% 的速度增长,医用加速器和 CT 机平均每年增长 15% 以上。

3. 事故分级

《放射性同位素与射线装置安全和防护条例》(国务院令第 449 号)第四十条规定:根据辐射事故的性质、严重程度、可控性和影响范围等因素,从重到轻将辐射事故分为特别重大辐射事故、重大辐射事故、较大辐射事故和一般辐射事故四个等级。

特别重大辐射事故,是指 Ⅰ 类、Ⅱ 类放射性丢失、被盗、失控造成大范围严重辐射污染后果,或者放射性同位素和射线装置失控导致 3 人以上(含 3 人)急性死亡。

重大辐射事故,是指 Ⅰ 类、Ⅱ 类放射源丢失、被盗、失控,或者放射性同位素和射线装置失控导致 2 人以下(含 2 人)急性死亡或者 10 人以上(含 10 人)急性重度放射病、局部器官残疾。

较大辐射事故,是指 Ⅲ 类放射源丢失、被盗、失控,或者放射性同位素和射线装置失控导致 9 人以下(含 9 人)急性重度放射病、局部器官残疾。

一般辐射事故,是指 Ⅳ 类、Ⅴ 类放射源丢失、被盗、失控,或者放射性同位素和射线装置失控导致人员受到超过年剂量限值的照射。

从事故类别来看,无论是早期(1954—1987 年)的 30 多年,还是其后(1988—1998 年)的 11 年中,高居第一位的事故都是放射性物质丢失,其次是人员受超剂量照射事故。《放射事故管理规定》根据人体受照剂量或者放射性活度将放射事故分为一般事故、严重事故和重大事故,具体分级详见表 8-2-1 和表 8-2-2。混合放射事故,按其中最高一级事故判定。

表 8-2-1　丢失放射性物质事故分级

放射性物质形态	放射性活度/Bq		
	一般事故	严重事故	重大事故
密封型	$\geqslant 4 \times 10^6$	$\geqslant 4 \times 10^8$	$\geqslant 4 \times 10^{11}$
非密封型	$\geqslant 4 \times 10^5$	$\geqslant 4 \times 10^7$	$\geqslant 4 \times 10^{10}$

注:表中各级值应乘以毒性组别修正因子 f,极毒组 $f=10$,高毒组 $f=1$,中毒组 $f=0.1$,低毒组 $f=0.01$。

表 8-2-2　人员受超剂量照射事故分级

受照射人员及部位	受照剂量/Gy		
	一般事故	严重事故	重大事故
放射工作人员			
全身	$\geqslant 0.05$	$\geqslant 0.5$	$\geqslant 5$
局部或单个器官	$\geqslant 0.5$	$\geqslant 5$	$\geqslant 20$

续表

受照射人员及部位	受照剂量/Gy		
	一般事故	严重事故	重大事故
公众成员			
全身	≥0.005	≥0.05	≥1
局部或单个器官	≥0.05	≥0.5	≥10

注：①表中值不包括天然本底照射，以及正常情况下的职业照射、公众照射和医疗照射所致剂量；对于放射工作人员，表中值包括处理放射事故的计划照射所致剂量。②表中所列各种剂量均指一次事故，从发生、处理到恢复正常的全过程所导致内外照射剂量之和。③多种人员多部位受超剂量照射事故，级别按最高一级事故判定。

4.国内主要事故介绍

自 1990 年以来，我国陆续发生了 5 起影响较大的放射事故。

(1)1990 年 6 月 25 日，上海发生^{60}Co 源放射事故，放射性活度为 12.6 PBq，7 人受照，受照剂量为 2～12 Gy。诊断为 2 例极重度、2 例重度和 3 例中度骨髓型急性放射病。其中，2 例极重度患者死亡，其余 5 例患者临床治愈。这次事故属重大辐射事故。

(2)1996 年 1 月 5 日，吉林省吉林市发生 1 例^{192}Ir 源放射事故，放射性活度为 2.765 TBq，估算全身受照剂量为 2.9 Gy，右腿位置皮肤受照剂量为 3738 Gy，左手受照剂量为 830 Gy。诊断为中度骨髓型急性放射病，治疗中给予截肢。这次事故属较大辐射事故。

(3)1999 年 4 月 26 日，河南封丘发生一起^{60}Co 源放射事故，放射性活度为 21.4 TBq，估算 7 例受照人员全身受照剂量为 0.08～5.09 Gy。诊断为 1 例重度、2 例中度、1 例轻度骨髓型急性放射病，3 例过量照射。7 人均获临床治愈。这次事故属较大辐射事故。

(4)2004 年 10 月 21 日，山东济宁发生一起^{60}Co 源放射事故，放射性活度为 1.41 PBq，估算 2 例受照人员全身受照剂量分别为 15～25 Gy 和 9～15 Gy；分别诊断为肠型放射病和极重度骨髓型急性放射病；分别于受照后 33 天和 75 天死亡。这次事故属重大辐射事故。

(5)2014 年 5 月 7 日，江苏南京发生一起^{192}Ir 放射源丢失事故，放射性活度为 0.96 TBq，估算 1 例受照人员全身受照剂量约为 1.51 Gy，右大腿局部皮肤最大受照剂量约为 4100 Gy；诊断为外照射轻度骨髓型急性放射病、右下肢急性放射性皮肤损伤Ⅳ期。受照人员右下肢功能基本丧失。这次事故属较大辐射事故。

(二)核事故

1.定义

核事故(nuclear accident)：因链式反应失控或放射性物质外泄失控而造成的突发性意外事件或事件序列。这类事件很有可能对外界环境造成不良后果(主要指放射性物质失去控制地向环境释放)，并可能危及公众健康。

2.国内外核能概况

(1)国内：截至 2019 年年底，我国运行核电机组共 47 台，总装机容量为 4875 万千瓦。到 2030 年，预计将有 20 个核电基地近 100 个机组运行或在建，届时职业人群预计达 10

余万人,居住在核电站周围 30~50 km 范围内的人群预计超过 1 亿人。

(2)国外:截至 2019 年年底,全球在运行核电机组 400 余台,总装机容量首次超过 4 亿千瓦,分布在 30 个国家或地区。全球有核能、正在发展核能和需要发展核能的国家有 70 多个。

3.国际核事故概况

世界范围内发生过多起核电站事故(包括核反应堆事故),但对环境造成较大影响的事故并不多。元件熔化事故是反应堆事故中最严重的一种,一共发生过 20 余起。

4.国际核事件分级

国际核事件分级表于 1990 年开始试行,1992 年修订。2001 年《国际核和放射事件分级表使用者手册》更新版发布,目前的最新版本为 2008 年版。国际原子能机构(IAEA)将核和放射事件分为 7 级,相邻两级之间的严重程度大约相差 10 倍。其中 1~3 级为"事件",4~7 级为"事故",在安全上无重要意义的事件被称为"偏差",定为 0 级或称为低于等级表的事件。详见表 8-2-3。

表 8-2-3 国际核和放射事件分级表

级　别	人和环境	设施的放射屏障和控制	纵深防御
7 级 特大事故	放射性物质大量释放,具有大范围健康和环境影响,需要实施已计划的和额外增加的应对措施	—	—
6 级 重大事故	放射性物质明显释放,可能需要实施已计划的应对措施	—	—
5 级 大范围后果的事故	放射性物质有限释放,可能需要实施部分已计划的应对措施; 辐射造成多人死亡	反应堆堆芯受到严重损坏; 放射性物质在设施内大量释放,公众受到显著照射的概率高。其发生原因可能是严重临界事故或火灾	—
4 级 局部后果的事故	放射性物质少量释放,除当地需要采取食物控制外,不太可能需要实施已计划的应对措施; 至少有 1 人死于辐射	燃料熔化或损坏造成放射性物质的释放量超过反应堆堆芯放射性物质总量的 0.1%; 放射性物质在设施内明显释放,公众受到显著照射的概率高	—

级　别	人和环境	设施的放射屏障和控制	纵深防御
3级 严重事件	受照剂量超过工作人员法定年剂量限值的10倍； 辐射造成非致死型确定性健康效应（如烧伤）	工作区的放射水平超过1 Sv/h； 区域内发生超出设计预期的严重污染，公众受到显著照射的概率低	核电站接近发生事故，安全措施全部失效； 高活度密封源丢失或被盗； 高活度密封源错误交付，并且没有准备好适当的应对程序
2级 一般事件	一名公众的受照剂量超过10 mSv； 一名工作人员的受照剂量超过法定年剂量限值	工作区的放射水平超过50 mSv/h； 区域内设施受到超过设计预期的明显污染	安全措施明显失效，但无实际后果； 发现高放射性的密封遗弃源、装置或运输货包，但其安全措施保持良好； 高放射性的密封源包装不当
1级 异常 事件	—	—	一名公众受到超过法定年剂量限值的过量照射； 安全装备出现小问题，关键纵深防御未受影响； 低放射性放射源、装置或运输货包丢失或被盗

无安全意义（分级表以下/0级）

5. 主要核事故介绍

(1)美国三里岛核事故：1979年3月28日，美国三里岛核电站2号机组发生了一次严重的反应堆堆芯失水事故，造成堆芯核燃料的破坏以及放射性气体外逸，燃料产生的放射性惰性气体有30%~40%释放出来，有10%~15%的碘、锶、铯从燃料中释放出来，但由于安全壳的包容作用，释放至环境的放射性物质不多，未使公众受到超过辐射剂量限值的照射。属于5级事故。

(2)苏联切尔诺贝利核事故：1986年4月26日，苏联切尔诺贝利核电厂4号反应堆发生爆炸，接连两次强烈爆炸掀去了反应堆厂房的房顶，爆炸后燃烧的石墨飞到其他厂房房顶上，3、4号机组共用的涡轮发电机厂房房顶的沥青也燃烧起来，厂里大火达30处之多。烟和火焰升腾起大约1.8 km高的烟柱，把大量放射性物质送往苏联西部及北欧等多个国家。据估算，这次事故共释放出6~8吨放射性物质，占堆芯核燃料总量的(3.5±0.5)%。释放出的放射性核素(不含惰性元素)约5300 PBq，其中主要是放射性碘和铯。各种放射性核素中，锶、钇和其他超铀核素大部分沉积于事故堆周围30 km范围内，碘和铯等易挥发核素随气流方向,构成距事故堆 200 km 和 500 km 的两条污染带。由电离辐射引起的急性放射病患者,最后确诊为 134 人,死亡 28 人。属于 7 级事故。

(3)日本福岛核事故:2011 年 3 月 11 日,日本东北地区宫城县北部发生里氏 9.0 级特大地震,并引发海啸,先后导致福岛核电站 1~4 号机组反应堆堆芯熔化,向环境释放大量的放射性物质,从福岛核电站释放的放射性物质扩散到整个北半球。福岛核事故向大气中释放的放射性物质总量接近切尔诺贝利核事故的八分之一;释放的 ^{137}Cs 的放射量相当于广岛原子弹的 168 倍,铯和钚等物质的飞散距离是切尔诺贝利核事故的十分之一左右。同样属于 7 级事故。

(三)核恐怖袭击

1.定义

(1)核恐怖主义:由非国家行为主体所发动的,带有一定的政治图谋,以使用和威胁使用核攻击或核破坏等活动为手段,迫使某一自然人或法人,某一国际组织或某一国家实施或不实施某一行为的行为。

(2)核恐怖袭击事件:恐怖组织直接使用其掌握的核材料、核爆炸装置或蓄意破坏核设施,袭击核材料装运工具,造成较严重的核毁伤和(或)辐射危害,以期破坏重要目标及设施,危及人民生命安全,引起公众恐慌的恐怖活动事件。

2.概况

冷战结束后,尤其是"9·11"事件后,核恐怖主义者得逞的可能性大大加大,主要源于:①核武器的小型化,使其便于运输;②苏联解体,使得先前看似严密的核武器、核材料及核知识的保护面临挑战;③随着互联网的普及和有核国家核技术人才的流动,核技术的扩散速度明显加快;④恐怖主义团体拥有并使用核武器的意愿和能力在增强。

3.核恐怖主义活动的类型及危害

(1)爆炸"脏弹":利用传统炸弹的爆炸威力将球状或粉末状的放射性物质扩散到更大的范围,产生辐射危害,是最有可能使用的袭击手段。

(2)袭击核设施:核恐怖主义分子以反应堆等核设施为袭击目标,抢劫或制造爆炸、火灾等事件,导致大量放射性物质外泄,致使核设施周围及下风向远距离的公众健康受到严重的危害,扰乱社会秩序,造成严重的经济损失。

(3)制造和爆炸核装置:利用非法手段所得的核材料(如浓缩铀或者分离钚),借助核武器技术制造粗糙的核武器。

(4)偷窃和爆炸核武器:这是核恐怖主义的一种极端形式,在有核国家失于防范的情况下,恐怖分子可获得核武器并进行自杀式袭击。小当量核武器爆炸以发生放射性损伤和放射性复合伤为主;大当量核武器爆炸以发生烧伤和烧冲复合伤为主。目前,恐怖分子还不具备应用大当量核武器的能力,所以核恐怖主义活动以发生放射性损伤和放射性复合伤为主。

二、应急响应

(一)定义

1. 应急(emergency)

应急是指需要立即采取某些超出正常工作程序的行动,以避免事故发生或减轻事故后果的状态;同时,也泛指立即采取某些超出正常工作程序的行动。

2. 核或辐射应急

核或辐射应急是指核链式反应产物的衰变或射线照射,造成或预计造成危害的紧急情况。

2016年《中国的核应急》白皮书指出,核应急是为了控制核事故、缓解核事故、减轻核事故后果而采取的不同于正常秩序和正常工作程序的紧急行为,是政府主导、企业配合、各方协同、统一开展的应急行动。核应急事关重大、涉及全局,对保护公众、保护环境、保障社会稳定、维护国家安全具有重要意义。

应急行动水平是指用于发现、识别和确定应急等级的具体的、预先确定的、可观测的操作准则。

(二)核和放射事故医学应急构成

核和放射事故医学应急分为现场医学应急和医院医学应急两个部分。现场医学应急队伍主要担负放射性损伤者的现场急救、伤员初步分类诊断、现场去污处置和伤员的转送等工作;医院医学应急队伍主要承担放射性皮肤损伤、外照射急性放射病、放射性复合伤和内照射放射病患者的救治。核和放射事故医学应急具体构成见图8-2-1。

1. 现场医学应急队伍组建

现场医学应急队伍由指挥组、放射评估组、伤员分类组、医疗救治组、医学应急组、伤员运送组等组成。

(1)指挥组:组长由卫生官员担任。职责是掌握有关事故、伤亡及威胁公众健康的基本信息,为现场医学应急队员分配任务,及时通知医院医学应急主管做好准备;向上级报告现场医学应急情况。具体工作由通信联络员、卫生官员和全科医生协助。

(2)放射评估组(5人/组):由具有资质的放射防护人员组成。职责是评估现场人员的放射危害和防护状态,及时采取相应措施,参与现场放射性监测、污染控制和伤员除污染等工作。

(3)伤员分类组(3人/组):外科医生1人或内科医生1人、辐射检测人员1人、护士1人。根据伤情、放射性污染和辐射照射情况对伤员进行初步分类。

(4)医疗救治组(7人/组):外科医生1人、内科医生1人、麻醉医生1人、医技人员1人、辐射检测人员1人、护士2人。职责是在事故现场为伤员提供紧急医学救助。

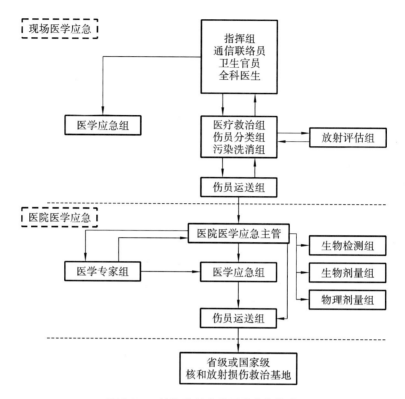

图 8-2-1　核和放射事故医学应急构成

（5）医学应急组：由卫生官员担任。职责是将事故可能造成的健康影响通知公众，并启动相应应急程序。首要任务是启动服碘防护和确定进行长期医学随访的对象。

（6）伤员运送组（4人/组）：由具备处理伤员技能、受过放射性污染控制培训的人员组成。职责是把伤员从事故现场转送到医院医学应急区。

2.医院医学应急队伍组建

医院医学应急队伍由医院医学应急主管、医学应急组、医学专家组、生物检测组、生物剂量组、物理剂量组、心理咨询组、后勤保障组、宣传组等组成。

（1）医院医学应急主管：医院医学应急总负责人，职责是安排和协调医学应急各部门的工作。必要时，安排把伤员转送到后送医院。

（2）医学应急组：由医院的医生、护士、保健/医学物理人员、后勤保障人员和安全保卫人员等组成。所有成员应熟悉核和放射应急医学计划，定期接受培训。任务是接收来自事故现场的伤员，评估伤员状态并给予救治。参与做出留院治疗还是待病情稳定后转送到后送医院的决定。

（3）医学专家组：由创伤、外科和血液专业等资深专家组成。职责是治疗有放射性内污染或外污染的伤员。做出是否转送到后送医院的决定。

（4）生物检测组：该组成员应熟练掌握体内外生物检测技术（全身测量及受伤部位的

外部测量），解读生物检测数据，确定体内外特定放射性核素污染水平；用人体模型和滞留函数估算伤员的待积有效剂量；在促排治疗中解释数据，评价效果。

（5）生物剂量组：由有生物剂量、基本辐射防护知识和人体辐射细胞遗传学知识的专业人员组成。任务是用细胞遗传学方法帮助估算伤员的受照剂量。

（6）物理剂量组：任务是对医院内人员和装备进行放射性污染监测；为伤员除污染并进行效果评价；必要时对护送伤员到医院的人员进行除污染处理。该组综合考虑来自生物检测组、生物剂量组的数据与环境监测数据，把伤员体内辐射剂量估算值提供给医生。医生据此修正治疗方案、了解伤员状态和做出愈后判断。

（7）心理咨询组：为医生、护士、应急人员、官员、教师、心理工作者和媒体等不同类型人员提供宣传资料，设立咨询中心，安排人员回答公众关心的问题。

（8）后勤保障组：负责联系、安排、组织急救车辆，提供药品、医疗装备；负责落实事故状态下维持治安秩序的各种措施，向院内发布警示信息。

（9）宣传组：向主管部门及时报告突发性辐射事故救治相关情况，统一对外发布突发性辐射事故的有关信息。

（三）核和放射事故医学应急响应的实施

突发核和放射事故或核恐怖袭击时，医学应急组织应针对发生的事故情况，根据制订的应急预案和响应程序实施应对措施，对公众和应急人员进行防护，对伤员实施医学救治，使事故造成的生命损失及社会影响减少到最低限度。

1. 核和放射事故现场医学应急响应

核和放射事故医学应急小分队到达现场后，携带必要装备进入现场进行辐射监测、分区，建立事故现场医学应急区（图 8-2-2）。

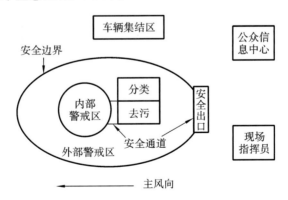

图 8-2-2　事故现场设置的医学应急区示意图

注：火、烟、电、化学品、爆炸品等危险因素，不能威胁医学应急区的安全。

（1）医学应急队到达前的应急工作：

①关注现场火、烟、化学品、电等常见危险因素，寻找伤员；如有条件，可监测估计放射性危害。

②检查伤员情况,除非存在生命危险,一般不移动重伤员。转送有生命危险的伤员。

③执行紧急救助程序,采取心肺复苏、止血、创伤固定等挽救生命的措施。

④了解事故情况和伤员具体位置。

(2)医学应急队到达现场后的应急工作:

①根据现场辐射水平进行分区,建立现场医学应急区。

②医学救援人员进入现场前,必须根据现场的辐射水平穿戴防护用品,佩戴累积式和报警式个人剂量计,必要时服用预防性药物。

③了解和观察现场环境,保护自身和所有救援人员的生命安全。

④持续监测现场的辐射水平,评估救援人员的受照情况,向现场搜救人员提出现场可停留时间的具体建议。

⑤发现伤员,尽快将伤员从危险区转移到医学应急区并进行分类。进行医疗救治前要考虑伤员可能接受的辐射剂量和其他常规损伤。如果伤员需要就地抢救,应立即实施现场抢救,伤情稳定后送往医院。

⑥伤员分类:应遵循快速有效,边发现边抢救,先重后轻,对危重伤员先抢救后去污的原则。非放射性损伤的伤员按照一般通用的临床分类方法进行分类。对放射性损伤的伤员,按照《核和辐射事故伤员分类方法和标识》规定的分类方法进行分类。对放射性损伤合并其他损伤的伤员,分别进行一般临床分类和放射性损伤分类,按照其中任一分类的最高级别优先进行现场处置。对死亡人员,要按有无体表放射性核素污染进行分类、处理,以免造成放射性污染扩散。

⑦对现场人员进行放射性污染监测及体表去污:在辐射监测人员的参与下,对现场人员进行放射性污染监测和分类。有放射性核素体表或伤口污染的伤员,视现场条件立即去污或在做好防止污染扩散的防护措施下,转送到场外处理。隔离有放射性核素污染的伤员,脱去污染衣物及随身携带的物品,分类放入塑料袋密封、标记、隔离保存。填写伤员放射性污染监测和去污记录。

⑧评估测量数据:放射评估员评估测量数据,作为伤员分类、医学处理的依据。

⑨样品采集:医生根据伤员的监测数据、病情及诊治需要提出采样建议,如采血样、尿样及用于估算剂量的生物样品、物品等,由护士采集样品。做好样品采集记录,妥善保管采集的样品。样品由救援队伍保存,如果需要样品可随伤员一起转送到下一级医疗机构,并做好样品的处置记录。

⑩救援人员撤离现场:救援人员撤离现场时,人员、装备应经过放射评估员和除污染人员的放射性污染检测,方可离开现场。离开现场前,将个人剂量计交给相关人员,估算个人剂量。

⑪伤员转送:根据伤员分类的结果,分类、分级转送。转送人员做好转送记录,包括伤员的基本情况、伤类、伤情,转送人员名单、转往的医疗机构、已实施的救治措施等。有放射性核素体表或伤口污染的伤员要做好伤员的防护、防止污染扩散措施。伤员转送途中要有安全保障措施,做好转送人员个体防护,防止放射性核素污染。伤员的放射性监测记录、已采取的救治记录、留取的生物样品及伤员的个人物品等要随伤员一起转送。在伤员

胸前或手腕佩挂分类标签。

2.心理救助

核和放射事故救援中要关注受照人员、应急响应人员等的心理状态,给予一定的心理救助。

3.核和放射事故医院医学应急响应

接到核和放射事故救援现场通知后,立即启动应急响应,相关应急人员做好接收伤员的准备(图 8-2-3、图 8-2-4)。

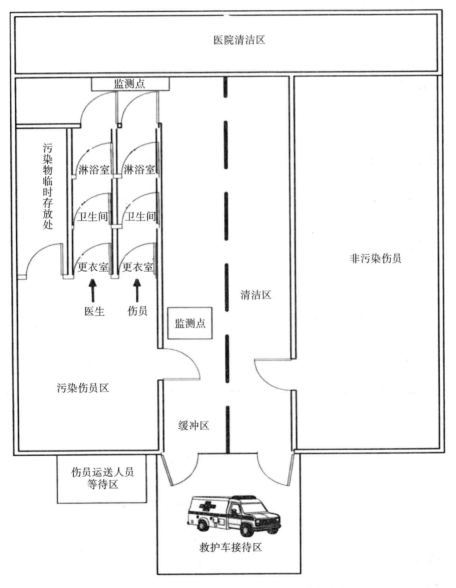

图 8-2-3　用于接收少数伤员的医院应急区和救护车接待区示意图

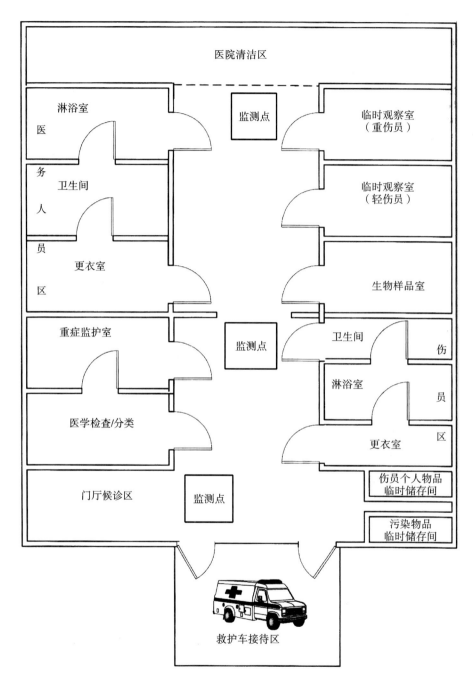

图 8-2-4 用于接收较多伤员的医院应急区和救护车接待区示意图

(1)医院医学应急响应的启动:接到救援现场通知接收伤员的电话时,应使用核和放射事故受照人员登记表记录以下信息:伤员数量、每位伤员的医学状况和受伤类型、是否已进行放射性污染检测、伤员受到照射和污染的情况、估计到达时间。立即启动应急响应，医院医学应急队伍做好接收伤员的准备。如果事故通报不是来自正常的应急通信渠道，应记录来电号码，并在组成应急响应组和准备接收患者前进行确认。

（2）设立医院治疗区：治疗区应有足够面积，可容纳预期数量的伤员，移走治疗区原有患者、不用的装备。治疗区地面进行覆盖并用胶带固定，治疗区设去污间、入口控制线、地面明显标识，区分污染区与清洁区。治疗区采取严格隔离措施，禁止无关人员进入，应急人员穿防护服进入，必要时设缓冲区和第二控制线。治疗台上需铺一次性防水台布，准备充足器械、手套、敷料等必需物品，使用防水伤口敷料等防水材料，防止污染液体扩散。准备有塑料内衬的大型废物收集器、不同尺寸塑料袋、警示标签与标识等。放射性污染监测仪器处于备用状态，做好对离开治疗区人员、物品监测的准备。

（3）救护车接待区接诊伤员：在治疗区附近设立救护车接待区接诊伤员，仔细询问并初步评估伤员，进行分类和必要治疗，当怀疑或确诊伤员有放射性污染时，接诊医务人员穿防护服。运送伤员的成员暂时留在救护车内，直至车辆、人员监测确定无污染后尚可解除禁令。按照伤员分类标签安排伤员救治顺序，对有生命危险的伤员先进行救治，维持生命体征，转重症病房，再根据病情进行放射性核素监测、去污治疗。对病情稳定伤员尽快进行监测、去污、收集样品，防止污染扩散，并单独收存污染物品，进行密封、标记。对于怀疑受照，但无体表放射性核素污染和临床症状的人员进行登记，以便于随访。

（4）医院的污染控制与监测：医院在救治核和放射事故伤员时应注意控制放射污染，从救护车接待区入口到医院应急区入口，用隔尘垫铺出 1 m 宽通道，用胶带固定并标示，防止无关人员进入。出现大量伤员时，医院需进行封闭管理，设置伤员入口和员工、媒体、行政官员入口两个入口，并应对公众对放射性污染的关注。对仅有外污染而无创伤的人员，隔离去污。医院治疗区工作人员做好个体防护，接触污染物品后及时更换手套。

放射性监测高于本底水平 2～3 倍的区域视为污染区域，如测出在正常情况下不会出现的放射性核素（如碘），即认为有污染。

（5）医院对有污染、受照伤员的处理：再次评估伤员生命体征，评估污染、受照状况，获取伤员的病史特点、受照资料。检查伤员，气管插管的污染伤员可能有内污染，对怀疑内污染的伤员收集样品进行分析，估算内照射剂量，必要时进行促排治疗。有污染的伤员去污时按照伤口、器官孔口、高水平区、低水平区的顺序进行去污。对有外照射的伤员，收集手表、纽扣、饰物等，以估算剂量，采集血样估算生物剂量。如伤员是孕妇，需估算辐射剂量，给出合理建议。对所有伤员提供心理支持。

（四）核和放射事故现场救治

1. 核和放射事故现场急救

现场伤员的救治以抢救生命为主要内容，其次才是防止"二次损伤"或尽量减轻伤残及合并症，处置原则是简单易行，快捷有效。现场急救时，根据伤员的伤情，做出初步分类诊断，对危重伤员立即组织抢救，优先进行紧急处理，应着重注意以下几点：

（1）止血：有出血者，要及时止血。

（2）固定：对伤员的骨折，要做到切实固定。

（3）包扎：一般创伤伤口要及时包扎；烧伤创面一般不包扎，以保护创面；对污染创面现场清洗，简单擦拭后包扎（敷料统一处理）。

（4）抗休克：对大出血、胸腹冲击伤、严重骨折以及大面积中重度烧伤、冲击伤易发生休克者，可给予镇静、止痛药品，输液时要做到"少量缓速"。

（5）防窒息：严重的呼吸道烧伤、肺水肿、泥沙阻塞上呼吸道的伤员，均可能发生窒息。应清除伤员口腔内泥沙，帮助伤员取半卧位姿势，牵舌引出，加以预防；对已发生窒息者，要立即做气管插管，以保障呼吸道畅通。

2. 伤员分类

现场救援中的伤员分类是根据伤员受伤严重程度，在医疗资源不足的情况下，为使更多伤员得到及时、有效的治疗而采取区分伤员治疗顺序的过程。主要目的是决定哪些伤员需优先治疗，以挽救更多生命，将伤亡降到最低限度，并提高伤员救治成功率。常用于战场、灾难现场和医院急诊室，这是在有限的医疗设施和医疗人员无法满足所有的伤员同时治疗的需要时不得不进行的医疗资源分配的举措，是不得已而为之，但同时又必须为之的重要医疗行动。

（1）伤员分类原则：为了简化核和放射事故的伤员分类过程，避免不同专业的影响，保证现场伤员分类做到快速有效，在进行核和放射事故的伤员分类时，遵循下列原则。

①伤员是否受到外照射损伤。

②伤员是否有体表、体内及创口放射性污染及污染程度。

③伤员是否需要医疗救治，需要救治的紧急程度和救治方法。

④伤员是否需要医疗后送，后送时机和地点。

⑤非放射性损伤的伤员，按照一般的分类标准执行。

⑥单一的放射性照射和放射性核素污染的伤员，按照相关的分类标准进行分类。

⑦合并放射性照射和放射性核素污染的伤员，分别进行一般分类和放射性损伤分类，按照其中任一分类的最高一级进行现场处置。

⑧死亡人员要进行有无体表放射性核素污染分类，以免搬运和处理尸体时造成放射性污染扩散。

（2）核和放射事故伤情分类流程，如图 8-2-5 所示。

（3）分类等级标签：没有合并放射性照射和放射性核素污染的伤员分类按照国际公认的标准进行，现场伤员分类分为四个等级，分别为轻伤、中度伤、重伤与死亡，统一使用不同的颜色加以标识（图 8-2-6），遵循下列救治顺序。

①第一优先处理：重伤员（红色标识）。

②第二优先处理：中度伤员（黄色标识）。

③可延期处理：轻伤员（绿色或者蓝色标识）。

④最后处理：死亡遗体（黑色标识）。

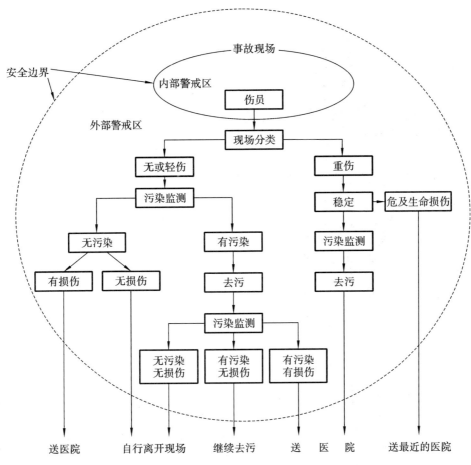

图 8-2-5　核和放射事故伤情分类流程

（4）伤员分类标准：

①非放射性照射和放射性核素污染伤员的分类标准：现场救援伤员分类要快速有效，推荐没有合并放射性照射和放射性核素污染的伤员分类按照以下标准进行。

a.第一优先处理：重伤员（红色标识）。

呼吸停止或呼吸道阻塞；动脉血管破裂或无法控制的出血；稳定的颈部伤；严重的头部伤伴有昏迷；开放性胸部或腹部创伤；大面积烧伤；严重休克；呼吸道烧伤或烫伤；压力性气胸；股骨骨折。

b.第二优先处理：中度伤员（黄色标识）。

背部受伤（无论有无脊椎受伤）；中度的流血（少于两处）；严重烫伤；开放性骨折或多处骨折；稳定的腹部伤；眼部伤；稳定性的药物中毒。

c.可延期处理：轻伤员（绿色或者蓝色标识）。

小型的挫伤或软组织伤；小型或简单型骨折；肌肉扭伤。

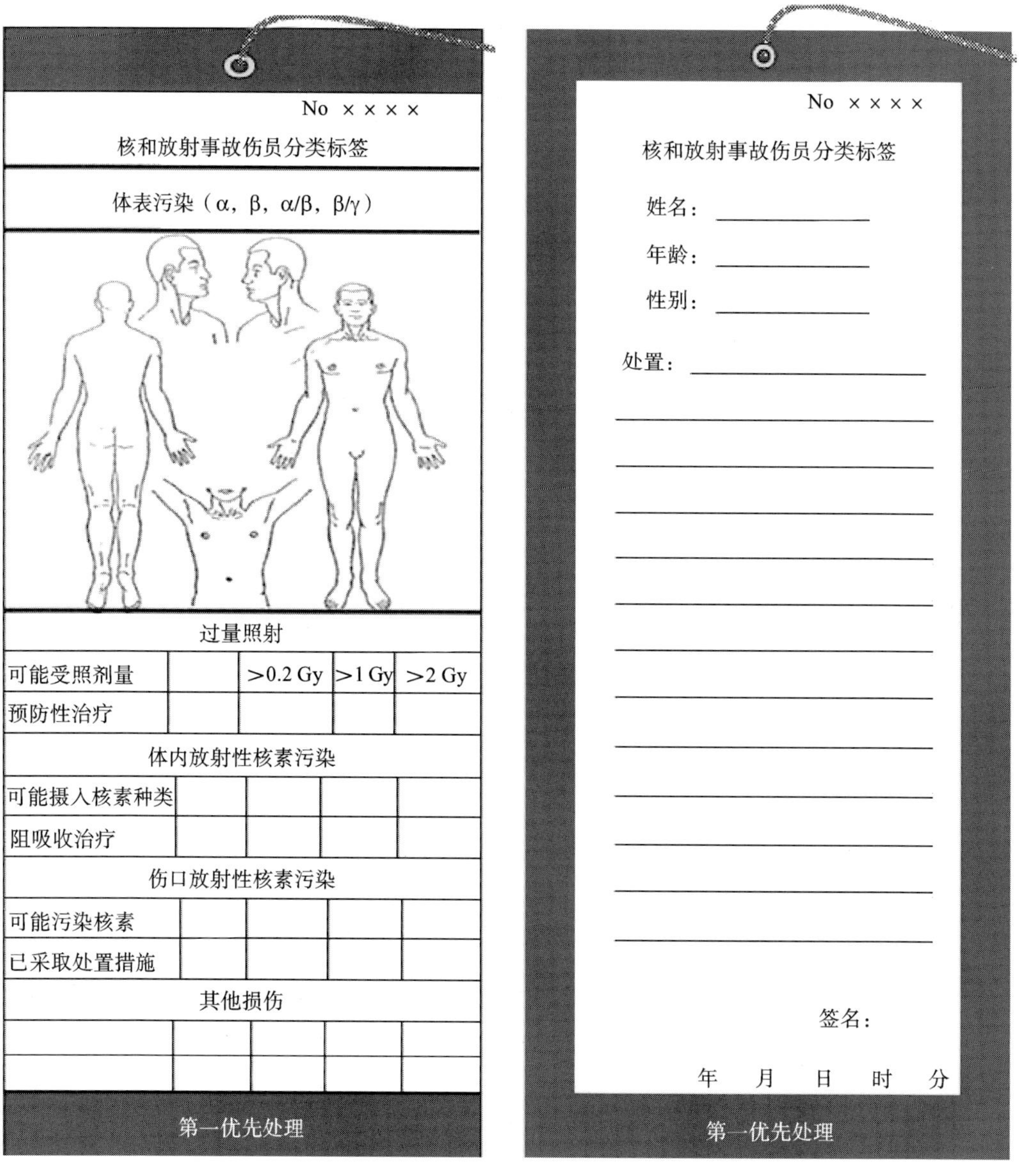

No ××××
核和放射事故伤员分类标签
体表污染（α，β，α/β，β/γ）

过量照射			
可能受照剂量		>0.2 Gy	>1 Gy	>2 Gy
预防性治疗				

体内放射性核素污染		
可能摄入核素种类		
阻吸收治疗		

伤口放射性核素污染		
可能污染核素		
已采取处置措施		

其他损伤		

第一优先处理

No ××××

核和放射事故伤员分类标签

姓名：＿＿＿＿＿＿＿＿

年龄：＿＿＿＿＿＿＿＿

性别：＿＿＿＿＿＿＿＿

处置：＿＿＿＿＿＿＿＿

＿＿＿＿＿＿＿＿＿＿＿

＿＿＿＿＿＿＿＿＿＿＿

＿＿＿＿＿＿＿＿＿＿＿

＿＿＿＿＿＿＿＿＿＿＿

＿＿＿＿＿＿＿＿＿＿＿

＿＿＿＿＿＿＿＿＿＿＿

＿＿＿＿＿＿＿＿＿＿＿

＿＿＿＿＿＿＿＿＿＿＿

＿＿＿＿＿＿＿＿＿＿＿

＿＿＿＿＿＿＿＿＿＿＿

签名：

年　　月　　日　　时　　分

第一优先处理

图 8-2-6　核和放射事故伤员分类标签

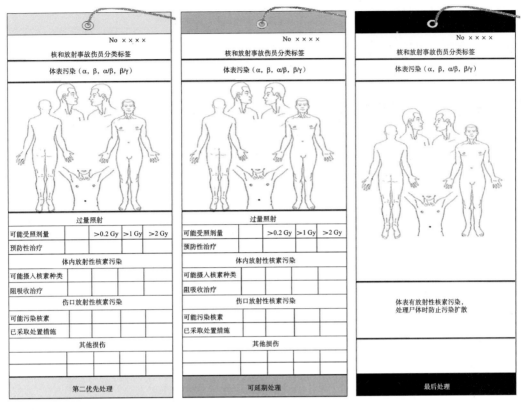

续图 8-2-6

　　d. 最后处理：死亡遗体（黑色标识）。

　　对于死亡遗体要区分体表有无放射性核素污染，体表有放射性核素污染的尸体要特殊处理，体表没有放射性核素污染的尸体按常规处理。

　　②单一的放射性照射和放射性核素污染伤员的分类标准：核和放射事故的主要致伤因素是放射性危害，事件可能引起过量外照射、伤口放射性核素污染、体内放射性核素污染、体表放射性核素污染。过量外照射处理不及时，可以加重放射性损伤，引起放射病，甚至造成死亡。伤口放射性核素污染处置不及时，可以增加体内放射性核素的吸收，引起内照射放射病，若超过致死剂量，可引起伤员死亡，延迟处置还会影响伤口愈合，后期导致伤口组织和靶器官癌变。体表放射性核素污染处置不及时，可以增加皮肤的受照剂量，引起皮肤放射性损伤。发生核和放射事故，可以造成放射性核素空气污染、场所污染、体表污染、伤口污染等，放射性核素可以通过呼吸道、消化道、伤口和皮肤进入体内，摄入量达到一定程度，而又处置不及时，可以增加体内放射性核素的吸收，引起内照射放射病，若超过致死剂量，可发生伤员死亡。综上所述，核和放射事故中伤员分类标准的制订要考虑外照射、放射性核素摄入、体表和伤口放射性核素污染的危害特点，放射性损伤的发生和发展规律，近期和远期效应。据此，对于单一的放射性照射和放射性核素污染的伤员，现场分

类按照以下标准进行。

a.第一优先处理:重度伤员(红色标识)。

外照射剂量可能大于 2 Gy;放射性核素摄入量可能大于年摄入量限值的 10 倍;伤口有活动性出血伴放射性核素污染;体表放射性核素污染可能造成皮肤的吸收剂量大于 5 Gy;放烧复合伤;放冲复合伤。

b.第二优先处理:中度伤员(黄色标识)。

外照射剂量可能大于 1 Gy,小于 2 Gy;放射性核素摄入量可能大于年摄入量限值的 5 倍、小于年摄入量限值的 10 倍;伤口有放射性核素污染;体表放射性核素污染可能造成皮肤的吸收剂量大于 3 Gy、小于 5 Gy。

c.可延期处理:轻伤员(绿色标识)。

外照射剂量可能大于 0.2 Gy,小于 1 Gy;放射性核素摄入量可能大于年摄入量限值的 1 倍、小于年摄入量限值的 5 倍;体表放射性核素污染可能造成皮肤的吸收剂量小于 3 Gy。

d.最后处理:死亡人员(黑色标识)。

死亡人员最后处理;对于死亡遗体,要区分体表有无放射性核素污染,体表有放射性核素污染的尸体要防污染扩散,体表没有放射性核素污染的尸体按常规处理。

③合并放射性照射和放射性核素污染伤员的分类标准。

a.第一优先处理:非放射性损伤分类为第一优先处理,放射性损伤分类也为第一优先处理时,先处置非放射性损伤伤情,再处置放射性损伤伤情;非放射性损伤分类为第二优先处理,放射性损伤分类为第一优先处理时,先处置放射性损伤伤情,再处置非放射性损伤伤情。

b.第二优先处理:非放射性损伤分类为第二优先处理,放射性损伤分类也为第二优先处理时,先处置非放射性损伤伤情,再处置放射性损伤伤情;非放射性损伤为轻伤,分类为可延期处理,放射性损伤分类为第二优先处理时,先处置放射性损伤伤情,再处置非放射性损伤伤情。

c.可延期处理:非放射性损伤和放射性损伤都是轻伤,分类为可延期处理,先处置放射性损伤伤情,再处置非放射性损伤伤情。

d.最后处理:对于死亡遗体,要区分体表有无放射性核素污染,体表有放射性核素污染的尸体要特殊处理,体表没有放射性核素污染的尸体按常规处理。

(5)检伤方法:

①非放射性照射和放射性核素污染伤员的分类检伤方法:现场检伤通常采用"五步检伤法"和"简明检伤分类法",前者强调检查内容,后者将检伤与分类一步完成。

a."五步检伤法":

气道检查:首先判定呼吸道是否通畅,有无舌后坠、口咽气管异物梗阻或颜面部及下颌骨折,并采取相应的救护措施,保持气道通畅。

呼吸情况:观察有无自主呼吸,观察呼吸频率、呼吸深浅或胸廓起伏程度、双侧呼吸运动对称性,比较双侧呼吸音,观察患者口唇颜色等。如怀疑有呼吸停止、张力性气胸或连枷胸存在,应立即给予人工呼吸、穿刺减压或胸廓固定。

循环情况:检查桡动脉、股动脉和颈动脉搏动,如可触及,则收缩压估计分别为10.7 kPa(80 mmHg)、9.3 kPa(70 mmHg)、8.0 kPa(60 mmHg)左右;检查甲床毛细血管再灌注时间(正常为2 s)以及有无活动性大出血。

神经系统功能:检查意识状态、瞳孔大小及对光反射,有无肢体运动功能障碍或异常,评定昏迷程度。

充分暴露检查:根据现场具体情况,短暂解开或脱去伤员衣服,充分暴露身体各部,进行视、触、叩、听等检查,以便发现危及生命或正在发展为危及生命的严重损伤。

b.“简明检伤分类法”:此法可快捷地将伤员分类,最适合初步检伤。目前被很多国家和地区采用。通常分以下四步。

行动能力检查:对行动自如的患者先引导到轻伤接收站,暂不进行处理,或仅提供敷料、绷带等让其自行包扎皮肤挫伤及小裂伤等,通常不需要医务人员立即进行治疗。但其中仍然有个别患者可能有潜在的重伤或可能发展为重伤的伤情,故需复检判定。

呼吸检查:对不能行走的患者进行呼吸检查之前须打开气道(注意保护颈椎,可采用提颌法或改良推颌法,尽量不让其头部后仰)。检查呼吸须采用“一听、二看、三感觉”的标准方法。无呼吸的患者标示黑标,暂不处理。存在自主呼吸,但呼吸次数每分钟超过30次或少于6次者标示红标,属于危重患者,需优先处理;每分钟呼吸6～30次者可开始第三步检伤——血液循环状况检查。

血液循环状况检查:患者血液循环的迅速检查可以简单通过触及桡动脉搏动和观察甲床毛细血管再灌注时间来完成,搏动存在且再灌注时间小于2 s者为循环良好,可以进行下一步检查;搏动不存在且再灌注时间大于2 s者为循环衰竭的危重症患者,标示红标并优先进行救治,并需立即检查是否有活动性大出血并给予有效止血及补液处理。

意识状态:判断伤员的意识状态前,应先检查其有无头部外伤,然后简单询问并命令其做诸如张口、睁眼、抬手等动作。不能正确回答问题、进行指令动作者多为危重患者,应标示红标并予以优先处理;能回答问题、进行指令动作者可初步列为轻症患者,标示绿标,暂不予处置,但需警惕其虽受轻伤但隐藏有内脏严重损伤或逐渐发展为重伤的可能性。

②放射性照射和放射性核素污染伤员的分类检伤方法。

a.物理测量:如果有人佩戴个人剂量计,可由个人剂量计读取剂量数据;通过监测现场的剂量率,估算受害者的受照剂量;通过空气监测,估算体内摄入量;通过伤口放射性核素污染监测,估算伤口污染水平;通过伤口放射性核素污染监测,估算体内摄入量;通过体表放射性核素污染监测,估算皮肤受照剂量。

b.临床判断:急性大剂量放射性照射后,患者会因受照剂量不同而出现不同的临床症状,如恶心、呕吐等,大剂量照射后还会出现其他严重症状,如低血压、颜面充血、腮腺肿大等。局部受照可出现早期红斑、感觉异常等。受照剂量不同,出现临床症状的时间早晚不同。可依据早期临床症状判定辐射损伤(表8-2-4)。

表 8-2-4　依据早期临床症状判定辐射损伤

	临 床 症 状	相应的剂量/Gy
全身	无呕吐	<1
	呕吐(受照后 2～3 h)	1～2
	呕吐(受照后 1～2 h)	2～4
	呕吐(受照后 1 h)和(或)其他严重症状,如低血压、颜面充血、腮腺肿大	>6
局部	无早期红斑	<10
	受照后 12～24 h 早期红斑或异常感觉	8～15
	受照后 8～15 h 早期红斑或异常感觉	15～30
	受照后 3～6 h 或更早,皮肤和(或)黏膜早期红斑并伴有水肿	>30

③现场检伤分类注意事项。

a.最先到达现场的医务人员应尽快对伤员进行检伤、分类。对放射性损伤的伤员检伤必须依据现场的监测结果,由辐射防护人员和临床医生共同做出判断。

b.检伤人员须时刻关注全体伤员,而不是仅检查、救治某个危重伤员,应处理好个体与整体、局部与全局的关系。

c.伤情检查应认真、迅速,方法应简单、易行。

d.现场检伤、分类的主要目的是救命,重点不是受伤类型和机制,而是创伤危及生命的严重程度和致命性合并症。

e.对危重伤员需要在不同的时段由初检人员反复检查、记录并对比前后检查结果。通常在伤员完成初检并接受早期急救处置、脱离危险境地进入"伤员处理站"后,进行复检。复检对于昏迷、聋哑或小儿伤员更为重要。初检应注重发现危及生命的征象,病情相对稳定后的复检可按系统或解剖分区进行,复检后还应根据最新获得的病情资料重新分类并采取更为恰当的处理方法。对伤员进行复检时,还应该将其性别、年龄、一般健康状况及既往疾病等因素考虑在内。

f.检伤时应选择合适的检查方式,尽量减少翻动伤员的次数,避免造成"二次损伤"(如脊柱损伤后不正确翻身造成医源性脊髓损伤)。还应注意,检伤不是目的,不必强求在现场彻底完成,如检伤与抢救发生冲突时,应以抢救为先。

g.检伤中应重点检查那些"不声不响"、反应迟钝的伤员,因其多为真正的危重患者。

h.双侧对比是检查伤员的简单、有效方法之一,如在检查中发现双侧肢体出现感觉、运动、颜色或形态不一致,应高度怀疑伤员有损伤存在。

3. 现场去污洗消

(1)体表放射性污染处理原则和注意事项：

①如有生命危险应首先抢救生命。

②首先确定污染部位、范围及程度。

③优先处理严重污染人员和创伤污染人员；优先处理人体孔腔（如眼、口、鼻等）处的污染。去污应遵循先低污染区，后高污染区和先上后下的顺序。注意皮肤褶皱处和指甲缝处去污。

④消除体外污染最简便、有效的方法是脱去受污染的外衣，这样通常可以去掉大部分的表面污染；脱外衣时注意由内向外卷脱，防止污染扩散。

⑤先用毛巾、肥皂等擦洗污染局部，避免一开始就全身淋浴，避免污染扩散和减少污水量。

⑥宜用温水，不要用热水，以免因充血而增加皮肤对污染物的吸收；也不要用冷水，以免皮肤因毛孔收缩而将放射性污染物陷在里面。

⑦去污时手法要轻，避免擦伤皮肤。

⑧适时、慎重选用含络合剂的洗涤剂，勿用硬毛刷和刺激性强的或促进放射性核素吸收的制剂。

⑨去污次数不宜过多，一般不宜超过 3 次，以免损伤皮肤。

⑩尽量减少去污形成的固体废物。

⑪对体表创伤部位放射性核素污染的处理应先从污染轻的部位开始去污，防止交叉污染。

⑫填写去污方法和效果表。

⑬将避免放射性核素吸收和污染扩散作为贯穿整个去污过程的指导思想。

⑭去污要求：去污后放射性污染水平达到天然本底 3 倍以下。

(2)人员体表放射性核素污染检测程序：

①对表面污染检测仪进行质量控制检查。

②将探头用塑料薄膜包裹以防污染，测量污染检测点的本底。

③如图 8-2-7 所示，在污染探测器距被测人员的衣服和皮肤 1 cm 处进行检测，如果是进行 α 检测，探头与人体的距离要小于 0.5 cm。

④从头顶开始，沿身体一侧向下移动探头，依次检测颈部、衣领、肩部、手臂、手腕、手、手臂内侧、腋下、体侧、腿、裤口和鞋。再检测身体另一侧。平行移动，检测体前和体后。特别注意检测脚、臀部、肘、手和脸部。探头移动速度约为每秒 5 cm。注意监听污染声音信号。

⑤身体最可能受到污染的部位是手和脸（包括身体孔口）。

⑥检测到被放射性核素污染的人员，应检测其所有物品，包括手表、手提包等。受到污染的物品应放入袋中并做污染标记。应脱掉被污染的衣服，装入袋中并做标记，提供替换的衣服。

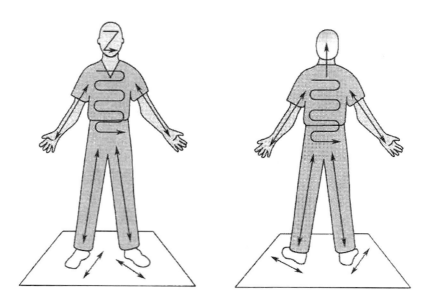

图 8-2-7　人体体表放射性核素污染测量

⑦在人员污染控制记录表中填写污染部位及其读数。

⑧检测到被放射性核素污染的人员,如果外层衣物被污染,应将衣物脱去后,继续检测,脱去外层衣物可去除大部分污染。检测合格后,不需要执行其他去污程序,登记人员信息后允许其回家。

⑨体表污染检测结果评价和处理:距体表 10 cm 的 γ 剂量率大于或等于 1 μSv/h,或皮肤 β 污染直接测量值大于或等于 1000 cps,或皮肤 α 污染直接测量值大于或等于 50 cps 时,应进行体表去污,并进行登记和体检。

⑩对检测到放射性核素外污染的人员,应对其采集鼻拭子和咽拭子,对鼻拭子、咽拭子,用表面污染检测仪进行放射性污染检测,初步判定是否可能受到内污染。对怀疑放射性核素吸收入体内,可能有放射性核素内污染的人员,应指导其去相关医疗卫生机构,进行进一步检测和(或)生物样品放射性核素分析,估算放射性核素摄入量,进行医学处理。

⑪通常,受伤严重者要躺着接受检测。只对能够进行检测的部位(头的前部、双手、双腿和身体)进行检测。只有在伤员身体状况允许的情况下,才进行身体背部检测。

⑫如果可能,用专门的伤口探测器来检测伤口。在伤口无覆盖的情况下,进行检测。

(3)人体体表放射性核素污染处理方法:

①局部去污:

a.先用塑料布覆盖非污染部位,并用胶布把边缘贴牢。然后浸湿污染部位,用软毛刷、海绵等蘸中性肥皂、洗涤剂等轻轻擦洗。重复 2~3 次,并检测放射性活度,至不再降低为止,但每次处置的时间不超过 3 min。

b.初步去污后,对残留的放射性核素宜采用专用去污剂。对稀土元素、钍或超钍元素污染,可用含乙二胺四乙酸(EDTA)的肥皂或含二乙撑三胺五乙酸(DTPA)的肥皂,或用

10%EDTA 溶液或 1%DTPA(pH 3～5)溶液清洗;对铀污染,宜用 1.4%碳酸氢盐溶液清洗;对放射性碘污染,用含碘的卢戈液清洗;对放射性磷污染,用醋酸溶液(pH 3～4)或醋清洗;对难以去除的不明放射性核素污染,则可采用 5%高锰酸钾溶液刷洗或浸泡污染部位 3～5 min,再用新配制的 5%硫代硫酸钠溶液(或 5%～10%盐酸羟胺溶液)刷洗或浸泡脱色。必要时可用弹力粘膏敷贴 2～3 h,揭去粘膏,再用水清洗,对去除残留性污染有较好效果。

c.鼻黏膜和口腔黏膜是放射性核素容易进入的部位。眼、口腔或鼻腔被污染时,首先俯面用流动水冲洗面部,然后用生理盐水或 2%碳酸氢钠溶液冲洗。必要时用 3%过氧化氢溶液口腔含漱,以冲洗咽喉部污染。鼻腔污染物用棉签拭去,必要时剪去鼻毛。向鼻咽部喷血管收缩剂,以降低污染水平和减少对放射性核素的吸收。

d.清洗头发时一般用肥皂和水,要特别注意防止肥皂泡沫流入眼睛、耳、鼻和嘴。当清洗头发不能充分去除污染时,可考虑将头发剪去。剪指甲有利于去污。要特别注意指甲沟、手指缝的去污。对仍未能去除污染的局部宜用对皮肤无刺激的湿纱布或胶条封盖,以保护皮肤并避免污染扩散。对粗糙有裂痕的皮肤,在污染较严重而又难以去除污染时,可用含 EDTA 的肥皂、5%柠檬酸钠溶液或 5%碳酸氢钠溶液等去污。

②全身去污:首先用浸湿的毛巾、海绵等擦拭 2～3 次,然后淋浴。病情严重者,如情况允许亦可在抢救床、担架或手术台上酌情去污。反复进行浸湿—擦洗—冲洗,并观察去污效果。

③伤口去污:

a.尽快用蒸馏水等冲洗伤口。用生理盐水更好,但不要因为等待等渗液而延误时间。对稀土元素、钍或超钍元素污染的伤口,宜用弱酸性(pH 3～5)溶液冲洗。同时对污染创伤部位进行污染测量或做采样测量,以确定污染水平和放射性核素污染种类。

b.往往需要在 2%利多卡因局部麻醉下进行伤口清创,一则清除污染,二则清除异物。擦破伤处结痂时,残留的放射性核素可能留在痂皮内。对刺破伤处位于深部的污染物,要进行多维探测定位以便取出。对撕裂伤则要清整伤口,清除坏死组织。

c.清创手术除遵循一般外科手术原则外,尚应遵循放射性污染手术的处理规则,每进一刀,应更换刀片,测量污染程度,避免因手术器械导致的污染扩散。

d.对严重伤口污染者,应留尿样分析放射性核素或做整体测量。对钍或超钍元素及稀土元素等污染,术中要用 Ca-DTPA 1 g 和 2%利多卡因溶液 10 mL 加入 100 mL 生理盐水中冲洗。对一切清除的组织、纱布和初期冲洗液,均应留存做取样分析。在锶污染伤口部位撒布硫氰化钾。对含可转移性放射性核素的严重伤口污染者,宜静脉应用螯合剂。

e.在已知有放射性核素内污染或怀疑有放射性核素内污染时,必须尽快(最好在污染后 4 h 内)开始应用促排或阻止吸收措施。但应慎用有可能加重伤情的促排措施。

f.对体表放射性核素污染进行去污记录(表 8-2-5)。

表 8-2-5　体表放射性核素污染测量和去污记录表

体表污染人员基本资料					
姓名：	性别：男　女	出生日期		年龄	
工作单位				联系电话	
现住址				联系电话	
污染经过：					
时间：	部位/皮肤伤口情况：				
沾染的放射性核素的情况	放射性核素种类		放射性物质的状态	固态　液态　气态	
污染和去污过程记录：					
备注：					

4. 伤员的转送

核和放射事故现场救援中伤员的转送是现场救援的一项重要内容,也是决定现场救援能否成功的关键活动。伤员的转送是实现分类、分级救治的关键。伤员转送要保证转送的次序正确,确保第一优先处理的伤员首先得到抢救;保证转送安全,做好伤员的防护,防止放射性核素污染扩散和交叉污染,保护伤员和转送人员;伤员转送时要保证接收的医院正确,因为辐射损伤的伤员需要专科救治,只有转送的医院正确,才能保证伤员得到有效的专科救治。

(1)相关资料要与伤员一起转送:伤员转送时连同所有医学检查结果、留采的物品和采集的样品一起送到后送医院。

(2)转送伤员前的工作:

①与后送医院取得联系,确定转送伤员程序等各项工作。

②对未确认和已确认有放射性核素外污染的伤员,控制污染:用床单裹住伤员或盖住污染部位,用防水敷料盖住伤口并用胶带固定。

③在保健/医学物理人员陪护下转送伤员。重度和重度以上伤员后送时,需有专人护送并注意防止休克。

（3）转送途中的放射性核素污染控制方法如下：

①对体表无放射性核素污染的伤员，转送途中无须控制污染，但应在资料中注明。

②注意防止体表有放射性核素污染的伤员污染车辆和人员。

③对有放射性核素内污染的伤员，防止污染向外部扩散，防止呕吐物污染装备和人员。

（4）转送伤员后保健/医学物理人员的工作内容如下：

①向接收伤员的后送医院提供伤员放射性核素污染情况报告。

②把转送伤员用过的放射性核素污染物品装入塑料袋密封并做标记，送至指定地点储存。

③投入常规服务前，对救护车乘员、救护车和装备进行放射性核素污染监测，发现污染，监督去污。

（5）后送医院接收医生的职责：对转送来的伤员，如有放射性核素污染，则再次对皮肤和伤口去污；收集身体排泄物进行放射性分析。

（五）核和放射事故现场医学应急响应终止

医学卫生应急工作完成，伤员在医疗机构得到救治，核和放射事故应急领导小组可宣布重大核和放射事故医学应急响应终止，并报国家应急管理部备案，同时通报生态环境部；省、自治区、直辖市卫生行政部门可宣布重大核和放射事故、较大核和放射事故以及一般核和放射事故的卫生应急响应终止，并报当地政府应急管理部门备案，同时通报当地政府环境保护部门。核和放射事故医学应急响应终止后，组织和参与医学应急响应的地方卫生行政部门在1个月内提交书面总结报告，报送上级卫生行政部门，抄送同级生态环境部门和公安部门。重大核和放射事故、较大核和放射事故的卫生应急响应总结报告应上报给国家卫健委。

（六）现场医学应急响应评估

核和放射事故医学应急响应完成后，各相关部门应及时总结医学应急响应过程中的成功经验，针对出现的问题及薄弱环节加以改进，及时修改、完善核和放射事故卫生应急预案，完善队伍建设和体系建设，不断提高核和放射事故卫生应急能力。评估报告上报给本级人民政府应急管理办公室和上级卫生行政部门。

三、应急物资与装备

各级卫生行政部门依照配备标准负责建立健全核和放射事故卫生应急装备和物资准备机制，指定医疗机构和放射卫生机构做好应急物资和装备准备（表8-2-6）。核和放射事故医学应急救援队伍的装备应由专人统一管理，保证装备处于随时可用状态；保证材料、药品等物品均在标明的有效期内；每个月对管理的装备、材料、药品等检查1次，做好检查记录并归档，以备质量监督，并建立使用记录；所有装备每年校准1次，维护保养2次，并做好记录,以备质量监督。

表 8-2-6　国家级核应急医学救援分队装备配备

类别	装备名称	功能要求
个体防护装备	个体防护背囊	满足队员个人辐射防护需求,内装有热释光个人剂量计、直读式可报警个人辐射剂量计、防护面具、防污染服、靴套、手套、个人急救盒(含抗辐射药物、内外伤救治药物等)、替换衣物等
侦检装备	表面污染检测仪	满足队员对表面污染监测的需求
	环境 γ 射线剂量率仪	满足队员对环境 γ 射线剂量率监测的需求
	便携式能谱仪	满足队员能谱分析需求,具有一定核素甄别功能
	便携式中子测量仪	满足队员对中子剂量率监测的需求
	样品采运箱	可密闭、安全储存样品,具有射线屏蔽功能
	水和食品污染检测仪	满足对现场的水和食品进行检测的需求
分类装备	门式污染检测仪	满足对现场人员进行污染程度评价的需求
	伤票系统	满足对伤员的污染和伤情进行标记的需求
	表面污染测量仪	满足对现场人员表面污染进行检测的需求
	辐射剂量(吸收剂量)和内污染评估装备仪器	能够对现场人员进行吸收剂量评估和内污染评估的装备仪器,如血细胞分类计数仪及其剂量评估软件、鼻拭子检测仪、内污染检测仪、在体电子顺磁共振波谱仪等
洗消装备	核化伤员去污洗消车	能够提供核化伤员去污洗消场地,一般具有空气过滤和负压系统、污水污染物收集装置等
	放射性污染去污洗消箱	能提供洗消液等去污洗消所需的药品和工具
	伤员去污洗消装置	满足伤员去污洗消需要,具有去污洗消时的固定伤员、防洗消液喷射、污水收集等功能
医疗救治装备	医疗保障平台	满足伤员医疗救治的需要,应包括除颤仪、输血泵、心电图机、脉搏血氧仪、救治帐篷、便携式转运呼吸机等
	急救车	能够满足重症伤员和普通伤员转运需求,一般包括重症急救车和常规急救车
	医疗背囊	能够提供现场伤员救治所需的器材、药物
	防原急救包	能够提供放射事故伤员急救所需的器材、药物
	核事故应急处理药箱	能够提供核事故伤员救治所用的核素阻吸促排药物、伤情救治药物等
	担架	能够满足伤员转运需求

类别	装 备 名 称	功 能 要 求
指挥通信装备	综合通信车	保障通信联络通畅,具备多接口远程音、视频及数据传输功能
	定位系统	满足救援队机动部署需求
	海事卫星便携终端	保障通信联络通畅,满足救援队视频、语音及数据传输需求
	集群手持机	满足队员间通信联络需求
	骨传导通信装备	满足身着防护服后队员间通信联络的需求
后勤装备	个人生活保障装备	满足个人日常生活所需的饮食、卫生、起居等装备,能够保障队员执行任务所需的生活条件
	通用车辆	包括指挥车、队员运输的大轿车、物资运输的卡车等,满足救援队功能展开和机动部署需求
	帐篷	包括宿营帐篷、指挥用网架帐篷等,满足救援队住宿、工作展开需求
	电站	满足各种装备、设施的持续供电需求
	照明装备	满足现场照明的需求
	冷暖风机	满足帐篷、车辆等工作场所的通风和空气调节需求

四、心理救援

核和放射事故的特点是影响范围广,受照人数多,影响时间较长。由于相关的教育缺乏,人们多不熟悉核和放射事故。核和放射事故不仅可引起受照者近期损伤,还可诱发远期效应。

在核和放射事故发生后,大部分人员有应激、焦虑、抑郁、神经衰弱及自主神经功能紊乱等症状,甚至还出现放射恐怖。为配合整体救援工作,确保及时、规范、有效开展核和放射事故救援,心理救援工作是非常重要的,心理救援工作可以最大限度地预防和减少心理危机的发生,保障受影响群众和参与救援人员的身心健康,避免发生大规模心理危机和社会恐慌,维护社会和谐稳定。

世界卫生组织(WHO)对健康的定义:健康不仅是没有躯体疾病,而且是身体上、心理上和社会适应上的完好状态。这就是人们所说的身心健康,也就是说,一个人在躯体健康、心理健康、社会适应这三个方面都处于完好状态,才是完全健康的人。

心理危机干预就是从心理上解决迫在眉睫的危机,使症状得到立刻缓解和持久消失,使心理功能恢复到危机前的水平,并获得新的应对技能,以预防将来心理危机的发生。

（一)核和放射事故心理救助目的

(1)积极预防、及时控制和减缓核和放射事故所致的心理社会影响。

(2)促进核和放射事故后的心理健康重建。

(3)维护社会稳定,防止严重社会性恐慌事件的发生,促进公众心理健康。

(二)核和放射事故心理救助基本原则

(1)心理救助是医学应急救援工作的组成部分,应与整体救援部署相协调,以促进社会稳定为前提。要根据整体救援的部署,及时调整心理危机干预的工作重点。

(2)应派出专业的及经过培训的人员从事现场心理救助。

(3)心理危机干预活动一旦进行,应该采取措施确保干预活动得到完整开展,避免再次遭受心理创伤。

(4)对受照人群应采用支持性、综合性的心理救助技术进行救助,实施分类干预,针对受助者当前的问题提供个性化帮助。

(5)尊重当地民族风俗习惯,尊重求助者的人格和情感,严格保护求助者个人信息和隐私。

(6)以科学的态度对待心理危机干预,明确心理危机干预是医学救援工作中的一部分,不是"万能钥匙"。

(三)核和放射事故心理救助队伍建设

(1)由精神科医生、心理治疗师及其他心理卫生工作人员组成专业救助队伍,单独组队或编入其他医学救援队伍,承担心理救助工作。

(2)承担心理救助任务的专业人员,经过专业技术培训,应具有胜任核和放射事故突发事件心理救助的专业技能,并具备一定的核和放射事故突发事件相关科学知识。

(3)队伍种类:

①心理救援医疗队:队员以精神科医生为主,可有临床心理治疗师、精神科护士加入。至少由2人组成,尽量避免单人行动。有灾难心理危机干预经验的人员优先入选。配队长1名,指派1名联络员,负责团队后勤保障和联系工作。也可以作为其他医疗队的组成人员。

②救灾地点心理危机干预队伍:队员以精神科医生为主,心理治疗师、心理咨询师、精神科护士和社会工作者为辅。适当纳入有相应背景的志愿者。在开始工作以前对所有人员进行短期紧急培训。必要时吸收非专业志愿者协助或参与救助工作。

(四)核和放射事故心理救助前的准备

(1)了解核和放射事故现场人员情况,包括灾难类型、伤亡人数、道路、天气、通信和物资供应等,了解目前政府救援计划和实施情况等。

(2)学习核和放射事故引起的主要躯体损伤的基本医疗救护知识和技术,如骨折伤员的搬运、创伤止血、放射性污染的预防等。

(3)明确即将开展干预的地点,准备好交通地图。

(4)初步估计干预对象及其分布和数量。

(5)制订初步的干预方案、实施计划。

（6）对没有灾难心理危机干预经验的人员,进行紧急心理危机干预培训。

（7）准备宣传手册及简易评估工具,熟悉主要干预技术。

（8）做好团队食宿的计划和准备,包括队员自用物品、常用药品的配备等。

（9）救援人员的必要装备:①剂量报警仪、个人剂量计;②根据具体场景,明确告诉队员能工作多长时间、要工作多长时间;③N95口罩、防护服;④必要时服用碘化钾。

（10）尽量保留全部的财务票据。

（11）外援心理救助医疗队在到达灾区之前,尽量与当地联络人进行沟通,了解灾区情况,做到心中有数。

（五）核和放射事故现场心理救助方案制订原则

1. 工作内容

（1）了解核和放射事故造成的社会心理影响,根据所掌握的信息,发现可能出现的紧急群体心理事件,及时向救灾指挥部报告并提供解决方法。

（2）综合应用基本干预技术,并与宣传教育相结合,提供心理救援服务。

（3）通过实施干预,促进形成核和放射事故后社区心理支持互助网络。

2. 确定目标人群和数量

将心理危机干预人群分为四级。干预重点应从第一级人群开始,逐步扩展。一般性宣传教育要覆盖到四级人群。

（1）第一级人群:亲历事故的幸存者,如死难者家属、伤员、幸存者。

（2）第二级人群:事故现场的目击者(包括救援者),如目击事故发生的灾民、现场指挥人员、救护人员(医疗救护人员、其他救援人员)。

（3）第三级人群:与第一级、第二级人群有关的人员,如幸存者和目击者的亲属等。

（4）第四级人群:后方救援人员、灾难发生后在灾区开展服务的人员或志愿者。

3. 评估目标人群,制订分类干预计划

（1）评估目标人群的心理健康状况,将目标人群分为普通人群、重点人群。

（2）对普通人群开展心理危机管理,对重点人群开展心理危机援助。

4. 干预时限

（1）第一阶段:事故刚发生时会出现急性应激反应,在实际环境安全的情况下,恢复秩序,进行躯体/生理评估,照顾日常生活,与其接触、联结,给予情感支持,给予简单、贴心的关怀。

（2）第二阶段:事故发生后1~2天可能出现急性应激障碍(ASD),进行进一步急性躯体/生理评估,评估日常生活恢复情况,发展自我帮助策略与技巧,给予心理教育,争取良好睡眠,促进稳定化。

（3）第三阶段:危机事件发生后1~2周可能出现创伤后应激反应(PTSR),使用稳定化技术,促进社会、躯体、心理稳定化,增强自我照顾能力。

（4）第四阶段:危机事件发生后1~2个月可能出现创伤后应激障碍(PTSD),促进稳定化,进行躯体、心理、社会评估,有创伤者进行专科治疗。

（六）核和放射事故现场心理救助流程

（1）接到任务后按时到达指定地点,接受当地救灾指挥部指挥,熟悉灾情,确定工作目标人群和场所。

（2）在已有心理危机干预方案的地方,继续按照方案开展干预,还没有制订心理危机干预方案的地方,抓紧制订心理危机干预方案。

（3）分小组到需要干预的场所开展干预活动。

①在医院,建议采用线索调查和跟随各科医生查房的方法发现心理创伤较重者。

②在灾民转移集中安置点,建议采用线索调查和现场巡查的方式发现需要干预的对象,同时发放心理救助宣传资料。

③在灾难发生的现场,若在抢救生命的过程中发现心理创伤较重者,则随时干预。

④使用简易评估工具,对需要干预的对象进行筛查,确定重点人群。

⑤根据评估结果,对心理应激反应较重的人员及时进行初步心理干预。

⑥对筛选出的有急性心理应激反应的人员进行治疗及随访。

⑦有条件的地方,要对救灾工作的组织者、社区干部、救援人员采取集体讲座、个体辅导、集体心理干预等措施,教会他们简单的沟通技巧、自身心理保健方法等。

⑧及时总结当天工作,每天晚上召开碰头会,对工作方案进行调整,计划次日的工作,同时进行团队内的相互支持。

⑨将干预结果及时向当地救灾指挥部负责人进行汇报,提出对重点人群的干预指导意见,特别是对重点人群开展救灾工作时的注意事项。

⑩心理救援医疗队在工作结束后,要及时总结并汇报给有关部门,全队接受一次督导。

（七）目标人群管理

（1）普通人群:目标人群中经过评估没有严重应激症状的人群。

①对普通人群采用心理危机管理技术,开展心理危机管理。从灾难当时的救援,到整个事件的善后安置处理,都需要有心理危机管理的意识与措施,以便为整个灾难救援工作提供心理保障。

②对灾难中的普通人群进行妥善安置,避免过于集中。

③在具体安置的情况下实施分组管理,最好由相互熟悉的灾民组成小组,并在每个小组中选派小组长,作为联络员。对各小组长进行必要的心理危机管理培训,负责本小组的心理危机管理,以建立起新的社区心理支持互助网络,及时发现可能出现严重应激症状的人员。

④依靠各方力量,建立起与当地民政部门、学校、社区工作者或志愿者组织等负责灾民安置服务部门/组织的联系,并对他们进行必要的培训,让他们协助参与、支持心理危机管理工作。

⑤利用大众媒体向灾民宣传心理应激和心理健康知识,宣传应对灾难的有效方法。

⑥心理救援协调组应该积极与救灾指挥部保持密切联系与沟通,协调好与各个救灾部门的关系,保证心理危机管理工作顺利进行。对在心理危机管理中发现的问题,应及时向救灾指挥部汇报并提出对策,以使问题得到及时解决。

(2)重点人群:目标人群中经过评估有严重应激症状的人群。

对重点人群采用"稳定情绪""放松训练""心理辅导"技术开展心理危机救助。

(八)干预的预期效果及应急队员撤离时限

(1)通常在事故发生1天内,90%以上人员会出现一定的心理反应,经过干预,4周后仅有5%的人员需要进行创伤性治疗。

(2)通常4周后应急队员从事故现场撤离,将心理干预工作交给当地的心理干预组织。

(3)对于超过6周仍然有症状的人员,应请专业人员进行心理状态评估,如果仍不能自行缓解,则及时给予干预治疗。

(九)常用干预技术

1. 信息沟通

信息沟通的实施主体应是政府权威部门,实施的方式可以是开新闻发布会、向公众发放科普资料,或是电视、广播、报纸、网络、手机短信等手段的综合利用。应急期间向公众提供的信息应是有用的、及时的、真实的、一致的和适当的,并尽力满足公众、新闻媒体对信息的要求。应向公众提供是否应采取防护行动及其原因的信息。还应迅速向公众提供有用的信息:医疗检查、监测、取样结果,涉及其自身、家庭、居民区或工作场所的响应行动,也包括如何保护家庭成员的信息等。新闻媒体工作人员可以被认为是应急工作人员,因为需要他们向公众提供可靠的信息。

2. "稳定情绪"技术要点

(1)倾听与理解:以理解的心态接触重点人群,给予倾听和理解,并做出适度回应,不要将自身的想法强加给对方。

(2)增强安全感:减少重点人群的不确定感,使其情绪稳定。

(3)适度的情绪释放:给予语言及行动上的支持,帮助重点人群适当释放情绪,恢复平静。

(4)释疑解惑:对于重点人群提出的问题给予关注、解释及确认,减轻其疑惑。

(5)实际协助:给重点人群提供实际的帮助,协助重点人群调整和接受因灾难改变了的生活环境及状态,尽可能地协助重点人群解决面临的困难。

(6)重建支持系统:帮助重点人群与主要的支持者或其他支持来源(包括家庭成员、朋友、社区等)建立联系,获得帮助。

(7)提供心理健康教育,提供灾难后常见心理问题识别与应对的相关知识,帮助重点人群积极应对,恢复正常生活。

（8）联系其他服务部门,帮助重点人群联系可能得到的其他部门的服务。

3."放松训练"要点

"放松训练"要点包括呼吸放松、肌肉放松、想象放松。分离反应(表现为对过去的记忆、对身份的觉察、即刻的感觉乃至身体运动控制之间的正常的整合功能出现部分或完全丧失)明显者不适合进行放松训练。

4."心理辅导"要点

通过交谈来减轻灾难对重点人群造成的精神伤害,个别或者集体进行,自愿参加。开展集体心理辅导时,应按不同的人群分组进行,如住院轻伤员、医务人员、救援人员等。

（1）目标:在灾难及紧急事件发生后,为重点人群提供心理社会支持,同时鉴别重点人群中因灾难受到严重心理创伤的人员,并提供到精神卫生专业机构进行治疗的建议和信息。

（2）过程:第一,了解灾难后的心理反应,了解灾难后人们所出现的应急反应和灾难事件对自己的影响程度,也可以通过问卷的形式进行评估。引导重点人群说出在灾难中的感受、恐惧或经验,帮助重点人群明白这些感受都是正常的。第二,寻求社会支持,让重点人群确认自己的社会支持网络,明确自己能够从哪里得到相应的帮助,包括家人、朋友及社区内的相关资源等,画出能为自己提供支持和帮助的网络图,尽量具体化,可以写出他们的名字,并注明每个人能给自己提供哪些具体的帮助,如情感支持、建议或信息、物质帮助等。让重点人群确认自己可以从外界得到帮助,有人关心他/她,可以提高重点人群的安全感。给儿童做心理辅导时,目的和活动内容相同,但形式可以灵活,可以让儿童多画画、捏橡皮泥、讲故事或写字。第三,选择适当的应对方式,帮助重点人群思考并选择积极的应对方式,强化个人的应对能力,思考采用消极的应对方式可能带来的不良后果,鼓励重点人群有目的地选择有效的应对策略,提高个人的控制感和适应能力。多跟亲友或熟悉的人待在一起,积极参加各种活动,尽量保持以往的作息时间,做一些可行且对改善现状有帮助的事。注意儿童的年龄差异,形式可以更灵活,鼓励儿童规律生活,多和同伴、家人在一起,要善于用儿童使用的语言来传递有效的信息。

第三节　生物恐怖袭击

一、生物恐怖袭击的定义与特点

（一）生物恐怖袭击的定义

自原始社会起,人类就多次遭受细菌、病毒的侵袭与危害,造成大量伤亡,这些生物的侵袭曾给人类带来几近灭顶之灾,影响甚为深远。生物性危害的存在和传播,有一些是自然发展的结果,也有一些是别有用心人士进行恶意培育与扩散的结果,严重危及国家和社会的安全稳定。这种恶意的行为就是一种恐怖袭击,即生物恐怖袭击。生物恐怖袭击是利用致病微生物等生物制剂对特定目标人群、动物、植物发动袭击,从而威胁人类的生理健康、经济发展和社会稳定,用以达到政治目的等的行动。生物恐怖袭击的动机可以是政治、意识形态上的;行为主体可以是个人、团体或者国家;袭击目标包括大型公众场所,重要、敏感部位,空调系统,大型水体或水源,以及食品加工场所等。生物恐怖袭击常用的手段包括邮寄、人工投放、气溶胶撒布和自杀性传染等。生物恐怖袭击所释放的病毒或细菌侵入人体后,会破坏人体的生理功能而引发病症。目前的大多数细菌或病毒使人发病后,人会出现发热、头痛、全身无力、恶心、呕吐、腹泻、咳嗽、呼吸困难、局部或全身疼痛等症状,如不采取医疗措施,轻者在一段时间后可能痊愈,重者则可能有生命危险。一般生物恐怖袭击所采用的细菌或病毒引起的病症,大多具有较强的传染性,可通过人群接触等方式传播流行,这加剧了生物恐怖袭击的破坏性和影响力。

近年来,生物恐怖袭击的案例屡屡见诸报端,这些事件除了给人类带来实际损伤之外,影响更为深远的是给人们留下了沉重的心理阴影。生物恐怖袭击已经成为一种新的战争形式,与传统生物战比较,生物恐怖袭击具有使用简单、便于实施、手段隐蔽、难以防范等特点,危害十分严重。

第一次世界大战结束后,鉴于生物武器的应用带来惨烈可怖的结果,各国通过外交努力以求限制生产和使用大规模杀伤和毁灭性武器。联合国大会于1971年12月通过《禁止生物武器公约》。该公约于1975年3月生效,无限期有效。其核心是缔约国在任何时间、任何情况下,不以任何方式发展、生产、储存、取得和保留非和平目的的细菌或其他生物制剂和毒素,以及此类武器、装备或运载工具,并禁止将其直接或间接地转让给任何收受者,同时不得以任何方式协助、鼓励或引导任何国家、国家集团或国防组织制造或以其他方式取得上述生物制剂、毒素、武器或运载工具。中国于1984年11月加入该公约。截至2018年10月,该公约共有182个缔约国。该公约在禁止和销毁生物武器、防止生物武器扩散方面发挥了不可替代的重要作用。但是,恐怖分子并不受该公约的限制,生物恐怖袭击的可能性在全球范围内仍然存在,在全球化大趋势背景下人口流动性极强的如今,生物恐怖袭击难以防范和制止,影响力也不可小觑。因此,维护社会稳定和国家安全,必须将应对生物恐怖袭击放在重要位置。

(二)生物恐怖袭击的常用制剂

用于实施恐怖袭击的生物制剂种类较多,包括微生物、动植物所产生的毒素等。生物制剂侵入人体主要有三条途径:通过消化道、皮肤及呼吸道。其中,微生物气溶胶通过呼吸道途径传染,是生物恐怖袭击使用最为广泛的一种生物制剂施放方式。将生物制剂做成直径约为1 μm可被人体吸入的气溶胶,通过空气到处传播,造成大面积的污染,气溶胶被人体吸入后先在呼吸道沉积,然后进一步侵入血液。

目前,用于生物恐怖袭击的制剂主要有6种:炭疽杆菌、鼠疫耶尔森菌、天花病毒、肉毒杆菌毒素、埃博拉病毒和土拉热弗朗西丝菌。还有其他一些制剂,但危害性相对较轻。

1. 炭疽杆菌

炭疽是由炭疽杆菌引起的一种人畜共患的急性传染病。炭疽杆菌的历史可以追溯到1867年。首先对它实现分离培养的,是著名的细菌学之父,诺贝尔生理学或医学奖获得者,德国人罗伯特·科赫。罗伯特·科赫对炭疽杆菌进行了详细的形态学特征描述:炭疽杆菌两端平齐,有芽孢及起保护作用的荚膜。炭疽杆菌属于厌氧菌,在有氧或不利的生长环境下会形成芽孢,具有很强的抵抗和生存能力,能够在土壤中存活40年,一旦环境合适则又由芽孢状态恢复成杆菌。

炭疽多见于南美洲、非洲和亚洲的牧区。食草类动物很容易感染炭疽杆菌。因此,炭疽也是皮毛加工业的一种职业传染病。炭疽杆菌芽孢可通过破损的皮肤黏膜,经口鼻进入胃肠道和肺部,在人体内大量繁殖产生毒素。炭疽的潜伏期为1~5天,最多见的类型是皮肤炭疽,占全部病例的95%以上。人体感染炭疽杆菌后始发症状是丘疹、水疱和区域水肿,进而发生出血性坏死、溃疡并形成黑痂,局部疼痛并不显著。

2. 鼠疫耶尔森菌

鼠疫是由鼠疫耶尔森菌引起的烈性传染病,属国际检疫传染病,也是我国法定传染病中的甲类传染病,在法定传染病中居第一位。鼠疫为自然疫源性传染病,主要在啮齿动物间流行,鼠、旱獭等为鼠疫耶尔森菌的自然宿主,鼠蚤为传播媒介。临床表现为高热、淋巴结肿大和疼痛、咳嗽、咳痰、呼吸困难、出血,以及其他严重毒血症症状。传染性强,病死率高。

主要的传播途径有三类:①鼠蚤叮咬传播:鼠蚤叮咬是主要的传播途径,由此可将动物身上的病原体(鼠疫耶尔森菌)传播给人,形成"啮齿动物→蚤→人"的传播方式。②呼吸道感染:患者呼吸道分泌物带有大量的鼠疫耶尔森菌,可经呼吸道飞沫形成人际间传播,并可造成人际间鼠疫的大流行。③经皮肤传播(接触传播):健康人破损的皮肤黏膜与患者的脓血、痰液或与患病啮齿动物的皮肉、血液接触可发生感染。

3. 天花病毒

天花病毒属DNA类痘病毒,在电子显微镜下呈方砖形,是病毒里个头最大的。天花病毒对环境的抵抗力强,耐干燥、低温,在污染的痂皮、衣服、被褥和尘土中可存活数年,但不耐热和紫外线。天花主要通过患者咳嗽时的飞沫微粒传播。天花可以迅速导致千万人规模的大流行,且病死率达30%以上。天花的潜伏期为8~17天,起病急,以高热、寒战伴头痛、全身酸痛等病毒血症及呼吸道症状为主。

天花无药可治,危害性巨大。一旦发现患者,曾经与他/她接触过的人,都需要接受免疫疫苗注射并隔离观察2周以上。20世纪60年代,德国某医院曾经发生3楼天花患者房间开窗导致5楼也出现天花的案例,因此目前针对天花患者的隔离病房,必须为密闭式,而且室内气压要低于走廊。

4. 肉毒杆菌毒素

肉毒杆菌毒素是由肉毒杆菌产生的一种蛋白质神经毒素,堪称目前世界上毒性最强的物质,甚至比氢化物的毒性还要强10000倍,是沙林毒气毒性的10万倍。肉毒杆菌的芽孢耐热性极强,在开水中可以存活 $5 \sim 22$ h。在缺氧或无氧状态下,如在加工消毒不良的罐装肉类、海鲜及素菜食品罐头里,严重污染不清洁的伤口里,肉毒杆菌都会大量繁殖,同时产生肉毒杆菌毒素。

感染肉毒杆菌毒素的重症患者,会因为并发吸入性肺炎和心力衰竭于 $2 \sim 3$ 天死亡。病死率曾高达 $40\% \sim 60\%$。虽然目前已经有了肉毒毒素疫苗,但是并没有在人群中进行普遍接种。如果恐怖分子采用在空中大面积播撒肉毒杆菌毒素气溶胶的方式进行攻击,大量的受害者将对医院的专业医务人员和装备数量构成严重挑战。

5. 埃博拉病毒

埃博拉出血热是 1976 年在非洲的埃博拉河流域发生的一种病死率很高的病毒性出血热。因此,WHO 将分离出的致病病毒定名为埃博拉病毒。这种病毒引起的出血热病死率高、传染性强,引起的症状可怖,对社会及整个医疗卫生保健系统的破坏作用很大,而目前医学上又无有效治疗措施。

埃博拉出血热的重症患者在 $5 \sim 7$ 天会出现全身性的出血:呕血、鼻出血、眼结膜出血、牙龈出血、便血、阴道出血等。患者的排泄物、血液和使用过的物品都能够成为传染源,而对患者却只能采取休息、输液和对症治疗的方式,所以埃博拉病毒威胁性非常强。

6. 土拉热弗朗西丝菌

兔热病又称为土拉菌病,是由土拉热弗朗西丝菌引起的,是主要感染啮齿动物并可传染给其他动物和人类的一种自然疫源性疾病。感染者会出现高热、全身疼痛、腺体肿大和吞咽困难等症状。本菌抵抗力极强,在污染的土壤中可存活 6 天,在毛皮上可存活 52 天,在甘油内保存,可存活 3 年,但 20 ℃以上高温可在短时间内将其杀死。自然界中的啮齿动物是主要带菌者,通过患病动物的排泄物或被污染的饲料、饮水、用具以及吸血节肢动物(如蜱、蝇、蚤、蚊、虱等)传播,经过消化道、呼吸道、伤口等而感染。

(三)生物恐怖袭击的特点

相较于其他恐怖袭击方式,生物恐怖袭击是利用生物制剂及其可传播、可致病的特点开展的,具有不易察觉、扩散传染强、危害时间长、制作成本低、更新换代快等特点。

(1)不易察觉。生物制剂具有无色、无味、看不见、摸不着等特性。与常规化学试剂具有明显的气味或颜色不同,大多数病原体,无论是液体形式还是气溶胶形式,一般无色无味,难以察觉。人员往往在没有任何个体防护的情况下,暴露在生物危害环境中,增大了感染可能性。另外,细菌、病毒等有害病原体侵入人体后,从感染到发病均具有一段潜伏期。埃博拉病毒的最长潜伏期达 21 天。一般病毒在潜伏期内也有传染的可能性,给个体防护带来了较大的困难。通过基因重组等先进生物技术制作的微生物或毒素,毒理作用特殊,分子结构新颖,难以通过目前常用的技术手段实时发现其存在。

(2)扩散传染强。化学战剂和核污染一般随着扩散,有害物浓度慢慢降低,直至无害。而生物危害随着扩散,往往会感染人员或动物,每一个被感染者就变成了新的传染源。随着生物制剂的扩散,生物危害呈现不减弱的蔓延趋势。尤其是呼吸道传染病,传播速度快,危害性更大。

(3)危害时间长。由于具有快速扩散的特性和不断互相传染的特征,生物恐怖袭击一旦发生,生物危害很难在短时间内迅速清除,后续的影响持久,需要投入大量的人力物力进行防护和消除。

(4)制作成本低。生物制剂的制作成本十分低廉。因此,对恐怖分子来说,获得生物制剂的门槛很低。

(5)更新换代快。随着基因工程、细胞工程、克隆技术的飞速发展,人们已经能轻易地"制造"出新型更具攻击性和逃避免疫的病原体。加上物种的变异,人们很难在短时间内确定某生物致病因子的性质。新型生物毒剂既无疫苗预防,又无有效药物治疗,一旦发生,危害十分严重。

鉴于生物恐怖袭击的独特性,各国都在日益加强对生物恐怖袭击的防范与防御。习近平总书记强调,要把生物安全纳入国家安全体系,系统规划国家生物安全风险防控和治理体系建设,全面提高国家生物安全治理能力。

二、生物恐怖袭击的救援方案

(一)生物恐怖袭击预警与评估技术

鉴于生物恐怖袭击的可怕后果与危害,开发针对生物恐怖袭击的预警和评估技术十分重要。预警和评估技术为开展生物恐怖袭击的救援行动提供科学的数据和模型支撑,为决策提供辅助依据。

(二)生物恐怖袭击救援的组织与实施

生物恐怖袭击发生后,反恐怖应急指挥系统应迅速启动,启动应急预案,调集专业反恐力量,迅速实施现场处置,组织和实施救援,切断病毒等传播途径,减弱乃至消除生物恐怖袭击带来的一系列后果。

生物恐怖袭击的应急救援主要任务:①制订反生物恐怖袭击的长期、中期和短期计划,制订出应对各种规模生物恐怖袭击和生物战的方案。②建立专门的领导、组织、指挥和协调机构,有权力、有能力调动国家及军队应急处理的组织和专业机构。③组建一支快速的反生物恐怖袭击和反生物战的机动队伍,并定期开展演习训练。④应具备一定的反生物恐怖袭击的医疗、防疫、救治能力。⑤建立分级实验室工作网。参照国外的成功经验和我国艾滋病检测网的做法,分级建立全国实验室工作网。⑥加强生物安全防护研究基地建设。⑦加强特定的技术、药剂与装备研究。

现场医学救援主要分为现场侦察、采样与检验、污染消除、防护与救治以及传染控制五个环节。

(1)现场侦察:生物恐怖袭击形式多样,手段隐蔽。怀疑发生生物恐怖袭击后,侦察组应与各有关部门密切配合,迅速对可疑区域实施封控,并展开调查和取证,重点调查与人为蓄意袭击相关的指征——异常的空情、地情、虫情、疫情等。注重查找生物制剂容器和撒布装置，收集可疑的昆虫和物品等。关注疫情暴发中不寻常的分布特征。

（2）采样与检验：生物制剂的快速准确鉴定是实施预防和治疗的关键，也是确认生物恐怖袭击的关键证据。应用专用装备现场采样，包括气溶胶、媒介物、水和食品、人畜样本，以及其他可疑物品等。样本采集应遵照生物安全要求无菌操作，做好个体防护，既要防止标本被污染，也要防止标本造成人员、环境的污染，同时做好记录和取证。现场筛检一般在具备生物防护功能的生物检验车中进行。样本经适当的预处理后，采用涂片镜检、血清凝集试验和核酸扩增等方法进行快速筛查。根据现场侦察和初筛判断，应迅速明确样本是否需要后送实验室进行确认检测。

（3）污染消除：一旦初步确立人为生物袭击，应立即展开污染区测算和污染消除。由于生物制剂的种类、浓度、感染剂量等不能很快查出，一般根据袭击方式、释放点地形和环境、媒介种类、风速等情况，对污染区进行综合划定，放置警戒标识。气溶胶化的生物制剂播散效率极高，在污染区测算时应给予格外的关注。洗消组在污染区上风向设立检疫站和洗消站，待采样和取证完成后，开展病原、媒介杀灭与污染洗消，并对消杀效果进行评价。

（4）防护与救治：及时向污染区人员提供适用的个体防护器材或应急防护建议，根据生物制剂种类启动特需药品储备，视情况进行免疫防护和药物防护。一般来说，疑似生物袭击事件的处置初期，致病因子及其浓度、存在方式往往不明，工作人员应参照较高防护等级进行标准防护。一旦病原体明确，则按相应级别防护。伤病救治采取"就地就近、隔离治疗"的原则。对患者或疑似患者进行检伤分类，除对症救治措施外，应尽早针对生物制剂种类采取抗病毒、抗菌或血清被动免疫治疗。危重患者在确保不污染环境、不引起疫情扩散的情况下，可后送定点传染病医院救治。

（5）传染控制：对污染区内暴露人员、患者的密切接触者进行检疫，期限为生物制剂的最长潜伏期。根据疫病控制需要，及时对检疫人员实施抗生素、抗毒素药物预防，减少发病，控制疫情扩散。及时启动区域暴发监测和随访监测，早期发现可能的潜伏期暴露者。保护好食物、水源，防止食物链受到污染。

三、生物恐怖袭击救援行动的典型个体防护装备

在生物事件应急救援行动中，无论是事前探测检定、事件暴发现场作业，还是事后现场处置，个体防护都显得尤为重要。随着生物突发事件的威胁日益严重，各国陆续研发出大量新型生物应急救援个体防护装备。这些用于生物恐怖袭击救援行动的典型个体防护装备主要包括侦检装备、防护装备、洗消装备以及快速救治装备，这些装备是救援行动顺利进行的可靠保障。

（一）侦检装备

侦检装备通常包括生物预警装备、生物专用检测装备和核生化综合检测装备等。

在应急事件救援中，如果发现某些生物袭击的异常现象或大规模疫情，首要任务是对事件性质做出判断。利用生物预警装备可以快速、有效地做出相关分析，得出是人为生物袭击还是自然疫情等结论。生物专用检测装备能够提供现场快速检测，初步判别生物制剂种类，为下一步防护和洗消处置提供决策依据。核生化综合检测装备是一类能够对核生化沾染进行现场快速检测的综合型、一体化装备。

1. 生物侦察车

生物侦察车是为生物应急救援队伍提供机动、快速的生物侦检的装备。该装备能够实时监测大气中生物气溶胶浓度的变化，具有预警、报警、采样、快速检测和危害评估的功能。

2. 生物恐怖病原体快速侦检箱

主要由生物采样包和快速检测试剂组成。快速检测试剂依据免疫胶体金技术原理，能够快速识别肉毒杆菌毒素、葡萄球菌肠毒素、炭疽杆菌、鼠疫耶尔森菌、土拉热弗朗西丝菌、布鲁菌等病原体。

3. UPT 生物检测系统

UPT 生物检测系统主要包括特异性免疫层析试纸和 UPT 生物传感器。该系统利用上转磷光材料免疫标记技术，能够在 20 min 内快速定性、定量检测炭疽杆菌、鼠疫耶尔森菌和布鲁菌等。

4. 毒素检测箱

毒素检测箱由毒素检测卡、毒素检测仪及缓冲溶液、采样工具包、耐高压灭菌的可调移液器等器材组成。

5. 生物威胁快速检测仪

生物威胁快速检测仪主要由胶体金免疫试纸条和 Guardian 阅读仪组成，可对疑似受染的水源，以及土壤、建筑物等固体表面的样品，进行快速、灵敏的侦检和鉴别，判明致病菌种类，并对生物制剂浓度进行半定量测定。该仪器能够快速判断炭疽杆菌、鼠疫耶尔森菌、土拉热弗朗西丝菌、布鲁菌等。

生物侦检装备的主要发展趋势如下。

(1)发展生化综合报警装备。研发集生物、化学点源探测和远距离预警探测于一身的集成化侦检系统，优化系统的灵敏度、体积、重量、成本、能耗和误报率，结合生物化学原理对包括毒素在内的各种生物制剂进行侦检。

(2)发展高灵敏度、军民通用的生化侦检器材。发展体积更小、更可靠的生物探测仪。既要发展传统的化学传感器、电化学传感器，又要发展声表面波传感器、离子迁移谱检测器等，这些装备小到单兵携带的侦察包、手持式检测器，大到专用的核生化侦察车、车载分析鉴定实验室，它们的检测灵敏度、选择性、稳定性及网络化、智能化等的提高均会大大提高生物侦检能力，以应对生物恐怖袭击。

(3)发展机器人技术、微型无人机技术。可利用机器人搜集样品并将其带回较大的实验室进行处理和分析。

(二)防护装备

在生物事件应急救援行动中,各种类型的防护装备是快速、安全处置事件的前提。根据防护途径的不同,防护装备可以分为皮肤防护装备、呼吸防护装备、其他个体防护装备及集体防护装备。

1. 皮肤防护装备

皮肤防护装备主要防止生物制剂从皮肤与人体发生接触,按照防护原理分为 4 类:隔绝式、透气式、半透气式和选择渗透式。

(1)隔绝式防护服:通常采用丁基橡胶或氯化丁基胶的双面涂层胶布等不透气材料制成,可对外界的液态、气态和气溶胶物质实施物理阻断从而达到防护目的。隔绝式防护服具有很好的隔绝性能,但比较厚重,又不透气,易导致穿戴者产生热感及疲劳感。从形式上通常可分为连身式和两截式两种。奥地利 ABC-90 型和 ABC-90-HR 型核生化防护服属于隔绝式防护服。ABC-90 型采用标准的涂有橡胶的帆布材料制作,可防生物制剂至少 6 h。ABC-90-HR 型采用高抵抗力帆布材料制作,这种防护材料重 520 g/m²,其对生物制剂的防护时间提高到 2000 h 以上。

(2)透气式防护服:靠活性炭吸附实现防护作用,同时有较好的透气性,能使人体产生的热量和水蒸气散发,具有相对较好的生理舒适性。

(3)半透气式防护服:一般是指用具有一定的防水性和透气性面料制成的生物防护服,多为一次性使用,具有相对较好的热舒适性。这类面料通常由微孔材料制成,材料具有合适尺寸的微孔,有良好的液体和气溶胶阻隔性能,具有良好的生物防护能力,同时允许水蒸气透过,使得人体运动过程中产生的热量能够有效散发,改善人员的生理舒适性,提高工作效率。由 Tyvex(特卫强)材料制成的杜邦公司系列防护服是该类防护服的典型代表。

(4)选择渗透式防护服:防护能力高于半透气式防护服,可有限次重复使用。所用的材料只允许水分子透过,阻止其他液体、气体和气溶胶物质透过,通过溶解、扩散机制透过水分子,提供有效防护。

2. 呼吸防护装备

呼吸防护装备的作用原理是利用空气过滤材料或过滤元件阻隔环境中的生物气溶胶,使佩戴者的口鼻部或面部与周围污染环境隔离。主要包括生物防护口罩、生物防护面具以及正压防护头罩等。

(1)生物防护口罩:呼吸道防护最常用的就是口罩,典型结构为三层结构。最外层为具有一定强度的针刺无纺布,起支撑作用;中间层为过滤效率高的熔喷聚丙烯非织造布或静电纺丝纳米材料,具有过滤微生物粒子的作用;最内层为柔软舒适的水刺无纺布,紧靠面部皮肤,无刺激性。有的公司会加一层抗菌功能层,赋予口罩抗菌的功能。

(2)生物防护面具:具有单独的过滤元件,可以对口鼻和整个面部提供全面防护。其一般采用柔性橡胶折边结构,与佩戴者面部贴合更好,有更好的防护效果,且可重复使用。

过滤元件是生物防护面具的核心部件,主要通过过滤元件中的高效过滤材料实现对生物气溶胶的吸附和过滤作用,为佩戴者提供洁净空气。生物防护面具由于需要对生物气溶胶和液体喷溅物进行防护,因此过滤元件中无须装填防化学气体的活性炭,其呼吸阻力和重量大大减小。

(3)正压防护头罩:正压防护头罩是防护水平更高的隔离装备,在烈性传染病暴发时应用较广。防护头罩与佩戴者之间形成高于大气压的相对正压区间,从而有效阻止生物气溶胶的吸入、沾染,阻止微生物液体渗透。采用性能优良的电动送风系统或者压缩气源为个体防护装备提供内部正压环境,并确保内部压力稳定在一定数值。具有优良的防护性能和舒适性能的电动送风式防护头罩如图 8-3-1 所示。

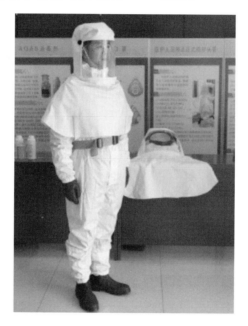

图 8-3-1　电动送风式防护头罩

3. 其他个体防护装备

其他个体防护装备包括眼罩、手套、靴、靴套和斗篷等。眼罩主要保护眼睛不受战剂感染;手套、靴及鞋套可以分别对手、脚等部位提供保护,避免被污染。

4. 集体防护装备

用于多人或大型装备的防护,包括正压防护系统、隔离封闭门及空气过滤净化装置以及负压防护系统等。

防护装备的未来发展趋势如下:①开发具有良好性能的防护材料,在不降低防护效能的条件下,力求向重量轻、佩戴方便和生理性能好的方向发展。②提高耐用性和可兼容性,改善与其他装备的兼容性,提高舒适性,不影响人员实施救援等行动。③提高综合防护能力,将化学、生物防护集成为一个综合系统,提供环境保护、弹道防护、激光防护,并能够防火、降低生理负荷以及自行解毒。④集体防护装备更加小巧轻便,更便于后勤保障。

(三)洗消装备

洗消装备的主要作用是对污染源中存在的生物制剂进行灭活、消杀、冲洗等,以阻断和消除生物制剂的进一步影响。洗消是应对生物恐怖袭击,实施生物应急救援的重要环节。洗消装备主要包括车载式洗消系统、便携式洗消系统等。

(1)车载式洗消系统:为了提高洗消效率,大型车载式洗消系统十分关键,主要有卫生防疫车、车载式超远程防治(防疫)喷雾机、简易车辆消毒通道等。卫生防疫车主要用于对人员集结地、医院、伤病员转运站、居民住房等室外环境和蚊蝇等媒介昆虫进行消杀处理,配备有便携式烟雾机和背负式喷雾机,以及药液罐、储物箱、工作平台等,可进行室内外的消毒作业和杀虫作业。车载式超远程防治(防疫)喷雾机采用柴油发电机组工作,性能稳定、安全可靠,射程高(远)、穿透性好,喷雾有效射程为 70 m;采用自动控制系统,可遥控操作(在驾驶室内操作)。喷雾机还可与车体分离,操作简单、方便,提高汽车的使用率。简易车辆消毒通道利用遥控实现无人车辆防疫,该通道可迅速移动和安装在道路两旁。它采用双重喷嘴系统,以避免喷嘴堵塞情况的发生。喷嘴的喷射角度及方向较易调整,使用耐磨损的陶瓷喷嘴,可喷射粒径为 $30 \sim 100 \ \mu m$ 的超微粒子,用于卫生防疫消毒。该通道可对广场/园区、高速公路收费站等进出口通行的车辆进行消毒,发生紧急情况时,也可用作高压清洗、野外农药喷洒装置。

(2)便携式洗消系统:主要包括个人武器消毒盒、手持式生物污染洗消器、洗消剂等。我国便捷式洗消装备器材目前主要有背负式电动喷雾器、空气消毒机、机动大功率喷雾机、手提式烟雾机等,如表 8-3-1 所示。

表 8-3-1 国内便携式洗消装备器材一览表

消毒器材	用 途	优 点	缺 点
背负式电动喷雾器	人员集结地、伤病员转运站、部队营房及附近居民点的消毒	电动工作能力强,轻便,喷杆手柄带开关,可随意控制喷雾	容量小,易腐蚀
空气消毒机	对公共场所进行消毒	除杀菌消毒外,还能去除室内空气中的有机污染气体,杀灭过敏原	杀灭能力较低
机动大功率喷雾机	大面积地杀菌除虫,卫生防疫及灾后环境的消毒灭菌	功率大,喷雾力强,手拖式,可移动	喷雾微粒不均匀,噪声大
手提式烟雾机	蚊、蝇、蟑螂等害虫的消杀	使用油性杀虫剂、杀菌剂、消毒剂和其他化学试剂,方便携带,功率大	噪声大,操作不当易受伤

洗消装备的未来发展趋势如下：①提高机动性和可保障性，减轻后勤负担、人力需求及因洗消作业而导致的作业能力下降；②研究性能稳定、环境友好的新型洗消剂，如生物酶、高速电子束等；③降低对电子装备的影响，探索新型非水洗消系统。

(四)快速救治装备

在生物恐怖袭击发生后，需要对沾染人员进行快速救治。采集生物恐怖袭击信息时，相关人员需要接种疫苗；感染生物制剂后，则需进行针对性的治疗。因此，运用生物技术研制疫苗、药物也是防范生物恐怖袭击的有效措施。目前，疫苗分为灭活疫苗、减毒活疫苗、基因工程疫苗等。根据实际需要，可采取皮上划痕，皮内、皮下、肌内注射，静脉注射、口服等方法接种。针对不同生物制剂的特点，开发具有快速救治作用的药物和治疗器械是生物恐怖袭击救援防护的重点。

本章参考文献

[1] 周定平. 社会安全事件特征的比较分析[J]. 北京人民警察学院学报，2008(2)：47-49.

[2] 周定平. 关于社会安全事件认定的几点思考[J]. 中国人民公安大学学报(社会科学版)，2008(5)：121-124.

[3] 赵庆风，贺山峰. 突发事件的转化机理及应对机制——以英国爆炸事件为例[J]. 现代商贸工业，2019，40(6)：138-140.

[4] 许树强. 中国突发事件紧急医学救援现状与发展[J]. 中国急救复苏与灾害医学杂志，2018，13(5)：413-415.

[5] 樊毫军，白松. 救援防护新进展及趋势[J]. 中国急救复苏与灾害医学杂志，2017，12(8)：708-711.

[6] 苏琼，曹新历，何升东，等. 卫勤应急保障分队模块化设计[J]. 解放军医院管理杂志，2010，17(11)：1041-1042.

[7] 王慧玲，唐虹，高强. 防爆服的防护性能及其研究进展[J]. 纺织报告，2016(5)：33-37.

[8] 张少光，周明明，张波. 反爆炸恐怖袭击个体防护技术与装备发展问题研究[J]. 科技与创新，2018(18)：25-27.

[9] 张国伟. 爆炸作用原理[M]. 北京：国防工业出版社，2006.

[10] 张志江，王立群，许正光，等. 爆炸物冲击波的人体防护研究[J]. 中国个体防护装备，2009(1)：8-11.

[11] 范深根. 我国放射事故概况与原因分析[J]. 辐射防护，2002，22(5)：277-281.

[12] 刘英，秦斌，韩玉红，等. 山东济宁^{60}Co辐射事故的医学救援[J]. 中华放射医学与防

护杂志,2007,27(1):40-42.

[13]　王福如,王进,余宁乐,等.南京"5.7"放射源丢失事故受照者照后医学随访观察[J].中华放射医学与防护杂志,2019,39(11):859-863.

[14]　左跃.核电新项目建设必将迎来重大机遇期[J].中国战略新兴产业,2020(7):9.

[15]　张廉,蔡汉坤,杨朦.国际核和放射性事件分级表简介及在我国核电厂事件中的应用[J].核科学与工程,2019,39(6):945-953.

[16]　康慧.国际核事件分级表及应用实例[J].中国核电,2011,4(1):76-81.

[17]　郭力生.切尔诺贝利核电站事故的辐射影响与防护措施[J].中华放射医学与防护杂志,2003,23(2):138-140.

[18]　黄顺祥,胡非,陈海平.反核生化恐怖与大气科学[J].中国安全科学学报,2004,14(3):3-7.

[19]　潘亚玲.美国与核恐怖主义的安全化[J].现代国际关系,2008(6):6-12.

[20]　罗成翼,谭甜甜.基于全球治理的核恐怖主义防治[J].南华大学学报(社会科学版),2016,17(2):5-12.

[21]　杨湘山,吕焱,李冰,等.新形势下的核安全与辐射安全对策[J].中国安全科学学报,2005,15(7):44-47.

第九章　灾难现场心理急救

灾难具有突发性、陌生性、难预期性、高度地区性以及警报脉络的变异等特点，人们突然涉入危险情境之中，超过人们能应变的程度，可能破坏人们对自己、世界的看法，动摇人们对生命安全的控制感、对公正的信心等。灾难对所有的卷入者，如受难者及其家属、目击者、救灾人员等，会产生重大的影响而引起各种心理问题。因此，灾难现场的心理急救是灾难救助中非常重要的工作内容。

心理急救是由精神科医生、心理治疗人员、社会工作者联合其他人员，对灾害相关人群联合实施的紧急心理卫生服务，是在灾难现场人们接受的最初的心理帮助。主要内容如下：群体社会心理的监测与调控；个体心理应激反应的管理与疏导；心理创伤的预防及精神障碍的诊断与治疗；初步康复性干预。主要对象包括直接受害者及其家属，救援人员，生命线保障人员以及灾害地区以外的易感、高危人群。

第一节　心理急救与常用技术

一、心理急救的概述

（一）心理急救的概念

心理急救是指救援工作者对心理遭受严重打击或需要支持的人提供的人性化支持和切实帮助。2013 年实施的《中华人民共和国精神卫生法》"第二章　心理健康促进与精神障碍预防"第十四条规定："各级人民政府和县级以上人民政府有关部门制定的突发事件应急预案，应当包括心理援助的内容。发生突发事件，履行统一领导职责或者组织处置突发事件的人民政府应当根据突发事件的具体情况，按照应急预案的规定，组织开展心理援助工作。"

（二）心理急救的作用

从医学角度看，心理急救对预防和减少急性应激性障碍、创伤应激后障碍及其他精神障碍有重要意义，对顺利进行躯体治疗、促进伤残康复有重要的促进效果。

从社会管理角度看，在发生大范围的个人苦难、社会恐慌与动荡时，心理急救可以起到缓解痛苦、调节情绪、塑造社会认知、调整社会关系、整合人际系统、鼓舞士气、矫正社会行为等作用。这些作用如果与政府的管理行为和传统的思想政治工作结合起来，会发挥良好的作用。

世界各地的大量事实和经验证明,运用心理学技术处理现场事态和后遗问题极有价值。心理卫生服务并非只是针对受害者的慈善、医疗服务,而是覆盖深广的心理管理措施,应该在各种级别、各种类型的突发公共卫生事件应急预案中全面体现。

20世纪90年代以来,我国开始在处理重大灾难及公共卫生事件的救援活动中有组织地进行精神卫生及心理干预。我国的心理急救活动范围较广,内容较复杂,应用的技术较规范,心理急救人员之间,以及心理急救人员与其他救援人员、管理部门、社区的配合也比较紧密,与国际同行的合作频繁。有中国特色的心理急救的价值得到了普遍认可。

（三）心理急救的原则

(1)科学性原则:有科学研究依据。

(2)实效性原则:切实可行,有效有用。

(3)针对性原则:不同年龄有不同方法。

(4)灵活性原则:根据文化背景灵活改变。

二、心理急救的实施

（一）心理急救的服务对象

心理急救的服务对象是那些近期因严重危机事件而遭受重大创伤的人,包括儿童和成年人。然而,并不是每个遭受危机事件的人都需要和愿意接受心理急救,不要强行帮助那些不愿意接受帮助的人,应使自己随时可以为需要帮助的人提供服务。

有时,求助者可能需要除心理急救外的其他帮助。在这种情况下,救助人应认清自身能力的局限性并寻求他人(如医务人员、地方当局人员、社区和宗教领导人等)的帮助。一些人需要优先接受医疗和其他救助以挽救生命。需要及时接受更高级帮助的人如下。

(1)受到严重、危及生命安全的伤害,需要紧急医疗救治的人。

(2)因过分心烦意乱而不能照顾自己或孩子的人。

(3)有可能会伤害自己的人。

(4)有可能会伤害别人的人。

（二）心理急救的实施时机

虽然人们在事件发生后较长时间仍可能需要长期的帮助和支持,但心理急救旨在帮助那些近期遭受危机事件影响的人。救助人可以在初次接触求助者时提供心理急救,通常是在事件发生当中或事件刚发生之后。然而,救助人也可能是在几天或几周之后提供心理急救,这要由事件持续的时间和严重程度来决定。

（三）心理急救的实施地点

救助人可以在任何足够安全的地点提供心理急救,如事故现场或者受难人员收留点、医疗中心、提供其他援助的场所等。

（四）心理急救的具体任务

（1）在不侵扰的前提下，提供实际的关怀和支持。

（2）评估需求和关注。

（3）协助求助者满足基本需求（如食物、水等）。

（4）聆听倾诉，但不强迫交谈。

（5）安慰求助者，帮助他们恢复平静。

（6）帮助求助者获得信息、服务和社会支持。

（7）保护求助者免受进一步的伤害。

三、常用心理急救技术

危机事件会摧毁当事人的力量感与自控感，轻者在相当长的时间里感觉失落、无助，重者会出现人格解体与崩溃。因此，救助人需要及早地、有针对性地使当事人与相关回忆和感受保持适当距离，重新恢复对日常生活的掌控，从而有勇气和信心去面对巨大的创伤记忆和体验。灾难心理危机干预分为三个阶段：稳定化阶段、创伤处理阶段、重建生命意义阶段。

稳定化技术主要用于危机干预的初始阶段，以帮助当事人将情绪和认知水平恢复到常态，进而接受下一步的治疗，适用于灾难现场的心理急救。稳定化技术是通过引导想象练习帮助当事人在内心世界构建一个安全的地方，适当远离令人痛苦的情景，并且寻找内心的积极资源，激发内在的生命力，重新激发面对和解决当前困难的能力，树立对未来生活的希望。

一般来说，人们会时常纠结于已经发生的事情，后悔当初为什么不做得更好，或者焦虑于即将发生的不确定的事情，因为那些事情超出了预期，会令人有失控的感觉。关注于过去或将来，便会忽略现在，若聚焦于当下，情绪可能就会得到有效的控制，这便是稳定化技术的核心。稳定化技术的具体内容如下。

（1）介绍自己，告诉求助者你是来帮助他的。

（2）放慢节奏。

（3）保持语调平静温柔。

（4）和求助者保持眼神接触，要求求助者看着你。

（5）确认求助者是否知道自己是谁、在哪里、现在发生了什么事情。

（6）要求求助者描述身处的环境，周围都有些什么。

（7）告诉求助者你在帮助他们，如果能确定求助者是安全的，则给予提醒。

（8）提供求助者所关心的一些信息。

（9）链接社会资源。

在灾难现场,实施心理急救具体操作时,常用的稳定化技术有保险箱技术、遥控器技术、安全岛技术、光柱技术、吹气球技术、接地技术、内心的花园技术、渐进式放松技术等,下面从操作层面对上述技术逐一进行介绍。

（一）保险箱技术

1. 基本技术要点

(1)目的:把创伤性材料"打包封存",使创伤的记忆不泛滥。

(2)材料要"物质化":把感觉变成橡皮放进文具盒、把气味吸进塑料瓶、把声音刻录到光盘上……然后放进保险箱。

(3)完全由自己设计、钥匙由自己掌管(不要藏在治疗室,也不要扔掉),可以决定是否以及何时打开"保险箱的门",来探讨相关的内容。

(4)练习引导描述要尽量详细。

2. 练习引导(以第一、第二人称叙述)

(1)请想象在你面前有一个保险箱,或者某个类似的东西。

(2)现在请你仔细地看着这个保险箱。

(3)它有多大(多高、多宽、多长)?

(4)它是用什么材料做的?

(5)它是什么颜色的(外面的、里面的)?

(6)壁有多厚?

(7)这个保险箱里面分了格还是没分格?

(8)仔细关注保险箱:箱门好不好打开?

(9)开关箱门的时候有没有声音?

(10)你会怎样关上它的门?

(11)钥匙是什么样的?(必要时帮助想象:锁是密码数字型,是挂锁型,是转盘式的还是同时有多种锁型? 请注意:对年轻的或对技术感兴趣的当事人,应该允许他们对"新型的"锁具(如遥控式的或通过电脑操纵的锁具)展开想象。)

(12)请你看着这个保险箱,并试着关一关,你觉得它是否绝对牢靠?

(13)如果不是,请你试着把它改装到你觉得百分之百可靠的程度。

(14)也许你可以再检查一遍,看看你所选的材料是否正确,保险箱壁是否足够结实,锁是否足够牢实。

(15)现在请打开你的保险箱,把所有给你带来压力的东西,统统装进去(有些当事人一点都不费事,有些则需要帮助,因为他们不知道怎么样把感觉、可怕的画面这样一些东西装进保险箱。此时,应该帮助求助者把心理负担"物质化",并将它们不费力气地放进保险箱)。

(16)感觉(如对死亡的恐惧)以及躯体不适(如疼痛):给这种感觉或躯体的不适设定一个外形(如巨人、章鱼、乌云、火球等),尽量使它变小,然后把它放进一个小盒子或类似的容器里,再锁进保险箱里。

(17)念头:在想象中,将某种念头写在一张纸条上(例如,用某种看不见的神奇墨水写字,人们以后只能用某种特殊的东西才能使之显形),将纸条放进一个信封封好。

(18)图片:激发想象,与图片有关。必要时可以将之缩小,去除它的颜色,使之泛黄等,然后将其装进信封,再放进保险箱。

(19)内在电影:将相关内容设想为一部电影录像带,必要时将之缩小,去除它的颜色,倒回到开始处,再把电影录像带放进保险箱。

(20)声音:在想象中,把相关的声音录制在磁带上,将音量调低,倒回到开始处,再把磁带放进保险箱。

(21)气味:将气味吸进一个瓶子,用软木塞塞好,再锁好。

(22)味觉:将不适的味觉翻译为某种颜色或形状,尽可能使之缩小,再放进一个可以密封的罐子或者一个装酱菜的玻璃瓶。

(23)锁好保险箱的门,想想看,你想把钥匙藏在哪儿?从心理卫生的角度讲,最好不要把钥匙或者其他锁具藏在治疗室,也不要把它扔掉或弄丢,这样,求助者就没有寻找创伤性材料的途径了。

(24)请把保险箱放在你认为合适的地方,这地方不应该太近,而应该尽可能地远一些,并且在你想去的时候(如以后你想和我一起再来看这些东西的时候),就可以去(原则上,所有的地方都是可以的)。例如,可以把保险箱发射到某个陌生的星球,或让它沉入海底等。但有一点很重要,就是求助者事先要考虑清楚,他怎样能再次找到他的保险箱(如通过内在的帮助如运用某种魔力或特殊的工具))。不应该把保险箱放在自己的治疗室里,也不应该把它放在别人能找到的地方(如某位邻居家的后院里)。

(二)遥控器技术

1. 基本技术要点

(1)用遥控器技术进行工作的前提条件是,求助者对遥控器的使用必须有足够的信任度。

(2)通过遥控器,求助者对屏幕上出现的"图像"有着最佳的把握能力。

(3)首先要对遥控器进行建构,接下来要对其性能进行全面的"测试"。开始时可以先呈现积极的画面,然后呈现令人不太舒服的画面。

2. 练习引导(以第一、第二人称叙述)

(1)你用的电视、新型照相机一定可以对许多图片和照片进行技术处理,如画面闪现和消失的方式,焦距的拉长和缩短等。

(2)请你设想一下,现在你的手上拿着一个遥控器,并可以通过它来调整静止或动态的画面或图像。想一想遥控器的样子,或许你想设计一个新的款式。

(3)它是什么样的?

(4)它是什么颜色?那些按键是什么颜色的?

(5)上面的按键多还是少？

(6)按下按键时的感觉是什么？

(7)按键是那种软橡胶的还是硬塑料的？

(8)遥控器被拿在手上的感觉是什么样的？

(9)很合手还是有什么地方需要改进？

(10)很轻还是有点重？

(11)遥控器是用什么材料做的？

(12)遥控器拿在手上很舒服还是你想换换别的材料？（在想象里,怎么做都可以。）

(13)现在请你再把它拿在手上,感受一下,看看你对它是不是满意,或者你还想做一些调整？ 如果想调整,就再花一点时间;如果你已经比较满意了,就可以欣赏一下自己设计的遥控器。

(14)现在对遥控器的设计已经完成,但它还不一定好用,就是说,你还要在技术性能上再花一点时间。

(15)为遥控器再设置一些你所喜欢和需要的功能键(如果你对技术还不在行,可提供一些线索:如设置电源的开启和关闭键,快进和快退键,让画面停顿或暂停键;设置使画面更亮或更暗的功能键,让对比度更高或更低的功能键,变焦效果(拉近或推远)键;声音调大调小以及静音功能键)。

(16)如果你愿意,还可以在遥控器上设置一些特殊的功能键,如顺计时或倒计时键,黑白键,彩色性能调整功能键,自动定时关机键,画面放大或缩小键,模糊画面键,多画面显示键等。

(17)不用着急,悠闲地把遥控器设计到你满意为止。

(18)现在请你找出一段积极的回忆内容(可以是一个小的场景,就像电影里一个小的片段)。找到这一段内容以后,就请调试遥控器的各种功能。每次都找出一个特定的功能,留意观察,看看这个功能能否很好地对画面进行调控。

(19)不要着急,在练习使用各种画面调节功能时,一定要有足够的耐心(根据求助者的情况不同,可以将引导词发挥得更加具体:"请按下停止键,看看发生了什么？ 按下开始键,又发生了什么？ 在画面进行过程中,按下暂停键,发生了什么？ 现在把焦距调近一点,发生了什么？")。

(20)请你把积极的影片用定格键(或暂停键)停止或倒回到最美的一幕,再把这一幕处理成常规尺寸的图片,使之能装进一个小巧精美的相框。仔细观察这张图片,再把它挂在你家里最漂亮的地方,再次仔细观察品味。

(21)接下来请继续试验,再截取一幕对你来说不太舒服的画面,尽管这一幕与你没多大关系。

(22)看到这一幕,还是请你用手上的遥控器对它做一点调整,使得画面不那么流畅清晰,也就不那么使你感到难受(如快进、降低对比度使之模糊,静音)。

(23)请你把这部电影从不太舒服的那一幕再倒回到开始的地方,取出录像带,把它放进保险箱或其他不太妨碍你，但你又能拿到的地方（如果是一个保险箱，就锁好箱门，使之不会弄丢，直到你想和他人一起来看它的时候为止。检查一下你的锁具是否完好，好好考虑把钥匙藏在哪里，或者密码记好了没有）。

（24）请你再次走到挂在你家最漂亮的地方、从电影里截取的最美的画面前，仔细观察这张画，直到因这幅画而产生的积极情绪能被你再次清楚地感觉到。

（25）请你把这种良好的情绪保留一会儿，然后，再把注意力集中到这个房间里来。

（三）安全岛技术

1. 基本技术要点

（1）安全岛是一个由求助者内心虚拟的安全的地方。求助者可以寻找一个使自己感到绝对舒适和惬意的地方，它可以是地球上的某个地方，也可以是一个陌生的星球，或者任何可能的地方。如果可能，它应该存在于想象的、并非现实世界里真实存在的某个地方。

（2）完全由求助者自己构建营造，有控制感。在内在的安全岛上不应该有任何压力存在，只有好的、保护性的、充满爱意的东西存在。真实的人即使是好朋友，也不要被邀请到这里来，因为与他人的关系也可能造成压力。

（3）安全岛完全属于求助者，没有求助者的允许，没人能够打扰，只有求助者一个人可以进入。当然，如果求助者因此而产生强烈的孤独感，也可以找一些有用的、友好的物件带着。

（4）安全岛可以有植物，一般不放动物。放动物会把那些不安全的东西引出来，因此不太提倡放动物，而且动物是能动的，这个部分会更加扰乱求助者内在的情绪。

（5）练习引导描述得越详细越好。求助者找到自己的安全岛往往需要一些时间，救助人可以在求助者寻找适当的画面时与其密切配合，提供帮助。还有一种可能是，求助者与救助人之间以某种专业协作的方式讨论如何共同构建一个理想的安全岛。

2. 练习引导（以第一、第二人称叙述）

（1）现在，请你在内心世界里找一找，有没有一个安全的地方，在这里，你能够感受到绝对的安全和舒适。它应该在你的想象世界里——也许它就在你的附近，也可能它离你很远，无论它在这个世界或者这个宇宙的什么地方。

（2）这个地方只有你一个人能够造访，你也可以随时离开，可以带上友善的、可爱的、能陪伴你、为你提供帮助的东西。

（3）你可以给这个地方设置一个你选择的界限，让你能够单独决定哪些有用的东西允许被带进来，真实的人不能被带到这里来。

（4）别着急，慢慢考虑，找一找这么一个神奇、安全、惬意的地方。

（5）或许你看见某个画面，或许你感觉到了什么，或许你首先只是在想着这么一个地方。

（6）让它出现，无论出现的是什么，就是它啦！它就是你的安全岛。

（7）如果在你寻找安全岛的过程中,出现了不舒服的画面或者感受,别太在意这些,而是告诉自己,现在你只想发现好的、内在的画面,处理不舒服的感受可以等到下次再说。现在,你只想找一个美好的、使你感到舒服的、有利于你康复的地方。

（8）你可以肯定有这样一个地方,你只需要花一点时间、有一点耐心就可以找到它。

（9）有时候,要找一个这样的安全岛还有一些困难,因为缺少一些有用的东西。但你要知道,为找到和装备你内心的安全岛,你可以动用一切你能想到的器具,如交通工具、日用工具、各种材料、魔力等一切有用的东西。

（10）在个别治疗时使用:"当你到达了自己内心的安全岛时,就请告诉我。如果你愿意,你可以向我描述这个地方的样子,如果你希望我对此一言不发,我也没问题。"

（11）当你来到这个地方,请你环顾左右,看看是否感觉非常舒服、非常安全,可以让自己完全放松。请你自己检查一下。有一点很重要,那就是你应该感到完全放松、绝对安全、非常惬意。请把你的安全岛规划成这个样子（救助人在求助者描述其内心活动过程中应伴随其左右,通过多次提问而使画面更加清晰）。

（12）你的眼睛所看见的东西让你感到舒服吗? 如果是,那就这样;如果不是,就变化一下,直到你感觉很舒服。

（13）你能听见什么,舒服吗? 如果是,那就这样;如果不是,就变化一下,直到你的眼睛感觉很舒服。

（14）气温是不是很适宜? 如果是,那就这样;如果不是,就调节一下温度,直到你感觉很舒服。

（15）你能不能闻到什么气味? 舒服吗? 如果是,就保留原样;如果不是,就变化一下,直到你感觉很舒服。

（16）如果你在这个属于你的地方还是不能感到非常安全和十分惬意,这个地方还应该进行哪些调整? 请仔细观察,在这里还需要些什么,能使你感到更加安全和舒适?

（17）把你的安全岛装备好以后,请你仔细体会,你的身体在这样一个安全的地方,都有哪些感受?

（18）你看见了什么? 你听见了什么? 你闻到了什么? 你的皮肤感觉到了什么? 你的肌肉有什么感觉? 呼吸怎么样? 腹部感觉怎么样?

（19）请你尽量仔细体会现在的感受,这样你就知道,到这个地方的感受是什么。

（20）如果你在你的安全岛上感觉到绝对安全,就请你用自己的躯体设计一个特殊的姿势或动作,用这个姿势或者动作,你可以随时回到这个安全岛来。以后,只要你一摆出这个姿势或者一做这个动作,它就能帮助你在你的想象中迅速回到这个地方来,并且让你感到舒适。你可以握拳,或者把手摊开。这个动作可以设计成别人一看就明白的样子,也可以设计成只有你自己才明白的样子。

（21）请你带着这个姿势或者动作,全身心地体会一下,在这个安全岛的感受有多好。

（22）撤掉你的这个动作,回到这个房间里来。

（四）光柱技术

1. 基本技术要点

（1）这个练习有助于去除身体不适的感觉或情感痛苦，也可用于快速增加能量。

（2）可以作为每次咨询结束前的练习，应用这个技术后，最好先放松休息一下，再去做其他事情。

2. 练习引导（以第一、第二人称叙述）

（1）如果你身体有任何不适的感觉，请专注于这种身体感觉，这种感觉是在哪个部位？周围都有什么？如果这种感觉有一个形状/大小/颜色/温度/质地/声音，那么这种感觉是什么形状/大小/颜色/温度/质地/声音（音调高，还是音调低）？

（2）你最喜欢的，带有疗愈功能的颜色是什么？想象一束具有疗愈作用的光从头顶照射下来，这束光来自宇宙，它的能量无穷无尽。它笼罩着你的全身，并透过你的皮肤进入你的身体。

（3）这束光带有你所需要的温度，具有疗愈的能量，它照在你的身上，去觉察它带给你什么样的感觉。

（4）请让这束光环绕着你身体感到不舒服的部位，对准那个部位。想象这束光在你身体不舒服部位的上面反射并激荡开来，在周围回荡、震动。去留意那个部位的感受，它的形状/大小/颜色/温度/质地/声音发生了什么变化。

（5）请你觉察这束具有疗愈作用的光在这个部位流动时带给你的感觉是什么。它对这个感觉不适的部位有什么样的改变？

（6）如果你愿意，你可以用这束具有疗愈作用的光，充满你的整个身体，为你的全身带去疗愈的能量和活力。

（7）（停顿）。

（8）现在，请让这束光暂时离开，任何时候只要你愿意，你都可以让它回来，也许你希望你的这束光往下流进你的脚，然后流入大地，或者你想它照耀到各个地方。好的，请按照你自己的节奏回到这个房间来。

（五）吹气球技术

1. 基本技术要点

（1）适用于有具体应激源的情况。

（2）无论是否在催眠状态下都可以使用。

2. 练习引导（以第一、第二人称叙述）

（1）回忆一个让你有压力感的场景和事件，注意自己的感受（生气、害怕等）。

（2）现在想象你在吹气球。你手里捧着一个气球，把它吹起来。随着每次呼气，把上述情绪从身体里吹到气球里。

（3）当气球渐渐胀大时，你注意到气球的表面有一幅图，这幅图由于气球的胀大而有些变形，但你明白它与你的压力来源有关。

（4）随着每次呼吸，你越来越多地释放出那些情绪。同时，气球也变得越来越大，上面的图变形得愈发严重。

（5）继续把身体的情绪吹出来，直到它们全部进入气球。这时你注意到气球胀得非常大，表面的那幅图已经变得面目全非了。

（6）现在想象自己放开手中的气球，看着它脱手飞出去，直入云霄，然后落在某个遥远的地方。

（7）做一次深呼吸，现在检查你对那件事情的感觉（在大多数情况下，原先的感觉要么烟消云散了，要么淡化了。）

（六）接地技术

1. 基本技术要点

（1）集中注意力在呼吸上并且缓慢呼吸。

（2）双脚平放在地面上，并感受着地的感觉。

（3）通常使用五种感觉——视觉、听觉、触觉、嗅觉和味觉，通过与外界环境建立现实的物理链接来恢复稳定和找到安全感。

（4）接地技术非常个体化，对一个人有用的方法可能会引起另一个人的焦虑或闪回，在确定哪种技术最合适之前，可能要进行一些试验。

2. 练习引导（以第一、第二人称叙述）

（1）视觉：

①盘点一下你周围的所有事物，如看到的所有事物的颜色和样式。

②数一数你周围的家具有几件，分别是什么？

③播放你喜欢的电影或电视节目。

④完成填字游戏、数独、单词搜索或其他难题。

⑤读一本书或杂志。

（2）听觉：

①打开收音机或播放你喜欢的歌曲。

②大声说出你所看到、听到的，正在思考或正在做的事情。

③放一些大自然的声音，如鸟鸣或海浪撞击声。

④大声朗读，可以是你最喜欢的读物、朋友圈文章或者最新小说。

（3）触觉：

①握住一个冰块，使其融化在你的手中。

②把手放在水流中，关注指尖、手掌和手背上的温度。

③洗个冷水澡或热水澡。

④拿起或触摸身边的物品，关注它的硬度、轻重、纹理、颜色。

⑤用手感受身边地毯或家具的质地。

⑥按摩你的太阳穴。

⑦如果你有狗或猫,请拥抱并抚摸它。

(4)嗅觉:

①强烈的薄荷味具有舒缓情绪的作用。

②点燃香薰蜡烛或熔化香薰蜡。

③买一些能够让你闻到就想起美好时光的精油(如大海的咸鲜、草地的清新或甜甜的花香)。

(5)味觉:

①随便吃点零食,让自己充分品尝每一口。

②感受柠檬或酸橙带来的味觉。

③尝一口胡椒粉或热辣酱。

④让一块巧克力在你的嘴中融化,注意它流连于舌尖的味道。

(6)其他:

①在日记中写下你当下的感觉,或者在便利贴上写一些随感。

②给你关心的人写一封信或卡片。

③伸展手臂、脖子和腿,拉伸不同的肌肉群。

④转到另一个房间或换个环境。

⑤专心于自己的脚步,甚至可以数数。

⑥在手腕上拉动橡皮筋增加自己的现实感。

⑦从5开始倒数,运用感官列出周围的事物。例如,列出你听到的五种声音,看到的四种事物,能摸到的三个物品,闻到的两种气味,最后品尝一种食物。

(七)内心的花园技术

1. 基本技术要点

(1)求助者在完全放松、感觉安全的环境下进行。

(2)语气尽量缓慢柔和。

2. 练习引导(以第一、第二人称叙述)

(1)我想邀请你完全按照你的意愿去想象一个花园。

(2)想象一片土地,人类从没有涉足过,这里有着新鲜的土壤,充满了能量。

(3)或许一小块地对你来说就足够了,或是一块像阳台那么大的地方就可以了,或许你喜欢一个更大的地方,把它变成花园。给你一点时间让你确认地的大小以及你喜欢的风景。

(4)首先,你给花园设定一个边界,只要你喜欢就可以。你可以用栅栏、树篱、墙等进行边界的设定。

(5)如果你喜欢,你也可以把你的花园建设成开放性的,不设任何边界。想象一下你更喜欢哪一种。

(6)现在开始种植你的土地。你可以在你的花园里种植你喜欢的东西。

（7）万一你想现在或是稍后改变或重新建构你的花园,就在你花园的一个角落里建造一个肥料堆。你可以把你不想在花园里种植的任何东西都放在这个肥料堆里,这个肥料堆将会变成肥沃的土壤。

（8）如果你喜欢,你可以进一步建构你的花园:或许你想制造一个池塘、一条小河……

（9）如果你喜欢,你可以制造一个坐的地方。

（10）或许你想要你的花园里有些动物,如果是这样,你喜欢什么样的动物呢?

（11）任何时候你都可以改变你的花园。

（12）一旦你按照自己的意愿建构好了花园,你可以在一个美丽的地方坐下来,享受你的花园。

（13）看看你的周围,你看到了什么颜色和形状? 你听到了什么? 你闻到了什么? 在这个地方你的身体感觉如何?

（14）你可以考虑邀请你喜欢的人到你的花园来。但是要确保这个人欣赏你的花园和你为之付出的努力。

（15）你可以在任何时候回到这个花园,也可以对它做一些改变,只要你想……

（16）现在请你保持完全清醒的状态按照你自己的速度回到这个房间。

（八）渐进式放松技术

1. 基本技术要点

（1）语气一定要缓慢柔和,语速要尽量慢,让求助者有足够的时间去感受和体验。

（2）在进行放松前,先指导求助者练习深呼吸,体会肌肉紧张与放松的感觉。引导过程中,可以选择身体的大部位进行放松或者选择小部位逐渐放松,也可以合在一起同时进行。通常情况下,引导时从上往下进行放松。

（3）提醒求助者注意自己的呼吸,保持自然流畅的呼吸。例如,伴随着你的呼吸,你会进入更好的放松状态。

（4）建议的顺序:头顶→眼睛→脸部→脖颈(上背部)→双肩→双上臂→双前臂→双手→背部→胸部→躯干→后腰→臀部→大腿→膝部→小腿(腓)→脚踝→双足。

（5）为了加强效果,可以添加其他的一般性过渡语,如:"你越放松,越容易放松,你就会感觉越好。""放松、放开的感觉真好。""这是放松的时间,属于你的。"

（6）这个过程应进行 10～15 min,同时不断给予求助者正面、积极的暗示。

2. 练习引导(以第一、第二人称叙述)

（1）现在,请你选择最舒适的姿势坐好,你可以稍微调整一下,让自己很舒服……当然在整个过程中,你可以随时调整自己的姿势。

（2）现在,请闭上你的眼睛……然后,开始做深呼吸,深深地吸气……缓缓地吐气,再吸气,再吐气……用心去感觉,每一次吐气,你都能感觉你把体内的废气和杂质完全排出体外……每一次吸气,你都能感觉到自己吸进清新的氧气……清新的氧气流进鼻腔,经过肺部,充满整个胸腔,蔓延到你身体的各个部位……

（3）让你的心情完全平静下来，让思绪完全放空……你什么都不要去想，什么都不要做，只需要专注地听我的声音，跟着我的引导，慢慢放松下来……现在，保持你自然轻松的呼吸，开始放松你的头皮……放松你的额头……放松你的眉毛……你的眼皮……你的脸颊……你的鼻子……放松你的嘴巴……包括嘴巴周围的每块肌肉，确定你的牙齿没有紧闭在一起，继续放松你的下颌……

（4）伴随着你的呼吸，把这种放松的感觉慢慢向下蔓延到你的脖子……你的颈椎……你的肩膀……你的肩膀非常放松……你能感觉到双肩完全松弛下来，好轻松，好轻松……继续向下放松你的手臂……放松你的上臂到手肘、到前臂、到手腕……到手掌直至十个手指都完全放松……你的整个手臂都完全放松了，你甚至会感觉自己的手臂变得非常松软无力，感觉很沉重……

（5）伴随着你自然的呼吸，继续去感觉……你胸部的肌肉已经完全放松了……这种放松的感觉一直向下延伸到你的胃部，你的胃部非常健康，非常舒服……

（6）现在继续放松你的背部肌肉……释放掉背部所承受的所有压力，让背部的每块肌肉都完全放松下来，往下放松你的臀部……让这种放松的感觉向下延伸到你的大腿……你的膝盖……你的小腿……你的脚踝……一直延伸到你的十个脚趾……

（7）现在，你的整个身体都完全放松了，你会感觉到非常舒服……

第二节　受灾群众现场心理急救

一、受灾群众的心理特征

（一）受灾群众的典型心理特征与表现

多种令人痛苦的危机事件（如战争、自然灾害、意外事故、火灾和人际暴力等），可能会使个人、家庭或整个社区受到影响。人们可能会失去家园或亲人，可能与家庭和社区分离，目睹暴力、破坏或死亡。人们对于危机的反应各种各样。受灾群众的典型心理特征与表现如下。

（1）生理症状，如颤抖、疲倦、没有食欲、疼痛。

（2）哭泣、伤心、抑郁和哀伤。

（3）焦虑、恐惧。

（4）提心吊胆或紧张不安。

（5）担心还会发生更糟的事情。

（6）失眠、做噩梦。

（7）易怒、生气。

(8)感到内疚、羞愧。例如，认为自己存活下来，没能帮助或救助他人。

(9)思维混乱，感觉麻木，或感觉不真实或发呆。

(10)表现退缩，或僵硬、一动不动。

(11)不应答他人，一言不发。

(12)失去方向感。例如，不知道自己的姓名，来自哪里，发生了什么。

(13)不能照顾好他们自己或他们的孩子，不吃不喝，不能做简单的决定。

(二)受灾群众心理反应的影响因素

尽管每个人都可能受到这些事件的影响，但是人们对于危机事件的反应和感受是多种多样的。大多数人会不知所措，对发生的事情感到困惑或不了解到底发生了什么。他们会感到恐惧和焦虑，或麻木，整个人处于游离状态。有的人可能会有轻微的反应，有的人则有较严重的反应。这些反应受多种因素的影响，具体如下。

(1)他们所经历的事件的性质及严重程度。

(2)以前曾经历的悲痛事件。

(3)生活中所能获得的其他人的支持。

(4)健康状况。

(5)个人及其家族的心理健康状况。

(6)文化背景和传统。

(7)年龄。

有些人只是感到轻微困扰或一点都不感到困扰，大部分人会随着时间的推移逐渐恢复，尤其是当基本需求得到满足并且获得身边人或心理急救人员的帮助后。然而，受到重创或长时间困扰且应激反应持续存在的人需要更多的帮助，尤其是那些不能独立进行日常生活活动，或者会对他们自己或他人构成威胁的人。务必不要让受到严重困扰的人们独处一地，尽量保证他们的安全，直到他们应激反应消退或可以找到医疗人员、当地负责人或者其他团体成员来提供帮助。

二、受灾群众现场心理急救

受灾群众现场心理急救的流程主要包括四个环节：良好的沟通，准备并熟悉情况，观察、倾听和建立联系，结束帮助。

(一)良好的沟通

与困境中的人们进行沟通，沟通方式是非常重要的。遭遇危机事件的人通常会感到心烦、焦虑。一些人会为危机中发生的事情而自责。保持良好沟通的要点如下。

(1)自我介绍。

(2)保持冷静和表示理解。可以帮助困境中的人们更多感受到安全、理解、尊重以及恰当的关怀。曾经历痛苦事件的人可能想倾诉他经历的事情，倾听他们的讲述会给予他们很大的支持。但重要的是不要勉强任何人去告诉你他们经历过什么。

（3）不要勉强。想说就听，不想说也不要勉强。不要说太多的话，允许沉默，保持适当的沉默会给人们一些空间，鼓励他们在愿意交谈的时候与你分享。

（4）陪伴并提供实际帮助。有的人可能不愿谈论发生了什么或他们的处境，你安静地陪着他们就好，让他们知道只要他们想说话你就在身边，或者给予他们一些实际的帮助，如拿些食物或端一杯水给他们。

（5）言语、行为举止得体。良好的沟通，需要注意彼此沟通时的言辞和肢体语言，如面部表情、眼神交流、手势、坐姿和站姿。言行方式要考虑对方的文化、年龄、性别、风俗和宗教等方面。

以下是关于恰当的言行的建议，应避免不妥的言行。更重要的是，给予帮助和关怀时，做你自己，真实并诚恳。

①恰当的言行：

a. 尽量找安静的地方交谈，把外界的干扰降到最低限度。

b. 尊重他人隐私。

c. 依据年龄、性别和文化因素，靠近对方但保持合适的距离。

d. 保持耐心和平静。

e. 提供真实的信息，尽你所能，知道的和不知道的都要诚实告知。例如，可以说"我不清楚但我会尽力帮你找到答案"。

f. 用简单的方法让对方了解信息。

g. 理解并体会他们的感受，对任何损失或其他告诉你的重要事情有所反应，例如，对失去家园或是爱人逝去的人，说"我真抱歉，我可以想象你很悲伤"。

h. 对他们的力量和自助表示肯定。

i. 允许沉默。

②不妥的言行：

a. 迫使他人讲述其遭遇。

b. 打断或催促对方讲述遭遇，如看手表或语速过快。

c. 不确定是否合适时触碰对方。

d. 对他们已做或未做的事情，以及感受做出判断。说"你不要那样想"或"你能活下来应该感到幸运"。

e. 编造你不知道的事情。

f. 使用过于专业化的语言。

g. 告诉他们他人的经历。

h. 谈论自己的烦恼。

i. 给予虚假的保证。

j. 试图或表现出你可以解决所有的问题。

k. 减损他们的长处和他们能够自我照顾的感觉。

l. 交谈中用贬义言辞。

(二)准备并熟悉情况

危机情形通常是混乱的且需要采取紧急行动。在进入一个危机处理点前,尽可能获知准确的消息,考虑以下问题。

(1)了解危机事件。发生了什么? 何时何地发生该危机事件? 估计多少人受创,是什么人?

(2)了解可提供的服务和支持。哪些人员准备提供紧急医疗、食品、饮用水、避难所和追踪家庭成员? 人们在何地,以何种方式可以获得服务和帮助? 还有哪些人在提供服务? 有没有社区成员参与提供服务?

(3)了解安全和治安问题。危机已结束还是会继续存在(如地震之后可能发生余震)? 环境中还有哪些危险(如地雷或损坏的基础设施)? 有哪些区域因不安全(如明显被破坏的区域)或不许可而不得进入?

(三)观察、倾听和建立联系

心理急救的三项基本行动原则是观察、倾听和建立联系。这些行动原则能指导救助人安全进入危机现场,更好地察看情形,接近受难者,了解他们的需求,帮助他们获得实用的信息和帮助。

1. 观察

危机现场的情况变化迅速,救助人在现场看到的情形可能与进入现场前了解到的情况不同。因此,提供帮助前花些时间,哪怕花很短的时间来查看现场情况是很重要的。如果救助人在危机现场突然发现没有时间来准备,那就快速扫视一下。这能帮助救助人保持冷静,在确认安全和行动前思考周全。下面列举了救助人在查看现场时需要考虑的问题和一些重要信息。

(1)检查安全。

①现场看到哪些危险,如进行中的冲突,毁坏的公路,不坚固的建筑物,火灾或洪水?

②救助人的出现是否会将自己或其他人置于危险境地?

如果不能确认环境的安全就不要去现场,尽力帮助需要帮助的人,与痛苦的人交流时保持安全距离。

(2)检查有明显紧急基本需求的受难者。

①发现伤势较重,需要紧急医疗帮助的人。

②有需要营救的,如受困或是正处在危险中的人吗?

③哪些人有明显紧急基本需求(如恶劣天气的庇护所、蔽体的衣服)?

④哪些人需要获得基本服务,还有哪些人需要特别关注,需要保护免受歧视和离开暴力冲突?

⑤身边还有哪些人需要帮助?

明白自己的角色,尽力帮助有特别需要或明显紧急基本需求的人。伤势严重的人需要转给医疗人员或训练有素的人员进行生理急救。

（3）检查出现严重困扰反应的人。

①有极度沮丧，不能自行移动，不能回应他人，或极度震惊的人吗？

②哪些人最痛苦，他们在哪里？

思考一下，谁能受益于心理急救和如何提供最好的帮助。

2. 倾听

正确地倾听，对于了解求助者的情况和需求，帮助他们恢复平静，提供合适的帮助是非常必要的。学会倾听，用好你的眼睛，表现出你的一心一意，全神贯注；用好你的耳朵，真诚地倾听他们；用好你的心，关怀并且表示尊重。

（1）接近需要支援的人们。

①接近时尊重他人并考虑他们的文化背景。

②介绍自己的姓名和所属机构。

③询问可否提供帮助。

④如果可以，找到安全和安静的地方交谈。

⑤让求助者感到舒适。例如，可能的话提供饮用水。

⑥尽量保证求助者的安全。在安全的情况下，将求助者从危险的地方撤离。尽量保护求助者不被媒体曝光，保护他们的隐私和尊严。

（2）询问他们的需求和担忧。

①尽管有的需求显而易见（如需要一张毯子，或衣服破损的人需要遮盖物），仍要询问人们的需求和关注点。

②找出他们当时最重要的需求，帮助他们整理出需要重点考虑的事情。

（3）倾听，理解，陪伴。

①靠近求助者。

②不要强迫他们去谈话。

③假如他们愿意谈论发生了什么，倾听他们的谈论。

④如果他们感到非常困扰，帮助他们恢复冷静，尽量保证他们不会独处。

（4）帮助求助者平复情绪。

有些经历危机事件的人会感到焦虑不安，他们会感到混乱或不知所措，身体会有应激反应（如颤抖、呼吸困难，或感到心跳快、猛）。下面的方法可以帮助感到非常困扰的求助者恢复平静。

①救助人保持语调平静温柔。

②如果恰当，交谈时与求助者尽量保持一些眼神交流。

③提醒求助者，救助人在帮助他们。如果属实，提醒他们是安全的。

④如果有人感到不真实或从周围的环境中抽离，救助人可以帮助他们建立起他们自己与周围环境的联系。例如，可以教他们这样做：双脚平放地面，并感受着地的感觉；用手指或双手轻敲膝盖；觉察环境中那些不会引起困扰的事物，如将他们能看到、听到、感受到

的事情都告诉救助人;鼓励他们集中注意力在呼吸上并且缓慢呼吸。

3. 建立联系

经历过痛苦事件的人会感到脆弱、孤立或无能为力,他们的日常生活被打乱。他们不能获得日常支持或者他们发现自己的生活紧张且充满压力。为人们联系实用的帮助也是心理急救的主要内容。记住,心理急救是一次性的干预,救助人只能在较短的时间内帮助求助者。受影响的人需要依靠自己的应对能力在一段相对长的时间内来恢复。帮助人们自助并且重拾对境况的掌握权。

(1)帮助人们表达需求并获得相关服务。

帮助人们满足基本需求时,应考虑到以下方面。

①危机事件发生后,第一时间设法帮助痛苦的人满足基本需求,如食物、水、庇护所和卫生设施。

②知道人们有哪些特殊需求,如医疗服务、衣物、幼儿喂养物品(杯子和瓶子)等,帮助联系可获得的支持。

③确认弱势人群或社会边缘化人群没有被忽视。

④在被允许的情况下跟进了解求助者的情况。

(2)帮助人们应对问题。

深陷痛苦的人会感到不知所措,内心担忧害怕。帮助他们考虑最迫切的需求和安排需求的优先顺序。例如,可以教他们先处理什么,哪些可以暂缓处理。求助者可通过处理问题来增强控制感和处理问题的能力。每个人都有其自然的应对方式。鼓励他们用积极的应对方式去面对,避免使用消极的应对方式。这将使他们感觉更有力量。可以根据不同的文化背景和危机现场的特定情形采用下列建议。

①帮助人们确认来自身边的支持,如可以及时提供帮助的朋友或家人。

②为人们满足需求而给予实用的建议,如说明怎样可以取得食物等物资援助。

③询问人们曾经怎样处理困难并肯定他们有能力来应对目前的情形。

④询问怎样能使他们感觉更好。鼓励他们采用积极而不是消极的应对策略,具体如下。

a.鼓励积极应对策略,包括充分休息;尽量有规律地进食和饮水;与家人和朋友交谈,共度时光;与信赖的人讨论问题;多参与有助于放松的活动,如唱歌、听音乐、和小朋友玩耍等;锻炼身体;用安全的方式帮助遭受危机的人,让他们参与集体活动。

b.抵制消极应对策略,包括不滥用药物,不吸烟及饮酒;不整天睡觉;不要连续工作不休息或放松;不远离亲人和朋友。

(3)提供信息。

受危机事件影响的人想要准确知道以下信息。

①这个事件本身。

②遭受影响的其他亲人。

③自身安全。

④自身权利。

⑤如何获得需要的服务和物品。

危机事件发生后要获得准确的信息可能是很困难的。当有关危机事件的信息被知晓和救援措施落实之时,情况可能会发生改变。谣言很常见。谁也不可能在任何特定时候都拥有所有信息,但是无论身处何处,只要有可能就要查明在什么地方能获得准确的信息,以及在何时何地信息能够得到更新;在接近求助者并提供帮助之前,尽可能多地搜集有关信息;尽可能保持对危机事件、安全问题、可用服务、失踪者的下落或伤者情况等信息有一定的更新;若有为求助者提供的服务(如健康服务、家庭追踪、住所及食物分配等),确保人们知道并能够利用它们;为求助者提供获取相关服务的联系方式,或者为其直接提供服务;确保弱势群体也能够知晓现有服务。

在给求助者提供信息时,应说明消息来源及可信度;只说自己知道的信息,不要编造信息或给予错误的保证;应确保消息准确易懂;重复消息,确认求助者能听见并理解消息内容;让求助者知道他们会得到事件最近进展。

(4)联系亲人和社会方面的帮助。

事实证明,感受到良好社会支持的求助者,相比于没有感受到这种支持的人,在危机事件发生后能够更好地应对困境。因此,联系求助者的亲人与社会支持系统是心理急救的重要内容。

①帮助家庭保持联系,让孩子们和父母等家人在一起。

②帮助求助者与其朋友和亲戚取得联系以便得到支援。

③如果求助者向你表达祷告、宗教仪式等会对他们有帮助,尽力帮助他们与团体取得联系。

④将受影响的人召集到一起,让他们互相帮助。例如,让求助者帮助照顾老年人,或是让没有家庭的人与其他社区成员在一起。

(四)结束帮助

何时结束帮助以及如何结束帮助取决于危机事件的实际情况、救助人的角色和处境以及求助者的需要。针对当前处境,将求助者的需要和救助人自身的需要结合做出最佳的判断,选择一个恰当的时机,由救助人向求助者说准备离开的消息,如果有人接替救助人的工作,尝试将他们介绍给求助者认识。如果救助人联系了其他服务机构来照顾求助者,应将该信息告知求助者并确认求助者有该机构的联系方式。无论与求助者相处得怎样,都应该以一种积极的态度与他们告别并祝愿他们。

三、受灾群众现场心理急救注意事项

(一)心理急救的注意事项

在心理急救实际开展过程中,需要注意以下几点。

（1）不是只有专业人员才能提供心理急救。

（2）心理急救不完全等同于专业心理咨询。

（3）心理急救不是心理解说。

（4）不需要对引起不安的危机事件做详细的讨论。

（5）不要求人们分析他们所经历的事，也不要求人们对发生的事件和时间进行重新整理。尽管心理急救包括聆听求助者倾诉，但并不需要强迫他们谈其感受和对事件的反应。

（二）需要特别关注的受灾人群

危机中可能需要特别帮助的弱势群体包括儿童和青少年、健康状况不佳或有身心障碍的人群、受到歧视和暴力威胁的群体。所有人都有相应的资源去应对，包括弱势群体。应帮助弱势群体利用他们的资源去应对危机。

1. 儿童和青少年

儿童和青少年在危机事件中显得尤其脆弱。危机事件破坏了他们所熟悉的世界，包括他们熟悉的人、地方和日常生活。儿童特别容易受到伤害，因为他们的基本需求得不到保障，他们不会保护自己，他们的照顾者也可能会手足无措。

年龄较小儿童可能无法完全明白正在发生着什么，他们尤其需要照顾者的帮助。总的来说，若儿童身边有稳定、冷静的成年人则能够更好地应对危机。

（1）儿童和青少年受灾后的心理表现：儿童和青少年可能经历与成年人相似的困扰反应。他们可能会有下列痛苦反应。

①年龄较小儿童可能会出现倒退行为，如尿床或吮手指，他们会更依赖照顾者。

②学龄儿童可能认为是他们造成了坏事情的发生，增加了新的恐惧，不那么热情，感到孤单。

③青少年呈现出"表面的坚强"或感到"无所谓"，感到与朋友不同或与朋友疏远，或表现出冒险行为和消极态度。

（2）对儿童和青少年的照顾者的建议：家庭成员和其他照顾者是保护儿童和青少年并给儿童和青少年精神支持的重要来源。危机中，那些和照顾者分开的儿童和青少年当发现自己处在陌生的地方，身边都是陌生的面孔时，他们会感到很害怕，不能合理判断身边的危险。重要也是首先应该做的事情是让失散的儿童和青少年，与他们的家庭成员或照顾者团聚。不要试图一个人做这些事情，如果出错，儿童和青少年的处境可能会更糟。应设法立即联系值得信任的儿童或青少年保护机构，确保儿童和青少年被好好照顾。

当遇到和照顾者在一起的儿童和青少年时，设法帮助他们照顾好儿童和青少年。以下是针对不同情况如何照顾儿童和青少年的建议。

①如果你照顾的是婴幼儿，请保证他们温暖和安全；保证他们远离喧嚣和混乱；多拥抱他们；说话平静又温柔；尽可能保持婴幼儿规律的日常生活，包括规律的饮食和睡眠；给予他们额外的关注；经常提醒他们现在的处境是安全的；向他们解释，坏事虽然发生但这不是他们的错；避免让婴幼儿与照顾者、兄弟姐妹等分离；对于"发生了什么"这类的问题，

给出简单的、不含恐怖细节的回答;当婴幼儿表现出倒退行为,如吮手指或尿床时,应耐心对待;尽可能制造玩耍放松的机会;如果婴幼儿因为害怕和黏人而靠近你,请多一些耐心陪伴他们。

②如果你照顾的是大龄儿童和青少年,请给予他们一些陪伴和关注;帮助他们保持规律的日常生活;关于事件的发生,说出实情并告诉他们目前在做些什么;允许他们悲伤和失落,不期望他们坚强;不评判地倾听他们的想法和恐惧;制订明确的规则和期望;询问他们面临的危险,帮助他们,和他们讨论怎样避免危险;鼓励并允许他们有机会帮助他人。

③如果照顾者受伤、极度不安,或不能照顾好儿童和青少年,请帮助安排其他照顾者照顾。尽可能联系儿童保护机构或网络。保证儿童和青少年和他们的照顾者待在一起,不要让他们分开。例如,如果照顾者被移送到医疗中心,则尽量让儿童和青少年跟随或者记录照顾者送往地点等的细节以便他们重聚。

同时,应记住危机发生地点周围可能聚集着儿童和青少年,即使他们和他们的照顾者没有直接受到事件的影响,他们可能也目击了可怕的景象,危机中的混乱常使成年人因忙碌而疏于观察周围的孩子们在干什么、看到和听到了什么。应尽力保护他们。

(3)对儿童和青少年应该说的和应该做的事情:

①保证他们和亲人待在一起。不要使他们分离。当儿童和青少年无人陪伴时,应与可信的儿童保护机构或网络联系。不要让儿童和青少年处在无人照顾的境地;如果不能找到儿童保护机构或网络,则与其他可能照料儿童和青少年的家庭取得联系。

②保证安全。保护他们不暴露在可怕的现场,避免他们听到关于事件的令人不安的故事,避免接受与事件救援无关的媒体的采访。

③倾听,交谈和玩耍。保持冷静,与他们温柔交谈,态度和蔼;倾听儿童和青少年对于形势的看法;与他们交谈时要使用他们能够理解的语言进行解释;介绍你自己,说出你的名字,让他们知道你来这是为了提供帮助的;知道儿童和青少年的名字,他们从哪里来,了解更多的信息,目的是帮助他们找到照顾者和家人。了解他们有哪些应对能力,支持积极应对策略,避免消极应对策略。大龄儿童和青少年在危机情形下经常能提供协助。帮助他们通过安全的方式和途径发挥作用可以使他们更有成就感。

2.健康状况不佳或有身心障碍的人群

长期慢性病患者、有身心障碍的人群(包括严重精神疾病患者)或是老年人需要特别帮助从而到达安全地点,获得基本帮助和医疗救助。危机事件的遭遇会让人们的健康状况变得更糟糕。

可以为健康状况不佳或有身心障碍的人群做如下事情。

(1)帮助他们到达安全地点。

(2)满足他们的基本需求,如食物,净水,关心他们,用机构分发的材料搭建庇护所。

(3)询问他们有无身体不良的状况,平时服用的药物,只要有可能,就尽量帮他们找来药物或获得医疗服务。

(4)陪着他们或者当你要离开时确保有人协助他们。应考虑联系保护机构或其他相关援助来长期帮助他们。

（5）告诉他们怎样联系到可获得的服务。

3.受到歧视和暴力威胁的群体

（1）弱势群体可能面对的困境：受到歧视和暴力威胁的群体包括妇女、特定种族或宗教群体和患有精神障碍的人群。他们是弱势群体，因为他们可能面对以下情况。

①提供基本服务时被忽视。

②安排急救、服务和去向时被忽视。

③成为暴力行动的目标。

（2）可为弱势群体提供的帮助：危机事件中，受到歧视和暴力威胁的群体需要特别保护，应确保他们安全。关注这些人，并通过下述方法帮助他们。

①帮助他们找到安全地点。

②帮助他们联系亲人或其他可信赖的人。

③提供可获得服务的相关消息，必要时帮助他们直接与援助组织联系。

（三）适用于非心理专业人员的心理急救方法

危机事件往往会导致当事人出现创伤后应激障碍和其他精神障碍，还可能出现继发性心理损伤。恰当的早期干预，可以有效预防心理障碍的发生或者将心理障碍的严重程度降到最低。然而灾难现场的心理救援人员既可能是心理专业人员，也有可能是非心理专业人员。

下面介绍一种针对非心理专业人员的心理急救培训——在危机事件发生后，非心理专业救援人员如何实施第一时间的心理急救，以及如何系统地、结构化地实施心理急救，给予处于危机中的当事人及时的援助，直到危机解决或转至专业医生那里治疗。与传统的急救训练中"ABC"急救方案类似，心理急救培训中心理急救有五个救援步骤，以确保当事人处于心理危机状态时获得有效的救援。心理急救的五个救援步骤被缩写为"ALGEE"。下面介绍这五个救援步骤。

1.行动1——接近、评估和帮助（approach,assess and assist）

（1）接近当事人，发现危机情境。

第一步是接近当事人，发现是否存在危机，以及帮助他们处理危机。对于有心理健康问题的人，以下情况属于危机情境。

①伤害自己（例如，自杀企图、物质滥用、存在非自杀性的自伤）。

②体验到极度痛苦（例如，惊恐发作、经历了危机事件或严重的精神障碍）。

③行为对他人造成干扰（例如，具有攻击性或与现实丧失联系）。

（2）危机事件发生后的评估。

一些人会立即产生强烈的反应，这表明需要即刻给予帮助。一些人是延迟反应或恢复缓慢，这需要规律地评估接下来几天或几周的情况。

①在 2 周后，需要观察一些人的功能是否已经恢复。

②如果仍然没有恢复，需要专业人员的进一步帮助。

（3）危机事件发生后的援助。

①确保自身安全。

②介绍自己，并解释自己的职责。

③表示自己的关注和理解，并询问他们需要怎样的援助。

④当与他们谈话时，需要称呼其名。

⑤保持镇静，与他们平等地交流。

⑥向当事人解释所有的反应都是正常的。

⑦如果他们需要相关信息，应该给予准确的信息。

⑧注意满足当事人的基本需要。

⑨如果他们需要，可以寻求紧急援助。

⑩如果与司法相关，可以给予司法关注。

⑪保护他们避开可能会导致不安的场景、旁观者或媒体。

（4）在危机事件发生后几周或几个月进行的援助。

①不要强迫人们谈论他们的经历。

②如果他们想谈论，那么就倾听并给予支持。

③提供实际的援助。

④当他们有需要时，鼓励他们告诉其他人自己的需要是什么。

⑤鼓励他们关注其他事物。

⑥做一些他们喜欢的事。

⑦明确哪里可以获得支持。

⑧充足的休息。

⑨避免使用酒或药物等作为应对方式。

⑩监测心理健康情况。

（5）在实施救援时，需要注意的几个方面。

①除非本人已做好准备，否则不应该强迫当事人讲出他们的危机事件。这会强化与危机事件相关的感觉并把事情弄得更糟。

②只有当事人需要讲述危机事件时，才应该鼓励他们去说。

③正常化，强调对于不正常的事件可能会有正常的压力反应，告诉他们正在经历一次正常的焦虑反应。

④已经有很多例子证明，高焦虑状态一般在几周后就会消失。

救援者的自我保护也很重要，需要关注自己的健康。

如果没有发现危机情境，那么就要询问当事人的感受，以及存在这样的感受多长时间了，这就进入了行动 2。

2. 行动 2——非评判性倾听(listen without judgment)

(1)非评判性倾听的原则:倾听是非常重要的一步。在倾听时,将自己关于当事人的判断置于一旁,避免表达自己的评判。大多数有痛苦经历的人,希望被体谅、被感同身受地倾听,这对他们很有帮助。非评判性倾听需要同情心和同理心,共情的能力,运用好言语和非言语性技巧。

①真实地听到和理解当事人所说的话。

②让当事人感知到可以自由地谈论自己的问题,而不会遭到评判。

(2)非评判性倾听的注意事项:倾听的能力其实在任何阶段都很重要,需要注意以下几点。

①让当事人能够讨论自己的感受。

②认真地倾听,不要认为他们的表现是脆弱的、奇怪的。

③不要批评或表达挫败。

④不要说当事人的焦虑或恐惧"很蠢",而应承认这些痛苦是真实存在的。

⑤运用澄清问题的技术,反馈所听到的信息,以确保倾听到的信息准确无误。

⑥允许当事人沉默。

⑦除了在必要的情况下,尽量避免面质、诘问。

3. 行动 3——给予支持和信息(give support and information)

存在心理健康问题的人,一旦感知到有人在认真地倾听自己,接下来就很容易接受这个倾听者给予的支持和信息。这里的支持包括情感支持(如共情、给予他们康复的希望等),以及现实的支持。同时,也可以询问当事人是否需要一些相关信息。需要注意以下几点。

①尊重他们,让他们有尊严地接受治疗。

②不要因为他们的恐惧而批评他们。

③提供持续的情感支持和理解。

④提供准确的信息。

⑤给予他们可以康复的希望。

⑥提供日常事务中的现实援助。

⑦不要鼓励他们的回避行为。

4. 行动 4——鼓励他们寻求恰当的专业援助(encourage them to get appropriate professional help)

救助人可以告诉当事人一些能够获得帮助和支持的方法。在专业援助下,有心理健康问题的人会有较好的预后。但是,他们却不一定了解这些方法,如心理咨询、心理治疗等。这些专业性的帮助是由精神科医生、临床心理学工作者(如心理治疗师、心理咨询师)、社会工作者提供的。对于一些当事人,仅有心理治疗、社会的帮助还不够,还需要在精神科医生那里得到包括药物治疗、物理治疗在内的专科治疗。需要注意的几点如下。

①许多人并不知道一些有效的治疗手段是可以处理自己无法应对的焦虑的。

②询问他们是否需要帮助来处理感受。

③讨论专业的援助和可以获得的服务。

④支持他们去寻求这些服务。

⑤鼓励他们不要放弃寻求恰当的帮助。

5. 行动 5——鼓励他们寻求其他支持(encourage them to get other support)

鼓励当事人寻求自助策略,或者寻求朋友、家人的帮助。那些曾经出现心理健康问题的人可以由此得到非常有价值的帮助。由亲戚、同学、同事、战友、同乡等构成的人际关系网络十分重要,构成个人的社会支持系统。对于处于危机情境中的人,应鼓励其利用社会支持系统。

通过上述"ALGEE"五个步骤,非心理专业救援人员可以在第一时间做出恰当的、有效的救援,帮助当事人免于进一步创伤,有效预防精神障碍的发生或者将精神障碍的严重程度降到最低。

第三节　救援人员现场心理急救

一、救援人员的心理特征

(一)救援人员的心理反应

救援人员是一个特殊的群体,和受灾群众一样,也会产生各种心理应激反应,即使接受过专业训练的救援人员也不例外。

在灾难发生期间以及发生之后的救援阶段,所有接触到灾难现场的人员都有可能在心理上受到一定的冲击,特别是那些直接进入灾区参与救援工作的人员,他们常常在第一时间赶赴灾区实施各种救援行动,每天都要接触大量的受灾群众,必要时还要负责搜救、搬运遗体、安抚民众情绪,灾难中的众多场景极有可能给救援人员的心理造成冲击,甚至引发严重的心理问题。尤其是那些经常第一时间面对灾害现场的搜救人员,更容易出现烦躁、紧张等心理问题,甚至会产生严重的创伤后应激障碍。

大体上来说,参与救援的人员主要有三类:第一类是专业救援机构人员,如消防员、医务人员等;第二类是民间救援组织人员,如蓝天救援队队员;第三类是军队中的士兵军官。通过与救援人员的接触发现,救援人员在救援结束之后都会出现一些灾难后的应激反应,如在参加地震救援之后,很多参与救援的人员会倾诉自己的情绪十分低落,心情很糟糕,经常在夜里梦到灾区的场景,令他们寝食难安,其实这些现象都是灾难后的应激反应,这种心理上的创伤应当得到更多的重视与及时干预。

（二）救援人员产生压力的常见原因

救援工作期间，救援人员可能面临的困难包括身处惨烈的灾后现场；工作时间长，工作任务重，时间紧迫；工作地点不熟悉；情况复杂；自身面临创伤以及疾病等危险。他们常因为以下原因而不断面临压力。

（1）反复接触到严酷的体验，如搬运遗体等。

（2）经常开展困难的、令人疲惫不堪的或危险的任务。

（3）以期帮助幸存者满足非同寻常的需求。

（4）经常会将自身的身体和情感需求放在次要位置，以确保为受灾人群提供最大限度的服务。

（5）在过分关照幸存者的时候，会忽略自身的睡眠、饮食，甚至是个人卫生。

（6）有时发觉自己无法为人们做到足够多的事情，因此而感到泄气和无助。

（7）有时救援人员会感到内疚，因为与幸存者相比，自己可以更好地获得食物、避难所和其他资源。

（8）经常会面临道德和伦理上的两难境地。

（9）会对某些受灾者缺乏感激之情而感到愤怒。

（10）远离亲人，短暂性地丧失了一个非常有效的社会心理支持体系。

（三）救援人员常出现的心理问题

救援人员需要随时关注自身或同事出现的心理问题征兆，因为当压力难以控制时易形成心理问题。这些征兆如下。

（1）精神错乱，无法做出判断和决定，无法集中精力和划分任务优先级。

（2）无法清晰地做出口头或书面表达。

（3）焦虑、易怒、压抑、过度恼怒。

（4）忽略自身的安全和身体需求。

（5）睡眠困难。

（6）食欲失调。

（7）过度疲劳。

（8）效率不断下降。

（9）情绪低落。

（10）自责。

（11）自尊降低。

（12）行为英勇却鲁莽。

（13）过于自信。

（14）喝酒、抽烟或服药过度。

当救援人员出现以上征兆时，提示应进行调整休息，暂时退出救援工作，及时进行自我心理调节，或者寻求专业人员的心理急救。

二、救援人员现场心理急救

(一)救援人员心理急救的三个阶段

对救援人员的心理急救是非常重要的,正确、及时的心理急救能够在很大程度上减小救援人员罹患创伤后应激障碍及其他更为严重的精神疾病的可能性。针对不同时期的不同特点,对救援人员的心理急救大致分为三个阶段。

1. 第一个阶段

在救援人员出发以前,心理咨询机构要对参与救援的人员进行一次集体危机咨询或心理干预,并组织集体培训,告诉他们灾区可能出现的状况,让大家做好心理准备。专业人员还要对救援人员的心理状况进行一个初步的评估,如发现有潜在创伤后应激障碍症状或曾经出现创伤后应激障碍症状的队员要进行重点观察。

2. 第二个阶段

心理急救的第二个阶段是在救灾期间,救援人员见到灾区的场景可能会产生许多不良情绪,但由于他们在救灾过程中要全身心地投入工作,往往会压抑自身对于灾害的体验和感受,并产生众多类似内疚、自责甚至愤怒的复杂感情。这时需要专业的危机干预团队对队员们第一时间进行团体干预,让他们平复自己的情绪,或是适当地宣泄自己压抑的情感,危机干预团队要记录并评估他们的状况和反应,必要时进行心理干预。这样才能让救援人员更好地投入救援工作当中,并能够理解和肯定自己的救援行为。

3. 第三个阶段

在救灾任务结束之后,心理咨询师应当对每个队员的心理状况进行评估,并对已经出现急性应激障碍或创伤后应激障碍症状的队员进行危机干预,并持续观察他们的状况,预防他们产生更为严重的精神疾病。

(二)心理急救法的操作过程

灾后干预方法众多,下面列举心理急救法的具体操作过程。

(1)导入期,介绍设置并阐明目的不是心理治疗。

(2)陈述期,要求参与者重述他们与创伤事件有关的故事。

(3)认知期,邀请参与者描述他们对这种经历的认知反应,以鼓励他们表达对所发生的事件的最初想法。

(4)反应期,鼓励参与者表达他们所体验到的情感反应。

(5)症状期,要求参与者在识别出应激反应的情况下,关注其症状或反应。

(6)教育期,将应激反应正常化。

(7)恢复期,给出一份总结,提供晤谈报告和若干必要的转介信息。

需要注意的是,只有在专业机构的指导下完成这样一整套的灾后心理急救才能保证救援人员们的心理健康,进而避免队员们出现创伤后应激障碍以及其他精神疾病。

三、救援人员的自我照顾

救援人员持续为灾区提供救援服务,他们长时间工作,同时非常真切地见证了受灾群众的困境、创伤和损失,在工作过程中,可能会发现自己能帮助受灾群众的地方其实非常有限。这些可能会使救援人员产生严重的压力,并导致各种心理问题。救援人员要掌握应对压力的方法,并减低这种压力对其生理功能和心理等产生的不利影响。这不仅会影响救援人员自身的健康,还会影响救援人员为受灾人群提供服务的能力。

（一）进入灾区前的准备

在进入灾区之前,救援人员需要做好心理、身体和物质等各方面的准备。

（1）心理准备:灾区的救援工作需要救援人员有很强的心理素质。救援人员要合理安排自己的时间、有明确的工作终点、在心理很难保持平衡的情况下减少接触创伤刺激,在紧张的环境下张弛有度。

（2）身体准备:灾区需要救援人员投入大量的体力,而且灾区可能有一些病情发生,需要救援人员具备一定的身体条件。

（3）物质准备:救援人员务必在生活安排、食物安排和通信方面做好充分准备。

（二）救援现场减轻工作压力的自助方法

（1）避免过度情感卷入,尽量不要将他人的悲伤转移到自己身上。要保持宽厚、仁慈,也应适当放开。对事物充满希望。

（2）对自己的救援服务感到自豪。认识到自己的工作非常重要,哪怕有时人们并不感激这些。

（3）切记,救援人员的一些反应是正常的,而且很大程度上是难以避免的。

（4）认识到自己的紧张情绪,并下意识地尽量放松。可以每天做 1~2 次持续 10~15 min 的深呼吸练习。

（5）尽量找时间做自己喜欢做的事情,如听音乐、看书、散步或慢跑,与孩子们玩耍。

（6）注意与亲人和朋友保持联系,这一点非常重要,感受到压力时可以与亲人和朋友联系。

（7）如果无法入睡或者感到过于焦虑,请与自己能够信任的某个人进行讨论。请不要服用安眠药、镇静剂、其他药物或喝酒。

（8）与让自己感到轻松的某个人谈话,向其描述自己的想法或感受。或许自己想谈论在灾难期间经历或见到的极为压抑的事情,或者谈论救援工作的压力以及自己是如何处理这种压力的。

（9）倾听与自己亲近的人对事件的描述和思考。这对他们影响太大,他们或许会分享将使自己受益的观点。他们可能还会分享他们应对痛苦经历的方法。

（10）如果可能,积极参加日常活动。尽量抽时间吃饭、休息和放松,哪怕是很短的时间。

(11)尽量保持合理的工作时间,不至于筋疲力尽。如果应对工作太困难,需进行调整,重新安排工作。合理分配工作,轮班工作。

(12)告诉自己的同伴和领导当前你感受到的压力,获得他们的理解与支持。

(13)避免对自己或他人抱有过高期望或追求尽善尽美,以防止感到灰心丧气。

(14)参加小组讨论交流,讨论压抑的感受并共同寻找应对的方法。

(15)几周后,如果你仍对自己的反应感到不安,请寻求心理专业人员的帮助。

(16)如果可能,请每天与家人进行沟通。

(17)尝试冥想。这对缓解压力非常有用。

(18)当感到做得不够多、有挫败感时,告诉自己,你不能帮助人们解决所有问题,做力所能及的事情帮助他们就够了。

(三)救援后的休息和复原

复原是在面对外部突发事件或灾难时,能集合内在的适应能力,积极正面应对和适应的过程。灾难发生后人的心理适应状况存在着个体差异。当灾难到来时,原本处于平衡状态的心理会受到冲击,身心平衡状况会出现瓦解及重新调适整合。由于个体之间保护性因素的差异,有的人经历灾难后,应对灾难的能力增强,而有的人长期处于功能紊乱状态。因此复原是一个心理适应过程,它本身并不稳定,而是在不断变化和发展的。复原不局限于个体水平,也会体现在群体、组织和社会层面。复原力强调面临困难、压力和逆境下的成功的适应能力。

救援任务结束后要花时间休息和复原。以下建议,对救援人员复原会有所帮助。

(1)与督导、同事或其他信任的人讲述在救援工作中的经历和体验。

(2)认可自己的救援工作,即使是在很小的方面帮助了别人。

(3)学会内省,认可自己干得不错的地方,接受做得不足的方面,并承认在当时的情况下,能做的事情是有所局限的。

(4)如果可以,重新开始工作前,先让自己充分休息和放松。

本章参考文献

[1] 李君,郭树森,张海鹰.灾难心理救援管理研究[J].灾害医学与救援(电子版),2018,7(1):27-30.

[2] 罗增让,郭春涵.灾难心理健康教育的创新方法——美国《心理急救现场操作指南》的解读与启示[J].医学与哲学,2015,36(17):58-60,70.

[3] 陈惠芳,孙全富,袁龙,等.严重核电站事故情况中的现场心理急救[J].中国辐射卫生,2021,30(1):48-52,68.

［4］　王振,王渊.突发公共卫生事件心理急救与全民健康[J].中华行为医学与脑科学杂志,2020,29(12):1057-1060.

［5］　黄泽文,陈红.疫情中的心理关爱手册[M].重庆:西南师范大学出版社,2020.

［6］　钟洁琼,周翔.心理危机干预的研究进展[J].现代医药卫生,2021,37(10):1676-1680.

［7］　张俊,廖艳辉.心理危机与远程心理干预[J].国际精神病学杂志,2020,47(2):210-212.

［8］　Quevillon R P,Gray B L,Erickson S E,et al. Helping the helpers:assisting staff and volunteer worker before,during,and after disaster relief operations [J]. J Clin Psychol,2016,72(12):1348-1363.

［9］　丛中.心理危机干预基本要领[J].中国心理卫生杂志,2020,34(3):243-245.

［10］　Raudales A M,Weiss N H,Schmidt N B,et al. The role of emotion dysregulation in negative affect reactivity to a trauma cue:differential associations through elicited posttraumatic stress disorder symptoms [J]. J Affect Disord,2020,267:203-210.

［11］　杨露,张艳,张娜,等.灾难救援人员心理应激反应及干预的研究进展[J].中国急救复苏与灾害医学杂志,2019,14(4):366-368.

第十章　典　型　案　例

第一节　1995年日本东京沙林毒气事件防护

一、案例介绍

（一）事件背景

化学毒剂一般是指用于战争和恐怖袭击的化学战剂以及生产生活中使用的有毒化学品。工业灾难、职业接触、自然灾害、化学恐怖袭击等可导致突发性有毒化学品中毒事件的发生。化学毒剂若被恐怖分子利用，可制造严重恐慌。尤其是近几十年来，世界各国不断遭受各种恐怖主义威胁，所造成的人员伤亡和财产损失无法估量。化学恐怖活动作为现代恐怖主义的一种高技术化、高智能化的特殊形式，其杀伤力、危害性巨大，应引起国际社会的高度警惕与关注。

东京地铁沙林毒气事件，是指1995年3月20日上午日本东京的营团地下铁（东京地下铁）发生的恐怖袭击事件。

沙林，又称沙林毒气，学名"甲氟膦酸异丙酯"，属于剧毒神经性毒剂，具有非持久、速效、致死性的特点。神经性毒剂主要作用于神经系统，现特指破坏胆碱能神经冲动传导的有机磷毒剂，主要以固态或气液滴态形式释放，经呼吸道吸入或皮肤、眼结膜吸收进入机体而引起中毒。

沙林是一种无色、无臭的毒气，可与水及多种有机溶剂互溶。沙林是一种有机磷酸盐，可通过破坏生物体内的胆碱酯酶进而破坏生物自主和非自主肌肉的运动平衡，引起肌肉持续收缩。沙林的杀伤作用持续时间极短，受其侵袭后的几分钟到十几分钟，机体会迅速出现瞳孔缩小、呼吸功能瘫痪、支气管收缩、肠胃痉挛和剧烈抽搐等症状，严重者几分钟内窒息死亡。沙林对机体的作用主要有三个方面：一是选择性抑制胆碱酯酶活性，使乙酰胆碱（ACh）在体内蓄积，引起胆碱能神经系统功能紊乱；二是毒剂作用于胆碱能受体；三是毒剂对非胆碱能神经系统的作用。

机体发生沙林中毒后的临床表现通常可以分为以下3级。

（1）轻度中毒：机体出现瞳孔缩小、胸闷、呼吸困难、心动过缓或过速、流涎、多汗、恶心、呕吐等症状，有时还伴有焦虑、恐惧不安情绪，以及全身无力等；全血或红细胞胆碱酯酶活性一般在 50%～70%。

(2)中度中毒:除轻度中毒症状加重外,机体还会出现视力模糊、流涕、胸部压迫感、气促、喘鸣,以及发绀、记忆力障碍、反应迟钝、脑电图异常、全身肌颤、腱反射亢进等;全血或红细胞胆碱酯酶活性一般在 30%～50%。

(3)重度中毒:中枢神经系统症状更为突出。机体出现针尖样瞳孔,水样分泌物从口角流出;支气管痉挛和呼吸道分泌物增多,进而引起气管堵塞;呼吸极度困难,呕吐、腹部剧痛,二便失禁,全身肌颤,四肢抽搐、运动失调,言语不清、组词困难,强直性、阵发性惊厥,昏迷,瞳孔扩大、对光反射消失,最后呼吸中枢抑制,全身迟缓性麻痹,迅速窒息,循环衰竭而死亡;全血或红细胞胆碱酯酶活性一般在 30%以下。

(二)参与救援力量

事件发生后,东京在当天成立了紧急警备本部,以及东京都地铁毒气特别调查本部。东京消防厅先后派出 1000 余名消防人员到场,负责救护伤病员、分析有毒气体、清洗及中和有毒物质;日本警视厅调集 1 万多名警察参加救援、警戒和搜查活动,并命令全国的警察组织加强对公共交通、公众集会等公共场所的保卫警戒。此外,国民自卫队派遣化学武器专家援助,并成立军警联合调查小组,迅速赶到出事的地铁内,清理残留毒品,对地铁车厢内及地铁外围进行消毒,恢复地铁运营,协助维持秩序。

二、开展救援情况

东京地铁沙林毒气事件发生在早晨人流高峰时段,人员稠密,地铁车厢和车站空气流通较差,故中毒人数多,不易抢救和疏散;伤病员集中,短时间内出现大批量伤病员导致医疗资源供给不足。此外,由于化学毒剂大规模中毒事件鲜少发生,大多数医务人员缺乏专业救治经验。东京地铁沙林毒气事件发生后的救援主要分为污染区人员自救、现场急救与救援人员自身防护、辅助救援力量四个方面。

(一)污染区人员自救

在大规模灾难事件中,初期救援资源分布不均,极易造成相当一部分伤病员无法得到及时、有效的救治。在具备自主行为能力的前提下,轻度损伤患者应尽可能采取自救措施,将自身伤害降至最低限度,可减缓整体救援压力。污染区人员远离事故现场后,可到相关医疗机构留院观察及治疗。针对沙林中毒损伤,污染区人员可采取以下常规自救措施。

(1)确认发生毒气袭击时,应当利用随身携带的手帕、餐巾纸、衣物等堵住口鼻、遮住裸露皮肤,如有水或饮料可将手帕、餐巾纸、衣物等浸湿。及时扎紧袖口裤管,用毛巾扎住颈部。

(2)判断毒源,迅速朝着毒源上风方向逃跑,有序到空气流通处或毒源的上风口处躲避。

（3）离开污染区后,立即去除污染衣物。一旦皮肤沾染毒气,应立即用流动水或肥皂水冲洗并及时就近医治。

（二）现场急救

现场急救的基本原则是减少死亡人数和中毒暴露人数,同时兼顾救援人员自身安全。当突发性化学中毒事件发生时,应首先终止化学毒剂接触,可疏散人群或使中毒者脱离接触,然后进行彻底洗消,并运用既往救治经验对中毒人员及时实施救治。

现场急救内容一般包括以下几个方面。

（1）迅速将中毒者移离中毒现场,到毒源上风向的空气新鲜的场所,安静休息,避免活动,注意保暖,必要时给予吸氧。

（2）防止毒物继续吸收。

脱去污染衣物,对污染的皮肤、毛发用清水或肥皂水冲洗 15 min 以上;若皮肤有伤口,可用碳酸氢钠溶液或肥皂水冲洗,以减少毒剂自伤口吸收。对经皮吸收的毒物或引起化学性烧伤的毒物可考虑选择中和剂进行处理。

（3）检伤分类:中毒者的检伤分类应综合考虑中毒者病情的严重程度、可供使用的救援人员和资源的数量、中毒伤亡人员数量等主要因素,在此基础上加以判别。

化学毒剂中毒者通常分为 4 类,分别用红、黄、绿、黑 4 种颜色表示。

①绝对紧急危重患者,标红色,优先处置。这类患者通常伴有多种严重中毒症状(如呼吸暂停、剧烈咳嗽、呕吐、大量出汗、流涎等),该类患者在后送之前应就地洗消和治疗。

②相对紧急重症患者,标黄色,次优先处置。这类患者有中毒症状,但病情稳定,应先洗消再后送治疗。

③轻症中毒患者,分两种。一种是受伤不严重,中毒症状较轻及注射过或未注射解毒剂的患者;另一种是因注射抗神经性毒剂中毒的解毒剂而出现相关症状,但无化学毒剂中毒症状的患者。这类患者通常标绿色,应先洗消再后送治疗。

④死亡中毒患者,指呼吸、心跳停止,各种反射均消失,瞳孔固定、散大的死亡患者,以及一些濒死且救治无望的患者。通常标黑色,暂不处置。

对轻、重、危重中毒者和死亡人员分别做出标识,以便后续救治辨认或采取相应的措施。检伤分类中还应重视中毒现场患者的登记和统计,快速完成信息汇总及传递。

（4）紧急救治:人员中毒且无法判明是何种化学毒物中毒时,应按毒性大、致死速度快的化学毒物中毒进行急救;通常在肌内注射碘解磷定的同时吸入亚硝酸异戊酯;已经出现意识障碍和呼吸抑制的患者可用纳洛酮;对呼吸困难或心跳停止者可给予洛贝林、可拉明、去甲肾上腺素等急救药,在有防护的前提下还可进行现场心肺复苏,情况允许时将中毒者撤离毒区后,再后送救治。还可根据中毒综合征进行初步判断,沙林易引发胆碱酯酶抑制剂综合征。

（5）应用特效解毒剂:已判断得知造成中毒的化学毒物后,按相应化学毒物中毒进行救治,抓紧时机早期给予相应特效解毒剂。沙林中毒后可服用的特效解毒剂包括生理拮抗剂、胆碱酯酶复能剂两大类。

①生理拮抗剂：主要有阿托品、山莨菪碱、樟柳碱等，阿托品疗效最确切，主要拮抗中毒者的毒蕈碱样症状。阿托品使用剂量，根据中毒程度及个体差异而定。一般首次用 1～3 mg 静脉滴注，视病情可重复使用；应掌握及早、足量、全程和增减适时的原则。

②胆碱酯酶复能剂：主要有碘解磷定、双解磷等。此类药物可恢复被抑制的胆碱酯酶的活性，解除肌肉震颤、抽搐及呼吸肌麻痹等。此类药物应与阿托品联用，联用效果更佳。静脉滴注碘解磷定首次 1～2 g，溶于 250 mL 生理盐水内，30 min 以上滴完，视病情可重复使用 0.25～0.5 g/h，最大量 12 g/d，可有效缓解瞳孔缩小、呼吸困难、流涎、恶心、呕吐、出汗、肌肉震颤等中毒症状，如不好转，可每隔 0.5～1 h 重复注射。

此外还有针对毒剂本身的抗毒剂，其可对抗未达到"靶"目标的毒剂，起到破坏、结合性牵制和置换毒剂等作用。磷酸酯酶可以迅速分解多种有机磷酸酯化合物；纯化胆碱酯酶能与血液中游离的毒剂高亲和力结合，以延滞毒剂到"靶"目标的进程，继之将其代谢掉；重组有机磷酸酐酶对多种有机磷酸酯起钝化作用，使其失去毒性。

（6）对症治疗：

①一旦出现呼吸无力、辅助呼吸肌参与呼吸、点头样呼吸等症状，动脉血气分析提示存在呼吸衰竭时，要考虑迅速行气管插管及呼吸机辅助通气。

②眼部症状：如严重眼痛及缩瞳，可用流水冲洗结膜 15～30 min；对瞳孔缩小者给予后马托品和麻黄碱合剂（如 mydrin-p），或环戊醇胺酯或阿托品点眼；结膜、睫状体充血者用 mydrin-p 或激素类药物点眼；弥漫性表层角膜炎，用抗生素眼膏、激素类药物点眼。

③癫痫样发作：出现痉挛时，给予地西泮 5～10 mg，必要时 1 h 后还可重复给予 5 mg；其他常用抗惊厥药物（如苯妥英钠、丙戊酸钠、苯巴比妥和卡马西平）在此情况下无明显疗效，因为神经性毒剂中毒的病理生理机制与癫痫病有显著差异。

④大量输液，维持水、电解质和酸碱平衡，防止误吸等并发症。

（7）转运后送：现场中毒患者的转运应统一指挥调度，合理分流患者。对有严重污染、大量摄入毒物或转运途中有生命危险的急危重症患者，应先予以洗消和基础生命支持等现场医疗处理，病情相对稳定后再进行转运。转运过程中应密切观察患者的病情变化，随时给予相应治疗；到达后送医院后，应做好患者交接，并及时汇总上报。在沙林引起的中毒事件中，若中毒者有呼吸困难，应留院观察。

（8）事故现场人员、食品、水资源等受到沙林污染后，应及时进行消毒工作，避免毒性物质带离现场而造成进一步的扩散。使毒剂失去毒害作用的措施称消毒，对事故现场的消毒分为以下几个方面。

①人员消毒：当毒液滴落到人员身上时，应立即脱去染毒衣服，用棉花或干净土块吸去皮肤上的毒剂液滴（吸擦时应防止扩大染毒面积），再用棉球蘸专用的消毒药液擦拭消毒，用小苏打水、肥皂水或大量清水冲洗。

②染毒服装消毒：在远离居住区的下风方向，用碱水煮沸 1～2 h 即可消毒。

③染毒食品消毒：对有包装的罐头类食品，表面消毒后就可食用。对没有包装的食品

一般应销毁。

④染毒水消毒:染毒水的消毒方法是在水中加入适量的漂白粉和混凝剂,然后搅拌,待沉淀后过滤。用明矾沉淀或长时间煮沸的方法,也可对染毒水进行消毒。无论用哪种方法消毒,都必须经过检验后才能饮用。

(三)救援人员自身防护

中毒事件救援人员应在采取有效个体防护措施的前提下开展工作,任何组织和个人都不能违反防护原则,擅自或强令他人(或机构)在无适当个体防护的情况下进入现场工作。若毒物种类已经明确,且有相应的预防性解毒药物,可以考虑在进入现场之前使用。根据事件现场划分的不同区域选用不同的防护措施,不可混用。防护服的选用应依据泄漏化学物质的种类、浓度、存在方式及环境条件等综合考虑。但任何个体防护装备的防护性能都是有限的,正确选择和使用个体防护装备只能将可能由环境进入人体的有害物质的威胁程度降到最低,并非绝对安全,故现场工作人员完成救援后应及时远离有害环境。

(1)选择防护服:化学防护服是救援人员在有危险性化学物品和腐蚀性物质事故现场进行抢险救援时,为保护自身免遭危险性化学物品或腐蚀性物质侵害而穿着的防护服装,适用于遭遇生物恐怖袭击,接触可疑的媒介生物,接触传染病病例、疑似病例等多种情况。

根据防护原理、防护等级的不同,防护服可划分为四个等级:A～D级。针对沙林中毒事件,救援现场宜选用最高等级防护服(即A级)。A级防护服包含气体管道、全封闭化学防护服、双层化学防护手套、化学防护靴等,能够全面防护各种有毒有害的液态、气态、固态化学物质,生物毒剂,军事毒气和核污染。

(2)接近现场:

①救援人员接近污染地点时,首先应确认环境是否安全,且必须穿戴相应的个体防护装备,并做好自我洗消的准备。

②不明化学物逸出现场时,应先用便携式辐射探测器进行检查,以确定是否同时存在射线等辐射情况。

③如果毒剂以气态形式散开,位于污染区域内的人员应该转移到上风方向且风力不大的地区;如果毒剂在建筑物内部以气态形式释放,应先将空气排空,然后关闭所有入口管道和通风口。

(3)进入污染区的一切人员禁止在污染区内进食、饮水、吸烟。在穿戴全套防护服时,应符合穿戴顺序,如裤腿一定要套在消防靴外,面罩应放下等。

(四)辅助救援力量

(1)医院药房:得到中毒消息后,药房立即派人到急救中心和现场了解情况,得知是沙林中毒后,应立即准备抗毒剂,并派人到病房核查抗毒剂使用情况,紧急调配糖皮质激素、地西泮、阿托品等解毒剂。药房由于工作主动、措施得力,保证了整个抢救过程中的药品供应,在成功抢救中发挥了重要作用。

(2)心理支持措施:在造成大量伤亡的事件中,由于惊吓和心理问题而就诊的人员数量远超过身体受到伤害的人员数量(该比例为(5～16)∶1),所以救援行动应包含为中毒人员和应急救援人员提供心理支持的对策。

(3)多方力量组织协调与现场分工:事故发生后,迅速赶来的消防人员根据发生事故单位和有关人员的报告,初步判定事故的原因和性质,同时迅速上报领导机关和通报友邻地区的有关部门,以便取得上级的指示和有关部门的支持和协同,拟订和实施事故救援应急方案。

(4)专业防化人员确定化学中毒的原因与性质。进一步估算污染的原因与性质、量、范围、浓度、持续时间,以及污染区迁移方向和预测到达时间等。

(5)迅速堵塞泄漏,控制污染源。如发生火灾及时灭火。对于性质不明的中毒,须请有关专家配合,利用专门技术断绝毒源。在污染区设置警告牌,警戒区的范围应为毒物预计扩散半径的两倍,区域内禁止无关人员进入。

三、防护医学技术与装备应用

(一)现场封锁与疏散

遭遇化学恐怖事件后,实施现场封锁和迅速有效的人员疏散是应急流程中十分重要的环节。应及时组织人力、物力和多种通信手段,实施现场封锁和将人员疏散。人员的疏散是处置化学恐怖事件的一项重要手段,及时合理地引导人群进行科学疏散可以有效减少人员伤亡和财产损失,更可以有效阻止人员间的交叉感染。

(二)个体防护

防护是确保人员在发生化学恐怖事件时免受伤害和减小伤害,实施有效保护的方式。防护包括确定防护等级,实施防护,实施防护等级的改变,解除防护。在处置过程中,应将安全放于首位,重视防护。人员的防护分为两类,救援人员防护和受袭人员防护。首先是救援人员防护问题,当毒剂的种类、浓度不明时,救援人员进入现场救人,要做好最高等级的防护,危险区划分完毕后,可根据不同区域工作环境,救援人员进行不同级别的防护。如果不能做好救援人员防护将造成严重的后果。其次,救援人员进入现场解救中毒人员时,应随身携带一些简易的个体防护装备,对染毒人员进行简要的防护,防止其进一步中毒。

(三)情况询问

情况询问的内容包括:应急指挥部向一线侦查检测人员询问化学恐怖事件的实情,一线其他人员向地铁内人员进行各项有效的询问,医疗救护人员对伤病员进行询问,地铁交通专家对人员疏散情况等进行询问,指挥部对开展应急处理工作的各个应急小组组长准备情况和方案进行询问。

(四)侦检与监测

消防部队应配备便携式化学物品侦检装备和相关软件,到达现场后能快速、灵敏、准确地侦检出化学毒剂种类,及时为救援人员提供防护建议。根据受到化学恐怖袭击后人体出现的症状,迅速实施快速、有效的化学侦检,查明化学毒剂的种类、染毒地域范围、人员伤亡数量等,实施有效的化学检测,及时掌握染毒区域和染毒云团的变化范围,为指挥部提供应急依据。侦检与监测可为实施各种等级的防护提供最直接的依据。

（五）医疗救护

化学恐怖事件中,由于人们受到的是化学毒剂和有毒有害气体的攻击,因此人们受到的伤害是非常特殊的伤害,其病理特征和治疗必须由专业的毒伤救治专家来判断和实施。实施医疗救护必须把握快速、准确的原则,力争最大限度地减少人员伤亡。

（1）防止毒物继续吸收。当皮肤被酸或碱性化学物灼伤或被易通过皮肤吸收的化学品污染后,应立即脱去污染的衣服（包括贴身内衣）、鞋袜、手套,用大量流动清水冲洗,同时要注意清洗污染的毛发,忌用热水冲洗。对化学物溅入眼中者,及时、充分的冲洗是减少组织损害的主要措施,在没有洁净水源的地方,也可用自来水冲洗。冲洗时间不少于10 min。对吸入中毒者,应立即送到空气新鲜处,安静休息,保持呼吸道通畅,必要时给予吸氧。口服中毒者应尽早进行催吐,除用手法刺激咽后壁催吐外,也可口服吐根糖浆催吐。

（2）及早使用抗毒剂。抗毒剂主要有局部作用抗毒剂、体内吸收抗毒剂、竞争性抗毒剂、生理抗毒剂等。

（3）维持生命活动（呼吸、循环等）。

（4）抗毒治疗与综合治疗相结合,采取辅助措施,加强护理。用药原则:合并用药,尽早用药,足量用药,重复用药。

救护车和急救装备应该随时待命,以备需要,专业医疗救护队还应保持连续性。对于在化学恐怖事件中发生急性中毒、化学灼伤或外伤等损伤的伤病员,经现场急救处理后,根据分类情况,符合后送条件的伤病员应在医务人员监护下迅速送往就近医疗卫生单位,继续住院治疗。当化学中毒伤病员数量剧增,以致投入所有的急诊医护力量仍不能满足需求时,应采取批量化学中毒伤病员分类,并立即通知就近医院的管理部门,协调可利用资源,安排合理的救治空间、人员、物资等。

（六）洗消

化学恐怖突发事件发生后,毒剂不仅对过往人员造成危害,还能造成空气、地面等染毒。因此,为了彻底消除毒剂对人员的危害,洗消工作必不可少。洗消可减少现场人员伤亡,防止二次中毒,消除现场受袭人员的恐慌心理。洗消分为人员洗消和环境洗消。洗消是应急环节中最为关键的一个环节。对染毒区域实施快速、彻底、完全的洗消可以消除污染,去除染毒区域的毒剂;对人员实施洗消,可以消除人员衣服上沾染的毒剂,可以去除人员身体上残留的毒剂。洗消后,可以采用侦检方法来检验洗消的彻底性。洗消必须做到彻底、全面和不留死角。

（七）洗消与新闻追踪报道

事件得到妥善解决,人员疏散后,应该对现场实施清理。为消除公众疑虑、社会恐慌情绪,实施新闻跟踪报道,可稳定社会公众情绪。

四、经验教训

从国家层面上:东京地铁沙林毒气事件对全世界产生了强烈的冲击。各国纷纷行动起来,加强安全检查,提高防卫能力。

从群众层面上:东京地铁沙林毒气事件告诉我们,像沙林这样的化学武器一旦落入恐怖分子手中,对公众的危害性非常大。对恐怖分子而言,化学武器的制造、储运和投放要比其他的大规模杀伤武器简单得多、低廉得多和方便得多,警方也感到棘手,防不胜防。希望各方通力合作,讲究对策,防止此类事件再度发生,为人们提供安全的出行环境。

1. 加强应急救援医疗队伍建设

人们平时很少接触到化学恐怖事件,医务人员缺乏应对化学恐怖事件的专业知识,缺乏有效的救治方案,会导致事态不可控制。选择具有丰富临床经验的医务人员、有现场处置经验的劳动卫生专业人员组成应急救援医疗队伍是必要的。为更好地发挥应急救援医疗队伍的作用,建立强有力的应急救援指挥机构是关键。应急救援医疗队伍包括现场救护组、现场专业救护队、伤员后送组及中心医院应急救护队等。由于医学应急救援实践机会少,专业技术人员在平时难以积累经验,应定期组织人员进行相关专业培训和救援演练,使其掌握必要的理论知识和实战技能,做到理论与实践的融会贯通。

2. 加强医学应急救援基础研究及装备研发

要加强对毒剂和重要化学毒物中毒机制的研究,着眼科技前沿,应用基因组学和蛋白质组学等先进技术完善现有研究。在东京地铁沙林毒气事件中,初次接触化学物质约 2 h后,有关部门提供了导致受害者患病的物质为乙腈的信息。这个信息后来被证明是错误的。最后,人们确认该物质为沙林,因为气相色谱-质谱分析结果与美国国家标准与技术研究院数据库中的沙林相符。研制特效解毒急救药品,提出有针对性的急救措施和方案是非常必要的。还要研究化学毒物中毒对人体的远期效应,避免造成更大的不良影响;积极研发医疗应急救援器材,包括便携、有效的医疗救护器材及洗消器材等。

3. 提高应急救援的科学性和规范性

化学性事故医学应急救援是在特定条件下的应急保障任务,技术含量高、难度大,救援部门需根据化学中毒事件的严重程度提出相应的办法和措施,制订应急救援预案。为保证救援预案的科学性,提高救援效率,必须规范救援技术标准,针对各个环节制订相应的规范,如现场急救人员的防护要求、伤员中毒后消毒、防护器材的使用方法、伤员现场急救方法、伤员分类、伤员后送标准等。此外,毒区人员、物资的消毒,现场封锁与解除封锁的条件等都应制订相应的标准,以便于操作。可借鉴国内外常见的气体扩散模型对各种有毒气体的泄漏扩散过程进行动态仿真,指导应急预案的制订。

4. 关注心理危害

首先,由于公众缺乏相关知识,化学恐怖袭击和突发化学性事故容易造成社会性恐慌心理。主要表现如下:对毒物可能危害人体健康的恐慌进一步加剧;公众反应过激,可能误将正常病症认作中毒表现从而大量涌入医院,造成医院负担过重甚至难以应对;染毒区域内长期存在的处于安全浓度范围内的有毒化学品也会对公众心理造成严重影响,从而对正常生活产生负面影响。因此,关注公众心理危害,加强公众心理研究,以便在遭受化学恐怖袭击和突发化学性事故时,能够采取有效的应对方法进行处理。其次,对于事件受害者和救援人员的心理干预也是非常重要的。受害者由于目睹事故现场,自身受到伤害且对事故发生的惨状记忆深刻,这种经历在他们内心留下难以磨灭的印象,所以这类心理干预最为重要。应当采用心理治疗的方式,与身体医疗工作同步开展,帮助受害者面对现实,缓解恐惧,回归正常的社会生活。再次,救援人员面对灾害现场时,容易产生悲哀、恐惧心理,心理负担加重,最终影响救援工作的效率和信心。对救援人员的心理干预要注重心理素质的培养和锻炼,平时对救援人员开展心理咨询和保健辅导,将心理素质作为业务素质的组成部分。

5. 建立应急救援信息系统

事故发生时救援资源的统筹分配,医学救援机构与其他救援单位的合作,通信联络、情报支持等都至关重要。在东京地铁沙林毒气事件中,毒物信息中心没有迅速地将信息分发给医院、消防部门、大众媒体等。同时,运送患者也需基于信息交换:有多少受害者?受害者有多严重?受害者在哪里?有多少受害者需要被送往医院并有可能入院?在事件发生之后,回答这些问题花了太长时间。没有建立一个实时、多向的通信系统。如果不能实现各单位部门的信息资源共享,则事故发生后救援资源的统筹分配调度无法实现,医学救援机构与其他救援单位缺乏合作,通信联络、情报支持不足,影响指挥机构的决策分析和调度,这些都将对救援行动的顺利展开造成影响。因此要加强信息共享机制建设,畅通信息共享平台和渠道。应建立医疗资源数据库和化学品毒性及急救方法数据库。医疗资源数据库,可录入医疗单位资源、医疗单位的特长专业及科室、专家资源等信息。化学品毒性及急救方法数据库,可录入化学品物理、化学性质,对人员的毒性,现场急救、消毒方法,后续治疗方法等信息。这些信息将有助于救援行动的实施。

6. 配备必要的急救药品

在化学品中毒的医学救援中,医疗单位应建立急救药品的储备机制,尽量储备一些特效解毒药,并配备一些常用药品。在东京地铁沙林毒气事件中,治疗采用聚丙烯酰胺(PAM)和阿托品。但是,由于 PAM 主要用于治疗有机磷杀虫剂中毒,并存放在乡村医院,因此没有在东京的医院储存。东京的医院要求大阪的制药公司运送 PAM 和阿托品。由于 PAM 和阿托品的用量都非常有限,所以它们只用于最严重的中毒患者。因此,对于常用药品可根据其有效期进行正常周转,对于不常用的特效解毒药要定期进行更换。

第二节　2001年美国"9·11"恐怖袭击事件防护

一、案例介绍

(一)事件背景

"9·11"恐怖袭击事件是2001年9月11日发生在美国本土、多名恐怖分子分别劫持多架民航飞机冲撞高楼的自杀式恐怖袭击。此次恐怖袭击事件中共有数千人死亡,6座建筑物被完全摧毁,其他23座高层建筑遭到破坏,美国的经济也遭受了严重打击。

(二)参与救援力量

在恐怖袭击事件发生后,纽约市消防局立即开展相关营救工作,并在现场附近建立了后勤补给基地。在长达8个月的现场搜索、救援和废墟清理工作中,救援人员先后使用了侦检器材、破拆和挖掘器材、照明器材以及洗消器材等。

1.侦检器材

恐怖袭击事件发生后,由于现场爆炸引起大火、高温、二次坍塌等,纽约市紧急事务管理办公室立即邀请机器人专家和生产厂家技术人员,携带可供使用的机器人赶赴灾难现场,向救援行动提供技术支持。

(1)主要任务:机器人系统的主要任务包括对废墟进行侦查,搜索可能有幸存者的空间,并随时监控废墟的变化,防止发生倒塌危及现场救援人员。一旦发现幸存者,机器人会做出标记,并选择一条安全的通道,以方便施救。机器人的机械臂可以用来收集现场散落的遇难人员的个人物品,供身份鉴别时使用,还可以用来清理堵塞通道的建筑残骸。如果经过搜索的部位发生二次坍塌或复燃,通常还要进行重复搜索。在第一阶段的搜救工作中,机器人系统并没有过度深入废墟现场,主要是在人不便于接近的地方起辅助作用。由于时间紧迫,借助机器人系统,现场指挥者可以在确定某一方向的搜索没有继续进行的价值后迅速改变搜索方向,以发现新的通道。

(2)工作展开:机器人传输回来的图像可以同时供多人观察,操作人员面临的最大难题是如何识别前方的机器人拍摄到的物体。经验丰富的消防员和结构工程师在现场实时指导机器人的侦查,并帮助解读获取的信息。所有的资料都被保存下来,供日后分析和永久保存。后期,随着被困人员生还可能性的降低,现场搜救工作转变为以挖掘、清理为主,机器人的使用更加深入、广泛,而且计划性更强,多是事先安排,而不是现场临时决定。

2.破拆和挖掘器材

随着挖掘和清理工作的深入,电动切割器、机动链锯和液压扩张器得到了广泛的使用。在切割各类非金属类小尺寸阻挡物时,消防队员大量使用了往复式机动链锯;对于中、小尺寸的金属障碍物,消防队员主要使用无齿锯进行切割,大型的金属构件则要用焊割或气割的方法进行分解。

在救援的最初阶段,挖掘主要依靠铁锹和镐头进行清理,以保护废墟内可能压埋的幸存者;在救援的后期,开始使用重型挖掘机械,大型起重吊车也投入使用。

3. 照明器材

由于搜索、救援和清理废墟的工作夜以继日地进行,现场使用了大量的便携的手提式照明灯、手电筒和头盔式照明灯。为了提供有效的照明,纽约市消防局在废墟现场的四周和中央,布置了巨大的剧院专用泛光照明灯,并取得了良好的照明效果。

4. 洗消器材

为了防止现场的血污、重金属(如汞等),以及石棉等建筑残骸造成污染,指挥部禁止消防队员将工作服带离现场,而是在他们下班时统一回收、清洗、烘干,在下一班时发还本人。同时,为了避免疾病传播,消防装备和车辆在离开现场时也要在洗消站进行彻底的清洗。

5. 携带救援药品

灾难发生后,美国卫生和公众服务部(HHS)火速成立全国医疗紧急系统,组织了多个医学救援小组参加美国历史上规模最大的救援行动,大批医疗救护人员奋战在事发地点,灾害救助是从事急救的医务人员的神圣职责。

院内救治策略:补血、补液,判断受伤、骨折情况,予以呼吸支持,维持血压,以及行高级生命支持。

二、开展救援的情况

(一)现场搜救

所有事件都有事件指挥官。作为事件指挥系统(ICS)计划的一部分,事件指挥官将操作分解为特定的若干任务。任务包括通信、后勤、安全、运输、分类和治疗等,每个分支机构都是动态运行的,并且可以随着情况的升级或缩小而扩展或收缩。

(二)检伤急救

在袭击发生后,纽约市的大规模伤亡分类是通过 START——简单分类和快速治疗完成的。此方法旨在允许高级生命支持医务人员和基本生命支持紧急医疗技术人员使用以下三个观察结果在 60 s 或更短时间内对患者进行分类:呼吸、循环和精神状态。目的是确定最危及生命的问题,进行纠正,为患者分配优先级并继续前进。患者的优先级由带有颜色标记的分类卡指示,该分类卡贴在患者身上并保存最基本的信息。纽约市使用的分类卡用颜色标识患者的状况:黑色代表已故者,红色表示需要立即关注者,黄色表示需要延迟关注者,绿色表示轻微受伤者。进行分诊后,鼓励带有绿色标签的人援助较重的人(称为"伙伴援助"),这有助于最大化一名护理人员可以提供的护理量。

（三）流动医院救治

分流和初步稳定可以说是灾难医疗响应中最重要的任务，尤其是涉及多个人员伤亡的任务。灾难医疗分类的概念是基于以下假设：大量伤亡所产生的对于健康的需求与可利用的医疗资源之间可能存在不平衡。灾难医疗分流的关键原则是为尽可能多的个体提供最好的医疗服务。

灾难发生后，纽约紧急医疗系统和当地医疗志愿者（包括许多外科医生）在世贸大楼所在地和该地点附近的一所高中进行了分流和初步稳定工作。由于预估大规模的人员伤亡会淹没当地的医疗资源，在爆炸发生 3 h 后便动员了联邦政府的灾难救援队。国家灾难医疗系统（NDMS）提供了数个灾难医疗救助队（DMAT）来协助医疗响应。考虑到有大量的救援工作需要完成，纽约当局要求 DMAT 加强对灾难现场的受害者和救援人员的医疗响应能力。医疗队在世贸大楼所在地附近建立了数个站点，以协助分流和初步稳定。NDMS 团队最初使用的是可搭建的医疗帐篷。

由于预计会有大量挤压伤和烧伤的幸存者出现，因此 NDMS 动员了专家小组，包括国际医疗手术响应小组。成立此小组的目的是为恐怖袭击等国际紧急情况发生后，提供一个可快速部署的医疗和手术反应小组，以协助人们疏散、治疗和撤离，并协助照顾受害者。

（四）心理疏导

在恐怖袭击事件发生后的初期，为遭受心理创伤者提供传统的心理咨询或治疗并不恰当；此时的心理危机干预重点应该是稳定心理创伤者的情绪、正常化其应激反应症状、帮助他们从非现实感中回到现实生活、增加安全感并协助他们寻找社会支持和资源，而强行挖掘创伤事件或者挑战其防御机制会适得其反。

在临床上，如何处理恐怖事件所引起的应激和创伤是一个难题，可从强度上减弱应激反应，但仍有部分人出现创伤后应激障碍（PTSD），这是一种更为严重的表现。创伤性应激是应激反应的一种严重表现，不同于一般的应激反应，作为临床医生，有必要了解其以下几点表现。

①身体不适：表现各异而无特异性，可以有疼痛症状，如头痛、腰背痛、腹痛、胸痛等，以及睡眠、食欲改变，易惊恐，免疫力下降。

②情绪反应：可表现出各种情绪障碍，如焦虑、烦躁不安、易怒、激动、多疑、易激惹和坐立不安，拒绝和麻木为突出特征，犯罪感也较明显，梦魇和幻觉重现可能是 PTSD 的早期表现。

精神卫生知识的缺乏和病耻感使得人们不愿意寻求精神卫生服务，亲历者或间接暴露于恐怖袭击事件下的群众在茫然和惊慌失措中更不知道如何获取精神卫生服务。媒体合理的宣传有助于经历事件的居民及早得到心理危机干预服务。合理的新闻报道，如及时告诉群众事件发生后有关的应对方式、获取社会支持的途径等，有助于公众合理应对恐怖袭击事件。

三、防护医学技术与装备应用

（一）防护医学技术

联合国在"国际防灾战略"中提出，"21世纪建设更安全的世界"的三大战略之一就是"从强调政府的作用到重视推进建设灾害应对能力强的社区"。当前，联合国正在用全新的方式来开展减灾工作，即更加重视灾害的监测和预警，通过预警加强准备工作，从而减少人员生命财产的损失。"与其受灾后发物资，不如提前做好灾害风险准备。"同时制定了国际减灾战略，建立了全球减轻灾害风险平台、区域平台，推动全球减灾，提供减灾信息。其中全球减轻灾害风险平台的主要任务是评估《兵库行动框架》的实施、增强和提高减灾意识、分享减灾经验、确认现有的差距，以及确认必要的行动以加强国家和地方的执行能力。此外，提出科学防灾减灾，科学技术要与政治、社会结合，减灾教育应纳入全民教育。

发达国家对各类灾害防护技术的研究起步早，技术比较成熟，积累了丰富的经验，重视基础调查，运用先进的科学技术防灾，并不断研究新的技术方法。

适宜技术最早出现在经济学的研究领域，20世纪80年代后医学领域才逐步引入适宜技术这一概念，国内医学理论界对适宜技术在医学领域运用的关注，开始于20世纪90年代。从1991年开始，在卫生部的倡导和推动下，我国实施了面向农村和基层推广医药卫生适宜技术十年百项计划。该计划的实施取得了巨大的社会效益，同时理论界开始关注医药卫生适宜技术的研究。灾害防护适宜技术在不同领域、不同时间、不同地点、不同对象有着不同的定义，但它们基本上都是一些小规模的、劳动密集型的、高能效的、环境友好的技术。

（1）边坡地质灾害防治技术中的崩塌、落石灾害防治技术。

一是加固边坡或危石，防止落石的产生，常用技术有爆破清方、砌石锚杆锚固等；二是采取拦截、引导措施，避免或减轻落石危险，常用技术有拦截落石的沟槽、砌石或金属栅栏等。该技术因地制宜地采取各种防灾、减灾措施，起到了较好的效果。

（2）煤矿灾害防治技术。

实施先进的适宜技术，以提高煤矿安全保障能力，采取突破关键技术的方法，为煤矿提供新的检测技术，同时加强煤矿安全教育培训。

常规的临床适宜技术，指那些适合诊治常见病、多发病和为广大群众预防疾病、增进健康的技术，这些技术有广泛性和基础性的特点，且费用低廉，操作简便，效果良好。

通过以上的研究分析，可对社区灾害防护适宜技术做如下定义。社区灾害防护适宜技术是指符合社区资源分布和社区公众需求情况，适用于应对社区常见灾害的防灾、减灾、救灾和自救的技术，包括医学、材料学、桥梁与隧道工程、机械学、地质学、气象学及管理学等多种学科知识，具有安全、简易、成熟、价廉、易推广及可持续性等特征。其推广是一个系统工程,依赖于需求分析、技术遴选、人员培训、技术评价等环节的支持。由此可见,社区灾害防护适宜技术重点应用于社区公众最常见的灾害中,要基于技术数据来预防、减轻常见灾害及有效应对灾害,增强灾害防护意识。

(二)防护装备应用保障

1.按照适用性分类

应急装备有的具有较广泛的适用性,有的则具有很强的专业性。根据应急装备的适用性,应急装备可分为一般通用性应急装备和特殊专业性应急装备。

一般通用性应急装备主要包括个体防护装备,如呼吸器、护目镜、安全带等;消防装备,如灭火器、消防锹等;通信装备,如固定电话、移动电话、对讲机等;报警装备,如手摇式报警、电铃式报警等装备。

特殊专业性应急装备,因专业不同而异,可分为消火装备、危险品泄漏控制装备、专用通信装备、医疗装备、电力抢险装备等。

2.按照具体功能分类

根据应急救援装备的具体功能,应急救援装备可分为预测预警装备、个体防护装备、通信与信息装备、灭火抢险装备、医疗救护装备、交通运输装备、工程救援装备、应急技术装备等。

(1)预测预警装备:具体可分为监测装备、报警装备、联动控制装备、安全标识等。

(2)个体防护装备:具体可分为头部防护装备、眼面部防护装备、耳部防护装备、呼吸器官防护装备、躯体防护装备、手部防护装备、脚部防护装备、坠落防护装备等。

(3)通信与信息装备:具体可分为防爆通信装备、卫星通信装备、信息传输处理装备等。

(4)灭火抢险装备:具体可分为灭火器、消防栓、破拆工具、登高工具、救生工具等。

(5)医疗救护装备:具体可分为多功能急救箱、伤员转运装备、现场急救装备等。

(6)交通运输装备:具体可分为运输车辆、装卸装备等。

(7)工程救援装备:具体包括地下金属管线探测装备、起重装备、推土机、挖掘机、探照灯等。

(8)应急技术装备:具体包括GPS技术装备、GIS技术装备、无火花堵漏技术装备等。

3.按使用状态分类

根据应急救援装备的使用状态,应急救援装备可分为日常应急救援装备和战时应急救援装备两类。

(1)日常应急救援装备:在日常生产、工作、生活等状态下,仍然正常运行的应急通信、视频监控、气体监测等装备。

日常应急救援装备主要包括用于日常管理的装备,如随时进行监控、接受报告的应急指挥大厅里配备的专用通信设施、视频监控设施等,以及进行动态监测的仪器仪表,如固定式可燃气体监测仪、大气监测仪、水质监测仪等。

(2)战时应急救援装备:在出现事故险情或事故发生时,投入使用的应急救援装备,如灭火器、消防车、空气呼吸器、抽水机、排烟机等。

日常应急救援装备与战时应急救援装备不能严格区分,许多应急救援装备既是日常应急救援装备,又是战时应急救援装备。如水质监测仪,在日常生产、工作、生活等状态下主要用于日常监测预警,在事故发生时,则用于动态监测,确定应急救援行动是否结束。

四、经验教训

(一)重视救援人员的自身安全

救援人员虽然十分勇敢,但他们自身却面临着生命危险。"9·11"事件中世贸大楼的倒塌无法预见,其倒塌时机和方式也出乎意料。大楼的设计本来是可以抵抗一架波音707飞机撞击的,但大量航空燃油的燃烧使大楼在瞬间呈粉末状倒塌。数百名救援人员牺牲,教训十分深刻。因此灾难事件发生时,应该充分考虑各种继发意外的可能性,将救护车辆和第2批次的救援队伍安置在一定的安全距离以外,以保护救援人员,实际上也提高了救援效率。

(二)重视通信联络系统

纽约市的主要急诊医疗服务体系通信联络和指挥中心就设在世贸大楼中,在大楼倒塌时被完全摧毁。因此在救援初期失去了可以完整运转的指挥中心,而且事发突然,规模巨大,以致初期救援混乱无序。因此,一个城市,特别是大中城市至少应有2个地理位置分开、互为备份的通信联络和指挥中心。

灾难发生时计算机通信网络仍可保持畅通。在"9·11"恐怖袭击的全过程中,尽管电话系统瘫痪,但纽约市各医院急诊科的计算机通信网络却出乎意料地一直保持通畅。因此,消防、应急医疗服务体系(EMSS)指挥中心以及各医院急诊科之间应事先建立计算机网络系统,指定专人负责维护并熟练操作计算机网络系统。

(三)重视建立密集完善的监控系统

对进入危险地区救援的人员应建立完好的监控和记录系统。由于"9·11"事件现场早期不具备监控系统,对当时进入世贸大楼的救援人员无法监控和指挥,对后续的救援志愿者的确认和跟踪也极其有限,以致未能预测和发现救援现场中可能存在的后续危险,在危险发生时也未能及时通知并指挥救援人员撤退,造成救援人员的重大伤亡。从中汲取的教训是应事先建立完善的监控系统,由通信指挥中心对进入危险地带救援的所有人员和组织进行全方位跟踪和记录,指挥救援人员回避危险,更有效地开展救援工作。

第三节　2004 年印度洋海啸救援防护

一、案例介绍

北京时间 2004 年 12 月 26 日 8 时 58 分,印度尼西亚苏门答腊岛西北近海发生约 9.3 级地震,震中位于印度洋板块和欧亚板块的交界地带,引起了严重的海啸。高度从几米到十几米的水墙以每秒约 200 m 的速度冲向海岸,席卷了印度尼西亚、斯里兰卡、印度、泰国、马来西亚、马尔代夫、孟加拉国、缅甸等多个国家,造成严重人员伤亡。靠近震中的印度尼西亚伤亡最为严重。灾害造成公路和桥梁冲毁,交通、通信及电、食品及饮用水等供应中断。医疗卫生资源匮乏,又逢湿热的雨季,加上已出现的传染性疾病霍乱,给救援工作造成严重困难。根据联合国呼吁及受灾国请求,我国政府派紧急救援队前往受灾最严重的印度尼西亚北部亚齐特别行政区的首府班达亚齐市参加救援。中国国际救援队 2004 年 12 月 30 日飞赴印度尼西亚参加救援,2005 年 1 月 12 日返回北京,历时 14 天,圆满完成了地震灾害紧急救援任务。飞行途中制订了震情监测、现场搜救、医学救援这三项任务的计划。

由于地震海啸的破坏,陆路交通已经严重损坏,大批灾民、伤病员滞留在距班达亚齐市中心 200 km 以外的已被海啸毁损的城市、乡村或岛屿上,而四十余个国家的救援队伍多集中在班达亚齐市机场附近。救援队伍集中地距灾区较远,而且由于海啸本身的破坏,进入灾区有困难,灾区的食品、药品供应及开展卫生防疫工作都十分困难。

二、开展救援的情况

(一)印度洋海啸国际救援行动的展开

国际层次的灾害卫生救援的主要职责是针对国外发生的重大灾害向受灾国提供卫生方面的援助。由于海啸突然来临,灾区的形势每天都在发生变化,人道主义援助并不灵活和有序。人们从四面八方迅速赶往灾区救援,共有 400 多个救援组织和国际机构在亚齐特别行政区的首府班达亚齐市从事救援工作。非政府组织,如联合国、世界卫生组织,各种国际性组织,如国际移民组织、澳大利亚国际发展署等,都积极参与救援行动。提供救援的类型包括医疗急救、人员转送、救灾物资分发,以及抢修桥梁等,国际救援无论是规模还是质量都达到了空前的程度。

(二)中国参加印度洋海啸救援的情况

1. 现场搜救

医疗队员和搜救队员对市区可疑压埋区域进行排查,搜寻可疑幸存者,完成灾后环境清理,帮助医院恢复重建;多次与其他国家救援队成功协作开展应急通信和运输。

2. 检伤急救

(1)初检(1 min):通过初检粗略估计伤病员的情况。初检要处理危及生命的或正在发展成危及生命的疾病或损伤。在这一阶段,应特别注意进行基本伤情估计及呼吸和循环系统的检查。

(2)复检(3 min):复检是在危及生命的损伤已被鉴别出来,对伤病员的进一步危害已减低到最低限度之后进行的。其目的是鉴别伤病员可能存在的其他较不重要的损伤,对伤病员进行系统的视、触、叩、听的体格检查,从而获得伤病员的简单病史和症状。

(3)伤病员分类(1 min):在初检和复检的基础上,对伤病员实施分类。分类标识是显示伤病员分类结果的标志物,用于传递分类信息,避免分类本身及救治、后送各项工作环节中的重复或遗漏。对伤病员进行检伤分类后,填写伤票,建立多色灾害伤病员检伤分类卡系统,不同颜色检伤分类卡为伤病员紧急处置及转运的优先次序提供了易于辨识的标记。分类卡颜色的设计如下:①红色:须紧急处理。②黄色:可延缓处理。③绿色:可自行走动,延缓处理。④黑色:死亡、放弃。依据优先处理程序,对伤病员进行早期抢救,监测生命体征、建立静脉输液通路、处理创面。病情稳定后将伤病员抬入车辆,医疗队员随车护送伤病员至医院,并与当地医院医生交接伤病员病情。

因灾情严重、伤亡众多,医疗队因地制宜,实行阶梯治疗,分级救治。医疗队员每天分3～5组展开工作,先后为数千名伤病员提供了各种医疗救助。对肺炎、支气管炎、哮喘、肠炎、糖尿病、高血压、失眠等患者进行了内科治疗,并开展了感染伤口换药、清创缝合、骨折复位、固定及全麻手术等外科处理。

3. 流动医院救治

中国国际救援队到达班达亚齐市机场当日,就在机场内建立救援队基地,搭建九个帐篷,六个为居住帐篷,一个为指挥、通信帐篷,两个为医疗帐篷。其中一个医疗帐篷用于内科诊疗,心电图机、心电监护装备、输液用品,以及心脑血管疾病、消化系统疾病、呼吸系统疾病常用药品等均放置在该帐篷内。另一个医疗帐篷用作外科诊室兼清创处置室,内有手术床、麻醉药品、手术器械、换药包、石膏、绷带等。这两个帐篷构成了流动医院,其作用如下:①设在救援队内,可保障救援人员之需,加强救援队的自身保障;②迅速展开救援工作,为灾民就诊提供 24 h 服务;③为外出巡诊、参加国际转运及恢复医院重建工作提供各种便利条件。

4. 医疗后送

班达亚齐市机场的流动医院建成以后,联合转运机构邀请医疗队参与联合转运伤病员。直升机每天运来 10 余名危重伤病员,医疗队员立即进行检伤分类、心电监护、前期抢救,病情稳定后转送到后送医院。中国国际救援队在印度尼西亚班达亚齐市实施国际人道主义救援行动中,应联合国国际联合转运中心邀请,参加了联合转运伤病员的工作,这是中国在灾害条件下第一次加入国际联合转运中心救治伤病员。海啸过后,40 多个国家的救援队及大批救援物资集中在班达亚齐市机场,而灾区面积广泛,灾民分布在远离机场的岛屿或交通有障碍的乡村。由联合国人道主义事务协调办公室(OCHA)下设的现场行动协调中心(OSOCC)以及受灾国紧急事务管理办公室(LEMA)联合组织,统一指挥救援行动。在 LEMA 和 OSOCC 的协调下,在班达亚齐市机场建立了由多国救援队共同组成的联合转运中心,将危重伤病员航运到班达亚齐市机场,简单分类、紧急处置并快速后送到当地医院。

5.卫生防疫

卫生防疫工作的实施贯彻"预防为主"的工作方针,采取各种卫生防疫措施,预防疾病,特别是控制传染病的发生和流行,从而降低发病率,提高救援队的健康水平和适应能力,保持救援队的救援能力。其主要内容如下:开展卫生宣传教育,组织卫生流行病学侦察和调查,做好饮食、饮水、环境卫生监督,加强传染病管理,做好预防接种和药物预防工作,增强免疫力,提高抗病能力。

在灾区救援中,做好卫生防疫工作,防止疫病流行是一项重要任务。要通过各种卫生措施,改善救援人员的生活环境;充分利用各种有利因素,消除影响身体健康的有害因素,预防疾病的发生,保障救援人员健康;通过各种防疫措施,预防传染病在救援队中发生以及控制其传播和流行。做好卫生防疫工作,对保障救援人员健康,保证救援任务的顺利完成具有重要意义。

针对灾区已经出现的疫情,为了防止各种传染病的暴发及扩散,医疗队员在各个巡诊点大力宣传卫生防疫知识,对当地医院及难民营生活区进行彻底消毒,并发放消毒药片、消毒喷雾剂、消毒纸巾等防控传染病。

6.心理疏导

灾后大量灾民精神失常,恐惧、焦虑、失眠、精神恍惚等各种症状明显,救援人员对灾民积极进行心理疏导,帮助当地灾民恢复身心健康。

7.医疗巡诊

医疗队员坚持每天到难民拥挤的班达亚齐市机场巡诊,深入帐篷,昼夜工作。通过巡诊工作,极大降低了伤病员的死亡率,提高了治愈率,缓解了后期医疗救治压力。

三、防护医学技术与装备应用

(一)印度尼西亚班达亚齐市机场联合转运中心

1.班达亚齐市机场联合转运中心救援模式的特点

在海啸灾区的班达亚齐市机场联合转运中心建立了从灾难现场到医院的医学救援模式,即现场→直升机→机场转运中心→后送医院,极大地提高了救援工作效率。救援直升机到达分散在灾区各地的难民营和岛屿,对危重伤病员优先实施空中转运;航运伤病员集中在班达亚齐市机场联合转运中心,进行检伤分类、紧急处置,使伤病员得到救治;转送伤病员前再次进行检伤分类,视病情轻重确定优先转运顺序,就近后送到医疗条件较好的医院进行治疗。这种由地面到空中再到地面的医学救援模式,各个程序衔接良好,充分利用医疗资源,避免了医疗资源的浪费。检伤分类与治疗、转运一同构成灾害医学救援中重要的三因素。

2. 联合转运的必要性

海啸过后,当地已经陷入瘫痪状态,几乎没有自救能力,所幸的是机场完好无损。各国救援队不断向班达亚齐市机场集结,但又没有人统一协调救援行动。在这样的背景下,LEMA 和 OSOCC 协调组建了联合转运中心,多国救援组织联合组成空运队伍,飞赴交通中断的难民营和岛屿转运伤病员到机场联合转运中心,再由来自美国、澳大利亚、中国等多个国家的救援人员进行简单分类、快速处置并后送。在转运中心的这个基本框架下,多国救援队、各种国际组织共同参加伤病员的转运工作,最大限度地实现了救灾资源的整合和利用。

3. 航空医学转运的优势

急危重症患者异地航空转运的风险很大,病情随时可能出现变化,而且高空状态可能对患者产生影响。但如果病情需要,在进行充足的准备后安全转运对患者的治疗有较大的益处。印度洋海啸发生后,班达亚齐市的交通陷入瘫痪,铁路中断,公路和桥梁被毁,海运困难,最有效的交通通道就是空中运输通道,机场就是伤病员和物资的集散地。各种类型的飞机不停地在班达亚齐市机场起降。围绕班达亚齐市机场进行的航空医学转运只有一个目标:使伤病员得到最好的、最快的、最安全的医疗救治。

（二）检伤分类

1. 检伤分类的发生发展

检伤分类(triage)一词来源于法语单词"trier",意为分类或收集,是指在医疗资源有限的条件下,以治疗更多的患者、提高效率为目的而实施的根据病情紧急程度、伤势严重程度决定治疗或后方运送优先顺序的过程。检伤分类的概念首先是由拿破仑时期的外科医生拉雷提出的。大约在 1812 年,他建立了一套检伤分类程序,用于治疗和运送受伤的法国士兵。在以后的 200 多年时间里,这套检伤分类程序不断发展并广泛应用于战场。在和平时期,检伤分类被用于灾难救援及急诊救治。在班达亚齐市救援中使用的START 是目前全世界使用较广泛的检伤分类方法之一。在发生大规模灾难时,首先面对的是急危重症治疗装备及救援医疗人员的严重不足,同时,伤病员数量却在急剧增加,有限的医疗资源不可能同时为大批量伤病员提供救治。灾难救援的关键是避免紧缺医疗资源用于轻症伤病员,而急性致命伤病员却得不到及时救护,充分利用检伤分类,可以有效地利用有限的医疗资源,最大限度地救治伤病员。

2. 伤病员检伤分类工作流程

机组人员中配备医务人员 1 名,到达岛屿或交通中断的难民营后,首先对伤病员进行检伤分类,初步处置,将危重伤病员优先航空转运后送。工作人员用担架将伤病员从直升机上抬下,迅速转移至联合转运中心,采取初检及复检的工作流程,对每一名伤病员进行基本伤情估计并分类,对危重伤病员进行紧急处置并快速后送。联合转运中心要求 5 min 内完成检伤分类工作。

3.检伤分类的必要性

检伤分类是大批伤病员得到及时处理和保证伤病员运送畅通无阻的关键环节。检伤分类不是一次性完成就终结的,而需不间断循环进行,依据现场综合情况,不断修改分类等级,尽可能挽救更多的生命。印度洋海啸灾区联合转运中心检伤分类的特点:多国救援队在联合国统一指挥下展开合作,形成医疗救助链。航空转运前检伤分类,将危重伤病员优先航空转运到班达亚齐市机场联合转运中心;联合转运中心再次对伤病员进行检伤分类;依据伤病员的检伤分类结果,确定后送优先次序。医疗救助链各个程序衔接完好,有效利用医疗资源。由于灾后生活设施遭到极大破坏,环境污染,卫生条件差,创伤患者伤口感染,甚至发生脓毒血症,急性呼吸道感染和急性胃肠炎的发生率增高。START 比较适合的场景是小范围内有大量伤病员。主要依据呼吸、循环、意识状态对伤病员进行快速辨别及概括分类。运用该方法,可以在很短的时间内对受伤人群进行伤势分类,合理利用有限医疗资源,挽救更多生命。

四、经验教训

(一)印度洋预警系统缺乏

日本是受海啸袭击最多的国家,海啸一词即为日本人提出的,且为国际所公认。由于经常受到海啸的威胁,日本特别注意对海啸的研究,并有严密的预警机制。一般认为,如果日本遭遇海啸,伤亡可能会大大减少。因为地震引起的海啸一定是发生在地震之后,并需要一段时间传播,即使这些波浪的运动速度很快,一般也要 1 h 才能传到几百千米以外。这次海啸的传播速度达每小时 800 km,而从震中到达斯里兰卡,也用了 2 h。因此,只要不是离震源太近,就有时间逃避。这次灾难凸显了印度洋地区缺乏预警系统的问题。

(二)海啸灾区紧急救援过程中遇到的问题及思考

1.救援的时间窗问题

急危重伤病员最佳的治疗时间是在受到创伤或发病 1 h 之内,这段时间称为黄金 1 h,伤病员如能在 1 h 内得到救治,可以大大提高抢救成功率。灾难救援早期一般是指灾后 1～3 天,如果能够在早期进行救治,则可以提高伤病员的成活率。检伤分类法的目的也在于为危重伤病员得到最终的治疗赢得时间。在灾难救援的实践中,如在印度洋海啸事件中,班达亚齐市的自救能力近乎完全丧失,大部分救援队是在灾后 4～6 天到达灾区的,联合转运工作的开展已经是灾后的第 7 天,很多伤病员因得不到有效救治而失去了最佳抢救时机或已死亡。在这样的重大灾难发生后,救援医疗服务(EMS)的早期开展是很困难的。如中国国际救援队需要先对灾情进行判断,需不需要出队,再进行救援物资及队员的准备工作、与受灾国及联合国相关机构进行沟通、办理出入境签证,然而灾区的交通阻碍,到达灾区后对灾情的评估,与 LEMA 和 OSOCC 的接洽等都需要时间,这些都成为制约救援效率的因素。如何能够快速到达灾区实施救援行动成为救援医学需要研究的一个重要课题。

2. 在后送伤病员时遇到的实际问题

由于交通运输不便,用于转运伤病员的车辆有时要延时 2~3 h 才能到达,伤病员不得不滞留在转运站;由于灾后道路损坏、医院与转运站的距离较远、移交伤病员需要时间,伤病员运送到后送医院的时程过长(大于 1 h);使用卡车转运伤病员而很少使用救护车,增加了途中的医疗风险;灾区医院毁损严重,医疗资源不足,伤病员人满为患,已经超出了当地医院的救治能力,甚至出现了伤病员需再次转送其他医院的现象。这些问题的存在,使得伤病员在转运途中及后送医院得不到医疗安全保障,不能得到有效救治,甚至延误治疗时机。灾区救援组织管理者可以考虑统筹各种医疗资源,与后送医院保持联系,时刻掌握医疗资源状态,分梯次配置,充分利用有限的医疗资源,更多地救治急危重伤病员,如充分利用各国救援队的医学救援力量,流动医院可以作为中转站接收大批量伤病员。

3. 航空转送伤病员已经成为最直接、最有效、最经济的手段

使用航空器转运伤病员,使伤病员快速得到最终治疗已经成为 EMS 的理念,配备运输机及直升机成为提高 EMS 能力的一个方向,可以在以后的灾难救援中发挥更大的作用。

4. 航空救援并非绝对安全

基于两个方面的考虑——航空器的安全性能和危重患者是否适宜航空转运。

救援中有一架直升机在班达亚齐市机场附近田埂由于机械事故坠落,所幸无人员伤亡。2005 年 4 月,参加海啸救援行动的一架直升机坠毁。飞机在高空飞行时,随着高度的升高,大气压力降低,人体会发生胃肠胀气、高空减压病及体液沸腾等;飞行中由于飞机的急速上升和下降导致气压的急速变化,可导致肺、中耳及鼻窦的气压性损伤;高空氧分压降低可导致急性高空缺氧。灾区伤病员伤情复杂,如不加选择地空运后送,部分伤病员伤情会加重,甚至有生命危险。因此,航空转运伤病员应该把握好选择病例的标准。

(三)印度洋海啸对我国突发性自然灾害防范及处理的启示

在突发性自然灾害的防范及处理过程中,不仅要发挥政府的主导作用,也要发挥个人、社会组织和国际组织的积极作用,建立起"政府+个人+社会+国际力量"的多元协同式防灾救灾模式。政府、个人、社会和国际力量齐心协力、共同努力,不断提高我国突发性自然灾害应急管理救援的能力,实现应急反应处置的精准化。基于此,如何更加有效地预警、预防和预控突发性自然灾害?下面从政府方面、民众自身、社会及国际力量三个方面进行探讨。

1. 政府方面

政府应健全和完善应急预警体系,发挥主导性作用。

在突发性自然灾害面前,自身逃生自救的能力将会十分有限,于是政府应急管理能力的高低将决定受灾群众能否安全脱险。印度尼西亚(简称印尼)政府为有效防范海啸,购买并安装了海啸预警系统。遗憾的是,管理部门难以支付每年高昂的维修费。海啸预警系统的配套设施海底光缆也因几个主要政府部门不能就各方职责达成一致而陷入搁置状态。2004年印度洋海啸后近10年间,印尼及全球各地又发生了多次因地震而引起的海啸,造成了重大的人员伤亡和经济损失,这都与缺少资金投入、不能实现应急管理体系制度化有关。

健全和完善我国的突发性自然灾害应急预警体系,并最终保证这个应急预警体系的制度化具有积极意义。一方面,实现资金拨付的制度化。应急管理资金拨付制度的无排他性、强制性和约束性特点,将会保证应急管理资金的及时拨付到位,用于应急预警设施和应急预警装备的购买和维修。有了健全的应急管理资金拨付制度,就能建立更加科学、合理的防灾救灾规则,确保应急管理资金这块"好钢"用在突发性自然灾害应急预警体系完善和健全的"刀刃"上,更好地发挥政府在应急管理中的主导作用。另一方面,实现应急预警演练的制度化。为了避免出现类似印度洋海啸预警操作失误的情况,需要经常进行突发性自然灾害的应急预警演练,在不断的实践中,寻找有效预防突发性自然灾害的规律,从源头上降低操作失误的概率。

2. 民众自身

民众应增强逃生自救意识,发挥能动性作用。研究者认为,应对突发灾害的最优策略应该是事前预防而不是事后花费大量的资金和资源去想方设法地补救。当前,我国已建立了完善的海啸预警系统,国家海洋环境预报中心可以在海底地震发生后10 min发布并启动海啸应急响应,30 min之内可以发布海啸袭击信息并启动海啸预警警报,让容易受海啸影响的群众尽早避难。尽管海啸预警系统具备较好的事前预报作用,但是,根据有关数据,定量海啸预警系统预测的海啸高度值与实际的数值有较大差距。地震发生以后,印尼气象局的工作人员遵循标准操作程序,根据距离最近的潮汐感测器传回的数据,决定解除海啸警报,最后灾难却发生了。可见,过度依赖海岸防护设施的防灾救灾政策不可行。民众除了接受外力作用(应急管理预警信息、应急管理知识宣传)之外,必须增强自身的应急防范意识。处在容易遭受突发性自然灾害影响地区的群众需要增强逃生自救意识。"海底地震以后会发生海啸""海啸发生前的10 min,会出现海水大退潮的现象""洪涝灾害预警信息发布以后,就要前往高处避险"等基本的常识和逃生法要烂熟于心,并及时告知家人和邻居。此外,还要积极参加政府、社区组织的突发性自然灾害防灾自救演习、演练,毕竟灾难到来时,救援人员需要过一段时间才能到达。只有不断地内化于心,才能更好地防范各种突发性自然灾害,减少人员伤亡和财产损失。

3. 社会及国际力量

社会及国际力量应积极主动参与,发挥辅助性作用。印尼地震和海啸灾害发生以后,死亡人数不断上升,许多受害者还被压在坍塌的废墟下,很多受灾地区迟迟没有救灾人员到达。情况更糟的是帕卢市监狱在地震中受重创而发生坍塌,500余名在押人员中有一半的人趁乱逃跑。此外,一些幸存者经历致命的海啸袭击后出现心理创伤,人们恳请政府能帮助这些遭受心理创伤的幸存者们,否则他们将有可能出现严重的心理问题。灾难面前,防灾救灾不仅仅是政府的事情,也需要依靠广大的社会力量和国际救援力量的支持和帮助,在尊重其意愿的基础上,提供必要的紧急援助,体现人性的关怀。不断健全和完善"政府＋个人＋社会＋国际力量"多元主体协同参与的防灾救灾模式,才能更好地应对各种突发性自然灾害。

第四节　2008年四川汶川山区地震救援防护

一、案例介绍

(一)事件背景

北京时间 2008 年 5 月 12 日 14 时 28 分,四川阿坝藏族羌族自治州汶川县发生里氏 8.0 级地震,发生余震数万次;重庆、陕西、山西、湖北、北京、上海等多地均有震感,人员伤亡惨重,为中华人民共和国成立以来破坏性最强、波及范围最广的一次地震,其灾情不亚于距当时 20 多年的唐山大地震。

汶川地震造成房屋大量倒塌损坏,基础设施(公路、通信等)大面积损毁,工农业生产遭受重大损失,生态环境遭到严重破坏,直接经济损失达数千亿元,同时出现罕见的崩塌、滑坡、泥石流、堰塞湖等次生灾害。

(二)参与救援力量

地震发生后,按照党中央、国务院的决定,由武警总医院负责医疗工作的国家地震灾害紧急救援队(也称中国国际救援队)于 5 月 12 日飞赴四川,为本次地震后最早到达灾区的专业救援队。

国家地震灾害紧急救援队承担了最艰苦、最危险、埋压人员最多、搜救难度最大的搜救任务,先后转战都江堰聚缘、绵竹汉旺、北川、汶川映秀等重灾区。国家地震灾害紧急救援队于 5 月 28 日安全返京,历时 16 天,圆满完成了各项紧急救援任务。

(三)携带药品及装备

本次救援携带的药品、耗材、器械、装备达 1000 多个品种,价值 300 余万元。其中药品包括抗休克药、抗生素、止咳药、降压药、制酸药、止泻药、抗焦虑药。耗材包括换药碗、绷带、夹板、无菌纱布、三角巾等。器械、装备包括综合急救箱、急救背囊、心肺复苏装备、心电监护/除颤仪、便携式呼吸机、麻醉机、各类专科手术器械、便携式 B 超机、便携式 X 线机、血气分析仪、显微镜、三大常规测试盒、消毒喷雾器、检水检毒箱及海事卫星电话通信系统等。

全国参加本次抗震救灾的各类医学救援力量总数近 10 万人,包括四川当地医疗卫生人员以及从全国多个省(区、市)调派的1万余名医疗防疫等专业人员,调集救护、防疫和监督车辆1000余台;紧急调拨血液数百万毫升,代血浆数万袋(每袋500 mL),以及消杀药品、疫苗、食品和水质快速检测装备等,确保了伤病群众得到及时救治以及大灾之后无大疫发生。

二、开展救援情况

(一)现场搜救

国家地震灾害紧急救援队赶到地震灾区时,灾区现场天气恶劣,存在大量倒塌的房屋和埋压的人员,搜索、营救、医治幸存者的任务十分艰巨。废墟下的幸存者普遍有严重的复合伤,病情危重,如果伤病员在挖掘期间或挖掘出来后得不到及时的救治,可能会导致其伤情迅速恶化甚至死亡。

在发现废墟下的幸存者之后,医疗队员第一时间钻入废墟内,根据埋压部位和幸存者的伤情,制订科学合理的急救方案,采取心肺复苏、止血包扎、固定、输液、吸氧、心理疏导等措施积极施救,在幸存者挖掘出来后再紧急给予后续治疗,并护送伤病员至后送医院。

国家地震灾害紧急救援队在现场废墟内成功搜救出数十名幸存者,大多数幸存者病情危重,经医务人员的现场急救,没有1例病情加重,均安全送至后送医院。

(二)检伤急救

汶川映秀距成都88 km,是进入阿坝藏族羌族自治州的必经之地。地震灾害发生后,映秀成为一个"孤岛",水、电供应及通信、公路全部中断。救援队队员们只能背负有限的医疗物资,如止血、清创、包扎、固定所需物品,补液、抗休克、紧急气道处理等急救物品步行到达映秀。

(1)现场分区与分工:救援队在映秀漩口中学前展开特大批量伤病员的检伤分类救治和后送工作。现场划定分类区、轻伤区、重伤区和后送区共4个区。救援队分为指挥组、保障组和5个医疗小组。1个医疗小组主要负责检伤分类与后送,4个医疗小组分别负责轻伤区、重伤区的伤病员处理。

(2)检伤分类时,队员按照CRASHPLAN原则,询问伤情,检查灾区伤病员的意识状态、瞳孔,循环及呼吸状况,腹部体征,骨盆、脊柱及四肢感觉运动状况,伤口情况。意识障碍者、休克者、呼吸困难者、腹部有腹膜炎体征者、肢体伤后严重感染或坏死可能引发全身并发症须尽快手术者、多发伤者、儿童及高龄伤病员原则上转往重伤区。根据生命体征迅速评估伤势,以确定立即处理还是紧急处理或延期处理。

(3)分区救治:分到重伤区者,立即由医疗小组进行急救处理,如补液、抗休克治疗,紧急气道处理。对活动性出血者加压、包扎、止血及紧急清创,对伴有筋膜室综合征者急诊行筋膜室切开减压手术。因众多伤病员是从废墟中挖出的,伤口污染严重,经过2天时间伤口感染化脓,这类伤病员需立即进行初步的清创处理。分类到轻伤区者,同样由医疗小组进行止血、清创、包扎、固定。无论是轻伤病员还是重伤病员,均进行再观察、再处理。重伤病员每 15 min 巡视一次,轻伤病员每 30 min 巡视一次伤病情变化,及时处理。

(三)流动医院救治

流动医院由急救舱、手术舱、高压消毒舱、洗消舱、检验舱等 9 个舱组成,机动性好、使用方便,有较强的环境适应性、优良的工作环境和配套的医疗救治设备,可根据伤病员的多少对各种功能的方舱进行随机组合。对于首次投入实战的医疗方舱,在无经验可循、无护理规范的情况下,流动医院克服了种种困难,圆满完成了医学救援工作。

(四)医疗后送

本次抗震救灾医疗后送采用了就近后送、越级后送、跨省后送等多种方式。总体看来分为三个层次进行:第一层次是将急救现场的伤病员就近后送到重灾区的责任区医疗体系和医院。第二层次是对滞留在重灾区医疗机构内的伤病员进一步检伤分类及分流,将需要后送的伤病员继续向非重灾区医院转运。第三层次是全国范围内的跨省后送,通过组织专列、包机等方式,向全国多个城市的医院转运伤病员。

汶川地震救灾的医疗后送工具以地面后送工具和空中后送工具为主,民航、铁路、公路等交通部门参与了伤病员后送工作,动用了救护车、直升机、卫生专列等大量交通运输工具后送伤病员。在大规模的跨省转运中,伤病员可直接经航空路线或铁路越级转送至后送医院。事实证明空运后送(包括直升机及卫生飞机后送)是一种最迅速、最舒适、最好的伤病员后送方式。

另外,地震列车医疗队后送后转 1000 余名伤病员,分别送到重庆、西安、武汉、太原、石家庄、天津、北京等各大城市的医疗机构,同样发挥了重要的作用。

(五)卫生防疫

四川是我国人口大省,本次地震造成大量的人员伤亡和牲畜死亡,灾区基础卫生设施和生态环境受到极大的破坏和影响。灾区公路、铁路严重破坏;重灾区供水、供电系统几乎瘫痪;疾病防控、医疗救治和卫生监督系统遭到重创,许多医院、诊所和公共卫生设施受到严重损毁;灾区的日常饮用水与生活用水卫生、食品卫生、环境卫生、基本医疗卫生服务以及传染病疫情防控等面临严峻挑战。科学有效防疫是抗震救灾的重要原则之一。

随着灾后时间的延长,废墟内幸存者逐渐减少,天气炎热,病原菌滋生传播,加之生活用水紧缺、震区人员居住相对集中、救援人员连续工作抵抗力下降,灾区防疫工作面临越来越大的压力。医疗队及时开展了以下工作。

1. 卫生宣教工作

针对灾区随时可能暴发疫情的情况,医疗队紧急编写了"灾区防疫十项注意"传单并进行发放。新华社记者闻讯后,立即把编写的防疫知识发布到网络上,帮助灾区及时、科学、有效开展防疫工作。

2. 消毒喷洒工作

在灾区搜救现场、营地等大力开展消毒喷洒工作。

消毒喷洒面积大、范围广,医疗队员每天背着重达 40 kg 的消毒液在营区附近连续喷洒十几个小时,白天灾区气温达 30 多摄氏度,汗水和消毒液浸透了衣衫,医疗队员没有叫苦,为了全队的安全默默无闻地工作着。

随着灾区饮用水卫生、环境卫生、消毒与杀虫等公共卫生措施的全面展开,灾民安置点公共卫生状况评估工作持续开展,传染病与突发公共卫生事件监测报告以及症状监测信息手机报告体系成功建立,灾区各项卫生防疫措施不断落实,卫生监督、疾病防控和医疗救治系统逐步恢复。

(六)心理疏导

当地灾民一方面要承受失去亲人的痛苦,另一方面担忧自身的安全和未来,加之灾区余震不断、连日暴雨、新形成的堰塞湖随时可能决堤、疫情可能随时暴发等恶性刺激,大批劫后余生的灾区群众出现恐惧、焦虑、失眠、精神恍惚等各种心理创伤症状,甚至精神失常,医疗队员通过与灾区群众谈话沟通,必要时给予抗焦虑药、抗抑郁药进行心理疏导。

(七)医疗巡诊

本次地震造成遇难群众达 7 万余人,受伤 27 万余人,灾区各大医院爆满,群众缺医少药。根据灾区需要,医疗队员除参与现场急救工作外,还迅速开展灾民点的巡诊工作,重症患者在各医疗点急救处理后再送后送医院。

地震形成的山体滑坡和泥石流使很多道路毁坏,大量灾民尤其是很多村庄的灾民因道路不畅而得不到有效的医疗救助,医学救援队为了让灾民能够得到有效的救治,数次徒步进入村庄对灾民进行巡诊。

医学救援队在都江堰聚缘、绵竹汉旺、北川、汶川、绵阳市郊共巡诊救治伤病员数千人,开展清创缝合手术,救治内科危重病患者,并针对疑难病例与后送医院进行远程会诊,开展超声检查。医疗队救治的患者主要为外伤(骨折、颅脑外伤、胸腹部挤压伤、皮肤软组织裂伤等)、感染性休克、重症肺炎、急性胃肠炎、胆囊炎、尿路感染、高血压、冠心病、结膜炎、蚊虫叮咬性皮炎、脓疱疮等患者。

三、防护医学技术与装备应用

(一)现场搜救

1. 人工搜索

人工搜索就是向场地派出搜索队员进行搜索,搜索队员用肉眼对建筑物或场地的空区进行评估,通过呼喊、敲击、观察、耳听等方式以发现任何可能存在幸存者的迹象;同时也可以联用电子声波、振动探测装备进行搜索,以取得更好的效果。人工搜索的成本在所有方法中最为低廉,但精确性较差,场地情况复杂时可能会使搜索队员遭受一定的危害。

个体防护装备能有效地保护搜救人员在地震灾害现场工作时,免受掉落的废墟、尖锐物体及化学品等物质对人体的伤害,是所有地震搜救现场操作人员都应按照标准操作程序佩戴的防护装备。个体防护装备常包括救援头盔、救援手套、救援服、救援靴、护目镜等。

地震现场搜救行动中,搜救人员要始终穿戴救援头盔、救援服、救援靴以及救援手套,防止在搜救现场工作时受到伤害。其中,救援头盔的佩戴要松紧适度,便于在现场进行操作;当使用噪声较大的救援装备在现场工作时,应当配备耳塞;在狭小空间作业时,必须配备护膝、护肘及防尘装备。

另外,个体防护装备在使用后,要及时进行洗消,损坏的个体防护装备要及时更换。佩戴已损坏或不能起到防护作用装备的人员,不能进入地震灾害现场进行搜救。

2. 搜救犬搜索

严格训练的搜救犬可以在相对短的时间内搜寻较大的范围。搜救犬灵敏的嗅觉可以发现废墟下已失去知觉的幸存者和失去行动能力的幸存者。根据国内外的经验,建议每个搜救犬小组由 2 个驯导员、2 条搜救犬和 1 个负责协调的人员组成。协调员的作用是监督驯导员和搜救犬安全行动并协调他们的行动。每支救援分队可配备 2 个搜救犬小组。

当搜救犬小组被部署到特定的区域时,搜救犬和驯导员应仔细搜索建筑物或分配的区域内可能有幸存者的任何迹象。协调员应当勾画建筑物或搜索区的草图。一旦搜救犬发现了幸存者,协调员应当指示搜救犬和驯导员离开发现地。驯导员应当记住准确的幸存者地点,但暂时不做任何标记。然后协调员指引另一支搜救犬小组进入搜索区域。一旦在相同的地点发现幸存者的迹象,应当用警戒带将该地点围起来,然后由协调员向救援队长和救援任务管理员报告,以便采取进一步的行动。

3. 仪器搜索

(1)红外生命探测仪:可将不同温度的物体发出的不可见红外线转变成可视图像,利用人体黑白图像来确定幸存者和遇难者。该仪器可对黑暗、浓烟环境进行搜索,但不能穿透障碍物进行探测和区分热源的中间色调。因此,红外生命探测仪在幸存人员定位方面虽能起到一定的作用,但还需要其他搜索装备进一步判断。

(2)低频电磁生命探测仪:通过感应人体心脏发出的 30 Hz 以下的超低频电波来寻找幸存者。心脏的超低频电磁场虽比高频电磁场的能量更低,却可以很容易地穿透钢筋混凝土墙、钢板、木板、水以及其他能反射、吸收高频信号的障碍物。因此,该仪器可穿透性强,能够探测 41.5 m 范围内人体表面的运动(包括心跳和呼吸),但在有烟、温度高的条件下效果不佳。

(3)雷达生命探测仪:基于电磁波的反射、散射、穿透等传播特性,依据人体心跳、呼吸时胸腔运动等对电磁波产生多普勒效应的原理,实现对生命信号的检测和识别。雷达发射的电磁波穿透一定介质后反射回来被接收器接收,再通过对回波信号的处理分析来发现幸存人员的活动、呼吸和心脏跳动的信号。与红外线探测技术和超声波探测技术相比,雷达生命探测技术不受环境温度、热物体的影响,能有效穿透介质,从根本上解决了红外线探测技术受温度影响严重、遇物体阻挡失效及误报率高的问题,也克服了超声波探测技术受环境杂物反射干扰和水、冰、泥土阻挡失效的问题,在地震等灾害救援方面有广阔的应用前景。在表面材料为混凝土时,雷达生命探测仪可以穿透 4.5～6 m 的障碍物,侦测 20 m 距离内的运动,但其不能穿透金属障碍物。

(4)搜救机器人技术:灾害搜救工作的复杂性、危险性和紧迫性给救援工作带来了极大的困难。救援机器人以其体积小、灵活等诸多优点成为灾害辅助救援的有效工具并引起全世界的广泛关注。近几十年来,尤其是"9·11"事件之后,美国、日本等西方发达国家在地震、火灾等救援机器人的研究方面做了大量的工作,研究出了各种可用于灾难现场救援的机器人。根据牵引和运动方式的不同,搜救机器人主要可分为以下几类:履带式搜救机器人、可变形(多态)搜救机器人和仿生搜救机器人。当然目前搜救机器人仍然存在不少需要解决的技术问题,主要表现在机器人的移动性、通信、智能图像处理软件以及人机交互能力等方面。因此,搜救机器人技术还有待于进一步发展和完善。

(二)卫生防疫

卫生防疫救援工作的主要任务是在地震洪涝灾害发生地区,开展环境、食品、饮用水及传染病疫情监测,实施灾区卫生防疫消毒、无害化处理及健康教育等,降低灾区疫情发生的危险性,为灾区人民提供一个相对安全的生活环境,培养灾区人民良好的卫生习惯。在发生较大自然灾害的地区,各种基础设施受到不同程度的损毁,很多情况下无法对原有基础设施进行利用,因此选择的救援装备也应基于不依赖受灾地的基础设施而开展工作。例如,2008 年 5 月汶川地震救援工作中,卫生救援队根据自身工作任务、以往救灾工作经验及汶川地区气象、地质等特点,在应急装备的配置中,配备了救援工作人员个人装备、通信信息装备、防疫专业装备及药品、野外应急药品、野外生存食品等,既能保障工作人员的自身安全,又顺利开展了防病救援工作。

1.个人装备

(1)一般装备:救援工作中统一着装与统一的标识,既能给灾区人民带来信任感、安全感,同时也便于工作人员相互识别,利于工作的开展,结合四川地区气候闷热、雨水多的特点,要选择防水、透气、保温的衣物,包括印有应急标识的帽子、冲锋衣、冲锋裤、抓绒衣、速干衣、速干裤、排汗透气内衣、棉布背心、登山鞋(防水透气)等。由于救援场所通常在野外,环境对于救援工作人员来说是陌生而危险的,要开展正常的救援工作,还需要导航装备与生命安全保护物品,以指导工作人员前往正确的救援工作地点及选择合适的休息集结地点。这些随身物品包括随身挎包、地图、GPS 定位仪(导航器)、救生绳、扁带、头灯、手电、电池、携行刀具、荧光求救棒、救生哨、防水储物袋、指南针、登山杖等。

(2)野外生活装备:在自然灾害发生地,房屋往往遭受严重破坏,充足的野外生活用品是救援工作人员必不可少的装备,同时也是开展救援工作的前提。四川汶川位于岷江两岸,年平均气温 14 ℃,5 月气温将近 26 ℃。在这样的环境中,对于来自北方地区的救援工作人员来说,爽身粉、蚊香、蚊帐、防晒霜、速干毛巾、雨衣、卫生湿巾等生活必需品尤其重要,而野外生活所必需的帐篷、睡袋、防潮垫、地席、水壶(净水器)、饭盒、筷子、勺子、野营灯、野营炊具等也都必不可少。

(3)防护装备:只有保护了自己,才能救助灾区人民。救灾物资中尤其应该配备自身防护装备,自身防护装备主要包括头部防护装备和卫生防疫个体防护用品。如果头部受到撞击,容易引起脑震荡、颅内出血等,受伤、死亡的危险性最大,因此需要配备能够防御头部受外来物撞击的安全帽;卫生防疫个体防护用品包括 N95 口罩、眼罩、一次性防护服、棉纱布口罩、乳胶手套、手消毒剂,主要用于开展卫生防病工作时,自身免受可能存在的传染性、感染性疾病的侵袭。呼吸系统防护装备可以作为选配装备,根据所赴救援场所实际情况选择是否配备。例如,若存在化工厂、有毒有害作业场所等,则需要配备滤毒罐、过滤式呼吸器或全密闭式呼吸器;当环境中含有过滤材料不能滤除的有害物质或者氧气含量低于18%时,要选用全密闭自给氧式呼吸器。用于辐射防护的个人监测仪器也是在自然灾害条件下早期发现核放射物质必不可少的防护装备。

2. 通信信息装备

快速、有效的通信,是卫生防疫应急救援的重要保障,自然灾害(如地震)的发生可能涉及城市、郊区,也可能涉及偏远的山区、野外,但是无论在哪里发生,只要是突发事件,及时的通信报告与应急救援指挥对于卫生应急救援的及时、准确、高效进行具有重要的意义。卫生救援通信信息装备包括通信装备与信息处理装备两类。通信装备分为有线、无线通信两类,如固定电话、普通移动电话、对讲机、海事卫星电话。当有线网络及移动通信网络遭到破坏时,短距离联络的对讲机、远距离通信的海事卫星电话对于灾区通信尤其重要,这两种装备携带方便,且受环境因素影响较小,基本能够保证应急通信。信息处理装备是指进行信息传输与处理的装备,主要用于对各种渠道收集的信息进行归纳、整理与发布,包括笔记本电脑、无线上网卡、便携式打印复印一体机、数码照相机、摄像机、数码伴侣、录音笔、收音机、便携式工具箱、接线板或线轴等,从而实现对数据、图像等多种信息资料的采集、处理与传输,使指挥中心与现场救援实时同步,便于指挥中心根据现场实际情况,调整控制措施及人力、物力的配备。

3. 防疫专业装备及药品

自然灾害发生后,生活饮用水系统、食品供应系统等多条生命线遭到破坏,为防止大灾之后大疫的发生,灾区开展疾病监测、环境消毒、饮用水及食品卫生检测等工作刻不容缓。前往灾区参与救援工作的防病工作人员通常由食品卫生、环境卫生、传染病防治等专业人员组成,缺乏灾区工作实际经验。因此,紧急的救援培训工作势在必行,同时要为工作人员准备救灾培训材料、工作守则、流调表、应急预案等专业资料,以备现场查阅。

在灾区开展的流行病学调查、疾病监测、环境消杀等防病工作需要配备的物资包括手动消毒器、电动消毒器、热雾机(灭鼠用)、余氯比色计、塑料桶、塑料水舀子、量筒、量勺、汽油桶、测氯试纸、长筒防穿刺胶靴、警示带(红、黄色)等。针对不同的污染环境与虫媒生物,应配备的消毒药品包括漂白粉、奋斗呐、蝇必净、溴敌隆。

防疫工作需依靠广大群众,为提高群众的自我保护意识,健康宣传工作尤其重要,因此要准备大量健康宣传材料,提高灾区群众的防病知识水平,培养他们良好的卫生习惯,使他们了解传染病基本知识,做到传染病早发现、早隔离、早就诊。

4. 野外应急药品

长期生活在城市中的救灾工作人员抵达灾区后,在新的环境中难免出现身体不适,一些常备的应急药品如云南白药、创可贴、麝香虎骨膏药、抗生素、退热药、风油精、清凉油、抗中暑药、抗蛇毒药(可选)等,可以帮助工作人员尽快适应新的环境,顺利开展工作。

5. 野外生存食品

自然灾害发生地区往往运输系统、通信系统、电力系统等损坏,很多困难难以预料,救灾人员往往需要徒步很远的距离进入受灾严重地区开展工作。食用方便的食品,如压缩饼干、榨菜、方便面、汤料、巧克力、牛肉干、葡萄干、自热式食品等必需的生活用品,是维持工作人员开展工作的基本保障。

6. 特殊情况下需要的特殊装备

(1)发电机:在野外,很多情况是难以预料的,因此在条件允许的情况下,还可以配备发电机,以便在没电的情况下,也能给各类仪器供电。

(2)洗消帐篷:用于发生可疑化学品和传染性物质泄漏等情况时,及时对沾染人员进行清洗。

(3)收音机和便携式电视:用于接收、了解外界信息,以便调整应对措施。

(4)充气船:用于遇到桥梁折断、道路不通时,经由水路前往救灾地点。

(5)救生衣:用于发生船体翻倾时的自身保护。

(6)升降器、工字镐、破拆工具:用于帮助救援工作人员清除障碍物。

(7)重型防护服、化学气体探测仪:用于处理化学性事故时,自身防护及泄漏气体探测。

(三)心理防护

大地震会对每个亲历者产生强烈的心理冲击,常常引起极度恐惧、害怕、无助,部分人有强烈的情感、躯体状态及行为上的改变,如情绪低落、不愿与人交谈、容易哭泣、睡眠差、多梦、夜间惊醒、便秘、易发脾气、怕看见高楼、怕过高架桥、怕雷暴雨等。上述情况明显并持续一周以上的被调查者接近八成(SRQ≥7 分者占 78.18%)。因此在公共危机事件发生后,有必要针对相关群体的心理危机状况开展一系列具有针对性的心理防护和恢复工作。

要根据不同的人群采取不同的、有效的心理危机干预手段。许多学者把公共危机事件后心理危机干预的对象分为三类:遇难者家属,幸存者和目击者,外围人群(包括处理事件的官员、记者、遇难者同事等)。首先需要建立分工明确、具备专业素质的心理防护和干预队伍,为有效开展心理危机干预工作打下很好的基础。牢记心理防护是医学救援工作的一个组成部分,应该与整体救灾工作结合起来,根据整体救灾工作的部署,及时调整心理防护工作重点及防护方案,并且以科学的态度对待心理防护,明确心理防护是医学救援工作的一部分,不是"万能钥匙"。

在汶川地震中,心理防护人员将涉及人群分为四级。第一级为亲历地震灾难的幸存者,如存活的伤病员、死难者家属;第二级为灾难现场的目击者(包括救援者),如目击灾难发生的灾民、现场指挥人员、救护人员(消防人员、武警官兵、医疗救护人员、其他救护人员);第三级为与第一级、第二级人群有关的人,如幸存者和目击者的亲人等;第四级为后方救援人员、灾难发生后在灾区开展服务的人员或志愿者。经团队专家认真讨论,汶川地震心理防护从第一级人群开始,逐步扩展,其中第一级和第二级人群为重点干预对象,一般性宣传教育要覆盖到所有人群。在心理防护中采用的技术如下。

(1)沟通、倾听与理解,增强安全感:取得目标人群的信任,建立良好的沟通关系;以理解的心态接触重点人群,给予倾听和理解,并做适度回应,不要将自身的想法强加给对方;减少重点人群对当前和今后的不确定感,使其情绪稳定。

(2)情绪宣泄:鼓励干预对象把自己内心的情感表达出来。

(3)知识宣教、释疑解惑:提供心理危机及危机干预相关知识,解释心理危机的发展过程,使他们理解目前的处境。理解他人的感情。建立自信,提高对生理和心理应激的应对能力。

(4)个别心理干预:根据不同个体对灾难的反应,采取不同的心理干预方法,如支持性心理治疗、认知行为治疗、放松训练、眼动脱敏与再加工技术(EMDR)等,以缓解焦虑、抑郁和恐惧情绪,减少过激行为的发生。

(5)集体心理干预:考虑到很多群体人员众多,集体性心理干预将是主要的干预手段,如集体心理辅导讲座、小组座谈、紧急事件晤谈技术(CISD)等,发现问题后结合个别心理干预技术进行处理。

(6)构建社会支持:调动和发挥社会支持系统(如家庭、社区等)的作用,鼓励多与家人、朋友、同事接触和联系,减少孤独和隔离感。

(7)必要时适当应用抗焦虑或镇静药物。同时广泛宣传心理知识教育资料与调查评估工具,如宣传教育资料、一般情况调查问卷、ASD结构式访谈问卷、PTSD调查问卷等。

及时与当地抗震救灾指挥部沟通,配合当地政府合理组织灾民,合理配备志愿者,为灾民提供全面的服务,满足人们生活上的需求、医疗服务需求、心理上的需求等。采取广播、发放资料、举办讲座等形式,进行有关地震知识的宣教,可一定程度避免灾民对地震的恐慌而加重其本身的心理应激反应。将地震灾情、救援情况等信息通过一定的途径及时通报给灾民,让他们了解心理危机干预的服务及联系方式,了解心理危机的有关知识,消除或减轻他们的情绪反应。在心理危机干预专家工作过程中,指挥部应进一步协调各部门关系,以便干预工作的顺利进行。

汶川地震震后心理干预为灾后应急心理干预积累了难得的经验,尤其可贵的是,摸索出一套适合当地人的心理干预方法。当人们沉浸在悲痛中不知所措时,心理医生组织大家一起织绣,甚至打麻将。这些活动帮助受灾群众释放了情绪,心情逐渐平复,效果很好。芦山发生地震后,因为有了汶川的经验,心理危机干预队伍先对受灾群众进行拉网式排查,对家中有人员伤亡的重点人群及时干预,使得出现严重心理问题的案例明显减少。震后心理干预要分成不同的阶段。震后一周主要是陪伴，不能急于干预和治疗，很多时候就是一起聊天、活动；震后一周到一个月，需要对不同情况的人群进行分类，进行初步的PTSD（创伤后应激障碍）诊断；震后一个月之后，则要对重点人群进行专业的创伤治疗，并依靠社区进行精神康复。每个人都有自己的"创伤地图"和"资源地图"，要弄清楚他们的创伤来自何处，并调动起能让他们感受到积极力量的资源，帮助他们自我修复。震后心理干预需要多领域的协作，共同编织一张全覆盖的心理"安全网"。地震使心理医生的诊疗方式也发生了改变。以前医生们习惯于在办公室里坐等患者上门，地震后，医生开始主动深入灾区、上门进行心理辅导。心理干预这场"持久战"远未结束。灾后心理干预应该从应急干预走向常态化。美国"9•11"事件后的心理干预计划为期20年。灾后心理干预应实现常态化、长期化，包括在社区建立完善的心理干预网络，及时干预各种心理问题。一些心理学专家表示，实现灾后心理干预的常态化，还要注意培养当地的心理专业人才队伍。国内外诸多灾后心理援助实践证明，重大灾难后能不能建立起一支合格的当地心理专业援助队伍，是心理干预成功与否的关键。

四、经验与教训

加强自然灾害应急体系建设、提高突发灾害事件应急处置能力是党的十八大提出的明确要求，是完善社会管理、实现安全发展的迫切需要，是坚持以人为本、推动中国特色社会主义事业建设最紧密、最生动、最具体的体现。自然灾害应急工作水平，已经成为检验政府执政能力的重要窗口。汶川地震抗震救灾活动为今后的自然灾害应急医学救援积累了诸多宝贵经验。汶川地震的教训是深刻的，如何进一步加强我国应对自然灾害的能力成为需要深刻探讨的问题。

汶川地震震中处在我国经济发展相对落后的西南地区，可应用的保障资源较匮乏，大量的物资在交通、通信瘫痪的情况下需要被运输至灾区。在灾害救援的过程中搜救与医疗是重中之重，信息化装备的研发直接影响到救援的效率，而完善的信息化系统可以保证信息的有效传递，减少不必要的资源浪费。相较于唐山地震，汶川地震采取了更先进的装备，在地震后1 h已经可以恢复通信与外界联系，使救援工作更易开展，但从科学技术层面来说，我国的救援技术和装备支撑能力仍显不足。一是应急通信技术，虽然这次地震中动用了多颗卫星，但仍在震后2～3天产生了信道堵塞，指挥部与救援队无法传递信息与指令。二是灾区灾情、现场信息采集与传输尚缺少高效的技术支持。三是在已损坏的建筑中搜索定位的能力仍需提高。四是营救作业技术能力还难以满足需求。五是基于网络的信息记录上传平台还不完善。

现代化的各种医疗应急装备，对救灾行动及救治成功率起着难以估量的作用。

应加强应急救援队伍装备配备，所有应急救援队伍配备统一服装、标识和必备的现场处置应急装备，建成结构合理、装备精良、训练有素、反应迅速、处置高效的专业化、规范化应急救援队伍。

由于灾区随时可能暴发疫情,医疗队积极展开卫生宣教工作。由于救援人员的个人卫生得不到保证,医疗队把烦琐的消毒防疫工作总结为简单的顺口溜,便于救援人员掌握。救援人员做到"4喷加1泡"和"3戴加1穿":喷洒营地、喷洒现场、喷洒车辆、喷洒人员,救援人员归队后严格三遍泡手;戴口罩、戴头盔、戴手套、穿防护靴。在灾区搜救现场、营地大力开展消毒喷洒工作。此外重视营区饮食卫生,每天帮助营区做好生活用具的消毒,并加强饮用水的卫生监督和管理(图10-4-1)。

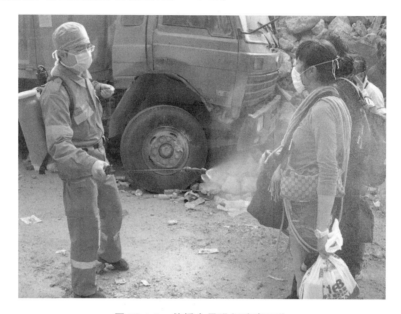

图10-4-1　救援人员进行消毒工作

坍塌现场的搜救任务繁重而又危险,救援人员随时可能受伤。救援队中发生皮肤擦伤、组织裂伤的队员较多,与灾区土壤、废墟等长时间接触存在被感染的危险,经过及时彻底消毒包扎等处理,没有1例发生气性坏疽。

第五节　2010年青海玉树高原地震防护

一、案例介绍

(一)事件背景

2010年4月14日上午7时49分,青海玉树发生里氏7.1级地震,造成重大人员伤亡和财产损失,这是继2008年汶川地震后国内较大的一次地震灾害。这次地震受灾总面积为 3.58 万平方千米,导致当地超过 85％的建筑被破坏,造成直接经济损失达 228 亿多元。地震震级高、烈度大、震源浅,震中靠近人口密集的城镇,破坏力强。受灾最重的结古镇,平房几乎全部倒塌,楼房倒塌过半,机关、学校、医院等公共设施,供电、供水、通信等基础设施大面积损毁。通往结古镇的主要通道多处断裂沉陷、桥涵坍塌,一些地方山体滑坡崩塌,生态环境遭受严重破坏。此次地震是青海省有史以来遇难人数最多、影响最大、最广泛的一次强烈地震,也是我国首次在高海拔地区开展大规模救援的一次地震。

（二）参与救援力量

在玉树震后的医疗卫生防疫方面,卫生防疫的专家组震后陆续赶赴震区,主要对灾区的 12 个乡镇、4 个受灾群众的安置点同时进行卫生监督、疾病监测、水质检测、虫媒传染病的防控,包括生活区的消杀工作,卫生防疫知识的普及和鼠疫的防控等。玉树抗震救灾应急医学救援在充分汲取了汶川地震的救灾经验和做法后,始终坚持以科学、快速、联合救援为中心,最终取得了显著成绩。

玉树地震战略支援医学力量主要包括医学救援力量和防疫防护力量两类,其中医学救援力量包括各类医疗队(专家组)、野战方舱医院、高原病防治队(专家组),防疫防护力量包括卫生防疫队、疾病预防控制机构和心理救援力量(专家组)。

（三）携带药品及装备

灾后启动药材保障预案,紧急筹措药材,共筹措价值数千万元的卫生药材及装备,这些急救药材和特殊高原药材以及供氧装备被紧急送往灾区,暂时满足了灾区一线的药材应急需求。

二、开展救援的情况

（一）检伤急救

在灾害现场对批量伤员进行快速检伤分类,可迅速判断伤员的伤势情况,并进行诊断,最大限度挽救伤员生命。根据伤员需救治的先后顺序,在伤员胸部或者手臂上贴黑色、红色、黄色、绿色 4 种颜色的信息卡,分别代表死亡、危重、危急、一般伤员。红色伤员需要紧急处理;黄色伤员可适当延缓处理;绿色伤员可以自行走动,延缓处理;黑色伤员为死亡伤员,放弃治疗。检伤分类完成以后,对伤员进行快速分流,制订救治措施。

在玉树的赛马场、体育场等处建立一线伤员集中收治站,当地医学救援人员与外援医疗队共同对伤员进行救治,包括急救复苏、止血、包扎、固定、搬运及清创缝合等治疗,迅速稳定伤员的生命体征,开展必要的手术,积极抢救生命。同时对伤员进行检伤分类,将需要后送的伤员统一集中处理。

在震后 24 h 内,在玉树快速建立了以赛马场、体育场等救治站为中心的救治网络,建立了以巴塘机场空运中转站为中心的后送网络,共同构成了灾区"二级四站"救治与后送体系,提高了灾区伤员的救治效率,缩短了伤员等待救援的时间,在伤员"黄金救治时期"发挥重要作用。

在玉树地震救援期间,首次设置了伤员后送中转站。伤员后送中转站的主要功能包括检伤分类和救治,安全搬运伤员,伤员病情交换,机场防疫及飞机消毒。

(二)流动医院救治

1. 帐篷医院

在玉树体育场搭建的震后第一家"帐篷医院",承担了玉树灾区中型以上手术及其他医疗点危重病例的收治。在救援期间,救援队结合高原高寒缺氧等情况携带了先进的医学救援装备和药品,包括便携式心电监测仪、便携式制氧机、便携式 B 超机等先进仪器,确保能进行中型以上的手术。

2. 方舱医院

在玉树地震救援期间,共成立 2 个方舱医院。由于地震造成玉树当地医疗卫生机构瘫痪,许多危重伤员转运到后方需要一定的时间,且有一定风险,所以方舱医院在靠近灾区的地方快速成立,为伤员的救治发挥了至关重要的作用。在医疗救助期间,方舱医院累计接诊患者 3 万余人次,收治患者 2400 多人次,完成手术 1400 多例。同时,方舱医院充分发挥人才和技术优势,全力帮扶当地医院恢复医疗秩序、提高服务水平。

3. 医疗后送

震后当晚,卫生部(现为国家卫生健康委员会)决定尽快转出危重伤员,采取"集中伤员、集中专家、集中资源、集中救治"方式进行救治,震后 11 h,通过公路运输转出第一批 50 名危重伤员。72 h 内将 3000 余名危重伤员全部转运到西宁、成都、兰州等地医院进行治疗。震后 3 天内,主要任务是转运危重伤员,重点做好伤员救治、转运工作;震后 4～10 天,完成所有伤员非择期手术,最大限度降低残疾率和死亡率;震后 11～30 天,整合灾区医疗卫生力量,基本恢复灾区医疗卫生服务秩序。

玉树地震伤员后送策略主要分为两级:灾区直接后送,危重伤员全部后送。玉树地震医疗后送伤员以飞机后送为主,超过 80% 的后送伤员通过飞机转运到其他城市的医院进行紧急救治。

4. 卫生防疫

在震后第 3 天,卫生防疫人员赶赴地震灾区,组建防疫预备队。玉树抗震指挥部科学安排,群防群控,联防联控,先后组织制订和实施"青海玉树地震灾区卫生防疫工作方案"等专项方案。疫情监测工作采取军地合作,划分多个责任区,分片包干的方法,落实责任、落实措施、落实保障。震后 10 天实现灾区卫生防疫"六个全覆盖"(卫生防疫监测报告、环境消杀、饮食饮水卫生、健康教育、鼠疫监测、预防接种工作全面覆盖),确保灾区无疫情。

5. 心理疏导

经受地震的伤员,往往会伴随恐惧、无助、悲伤、焦虑与抑郁的心理,在面对伤员时要注意:注重沟通技巧,热情接待伤员,微笑服务及适当使用肢体语言,使伤员放松,鼓励并认真倾听伤员诉说心理感受等。

心理干预要有计划、系统地进行,分为以下三步。第一步,保证伤员休息,通过阅读病历,了解伤员的伤情和家庭情况。第二步,建立信任,初步评估。对伤员进行全面的心理评估,对问题总结归纳,制订干预计划,逐项去完成。第三步,分组进行干预。将伤员分组,了解伤员所需,密切观察伤员情绪和精神状态,对特别需要关注的伤员,进行针对性的心理疏导,给予支持,帮助伤员树立信心,使伤员渡过心理危机,逐步适应新的生活状态。

对伤员应急反应或危机的心理干预护理具有一定的专业性,如果心理干预人员缺乏相应的知识与技能,不但难以取得良好的干预效果,而且会给伤员造成"二次创伤"。应在专家的指导下观察伤员心理应激,给予创伤心理救护,正确进行心理指导等。

6.医疗巡诊

相较于汶川地震后的阶段性分级救治,玉树地震救援采用更为连贯的救治策略,早期伤员转运,早期专科治疗,早期康复指导,震后第7天康复专家开始指导伤员接受医院的康复治疗工作。对于伤口污染、病情复杂的伤员,进行伤口引流、简单的抗生素治疗,监测生命体征,稳定呼吸、循环系统等重要脏器功能。有条件的情况下需加强监护治疗,在最短时间内完成抢救性手术。对重症病例,要尽快给予支持治疗,稳定循环和呼吸功能,保护其他重要脏器功能。及时完成内出血、血肿病例的治疗以及挤压综合征减压清理手术等处置。对开放伤口进行清创与引流。玉树灾区总体救治工作按照先救命、再救伤的原则展开,保证大多数伤员得到合适的现场救治(图10-5-1)。

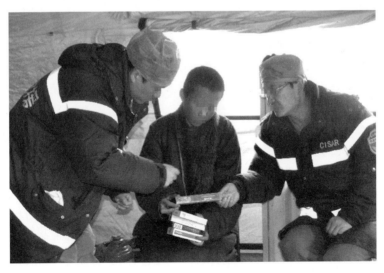

图 10-5-1　医疗巡诊

后送体系提高了灾区伤员的救治效率,缩短了伤员的等待救治时间,在伤员"黄金救治期"发挥了重要作用。

三、防护医学技术与救援装备应用

借鉴国际救援队装备配备的先进经验,救援人员配备了防护、探测、破拆、起重、救生、通信、洗消、照明等装备。充分考虑到灾害现场救援作业的需求,为个人增配护肘、护膝等个体防护装备和随身携带的手绳、腰包等简便、实用的小工具;实行应急救援装备的模块化配备和标准化管理,定做标准尺寸装备箱,对各种救援装备按功能模块装箱分类、规范标识,装备箱要考虑加装轮子、握把等人性化设计,增配折叠推(拉)车,满足救援现场人员移动、抬运等作业的需要。根据高原地区救援工作特点,此次救援增配了满足低温低氧环境下工作的救援器材。一是增加手动、电动器材和小型移动发电机组;二是对低海拔地区带入高原作业的燃油动力源采取提高发动机压缩比、柴油机械添加增压装备和采用含氧燃料等改进措施,确保装备器材正常使用;三是增加大型机械和运输车辆的配备,减少人员在高原缺氧环境下清理废墟和阵地转移时的体力消耗。

此次救援任务的成功离不开消防、军队和医疗人员的共同努力,其中防护医学技术与救援装备在此次救援任务中发挥了举足轻重的作用。

(一)个体防护装备

个体防护装备能有效地保护搜救人员在地震灾害现场工作时,免受掉落的废墟、尖锐物体以及化学品等物质对人体的伤害,是地震搜救现场所有人员都应按照标准操作程序佩戴的防护装备。

1. 救援头盔

救援头盔是抢险救援作业时用于保护头部的防护装备,包括帽壳、帽箍、帽托、缓冲层等部件。该头盔也适用于日常的抢险救援作业,但配套的小型桶式手电应更换成伸缩带式的 LED 头灯,以减轻头盔及附件重力对救援人员脑部的压迫感,使受力更为均匀。

2. 救援服

救援服是抢险救援作业时穿着于身体躯干部位、用于保护身体的防护装备,该服装为橘红色分体或连体式设计,具有360°反光设计。在本次地震救援中,救援服不仅保护了救援人员的身体,还起到了标识救援人员、稳定受灾群众情绪的重要作用。

3. 救援手套和救援靴

救援手套是抢险救援作业时穿戴在手部,用于保护手部和腕部的防护装备,具有耐磨、抗切割、防穿刺、柔韧、耐热等性能。救援手套由于采用了高强度的尼龙、有机纤维及皮革等材料,加上特殊的织造工艺,可有效地避免手部损伤、起血疱等情况的发生,从而保存救援人员的体力,提高救援效率。救援靴是用于保护足部和踝部的防护装备,采用半高腰设计,具有耐磨、抗拉伸、防穿刺、防滑、穿戴方便、舒适度高等性能。

4. 救援口罩

救援口罩用于抢险救援现场作业时的粉尘异味防护,具有重量轻、质感柔软、佩戴舒适、密封性好等特点。地震救援人员配备的救援口罩,由于需要过滤带异味的空气,最低配备标准应为 N95 或 FFP2 级别,有条件的应配备活性炭过滤或带单向呼吸阀设计的防尘口罩。

5.救援照明灯

救援照明灯为抢险救援现场作业时的照明工具,分为头灯式、手电筒式和手提式三种。由于该装备的使用环境比较恶劣,所以应具备防爆、防水、轻便、亮度可调、使用时间长等性能。

6.救援护目镜

救援护目镜是抢险救援作业时用于防止飞溅杂质、化学溶液、固体颗粒等刺激物刺激眼睛的装备,采用全封闭设计,具有防雾、防刮擦、防静电、防紫外线、防腐蚀、间接通风等特点。

(二)搜救装备

地震救援的首要程序是搜救定位,其目的是迅速、有效地接近并发现幸存者,为救援人员提供救援环境和有效的工作空间及持续工作状态。地震救援方式包括人工搜索、仪器搜索、犬搜索、询问知情人等。根据灾害发生的时间确定搜索地点。例如,若灾害发生在白天且是工作时间,搜索的重点应该是学校、商场、办公楼等人员相对集中的地点;若灾害发生在夜间,搜救的重点应是居民住宅、旅店、宾馆、医院、宿舍等。搜救小组由 2~4 人组成,携带的基本装备包括个人生活保障包、无线通信装备、手电筒、口哨、敲击锤、标记旗、记录本等。搜救方法:用敲击锤敲击构件,每次喊话和敲击后都要有停顿,保持安静,仔细捕捉幸存者从瓦砾下传出的声音,并辨别声音的位置,确定现场标记,做好记录。仪器和犬搜索到目标后,要反复交替确认。搜索到幸存者后,要用言语对其进行简要的心理安抚,如果附近有当地人员也可让其进行语言沟通,配合救援人员实施救援。

(1)声波/振动生命探测仪,是通过发现地震废墟下被压埋人员发出的敲击、呼喊等信号,确定被困人员位置的电子监听仪器。该探测定位系统由定位传感器、接收显示单元、信号电缆和耳机组成。将灵敏度高、经过特殊设计的传感器(传感探头),放置在倒塌建筑废墟表面上,利用微电子处理接收装置,能够识别在空气或固体中传播的微小振动,可捕捉到被困人员发出的声音或敲击所引起的振动,从而确定被困人员的位置。多个传感器可以同时进行工作,因此覆盖的搜索区域相对比较大,非常适合于在面积较大的区域开展搜索行动。另外,因其配有多个传感器及相应连接线,在地震现场开展搜索工作时需要一定的准备时间。同时还要克服工作现场噪声及其他不利因素的影响,因此在现场工作时需要特别仔细。

(2)光学生命探测仪,又称蛇眼生命探测仪,是利用光反射进行生命探测的仪器。仪器由装有探头的主体部分与带有显示屏的操作部分组成,主体非常柔韧,像通下水道用的蛇皮管,能在瓦砾堆中自由扭动,操纵杆能控制软管前端高角度转动。前端细小的探头,可深入极微小的缝隙探测,类似摄像仪器,将信息传送回来,救援人员利用观察器就可以把瓦砾深处的情况看得清清楚楚。大部分光学生命探测仪配有高解析度的摄像头、高灵敏度的麦克风、高亮度的照明装备,重量轻,便于携带。生命探测仪的设计初衷是用于军事活动,然而由于其具有良好的工作性能,适用范围就扩展到了地震灾害发生后的现场搜索和救援行动中。为了适应地震灾害后的搜救行动,光学生命探测仪经历了多次更新、升级,在性能、操作方式、工作环境方面有了很大改进。但必须记住,没有一种搜索装备和方法是万能的,最好的搜索是综合运用所有可利用的搜索手段。

(三)救援装备

1. 帐篷

玉树地震发生后,救灾帐篷(图 10-5-2)是必不可少的装备,地震后需迅速搭建流动的帐篷医院。帐篷医院的一般组成包括门诊分诊帐篷、内科帐篷、外科帐篷、仓库帐篷。帐篷医院的科学分布是保证伤员有序就诊、有效救治,应急医学救援任务顺利完成的前提,任何一个部分缺失,都将使全局工作陷入瘫痪状态。

同时还需要一些容纳无家可归之人的帐篷。此类帐篷一般分为四季帐篷、三季帐篷;又可分为高山帐、旅游帐,单层帐、双层帐等。玉树属于高海拔高寒地区,应使用四季帐篷;且高山帐一般较矮小,抗风、雪能力强,适合灾区环境使用。可以根据人员的多少选择大小合适的帐篷。我国民政部监制的标准 12 m² 棉帐篷最多可容纳 6 个人。灾区环境较为干燥、寒冷,因此选择容纳人数较多的帐篷。由于高海拔地区一般风速较大,帐篷安扎地点应选择背风的地方。

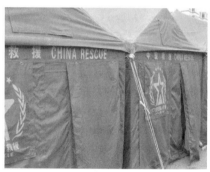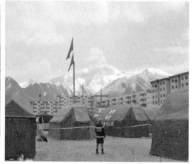

图 10-5-2　救灾帐篷

2. 野战手术车

在此次玉树抗震救灾过程中,野战医院发挥了重要作用。地震后灾区伤员人数多,野战医院应用配发的野战手术车,对危重伤员实施紧急手术和早期外科处置,取得了良好效果。在严格消毒、严格管理的条件下对骨科开放伤进行了延期手术,并对无菌性手术进行了尝试,均取得了良好效果。

野战手术车用越野车改装,具有优良的机动越野能力和行驶可靠性;车厢采用双面扩展式,展开面积达 22 m²,车厢扩展时电动、手动控制均可;车内装备先进、齐全,能够在全天候情况下保证手术顺利完成;自我保障供电、供水,不受外界环境影响,可独立开展手术作业;布局较为合理,方便管理;手术车厢封闭性好,消毒可靠,无菌标准高;车内麻醉、护理人员配置合理,术中配合好;野战手术车内手术与室内手术效果等同。

应用野战手术车进行手术的意义在于,野战手术车的配备适应现代化战争需要,适用于战场上抢救伤员,在该车上可实施清创术、大血管损伤修补、吻合或结扎术,以及紧急气管切开术和开颅减压术等,可有效解决现代化战争中的需要实施紧急救治手术和早期外科处置问题;在非战争条件下,地震、洪水等自然灾害的发生常造成大量人员伤亡,在批量伤员的救治过程中,野战手术车的应用同样具有重大意义。

3. 野战方舱医院

野战方舱医院在各种自然灾害的应急救治中有广泛应用。野战方舱医院是由医疗功能单元、病房单元、技术保障单元三个部分构成的模块化野战卫生装备。其具有伤员分类后送、紧急手术、早期外科处置、早期专科治疗、危重急救护理、X线诊断、临床检验、卫生器材灭菌、药材供应、卫勤作业指挥、远程会诊等功能。野战方舱医院千里机动,克艰破难,全力救治,扎实帮建,严格管理,圆满完成任务,经受了特殊环境的考验,成为玉树地震灾区的"生命之舱"。

野战方舱医院依托新型第二代方舱,不仅装备先进、功能齐全、组合灵活,而且具有更强的环境适应性、更优良的工作环境,在野外条件下能迅速展开、快速提供卫勤保障。在展开收容留治单元和生活保障单元后,就具备了后方野战医院功能。

其中,X线方舱在灾区使用6个月,共检诊患者4000余例次。舱内原有装备:车载U形转臂X线机、野战车载X线影像信息处理系统、便携式野战X线机、野战洗片机、诊视床、避震箱等,在车辆机动时便携式野战X线机及野战洗片机可装入箱内固定。

野战方舱医院在汶川抗震救灾实践中首次投入使用,此次接替玉树当地医院进行救治伤员,成为玉树灾区医疗救治的强大卫生事业管理支撑力量,接受了检验,取得了经验,在玉树抗震救灾中再次发挥了重要作用,为进一步加强和提高卫勤保障能力建设提供了有益启示。

（四）高原装备

由于玉树位于缺氧寒冷的青藏高原,加之工作任务繁重,救援人员到达后相继发生急性高原反应。特别是长期居住在低海拔地区从未涉足高原的人员,更容易发生急性高原反应。此次救援行动,在抗震救灾联合指挥部的组织和领导下,通过各医疗机构的密切协同和共同努力,采取有效的预防措施,在灾区普及高原病防治知识,对患病人员实施科学的救治,有效降低了急性高原反应对救援人员的影响,确保了救援人员的健康和生命安全,保证了地震救援任务顺利完成。吸氧是迄今为止缓解急性高原反应最为便捷和普遍的手段。

1. 供氧装置

（1）氧气瓶:氧气瓶容氧量大,便于运送,是最常见的一种储存和运输氧气的形式。

可用于在作业现场附近建立吸氧点,供有关人员在作业期间和作业后进行氧疗。

(2)氧气枕:氧气枕的优点是比较轻便,便于移动和携带,但氧气枕内储存的氧气量较少,一般只能维持供氧半个小时左右。

(3)高压氧舱和高原轻便加压舱:高压氧疗法是指在高于一个绝对大气压的密闭环境(高压氧舱)下,利用吸氧进行治疗的方法。在高原灾害救援现场,可采用高原轻便加压舱,其优点是体积小,携带方便且使用效果较好。

(4)富氧室:可视情况在高原地震灾害救援现场建立富氧室,室内的氧含量应达到24%~25%。作业人员可在室内工作、休息,有助于改善睡眠质量、思维、工作能力。

(5)单人液氧装置:单人液氧装置体积小、供氧时间长、安全可靠,可作为高强度作业人员工作时的持续供氧装置。

(6)小型制氧机:利用小型制氧机可以获得浓度达到90%以上的氧气,一般产氧量为4~5 L/min。其优点是体积小、重量轻、产氧持久、使用方便,但需要电力支持。

(7)增氧呼吸器:作业人员工作时可使用增氧呼吸器,改善氧供,提高作业能力。

2.增氧帐篷

增氧帐篷为医务人员提供了富氧的工作环境,实践证明它能显著提高 SpO_2,降低医务人员急性高原反应的发生率。同时,对在增氧帐篷中住院或留观的伤员,能缩短其住院时间,提高伤病缓解率,为高原环境下伤员的救治提供更好的医疗保障,减少因急性高原反应导致的非战斗减员,为救援人员提供重要的后勤保障。增氧帐篷有展开快速、便于撤收、抑制急性高原反应效果明显等优点,可用作生活帐篷和工作帐篷。高原地区气候特殊,高原特需卫生装备的研究设计、生产、使用及应急保障等方面要有很强的针对性。实现卫生装备的全面高原化,可为顺利、快速实现平原卫勤力量高原化提供物质基础,为未来高技术条件下高原卫勤保障提供装备技术支撑。

3.其他装备

高原救援除了常规救援物资外,以下物资应特别准备和加强。①救援药材。需配备适合高原救援的部分药品,保障从低海拔地区进入高原地区的救援人员发生急性高原反应时能及时救治,如地塞米松、乙酰唑胺、氨茶碱、硝苯地平、红景天冲剂、复方丹参滴丸等高原用药,派瑞松、皮炎平等皮肤科用药。②制氧装备与氧气。③保暖物资。④营养物资。加强自热食品、耐缺氧食品、高能固体饮料和多维电解质泡腾饮片等物品的配备。⑤高原低氧环境适用的发电机组。⑥高压锅及其他高压装置。

四、经验与教训

这次地震是我国迄今为止在海拔约 4000 m 高原地区发生的唯一的一次强烈地震。玉树地震的救援与平原地区的有很大不同:①高原气候恶劣,由于当地房屋多为土木结构,伤员以压埋伤为主,窒息的救治刻不容缓。②高原低氧环境造成第二次打击,伤员伤情迅速恶化并易向急性呼吸窘迫综合征(ARDS)和多脏器功能障碍综合征(MODS)转化,伤员迅速发生心、肺、脑功能衰竭,救治难度大。③从平原急速来到高原的救援人员有很高的急性高原病发生率,增加了救援复杂性。

玉树处于极其恶劣的高原环境,可对人体造成第二次打击和损伤,且伤员受灾害情况以压埋伤为主,高原缺氧情况下的窒息造成人体整体的综合性损害十分严重,因此玉树地震后 48 h 进入伤病及死亡高峰。此外,由于高原地震后伤员延至 72 h 救治,难度增大、预后较差,死亡率明显增加,存活者的康复期延长。因此,根据玉树地震的总体分析,提出了高原地震医学救援"黄金 48 h"的急救概念。

玉树地震是高原医学救援的一次实践检验,各种救援力量发挥了巨大作用,对高原、高寒地区医学救援也有很多启示。玉树地震为我们敲响了警钟,应当重视青藏高原地区地震频发、地震增强的态势,防震救灾的各项工作不可松懈,高原医学救援系统必须加强,平战结合的训练要经常化和普遍化,而且要随时保持警惕。

(1)加强高原医学知识的宣传与普及。

绝大部分救援人员缺乏高原卫生防护知识,因为在高原地区开展救援工作与平原地区有显著的差别,不能认为仅凭热情就能够做好救援工作,应做好自身防护和劳动保护工作。在高原地区不仅极易发生急性高原病,而且劳动能力显著下降,劳动量不能按照平原地区计算,必须降低劳动负荷和缩短工作时间,才能保证连续工作的体力。应加强高原医学知识的普及推广工作,加速培养具备高原医学知识的全科医生。此次玉树地震救援显示,我国高原地区高原病防治人才缺口较大,必须在今后工作中通过学历教育、任职教育、健康教育等多种形式进一步普及高原医学知识,提高全民的高原病防护意识和防护水平。

(2)注重医疗队员自身的身体素质。

医疗队员身体素质存在差异。选拔医疗队员时只考虑到了专业配置而忽略了身体素质。医疗队员对当地群众的习惯了解不深入。在此次医学救援过程中,部分群众不配合进行体检,而只允许医务人员对其进行"摸脉"的诊治,给救治工作带来了一定的困难。语言沟通困难,宗教信仰、风俗习惯不同,这些都给救援造成很大的困难。必须强化高原医学救援训练:①要贴近实战,坚持训练经常化。突发事件的不确定性、可变性,特别是针对高原、高寒地区等特殊环境,要在平时进行适应性训练。注重加强人装结合训练、体能强化训练、心理素质培养,以及养成不怕苦、不怕累的精神,使救援人员从装备、体能、心理等诸多方面得到提高,具备完成各种任务的先决条件。②要不断增加训练方式和拓宽训练渠道。通过多种方式的训练,达到提高应对各种不同环境突发事件救援能力的目的。③要注重加强高原流行病防治训练。不同的突发事件发生的环境具有不可预知性,因此加强对驻地区域性以及其他地区流行病学的研究,对减少非战斗减员意义重大。

(3)建立区域性高原病医学救援中心。

在高原地区或邻近高原地区建立区域性高原医学救援中心,成立高原病救治研究所,对高原病进行专门研究和救治,实施划区保障。一方面,要加强高原医学救援装备建设。区域性高原病医学救援中心应加强高原救治装备研究,形成系列的高原救治装备,以适应高原医学救援的需要。例如,在这次玉树地震医学救援中的单人增氧装置、小型制氧机、高原轻便加压舱等装备发挥了巨大的作用。另一方面,要加强高原医学救援专业人才培养。灾难发生所造成的损害是严重的、复合式的。因此,我们要有一支训练有素的队伍,来完成高原医学救援。

(4)建立合理的高原医学救援阶梯。

高原灾害发生后,瞬间产生大批量的伤员,建立快速、合理、有效的救治阶梯,成为高原医学救援的首要任务。在灾害发生初期,首先,可将离灾区较近且已在高原长期驻扎的力量派往一线灾区;其次,可将其他功能齐全、技术力量强的救援力量派往二线,可根据受灾地域环境确定驻扎地区,驻扎地区一般距灾区 200 km 以内,伤员能在 3 h 内快速送达,二线力量主要实施紧急救治和部分专科治疗;最后,在离灾区较近的中、大型城市综合医院建立三线救治基地,收治经二线医疗机构处置后需进一步治疗的伤员,进行专科治疗和康复治疗。

(5)加强高原病防治装备的研究。

在本次地震救援中,高原病防治的特殊装备较缺乏,需要进一步研制轻便、高效的卫生装备,如轻便的供氧装置、新型救护车等;也应加强高原医学救援行动物资储备,高原医学救援时间紧,行动快,所需药品特殊,临时采购往往无法实现,所以应根据不同的任务,适量储备相应的药材和生活物资;还应加强通信器材储备。在信息化社会条件下,通信工作尤其重要,各种信息交流、反馈都需要通信器材来保障。因此,在平时的准备中,医学救援队要配备好通信器材,如车载电台、卫星电话、对讲机、传真机等设施。

(6)完善高原救援预案及加强高原病防治药物的研究。

救援人员从低海拔地区快速进入高原地区时,没有准备足够的抗高原反应药物,没有带足御寒衣物,部分救援人员一到玉树就发生急性高原病,因而不得不撤回平原地区。在此次玉树地震的救援过程中,不少医疗队对实际情况估计不足,主要携带了地震伤员需用的急救药品和器材,忽视了自身保障的重要性和高原医疗的特殊性,很多救援人员并没有带足氧气和供氧装备。高原特需药品品种准备较少,能用的高原特需药品仅有红景天冲剂、复方丹参滴丸等,缺少高效的高原特需药品。因此急需研制高效、使用方便的高原病防护药物或相应剂型。高原地区的抗震救灾与平原地区的抗震救灾不同,必须加强高原病的防治,提高救援人员的自身防护水平,解决救援人员的高原反应问题,并做到科学救援、合理救援,才能保证抗震救灾取得决定性胜利。通过查找本次玉树地震救援中的不足,我们应该进一步加强高原医学知识的普及,加强高原病防护药物、器材的研发与推广,提高我国的高原病防治能力,才能保证高原突发事件时平原应急机动力量上得去、站得住、打得赢。

(7)重视装备性能,改进夯实保障物质基础。

虽然本次救援建立了独立的空中运送通道,即运用直升机在空中对伤员实施医疗救护和连续的医学监护,为挽救伤员生命、减少伤残赢得了宝贵时间,提高了救护效率,但仍存在运力不足、装载顺序混乱、卫生救护直升机较少、机上药品补给困难、救治装备简陋、卫生装备机动性能和适应性欠佳等问题,如机舱噪声大致血压测听不清、照明不能满足治疗、电子装备互相干扰、输液架缺乏等,存在伤员转运途中医疗安全隐患。应按照"小型、轻便、高效、配套、实用"的原则改进或配备卫生装备,加快适合空中救护功能箱组、成套装备的研制,制订非战争军事行动中不同地域和环境下药品器材的种类与结构标准,以夯实卫勤保障物质基础,满足医学救援需要。

(8)完善分类后送体系及增强空运救援能力。

现代卫勤保障强调主动权的把握,医院应着眼可能的任务需求,科学制订和完善各种卫勤保障预案。同时,重视分类救治原则的把握,切实增强医疗后送能力,实现医疗资源规模效益的最大化,确保在灾害面前能够迅速展开、高效实施。此外,应强化救援人员救灾能力素质训练,按照地域特点、易发灾害特征和运输方式开展针对性、适应性训练,拓展救治技术,坚持一专多能、一队多用,加强体能训练,提高救治能力和综合集成能力。

(9)充分准备救援所需装备。

卫生装备工作效率低,帐篷医院内的卫生装备缺乏实战性检验,主要表现如下:①缺少部分装备,如检验科无法展开凝血功能、生化检查等检验项目。②部分装备工作效率不高,如血细胞分析仪工作效率低,无法满足大批量伤员检验的需要。③部分装备缺乏,救护车辆少。应自备部分器械装备。灾害发生地环境恶劣,若某一部分出现问题,可能造成帐篷医院整体性功能丧失和瘫痪。为增强帐篷医院的野战生存能力、环境适应能力,必须增设部分备用补充装备,如小型发电机、应急手术灯、便携式洗片机等,以备紧急情况下补充使用。

(10)协同开展防治。

各地医学救援队应与灾区医学救援指挥机构进行协同,全面了解灾区卫生资源和医学救援情况,掌握各类医学救援力量的分布、任务、规模、特长和协同机制,建立伤员救治与后送畅通途径,明确卫生防疫、药材保障等方面的支援体系,重点协调氧气、特需药品的供应渠道。积极与灾区专业高原病防治力量协同,寻求业务指导、技术培训和重症高原病抢救等方面的帮助。因高原病后送的伤员,痊愈后原则上不应再次返回灾区。

第六节　2013 年美国波士顿马拉松连环爆炸事件防护

一、案例介绍

(一)事件背景

美国当地时间 2013 年 4 月 15 日 14 点 50 分(北京时间 16 日凌晨 2 点 50 分),波士顿马拉松比赛现场发生两起爆炸,造成至少 3 人死亡,逾百人受伤。事件发生后,波士顿警方和马拉松比赛安全部门紧急应对,迅速封控现场,实施紧急救援,有效管控赛事,排除爆炸物品,追击缉拿逃犯,处置善后工作,稳定了秩序。

(二)参与救援力量

爆炸发生后不可避免出现的混乱场面很快就被有序的救援工作所取代,波士顿的救护车、警车、防爆车、消防车迅速赶到救援现场,各救援力量有条不紊地展开救援:一群警察向运动员们跑来,他们跑得很快,迅速封控现场,疏散观众,寻找犯罪嫌疑人;交通警察实施路口控制,检查过往行人;救护人员立即抢救伤员,对伤员进行紧急包扎,将伤员送往附近医院医治;现场一些普通市民也加入急救队伍,帮助抢救伤员。发生爆炸还不足 5 min,大多数伤员已经被救护人员用轮式救援工具运送到距事发地点大约 91 m 的巨大医疗帐篷里。在医疗帐篷中,志愿医务人员先稳定住这些伤者的伤势,进行初步包扎,再将伤员送上救护车。当地警方开通了两条热线,一条用来帮助死伤者家属查询信息,另一条用来让公众提供爆炸事件线索。

二、开展救援的情况

(一)现场急救医疗工作

爆炸的威力很大,现场一片混乱,且弥漫着爆炸后的浓烟,路上还有许多受伤的人躺在血泊中。紧急救护车涌往现场,医务人员救治伤员,还有人为死难者临时设立停尸房,现场的许多伤员被送往附近的布列根和妇女医院(BWH)及马萨诸塞州综合医院(MGH)。

"9·11"事件后,波士顿的医院每年都会举行一次应对意外事故的急救演习,基本覆盖了从飞机坠毁到自然灾害,甚至生物恐怖袭击等多种突发事件的应对。在演习中,医院会取消非紧急的手术,腾出手术室和床位;转移急救室的非紧急患者,腾出空间接收伤员。每家医院都设有一名突发事件指挥员,负责协调腾空急救室和医院床位、调配临床医务人员和医疗装备,以及与城市急救指挥中心沟通。除了每年演习外,很多急救室的医生还曾在伊拉克和阿富汗做过战地医生,因此,在此次爆炸案发生后,每个人都能有条不紊地投入救援,迅速而从容地照顾伤员,将伤亡控制在最小限度。

此次爆炸案发生后,马拉松组委会的急救队首先出动,对现场伤员进行快速的止血包扎,将伤员带离爆炸发生区域,随后再转运至附近医院。同时,警方出动装甲车追捕嫌犯,对路口进行控制,疏散现场未受伤的观众。反恐特警也奔赴现场搜寻附近还有没有尚未被引爆的炸弹,进行防爆排查。同时美国国民警卫队在现场展开搜索行动,一是探查嫌疑人的行踪,二是找寻是否有被遗漏或者被掩埋的伤者。

波士顿紧急医疗服务中心的负责人胡利说:"我们行动迅速,救援人员这一次的反应速度是如此之快,以至于救援工作看上去似乎是经过事先排练的,但其实这些流程确实有过演练。"此次事件发生的 2 年前,波士顿举行了一次全市范围内的紧急救援演习,当时要求波士顿警察部门、消防人员、医院和紧急医疗服务人员要像波士顿市内真的发生多处炸弹爆炸那样做出反应。此次爆炸发生后不可避免出现的混乱场面很快就被有序的救援工作所取代,那些被引导离开事故现场的观众和长跑选手看到了令人惊异的一幕。参赛选手巴杜在爆炸发生时距离终点线只有 1 min 的路程,他说一群警官和急救人员向运动员们跑来,他们跑得无比迅速。救援人员的反应速度给急诊科医生潘特也留下了深刻印象,爆炸发生时他碰巧站在离事发地点只有几米远的地方。潘特当时立刻俯身去查看那些大量流血的伤者,他把腰带临时用作止血带,就在抬头的一刹那,他看到一批志愿者带着轮椅和担架赶了过来。潘特事后说,这真难以置信,当时的场面太鼓舞人了,事发后 3~5 min,伤者们就被送进了医疗帐篷。

(二)现场急救、流动医院救治及医疗巡诊工作

由于波士顿马拉松比赛赛程漫长且参赛选手人数较多,组委会本身就配置了非常完善的医疗保障设施。2012 年马拉松比赛期间,许多人出现高温受热问题。2013 年,医疗计划就加强了这一点,保证医疗帐篷能容纳更多的患者,这也意味着会有大量经过培训的专业人士随时待命。在不到 1 min 的时间里,沿线的急救人员已经进入爆炸区域,为伤员提供救治。刚过终点线,配备了数百名志愿者的大型医疗帐篷就被迅速分配到每个分类的护理区。发生爆炸还不足 5 min,大多数伤者已经被救护人员用轮式救援工具运送到距事发地点大约 91 m 的巨大医疗帐篷里,志愿医务人员先稳定住这些伤者的伤势,再将他们送上快速驶往医院的救护车。

医疗帐篷主要用于抢险救灾、野外训练、野外短期作战的医疗服务项目。帐篷中配有可以满足基本需要的所有仪器和药品,医疗队为伤员快速包扎止血,并将他们放置在担架上,再根据伤情严重程度转运至其他医院。

此外,医疗队的成员以及警察在人群中搜寻无法行走的伤员,用轮椅或担架将他们带离现场。对于伤情不严重的现场伤员,对他们进行紧急的止血包扎,并让他们在消防队员等带领下有序撤离现场。急救人员推着轮椅不停运送伤员,并且有工作人员随身携带急救包,以便随时进行急救。

(三)转运工作

爆炸发生后,各家医院很快动员了多支医生和护士团队,波士顿市的每一辆救护车都被派往了事发现场,其中有许多在事发前就已经在那里待命,以便随时救助需要帮助的受伤的马拉松选手。承担赛事医疗和急救工作的人员迅速转移和营救伤员,第一批伤员很快被送抵附近的医院,包括布列根和妇女医院、塔夫茨医学中心和麻省总医院在内的多家医疗机构接收了大批伤员。波士顿紧急医疗服务中心在 18 min 内将 30 名危重伤员送往当地医院,在其他机构的协助下,其他伤员在 45 min 内被送往当地医院。

波士顿的急救人员将伤员分散到该市的各家医院,而不是让某家创伤收治中心接收过多的危重伤员。波士顿的主要医院也为此类事件做足了准备,如血库供应充足,为突然涌入的濒死伤员提供的各种材料也很齐备,医院还曾用人体模型进行过多次创伤急救演

练。布列根和妇女医院离爆炸地点仅有 3 min 的车程,有 28 名伤员被送到这里,医院当时正在进行交接班,但立即进入急救模式,要求即将下班和上班的医务人员全部上岗。特警也在第一时间进驻医院,担负保卫工作。

此外,美国当局在爆炸地区的上空实行了禁飞令;波士顿公共交通当局表示,将关闭部分地铁线路;警方迅速出动,对城市内主要干道进行清理,且要求当地居民不要出门,不要开车上路,城市道路上几乎仅剩下全城的救护车在穿梭运送伤员。从现场到医院的运输非常迅速,这使得所有伤员能够更快地得到医院专业的三级护理。

《波士顿环球报》描述,在接到波士顿紧急医疗服务中心发出的爆炸案急救信息后,尽管没有更多的细节,布列根和妇女医院急救室的医务人员已经开始转移患者;塔夫茨医学中心的外科主任开始取消所有的择期手术。在爆炸发生后的几分钟内,受伤严重的患者被送往 6 家创伤中心,其他伤员则由几家社区医疗中心负责收治。

(四)卫生防疫工作

爆炸现场有滚滚浓烟,许多观众用随身衣物等捂住口鼻以防吸入,也有部分救援人员戴上了口罩或面罩。警方在疏散人群后也对其他隐患及时进行了排查,并且对现场进行了消杀。

波士顿公共卫生委员会医学信息中心致电布列根和妇女医院,称其需要接收来自爆炸现场的 8 名伤员。该医院启动了黄色代码(预警),这是一种全医院范围内的灾难响应。一位曾经参加过灾难管理培训项目的资深急诊医生提醒应急团队要考虑有害物质威胁的可能性。应急管理主任指挥安保人员封闭了医院,并打开了医院的危险物质净化单元。急症护理组组长给工作人员分配了 3 项主要任务:净化设施、搭建创伤室设施和清理急诊科。一名危险品队长和一组工作人员被派到救护舱搭建去污帐篷。在某些情况下,简易爆炸装置也可能含有化学物质。

(五)心理疏导工作

(1)美国波士顿马拉松连环爆炸恐怖袭击事件给人们带来了巨大的肉体和心理双重创伤。

爆炸造成了重大伤亡。现场惨不忍睹。

有报道称,自 2001 年"9·11"事件发生之后,每一次体育赛事都会引发或多或少的担忧。爆炸事件的事后处理反映了国家在处理突发事件上的成熟度。当地警方立即配合州警和美国联邦调查局展开工作。救援人员的回应显示了很强的专业性。同时,官员和记者在"抢时间"的同时谨慎对待信息,确保消息的真实性。

据调查,憎恨仇视,是发生连环爆炸的根本原因。我们应该及时发现恐怖袭击事件背后的根源,更要对遇难者及其家属、参赛者以及更多的体育爱好者、不同宗教信仰的人群进行心理健康教育,针对他们对未来每一次体育赛事的担忧、恐慌进行专业心理疏导。对救援人员、记者、警方、政府官员进行专业知识及发言的专业培训。媒体报道用词应谨慎,避免引起对遇难者及参赛者的再次伤害以及刺激恐怖分子。

（2）为什么重大事件发生后要给当事人和有关人员做心理疏导？

爆炸后可能出现的心理障碍包括急性应激障碍（ASD）与创伤后应激障碍（PTSD）。

急性应激障碍，是在剧烈的、异乎寻常的精神刺激、生活事件或持续困境的作用下引发的精神障碍，以严重的精神打击为直接原因，患者在受到刺激后（1 h 之内）立即发病，表现为有强烈恐惧体验的精神运动性兴奋，行为有一定的盲目性，或者为精神运动性抑制，甚至木僵。

幸存者会很快出现极度悲伤、痛哭流涕，然后出现呼吸急促，甚至短暂的意识丧失。初期为"茫然"阶段，以茫然、意识清晰度下降、定向困难（不知道时间、地点、人物及自身状态）、不能理会外界的刺激为特点；随后会对周围环境产生激越、愤怒、恐惧性焦虑、抑郁、绝望以及自主神经系统亢奋症状（如心动过速、震颤、出汗、面色潮红等）。有的人甚至不能回忆起爆炸时的情景。这些症状往往在震后 24 h 后开始减轻，一般持续时间不超过 3 天，一部分人可以在几天至一周恢复。

创伤后应激障碍是指异乎寻常的、具有突发性和威胁性的灾难性事件或处境，导致个体延迟出现和长期持续存在的心理障碍，其表现以再度体验灾害情景为特征，并伴有情绪的易激惹和回避行为。这些症状会严重影响日常生活，并且会持续一段较长的时间。

（3）关于心理干预，我们可以做什么？

救援现场心理专业人员、志愿者及第一线紧急医疗人员，及时介入处理最佳。可给予当事人和有关人员情绪支持，并鼓励他们宣泄情绪，但要避免"节哀顺变""我明白你的感受"等安慰性语句，以免引起反感。应该陪伴在受害者身边，如果对方有物质上的需求（如水、食物等），及时提供。观察对方的心理状态，理性判断是否需要心理疏导。处理严重焦虑或失眠时，可以通过医师处方，服用低剂量的镇静安眠药。

后续处理则以心理治疗为主，药物治疗为辅。心理治疗是应对心理障碍的有效办法，灾难后常用的心理治疗方法包括认知行为疗法、系统脱敏、沙盘治疗等。首先要改变错误的认知，很多遇难者家属在失去亲人后会感到十分内疚（家人死了，自己却活着），应让其了解到，灾难如此紧急、意外，所有人都不可能做得令人满意，你已经尽己所能。其次要寻求支持，每个人都有三大支持系统，即家庭、单位和社会。在心理治疗时，不可低估求助者亲属、同事和社会慈善机构在精神上和物质上的支持，充分运用这些资源，帮助求助者战胜困难。药物治疗主要是对症治疗，适当的药物可以有效地缓解患者的抑郁、焦虑、恐惧、失眠等症状，便于心理治疗的开展。

三、防护医学技术与装备的应用

爆炸恐怖袭击行动隐蔽、破坏力强，给人们的生命财产造成了巨大的损失，影响了社会稳定。面对爆炸装置，排爆人员在探测、排除的过程中，近距离接触爆炸物存在巨大的人身安全风险。因此，认真做好反爆炸恐怖袭击行动中的个体防护装备与技术应用研究，具有积极的现实意义。

（一）爆炸恐怖袭击对人体可能造成的危害

恐怖分子进行爆炸恐怖袭击时，使用的爆炸装置一般由三个部分组成：包装物、炸药和起爆系统，其中，包装物又可分为硬包装和软包装。当包装物为软包装时，爆炸装置主要依靠炸药所产生的空气冲击波来杀伤目标；当包装物为硬包装时，爆炸装置的杀伤作用主要依靠爆炸所产生的空气冲击波和破片两种作用来杀伤目标。

1. 爆炸所产生的空气冲击波的危害

空气冲击波对人员的杀伤作用：①血管破裂，致使皮下或内脏出血；②内脏器官破裂，特别是肝、脾等实质器官破裂，肺脏撕裂；③肌肉纤维撕裂。

2. 爆炸破片的危害

当爆炸装置带有硬质壳体时，炸药的爆炸能量既能让壳体变形、破坏，产生破片，同时又能使爆炸产物膨胀、飞散和形成空气冲击波。壳体的存在延迟了周围稀疏波进入炸药的时间，因而大大提高了炸药的能量利用率。破片对目标的杀伤作用以贯穿作用为主，通常以破片的动能来衡量破片的杀伤作用。

3. 其他危害

爆炸装置爆炸后，除空气冲击波和破片对人体产生杀伤作用外，热辐射等也会对人体产生软杀伤作用。爆炸产生的瞬间高压使整个身体受到冲击而加速。运动的身体在撞到地面或者其他障碍物时很容易受到伤害，有时会发生骨折、脑出血等。热辐射伤害可以导致热脱水、心血管系统负担增加、紧张、急躁、判断力下降等严重后果。另外，暴露于热辐射会导致个人极度疲劳，大量出汗导致体内电解质失调，钾、钠等元素含量增加，进而使人体出现腹泻、呕吐、肾功能衰竭等症状。

（二）反爆炸恐怖袭击个体防护技术原理及措施

1. 借助装备器材防护

在反爆炸恐怖袭击行动中，排爆人员面临的危险之一就是爆炸装置爆炸时产生的破片对人员的杀伤作用。借助目前各种防护装备器材进行防护是最直接和行之有效的措施，其防护机制从根本上说有两个方面，一方面是将爆炸装置碎裂后形成的破片弹开，另一方面是通过防护材料消释破片的动能。装备器材防护可以分为专业器材防护和非专业器材防护两种。所谓的专业器材防护，是指借助某些专业制式防爆装备，如防爆服、排爆服、防爆盾牌等所实施的个体防护；而所谓的非专业器材防护，是指在现实反恐排爆行动中，参战人员依据现场实际情况，躲藏在某些能够吸收、衰减、阻挡空气冲击波和破片杀伤作用的非专业防爆器材物体背后的一种防护。在这种情况下，现场中选择的防爆材料按照防护效果递减的顺序排列如下：地下掩体、土围墙、砖墙、汽车、木材、棉被等。而在任何情况下应当尽量避免躲藏在玻璃、铸铁物品，贴有瓷砖的墙体及其他易碎易裂材料物体的背后。

2. 加大距离防护

随着距离的增加，空气冲击波在空气中的衰减幅度加大，因此在涉爆环境中应当尽可能加大排爆作业手与爆炸装置之间的距离。根据 TNT 炸药地面爆炸的空气冲击波破坏作用公式和人员在空气冲击波作用下的安全临界值与死亡临界值,在知道现场爆炸装置的装药量及种类时,就可以计算出此时人员的安全距离与死亡距离。值得一提的是,当人员有掩体隐蔽时,上述距离可以缩小 1/3。

3. 利用缺口防护

在排爆过程中,爆炸装置存在意外爆炸的可能。如果在空旷的野外,爆炸产生的高压气体就会迅速向四周扩散,从而使空气冲击波造成的破坏作用降到最低,但是如果在室内排爆时发生了爆炸,空气冲击波的作用就很有可能引起房屋的倒塌,从而造成不必要的损失和牺牲。另外,室内的爆炸会引起某些缺口及周围易碎品的破碎,高速飞行的破片会对室外人员造成伤害。当然,万不得已必须在室内排除爆炸装置时,也可以利用缺口这一特性,尽量打开建筑物的所有门窗,使爆炸所产生的气压定向传播,减弱空气冲击波对建筑物主体结构和内部人员的破坏作用。

4. 调整排爆姿态防护

在反爆炸恐怖袭击行动中,排爆作业人员的姿态防护也至关重要。作业人员在涉爆环境下始终张开嘴巴,保持身体内、外的压强处于平衡状态,可以防止人体耳膜在爆炸作用下破裂。空气冲击波对人体造成破坏的临界压力(p)为 $0.02\sim0.03$ MPa,在空气冲击波的作用下人体鼓膜最容易出现破裂,因此张开嘴巴可以动态保持人体内、外压力平衡,进而保护人体鼓膜。根据排爆作业的特点,作业人员在涉爆环境下身体应尽量采取卧姿。根据人体的结构,采取卧姿时,身体的高度将是人体站立时高度的 1/5,因此在涉爆环境下人体所受到的空气冲击波加载面积将是站姿状态下的 20%;对破片而言,尤其是当爆炸装置放置在地面时,根据爆炸原理,其破片的飞散范围往往与地面成一定的角度,与地面形成所谓的半真空状态。因此,在涉爆环境下采取卧姿会大大减小人体遭受破片冲击的概率。

5. 警觉意识防护

在反爆炸恐怖袭击行动中,作业人员要对爆炸装置的巨大危险性高度警觉。对在爆炸物排除过程中可能会出现的破片、空气冲击波以及其他对人员造成伤害的因素要有正确的估计和预防措施,对情况不明的爆炸物绝不盲目蛮干、贸然排除。排爆人员除了要有高度的警觉意识和专业知识外,还必须具备良好的心理素质,才能保证作业人员的安全。

(三)几种个体防护装备及特点介绍

1. 排爆服

在反爆炸恐怖袭击行动中,作业人员身着排爆服可以最大限度地降低排爆过程中炸药爆炸后所产生的破片、空气冲击波、高温高压气体和负压等对人员造成的伤害。为满足排爆作业中的恶劣环境要求,既减轻装备重量,又增强作业灵活度和舒适度,各国生产厂家均将高新材料和先进生产工艺运用于排爆服的研发中。加拿大 Med-Eng 公司是全球领先的排爆服制造商,设计的排爆服以设计先进、防护能力强、穿着舒适灵活而著称。世界上超过 120 个国家在使用其产品。作为 Med-Eng 公司的经典之作,EOD 系列是目前世界上使用较为广泛的排爆服。

2.防护挡板

防护挡板是供排爆人员使用的一种简易的人身防护装置,它由底盘和防护板组成。底盘是一个长度不小于 200 cm、宽度不小于 60 cm 的长方形钢架,底部安装 4 个轮,钢架上装有一块铁板,供排爆人员站立使用。防护板用防爆玻璃制成,长度、宽度与底盘相同,中下部有孔,可供排爆杆和霰弹枪穿过,四边镶有金属框架。防护板也可以用钢板制成,但需要镶有用防爆玻璃制成的观察窗。排除爆炸物时,将防护板支起,排爆人员可以在防护板后面对爆炸物进行处理,也可以在防护板后使用摧毁器材将爆炸物摧毁。一旦发生爆炸,防护挡板可使人免受伤害,而且爆炸产生的空气冲击波可以使底盘连同防护板一起向后滑动,减弱空气冲击波的作用。

除了上述排爆服和防护挡板之外,个体防护装备还有防爆围栏、防爆冲击网等装备。但这些装备的防护等级有限,还应在提高其质量、防护能力和机动灵活性方面进行改进。

四、经验教训

本次爆炸事件中伤亡人数较多,所用的炸弹是利用从烟火店购买的"原材料"自制而成,爆炸杀伤力较大。美国波士顿警方尽管在部署警力、安全检查方面存在许多漏洞,但在储备机动力量、医疗救护方面又有许多可借鉴之处。爆炸发生后,波士顿救护车、警车、防爆车、消防车迅速赶到救援现场,各救援力量有条不紊地展开救援。警察迅速封控现场,疏散人群,观察、寻找犯罪嫌疑人;救护人员立即紧急包扎,将伤员送往附近医院医治;交通警察实施路口控制,检查过往行人;城市上空设立禁飞区,实施空中管制;嫌犯自制的高压锅炸弹杀伤力较大,在爆炸发生后,救援人员将伤员送往医院;美国国民警卫队对爆炸现场展开搜索行动;反恐特警赶赴现场,为预防嫌犯在波士顿附近的沃特敦实施爆炸,迅速展开地毯式的搜查;公交系统则派出巴士,前往沃特敦疏散居民,以防再次发生爆炸。纵观美国波士顿警方采取的现场救援措施,主要是快速抢救生命、卡口制路封控、净空防袭、电磁屏蔽干扰、防爆制爆排查、疏散现场民众等。这些经验做法值得借鉴。

第七节 2015 年天津港火灾爆炸防护

一、案例介绍

(一)事件背景

2015 年 8 月 12 日 22 时 51 分 46 秒,位于天津市滨海新区天津港的瑞海公司危险品仓库(北纬39°02′22.98″,东经117°44′11.64″)发生大爆炸,造成165人遇难,8人失踪,798人受伤,304幢建筑物、12428辆汽车、7533个集装箱受损。

起火原因认定:硝化棉为白色或微黄色棉絮状物,易燃且具有爆炸性,化学稳定性较差,常温下能缓慢分解并放热,超过40℃时分解加速,放出的热量如不能及时散失,会造成硝化棉快速升温,达到180℃时则发生自燃。硝化棉通常用乙醇或水作湿润剂,一旦湿润剂散失,极易引发火灾。瑞海公司员工反映,在装卸作业中存在野蛮操作问题,在硝化棉装箱过程中曾出现包装破损、硝化棉散落的情况。事发当天,当地最高气温达36℃,装箱内温度可达65℃以上。高温致存放在仓库中的硝化棉湿润剂散失,出现局部干燥,最终在高温环境的作用下,硝化棉加速分解,产生大量热量,最终发生自燃,引爆周围易燃易爆化学品。

截至2015年12月10日,依据《企业职工伤亡事故经济损失统计标准》等标准和规定,事故已核定的直接经济损失达68.66亿元。该爆炸事故是中国近年来最为严重的非战争化学性爆炸事故。

本次事故中爆炸总能量约为450吨TNT当量。两次爆炸分别形成一个直径15 m、深1.1 m的月牙形小爆坑和一个直径97 m、深2.7 m的圆形大爆坑。以大爆坑为爆炸中心,150 m范围内的建筑物被摧毁,东侧的瑞海公司综合楼和南侧的中联建通公司办公楼只剩下钢筋混凝土框架;堆场内大量普通集装箱和罐式集装箱被掀翻、解体、炸飞,形成由南至北的3座巨大堆垛,一个罐式集装箱被抛进中联建通公司办公楼4层房间内,多个集装箱被抛到该建筑物楼顶;中心区储存的7641辆商品汽车和现场灭火的30辆消防车在事故中全部损毁,邻近中心区的4787辆汽车受损。爆炸冲击波波及爆炸区以外的部分建筑物,这些建筑物虽没有受到爆炸冲击波的直接作用,但由于爆炸引起地面震动,建筑物接近地面部位的门、窗玻璃受损,东侧最远达8.5 km,西侧最远达8.3 km,南侧最远达8 km,北侧最远达13.3 km。通过分析事发时瑞海公司储存的111种危险货物的化学组分,确定至少有129种化学物质发生爆炸燃烧或泄漏扩散,其中,氢氧化钠、硝酸钾、硝酸铵、氰化钠、金属镁和硫化钠这6种物质的重量占到总重量的50%。同时,爆炸还引燃了周边建筑物以及大量汽车、焦炭等普通货物。本次事故残留的化学品与产生的二次污染物逾百种,对局部区域的大气环境、水环境和土壤环境造成了不同程度的污染。爆炸现场如图10-7-1所示。

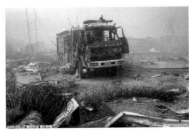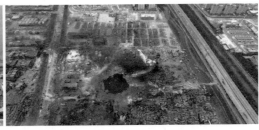

图10-7-1 爆炸现场

（二）参与救援力量

事故发生后，习近平总书记高度重视，做出重要指示，强调要组织强有力力量，全力救治伤员，搜救失踪人员；尽快控制消除火情，查明事故原因，严肃查处事故责任人；做好遇难人员亲属和伤员安抚工作，维护好社会治安，稳定社会情绪；注意科学施救，切实保护救援人员安全。李克强总理做出重要批示，要求全力组织力量扑灭爆炸火势，并对现场进行深入搜救，注意做好科学施救，防止发生次生事故，全力救治伤员，最大限度减少因伤死亡人数。迅速成立事故救援处置总指挥部，确定"确保安全、先易后难、分区推进、科学处置、注重实效"的原则，把全力搜救人员作为首要任务，以灭火、防爆、防化、防疫、防污染为重点，统筹组织协调安监、卫生、环保、气象等相关部门力量，积极稳妥推进救援处置工作。

二、开展救援的情况

（一）快速建立指挥体系

事故发生后，天津港"8·12"瑞海公司危险品仓库特别重大火灾爆炸事故总指挥部成立，下设事故现场处置组、伤员救治组、保障维稳群众工作组、事故原因调查组、舆情引导组5个工作组，建立了统一调度、分工负责的工作机制，迅速开展救援处置工作。全力开展灭火救援，立即封锁现场，严密警戒，从核心区撤离消防人员，科学施救，用干粉、干沙灭火，有效控制了火情，48 h内明火基本被扑灭。事故现场处置组设立处置一组、处置二组、综合组、保障组4个工作小组。其中，处置一组全面负责核心区区域全覆盖现场的处置和搜救、灭火、防爆、防化、防护、防尘、防污染及现场集装箱、货物、废弃建筑、废弃物等清理工作，以及现场危险化学品的排查、勘查、甄别、检测、洗消、清运、清理、登记、签收和全过程处置。处置二组全面负责外扩域全覆盖现场的处置和被炸的汽车、集装箱、金属块、货物、废弃建筑物及其他物品的排查、检测、洗消、清运、登记、回炉和科学无害化处置等工作，并对该区域危险化学品进行搜寻、科学处置，以及对外扩区和核心区环境进行保护、监测，进行污水清理处置、污染防控和现场遗留物及污染地面清理等全过程处置工作，涉及核心区的相关工作由处置一组配合协同处置。综合组主要负责综合协调、情况汇总、资料收集、报送信息、建立档案和督促检查落实。保障组主要负责保障现场处置的设施装备、装备、车辆和后勤服务等。

（二）科学制订处置方案

针对核心区作业面复杂、危险化学品交织散落、易燃易爆品等清理难度叠加的情况，总指挥部会同各方面专家认真研究，确定"确保安全、先易后难、一物一策、各个击破"的工作原则，集中专家智慧，制订周密的现场清理方案，科学制订危险化学品处置方案，严格按照防爆、防化、防护、防疫、防尘、防污染的要求，严格遵守收集→检测→封存→包装→清运→登记→运送→移交→签收的工作流程，安全地推进危险化学品和其他物品的清运工作，有序稳妥组织实施，做到不留后患。

（三）精心开展现场处置

1. 交通管制

迅速封控事故现场和周边区域，实行交通管制，保证抢险救援通道畅通。

2. 勘查

组织人员、无人机实施分片分类摸排、反复侦检；组建由防化兵、专家、生产企业参加的勘查小组，对核心区现场留存的危险化学品进行地毯式勘查，积极探寻起火燃烧物质，经专家组核查和辨别，初步掌握库区危险化学品的种类、数量、理化性质及部位。三个集装箱堆集区，由防化兵逐箱进行勘测标识，空箱和非危重箱运至外扩区按程序处理。装有危险化学品的箱、罐、桶，由中石油管道局组织实施氮封钻孔，进行取样检验，确定品种，进行安全处置。

3. 灭火

制订灭火方案，将事故现场划分为 4 个灭火救援区域，调集到场的泡沫车、干粉车组成 4 个灭火组，调集大型铲车、挖掘机开辟 4 条灭火通道，针对起火物质的不同属性和危险特性，有效利用泡沫、干粉、干沙等进行分类防控灭火，严防次生灾害。现场明火点 48 h 内基本被扑灭。

4. 洗消

对每件出场物品和每辆运输车辆，进行先消毒、再清洗的两次作业。环保部门密切监测消洗水样，一旦发现废水超标，禁止车辆出场。同时，在洗消现场，加装多种废水收集设施，对消洗的废水进行回收处理。

5. 医疗处置

事故发生后，国家卫生健康委员会、天津市政府组织医疗专家，抽调数千名医务人员，全力做好伤员救治工作，努力提高抢救成功率，降低死亡率和致残率。由国家级、市级专家组成 4 个专家救治组和 5 个专家巡视组，逐一摸排伤员伤情，共同制订诊疗方案；将伤员从最初的 45 所医院集中到 15 所三级综合医院和三甲专科医院，实行个性化救治；组建两支重症医学护理应急队，精心护理危重症伤员；抽调 59 名专家组建 7 支队伍，对所有伤员进行筛查，跟进康复诊疗；实施出院伤员与基层医疗机构无缝衔接，按辖区属地管理原则，由社区医疗机构免费提供基本医疗；实施心理危机干预与医疗救治无缝衔接，做好伤员、遇难人员家属、救援人员等人群心理干预工作；同步做好卫生防疫工作，加强居民安置点疾病防控，安置点未发生传染病疫情。

6. 稳妥处置残留货物

在处置过程中，做到没有确定种类的暂不处置，没有工作方案的暂不处置，没有应急预案的暂不处置。对残留的不明危险化学品，进行现场取样，由专业机构进行检验，组织行业专家会商研判，最终确认残留危险化学品的种类特性。生产厂家根据确认的危险化学品种类，研究提出现场清理方案和应急预案，经专家组论证后实施，确保现场清理工作万无一失。

7. 全面做好现场清理工作

安全实施无缝转运,成立联合办公室,负责对现场清理出的残留危险化学品进行登记备案,对接收处置企业和运输车辆资质进行审核确认,对车辆洗消放行进行全面检查,对货物在途运输进行全程押运,对货物接收进行签字确认,确保流向明确,防范污染风险。

8. 多措并举攻克难点

优化作业流程,对三大堆集装箱开展攻坚战,奋力开辟抢险救援通道,打开作业面,进行分割合围。调用一切可用资源,全力进行抢险,划分就业区域、明确工作内容、强调任务时限,进行立体作业,在吊装过程中做到没车先码放,车到即装运,提高了核心区的处置效率。

三、防护医学技术与装备

爆炸和化学中毒是危险化学品事故处理中应急救援人员面临的严重伤害。在诸多的化学性事故中,许多化学品具有一定的毒性,毒物可以蒸气、雾、烟、微粉和液滴五种状态进入人体。其中,蒸气、雾、烟、微粉易造成大范围空气污染,通过人员呼吸道引起伤害,危害最大;液滴不易扩散,主要通过接触引起人员中毒。化学中毒人员的主要表现如下:刺激、窒息、昏迷、冻伤、化学灼伤、致癌、致畸、致突变、死亡等。据报道,"8·12"天津港火灾爆炸事故核心区危险化学品有七大类,40种左右,2500吨。主要是氧化物、易燃物和剧毒物三大类,包括硝酸铵、硝酸钾在内的氧化物共有1300吨左右;金属钠、金属镁等易燃的物品有500吨左右;以氰化钠为主的剧毒物有700吨左右。因此,为保障救援人员在此次事故应急救援过程中免受有毒有害物质的伤害,确保完成应急救援任务,参与化学应急救援时必须配备化学防护装备。

(一)化学性事故的现场分区

救援人员实施救援任务时配备的化学防护装备依据突发化学性事故的危害范围及毒害程度选择,而突发化学性事故的危害范围及毒害程度又主要取决于与事故中心距离的远近。距离越近,毒害程度越重;离事故中心越远,则危害相对较小。根据危害源性质、现场周围环境、气象条件及人口分布等因素,化学性事故现场危险区域一般可分为热区(污染区、红区)、温区(潜在污染区、黄区)和冷区(清洁区、绿区)(图10-7-2)。

热区:紧邻化学性事故现场危害源的区域,一般用红色警示线将其与外界区域分隔开,在该区域内从事救援工作的人员必须配备防护装置以免受到污染或物理伤害。

温区:紧邻热区的区域。在该区域工作的人员应穿戴适宜的个体防护装置,以避免二次污染。一般以黄色警示线将其与外面的区域分隔开,该警示线也称洗消线,所有离开此区域的人必须在该线处进行洗消处理。

冷区:洗消线以外的区域。患者的抢救治疗、应急支持、指挥机构设在此区。

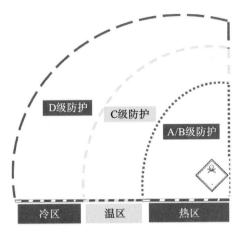

图 10-7-2　化学性事故现场分区

进入污染区的所有救援人员,原则上都应采用最高级别的 A 级防护;在温区参与伤员洗消的医务人员可根据毒物种类,采用 B 级或 C 级防护;在温区参与伤员急救的医务人员可在 C 级防护的基础上,改戴医用手套;在冷区参与精密洗消的医务人员应穿戴防喷溅眼罩、防喷溅防护服、医用手套;其他参与医疗救治的医务人员,应在常规医用工作服外,套穿简易防护服和医用手套。所有参与应急救援的人员均应严格遵守应急救援安全管理规定,切实遵守操作规程,确保救援人员安全。

(二)化学性事故的个体防护技术装备

1. 个体防护装备的分类及使用注意事项

化学性事故应急救援中有毒化学品主要通过呼吸道和皮肤进入人体内。救援人员应穿戴相应的个体防护装备后才能进入现场污染区域,而个体防护装备按作用不同可分为3 种类型:呼吸防护装备、皮肤防护装备及个体防护选配装备。

(1)呼吸防护装备:根据防护原理不同,可分为过滤式防毒面具和隔绝式呼吸器两类。过滤式防毒面具是将外界受污染空气经滤毒罐净化后供人呼吸的面具,由面罩和滤毒罐组成。由于滤毒罐对毒气滤过率有限,故佩戴者不宜在毒源处停留过久,必要时可轮流或间歇进入。隔绝式呼吸器是使人员呼吸器官、眼睛和面部与外界受污染空气隔绝,依靠自身供气的呼吸装备,由面罩和供气系统组成。隔绝式呼吸器的供气方式有送风式和携气式两类。送风式呼吸器的特点是使用不受时间限制,但救援范围需根据送风管的长度而定,且在化学性事故现场的热区(浓度最高区域)不能使用。携气式呼吸器自带气源(空气或氧气),最常用的是自给正压式空气呼吸器(SCBA),其特点是救援时不受空间的限制,缺点是较重且受到时间限制,在充满气的状态下,只能供气 45 min 左右。正确地使用和维护 SCBA 是保障使用者安全的重要条件。使用注意事项:①使用前必须按照规定的检查步骤检测呼吸器是否正常。②佩戴面罩时一定要检查气密性,蓄有胡须及佩戴眼镜、因面部形状或瘢痕而无法保证面罩气密性的人员均不得使用。③在应急救援过程中要时刻关注压力表的变化,当气瓶压力达到 5.5 MPa、报警哨开始鸣叫时,必须马上撤到安全区域。此外,正确的日常维护,如气瓶干燥、充气,进行清洁、去污洗消和存储条件适宜等也是保障其正常使用的重要因素。救援人员配备的呼吸防护装备以隔绝式呼吸器为主,过滤式防毒面具为辅。进入热区者还应佩戴好输氧装置或送风式呼吸器,系好安全带后方可进入现场施救。

（2）皮肤防护装备:主要是防护服,可以分为4级。A级:能对周围环境中的气体和液体提供最完善的保护,为带有面罩的全封闭气密性防护服。B级:适用于环境中有毒气体或其他物质对皮肤危害不严重时,为全封闭非气密性防护服。C级:适用于低浓度污染环境,为连体式化学防护服。D级:适用于现场支持性人员,为一般工装。防护服的选用要依据突发化学性事故环境中有毒有害物质的种类、存在方式、环境条件及浓度等进行综合考虑。使用注意事项:①A级防护服:使用前应进行气密性检测;穿着A级防护服,应至少两人同时进入事故现场,相互照应,同时应确保穿着者处于良好的身心健康状态;全封闭的防护服内热量不易散发,易造成中暑,因此需配备冰背心等降温装备;需注意的是,除特殊指明的防火防化防护服外,其他防护服中的大部分材料是橡胶或高性能纤维,只能防毒而不能防火,选用时应特别注意。②防护眼镜及防护面罩:主要是为了防护眼睛和面部免受粉尘、烟尘、金属和砂石碎屑及化学溶液溅射的伤害。如果有毒有害气体具有刺激性和腐蚀性,应选择全面罩。③防护手套、防护靴:品种多样,在处置化学性事故时,所使用的防护手套和防护靴必须能抵御事故现场的化学物质的渗透,能够绝缘、抗静电、抗高温、防寒和防滑,防护靴还要能防砸、防穿刺,以有效保护应急救援人员。

（3）个体防护选配装备:主要有安全帽、防坠落装置、通信装备、降温背心、便携式氧气报警器、毒物浓度报警器及瑞士军刀等。由于化学性事故情况复杂和环境状况不确定,为确保应急救援人员安全,在个体防护的基础上应配有支持生命、防止意外情况的其他个体防护装备或辅助装置,以供应急救援人员自救或互救使用。

2. 个体防护装备的选用

应急救援时,个体防护装备应根据化学性事故现场不同的危险区域来选择确定。按照职业安全与健康（OSHA）标准,一般将突发化学中毒事故现场分为A级、B级、C级、D级四个区域,每个区域个体防护装备的选用不尽相同,详见表10-7-1。

表10-7-1 突发化学中毒事故区域及个体防护装备选用

事故现场区域	个体防护装备选用
危险作业区（A级区）:缺氧（<19.5%）;有害物质种类未知;有害物质浓度极高,超过IDLH	A级防护:自给式压缩空气呼吸器或长管送风式呼吸器,带有面罩的全封闭气密性防护服、呼吸器面部防护件、有内外层的化学防护手套、化学防护靴、气体检测仪
污染降解区（B级区）:不缺氧;有害物质种类已知;有害物质浓度未超过IDLH	B级防护:自给式压缩空气呼吸器或恒流供气装置,全封闭非气密性防护服/液体致密型化学防护服、呼吸器面部防护件、有内外层的化学防护手套和化学防护靴、气体检测仪

事故现场区域	个体防护装备选用
远端支援区(C级区):不缺氧;有害物质种类、浓度已知,未超过呼吸防护限度;有适用的滤毒罐和颗粒物滤料	C级防护:全面罩/头罩、头罩式连体式化学防护服、化学防护手套、化学防护靴、气体检测仪
远端支援区(D级区):不缺氧;有害物质浓度已知且很低,未超过呼吸防护限度;有适用的滤毒罐和颗粒物滤料	D级防护:一般工作服、口罩/半面罩、化学护目镜、工作手套、安全鞋

注:IDLH指立即威胁生命或健康的浓度。

此次爆炸事故中主要的有害化学品是氰化钠,氰化钠有剧毒,皮肤伤口接触、吸入、吞食微量可引起中毒死亡。氰化钠易溶于水,与水反应产生剧毒、易燃的氰化氢气体。当现场快速检测空气中氰化氢浓度高于 50 mg/m³ 时,必须采用 A 级防护,即自给正压式空气呼吸器(SCBA)和 A 级防护服,并携带氰化氢报警器;进入已经开放通风,经快速检测空气中氰化氢浓度低于 50 mg/m³ 的现场,以及现场救援人员给皮肤污染氰化物中毒患者洗消时,采用 C 级防护,即全面罩防毒面具配合适的过滤元件,C 级防护服、化学防护手套和化学防护靴。现场调查和处理经口途径中毒事件时,救援人员的个体防护装备无特殊要求;现场采集可疑中毒食品样品时,可采用 D 级防护,穿普通防护服,佩戴防颗粒物口罩、乳胶或化学防护手套。医疗救护人员在现场医疗区救治中毒患者时,其个体防护装备无特殊要求。氰化物中毒现场个体防护用品(PPE)选配汇总参见表 10-7-2。

表 10-7-2　氰化物中毒现场个体防护用品(PPE)选配汇总表

防护类型	PPE 说明		
	A 级	C 级	D 级
呼吸防护	SCBA	全面罩防毒面具,过滤元件满足以下要求。 防氰化氢和颗粒物的综合防护过滤元件,或防包括氰化氢在内的多种气体和颗粒物的多功能综合防护过滤元件,如: 符合 GB 2890—1995 的 1 L 号罐(绿色＋白色标色) 符合 GB 2890—2009,防含 B 类气体和至少 P2 级别的颗粒物(含灰色＋粉色标色) CE 认证,防含 B 类气体和 P3 级别的颗粒物 符合特定标准,防含氰化氢和 P100 级别的颗粒物	不需要,或采用随弃式防颗粒物口罩,过滤效率满足以下要求: 符合 GB 2626—2006,至少 KN95 级别 CE 认证,至少 FFP2 级别 NIOSH 认证,至少 N95 级别

防护类型	PPE 说明		
	A 级	C 级	D 级
皮肤防护	A 级防护服、化学防护手套、化学防护靴	C 级防护服、化学防护手套、化学防护靴	工作服、乳胶或化学防护手套
眼睛防护	A、C 级防护服均具有眼睛防护功能		防护眼罩
气体报警	氰化氢报警器		不需要

（三）化学性事故的现场勘查技术装备

事故发生后,勘查人员需快速进入事故现场勘验。而现场已发生和潜在的爆炸、中毒、火焰和高温,对勘查人员生命健康造成严重威胁。为确保勘查人员的生命安全并搜集到翔实的现场物样资料,应用装甲消防车将勘查人员输送到现场。

装甲消防车分履带式和轮式两种,都具备良好的越野性能和抗穿甲性能。装甲消防车不仅能在泥泞、沼泽及无路的地方行驶,还能运送人员和物资,车内有饮水、通信和消防等器材,可以用于灭火,或直接用车体碾压的方法灭中弱等地表火。装甲消防车的抗穿甲能力是针对反装甲武器的威力设计的,可有效防止穿甲弹、破甲弹、碎甲弹、地雷和简易爆炸装置等的破坏,其装甲防护能力足以为乘载的勘查人员提供有效的爆炸冲击防护。勘查人员下车作业,应配备重装综合个体防护装备,此阶段的个体防护,主要针对爆炸、化学品中毒、火焰、高温等伤害,故配备基于排爆服构建的集防爆、呼吸、防火和阻燃等功能于一体的重装综合个体防护装备系统。除防护功能外,该系统还应具有通信、散热、导汗功能和便于作业等特点。排爆服由头盔(含盔体、面罩、送受话器、风机及照明灯)、防护服(含上衣、裤子、插板、脊椎保护器等)和防爆靴组成,可对爆炸产生的超压、破片、冲击波、火焰和高温等提供有效防护。

（四）化学性事故的消防技术装备

扑灭危险化学品火灾所涉及的装备主要是灭火剂及消防器材。目前我国危险化学品行业配备的灭火剂可分为物理灭火剂、化学灭火剂、哈龙灭火剂及其替代品。其中物理灭火剂主要包括水、泡沫、二氧化碳、氮气、氩气及其他惰性气体。化学灭火剂主要包括卤代烷灭火剂、干粉灭火剂等。由于不同类别危险化学品性质迥异,其火灾处置方法各不相同,而各种灭火剂性能各异,适用范围也千差万别,因此,合理选择灭火剂是及时、有效扑灭危险化学品火灾的关键。

（五）化学性事故的抑爆技术装备

易燃易爆气体和粉尘是石油化工、煤矿等作业过程中经常遇见的介质,这些介质与一定浓度的氧气混合后遇到点火源会发生燃烧爆炸。许多封闭容器和开放空间内可燃气体的爆炸事故就是这样形成的,而且造成了巨大的损失。为了减少爆炸可能造成的损失,抑爆和隔爆系统成了减少易燃易爆危险化学品爆炸事故灾害的重要技术手段。

（六）化学性事故的堵漏技术装备

一旦发生危险化学品泄漏,无论是否发生爆炸或燃烧,都必须设法消除泄漏。在危险化学品泄漏事故应急救援过程中,绝大多数采用的是带压堵漏技术。带压堵漏技术有注剂式带压堵漏技术和带压粘接堵漏技术。其中注剂式带压堵漏过程中使用的试剂和装备主要包括密封注剂、堵漏夹具、注剂接头、注剂阀、高压注剂枪、快装接头、高压输油管、压力表、压力表接头、回油尾部接头、油压换向阀接头、手动液压油泵等。

四、事故暴露出来的问题

（1）事故企业严重违法违规经营。

瑞海公司无视安全生产主体责任,置国家法律法规、标准于不顾,只顾经济利益、不顾生命安全,不择手段变更及扩展经营范围,长期违法违规经营危险货物,安全管理混乱,安全责任未落实,安全教育培训流于形式,企业负责人、管理人员及操作工、装卸工都不知道运抵区储存的危险货物种类、数量及理化性质,冒险蛮干问题突出,特别是违规大量储存硝酸铵等易爆危险品,直接造成此次特别重大火灾爆炸事故的发生。

（2）有关政府部门安全发展意识不强。

瑞海公司长时间违法违规经营,有关政府部门在瑞海公司经营问题上一再违法违规审批、监管失职,最终导致天津港"8·12"事故的发生,造成严重的生命财产损失和恶劣的社会影响。事故的发生,暴露出当地政府部门贯彻国家安全生产法律法规和有关决策部署不到位,对安全生产工作重视不足、摆位不够,安全生产领导责任落实不力、抓得不实等问题,存在着"重发展、轻安全"的问题,致使重大安全隐患以及政府部门职责失守的问题未能被及时发现、及时整改。

（3）有关部门违反法定城市规划。

当地政府部门严格执行城市规划法规意识不强,对违反规划的行为失察。相关管理部门和天津港（集团）有限公司极度不负责任、玩忽职守,违法通过瑞海公司危险品仓库和易燃易爆堆场的行政审批,致使瑞海公司与周边居民住宅小区、办公楼等重要公共建筑物以及高速公路和轻轨车站等交通设施的距离均不满足标准规定的安全距离要求,导致事故伤亡和财产损失扩大。

（4）有关职能部门有法不依、执法不严,有的人员甚至贪赃枉法。

天津市涉及瑞海公司行政许可审批的交通运输等部门,没有严格执行国家和地方的法律法规、工作规定,没有严格履行职责,甚至与企业相互串通,以批复的形式代替许可,行政许可形同虚设。当地交通运输部门没有履行法律赋予的监管职责,没有落实"管行业必须管安全"的要求,对瑞海公司的日常监管严重缺失;当地环保部门把关不严,违规审批瑞海公司危险品仓库;当地消防队平时对辖区疏于检查,对瑞海公司储存的危险货物情况不熟悉、未掌握,没有针对不同性质的危险货物制订相应的消防灭火预案、准备相应的灭火救援装备和物资;海关等部门对港口危险货物尤其是瑞海公司的监管不到位;安全监管部门没有对瑞海公司进行监督检查;天津港物流园区安监站政企不分,且未认真履行监管职责,对"眼皮底下"的瑞海公司严重违法行为未发现、未制止。上述有关部门不依法履行职责,致使相关法律法规形同虚设。

(5)港口管理体制不顺、安全管理不到位。

相关部门对港区管理职责交叉、责任不明。

(6)危险化学品安全监管体制不顺、机制不完善。

目前,危险化学品生产、储存、使用、经营、运输和进出口等环节涉及部门多,地区之间、部门之间的相关行政审批、资质管理、行政处罚等未形成完整的监管"链条"。同时,全国缺乏统一的危险化学品信息管理平台,部门之间没有做到互联互通,信息不能共享,不能实时掌握危险化学品的去向和情况,难以实现对危险化学品全时段、全流程、全覆盖的安全监管。

(7)危险化学品安全管理法律法规标准不健全。

目前缺乏统一的危险化学品安全管理、环境风险防控的专门法律;《危险化学品安全管理条例》对危险化学品流通、使用等环节要求不明确、不具体,特别是针对物流企业危险化学品安全管理的规定空白点更多;现行有关法规对危险化学品安全管理违法行为处罚偏轻,单位和个人违法成本很低,不足以起到惩戒和震慑作用。我国危险化学品缺乏完备的准入、安全管理、风险评价制度。危险货物大多涉及危险化学品,危险化学品安全管理涉及监管环节多、部门多、法规标准多,各管理部门立法出发点不同,对危险化学品安全要求不一致,造成当前危险化学品安全监管乏力以及企业安全管理要求模糊不清、标准不一、无所适从的现状。

(8)危险化学品事故应急处置能力不足。

瑞海公司没有开展风险评估和危险源辨识评估工作,应急预案流于形式,应急处置力量、装备严重不足,不具备初起火灾的扑救能力。当地消防队没有针对不同性质的危险化学品准备相应的预案、灭火救援装备和物资,消防队员缺乏专业训练演练,危险化学品事故处置能力不强;当地消防队也缺乏处置重大危险化学品事故的预案以及相应的装备;当地政府部门在应急处置时信息发布工作一度安排不周、应对不妥。从全国范围来看,专业危险化学品应急救援队伍和装备不足,无法满足处置种类众多、危险特性各异的危险化学品事故的需要。

五、事故防范措施和建议

(1)把安全生产工作摆在更加突出的位置。

积极推动安全生产的文化建设、法治建设、制度建设、机制建设、技术建设和力量建设,对安全生产特别是对公共安全存在潜在危害的危险品的生产、经营、储存、使用等环节实行严格规范的监管,切实加强源头治理,大力解决突出问题,努力提高我国安全生产工作的整体水平。

(2)推动生产经营单位切实落实安全生产主体责任。

充分运用市场机制,建立完善生产经营单位强制保险和"黑名单"制度,将企业的违法违规信息与项目核准、用地审批、证券融资、银行贷款挂钩,促进企业提高安全生产的自觉性,建立"安全自查、隐患自除、责任自负"的企业自我管理机制,并通过调整税收、保险费用、信用等级等经济措施,引导经营单位自觉加大安全投入,加强安全措施,淘汰落后的生产工艺、装备,培养高素质高技能的产业工人队伍。严格落实属地政府和行业主管部门的安全监管责任,深化企业安全生产标准化创建活动,推动企业建立完善风险管控、隐患排查机制,实行重大危险源信息向社会公布制度,并自觉接受社会舆论监督。

(3)进一步理顺港口安全管理体制。

认真落实港口政企分离要求,明确港口行政管理职能机构和编制,进一步强化交通、海关、公安、质检等部门安全监管职责,加强信息共享和部门联动配合;按照深化司法体制改革的要求,将港口公安、消防以及其他相关行政监管职能交由地方政府主管部门承担。在港口设置危险货物仓储物流功能区,根据危险货物的性质分类储存,严格限定危险货物周转总量。进一步明确港区海关运抵区安全监管职责,加强对港区海关运抵区安全监督,严防失控漏管。

(4)着力提高危险化学品安全监管法治化水平。

针对当前危险化学品生产经营活动快速发展及其带来的诸多公共安全问题,要将相关立法、修法工作置于优先地位,切实增强相关法律法规的权威性、统一性、系统性、有效性。建议立法机关在已有相关条例的基础上,抓紧制定、修订危险化学品管理、安全生产应急管理、民用爆炸物品安全管理、危险货物安全管理等相关法律、行政法规;以法律的形式明确硝化棉等危险化学品的物流、包装、运输等安全管理要求,建立易燃易爆、剧毒危险化学品专营制度,限定生产规模,严禁个人经营硝酸铵、氰化钠等易爆、剧毒物。国务院及相关部门抓紧制定配套规章标准,进一步完善国家强制性标准的制定程序和原则,提高标准的科学性、合理性、适用性和统一性。同时,进一步加强法律法规和国家强制性标准执行的监督检查和宣传培训工作,确保法律法规标准的有效执行。

(5)建立健全危险化学品安全监管体制机制。

明确一个部门及系统承担对危险化学品安全工作的综合监管职能,并进一步明确、细化其他相关部门的职责,消除监管盲区。强化现行危险化学品安全生产监管部际联席会议制度,增补海关总署为成员单位,建立更有力的统筹协调机制,推动落实部门监管职责。全面加强涉及危险化学品的危险货物安全管理,强化口岸港政、海事、海关、商检等检验机构的联合监督、统一查验机制,综合保障外贸进出口危险货物的安全、便捷、高效运行。

(6)建立全国统一的危险化学品监管信息平台。

利用大数据、物联网等信息技术手段,对危险化学品生产、经营、运输、储存、使用、废弃处置进行全过程、全链条的信息化管理,实现危险化学品来源可循、去向可溯、状态可控,实现企业、监管部门、公安消防部队及专业应急救援队伍之间信息共享。升级改造面向全国的化学品安全公共咨询服务电话,为社会公众、各单位和各级政府提供化学品安全咨询以及应急处置技术支持服务。

(7)加强生产安全事故应急处置能力建设。

合理布局、大力加强生产安全事故应急救援力量建设,推动高危行业企业建立专兼职应急救援队伍,整合共享全国应急救援资源,提高应急协调指挥的信息化水平。危险化学品集中区的地方政府,可依托公安消防部队组建专业队伍,加强特殊装备器材的研发与配备,强化应急处置技术训练演练,满足复杂、危险化学品事故应急处置需要。各级政府要切实汲取天津港"8·12"事故的教训,对应急处置危险化学品事故的预案开展一次检查清理,该修订的修订,该细化的细化,该补充的补充,进一步明确处置、指挥的程序、战术以及舆论引导、善后维稳等工作要求,切实提高应急处置能力,最大限度减少应急处置中的人员伤亡。采取多种形式和渠道,向群众大力普及危险化学品应急处置知识和技能,提高自救互救能力。

(8)集中开展危险化学品安全专项整治行动。

在全国范围内对涉及危险化学品生产、储存、经营、使用等的单位、场所开展一次彻底的摸底清查,切实掌握危险化学品经营单位重大危险源和安全隐患情况,对发现的重大危险源和安全隐患情况,分地区逐一登记并明确整治的责任单位和时限;对严重威胁人民群众生命安全的问题,采取改造、搬迁、停产、停用等措施坚决整改;对违反规划未批先建、批小建大、擅自扩大许可经营范围等违法行为,坚决依法纠正,从严从重查处。此外,建议天津市和有关方面继续做好天津港"8·12"事故的各项善后处理工作,进一步强化环境监测、污染防治以及遇难、失踪、重伤人员家属救助安抚等措施,有效控制事故影响。

本章参考文献

[1] 郑静晨,侯世科,樊毫军. 国内外重大灾害救援案例剖析[M]. 北京:科学出版社,2011.

[2] Okumura,T,Suzuki,K,Fukuda,A,et al. The Tokyo subway sarin attack:disaster management,Part 1:Community emergency response[J]. Acad Emerg Med,1998,5(6):613-617.

[3] 杨丽梅,赵艳梅,张婷婷,等. 化学恐怖袭击和突发化学事故的医学应急救援[J]. 中国急救复苏与灾害医学杂志,2011,6(3):250-251.

[4] 赵石楠. 城市地铁化学恐怖袭击应急处置对策研究——从东京地铁沙林毒气袭击事件谈起[J]. 职业卫生与应急救援,2018,36(1):73-76.

[5] 王福东,王慧飞. 地铁化学恐怖突发事件应急处置研究[J]. 化学工程与设备,2009

(9):154-156.

[6] 刘家发,朱建如.化学恐怖袭击的应急救援策略[J].公共卫生与预防医学,2004,15(3):33-36.

[7] 司戈."9·11"事件中纽约世界贸易中心双塔的人员疏散[J].消防技术与产品信息,2003(5):56-59.

[8] 司戈.机器人在"9·11"救援行动中的应用[J].消防技术与产品信息,2003(7):44-47.

[9] 司戈.纽约市消防局在"9·11"救援行动中使用的工具和装备[J].消防技术与产品信息,2004(2):46-47.

[10] 冯丽洁,沈洪,李银平.第37例——"9·11"恐怖袭击事件后美国的灾害救援及急救反应(Internet网上讨论)[J].中华危重病急救医学,2011(11):703-704.

[11] Susan M,Briggs S M,Schnitzer J J. The World Trade Center terrorist attack:Changing priorities for surgeons in disaster response[J]. Surgery,2002,132(3):506-512.

[12] Cook L. The World Trade Center attack. The paramedic response:an insider's view[J]. Crit Care,2001,5(6):301-303.

[13] 童永胜,庞宇,杨甫德.911恐怖袭击后的心理危机干预[J].中国心理卫生杂志,2016,30(10):775-778.

[14] 张海棠,王宏付,柯莹.应急救援类防护服装发展现状与趋势[J].纺织学报,2019,40(1):175-181.

[15] 韦薇,王志翔.天津成功举办北洋国际急救与灾难医学论坛暨救援防护培训班[J].中华灾害救援医学,2019,7(11):594-595.

[16] 李颖,张学智,杨博,等.化学救援防护装备体系建设研究[J].中国应急救援,2016(2):43-46.

[17] 吕晖,李刚,李涛,等.化学救援防护体系运作效能研究[J].中国个体防护装备,2016(4):22-24.

[18] 翁文国,付明."灾害环境下人体损伤机理研究与救援防护技术装备研发及应用示范"项目启动会在京召开[J].中国个体防护装备,2016(5):54.

[19] 林裕卫,段胜伟,吴耀根,等.新型改性TPE阻燃型无孔防水透湿阻隔薄膜在生化、阻燃及多功能防护服上的应用[J].纺织导报,2017(S1):83-86.

[20] 杨文芬,马珊,罗穆夏,等.应急救援中个体防护问题的探讨[J].安全,2008(7):12-14.

[21] 李向晖,侯世科,樊毫军,等.检伤分类在印尼海啸危重伤员转运中的应用[J].军医进修学院学报,2009,30(6):803-805.

[22] 李向晖,程纪群,侯世科,等.印尼海啸救援中的联合转运工作[J].武警医学,2005,16(7):551-552.

[23] 李向晖,程纪群,刘爱兵,等.印尼海啸灾区救援中的卫生防疫工作[J].中国急救医学,2005,25(4):275-276.

[24] 李向晖,郑静晨,王洁,等.中国国际救援队在印尼海啸灾区中的医疗紧急救援工作[J].中国急救医学,2005,25(4):272-274.

[25] 李向晖,杨造成,候世科,等.印尼海啸的紧急医疗救援[J].中华急诊医学杂志,2005,14(7):555-556.

[26] 周宝砚.当前我国自然灾害救助体系存在的主要问题及对策分析[J].中国公共安全(学术版),2011(3):37-42.

[27] 杨思友.我国政府突发性自然灾害危机管理研究[D].南京:南京师范大学,2011.

[28] 单松.中国公共突发事件应急管理存在问题及对策研究[J].辽宁行政学院学报,2017(6):59-62.

[29] 刘晓昌.海啸预警平台中海量数据检索与可视化系统的设计与实现[D].北京:中国科学院大学,2016.

[30] 矢守克也,孙英英."海啸来时各自飞"蕴藏的四层实践性意义[J].教育学报,2012(5):65-72.

[31] 乔宇.从印度洋海啸看危机预警体系建设的必要性[J].商业经济,2005(10):108-109.

[32] 刘明华,姬军生,朱刚,等."5·12"汶川地震震中区映秀镇首批伤员检伤救治与后送[J].中华急诊医学杂志,2008(9):904-906.

[33] 郑喜灿,张兰兰,荆宁,等.汶川地震医疗方舱野战医院护理工作的组织和管理[J].实用医药杂志,2008,25(12):1535-1536.

[34] 刘旭,张鹭鹭,刘源,等.汶川抗震救灾医疗后送调查分析及思考[J].解放军医院管理杂志,2009(3):249-251.

[35] 张松.地震坍塌现场人员搜救方法研究[J].中国应急救援,2010(1):41-43.

[36] 何红卫.地震搜救装备应用与特点[J].城市与减灾,2019(2):18-22.

[37] 周素梅,李玉梅,沈壮,等.汶川地震后的卫生防疫对策[J].安全,2008(7):4-6.

[38] 宁芳,李玉梅,吴晓娜,等.卫生防疫应急救援队基本配备研究[J].中华预防医学杂志,2009,43(4):273-276.

[39] 郭阳,陈爱敏,林浩春,等."5·12"汶川大地震伤员心理应激状况调查[J].南方医科大学学报,2008(7):1114-1116,1122.

[40] 于红军.汶川地震后幸存人员心理危机干预方法研究[J].灾害学,2019,34(4):176-180.

[41] 赵高锋,杨彦春,张树森,等.汶川地震极重灾区780名受灾群众心理状况调查[J].中国循证医学杂志,2008(10):815-819.

[42] 方若蛟,曹成琦,李根,等.汶川地震5年半后幸存者的创伤后应激障碍症状调查:基于DSM-5的诊断标准[J].心理与行为研究,2019,17(1):107-113.

[43] 袁建光,屈阳.玉树7.1级地震抢险救灾综述[J].高原地震,2015,27(S1):1-7.

[44] 刘源,刘旭,康鹏,等.玉树地震紧急医学救援战略支援力量抽组分析[J].解放军医院管理杂志,2011,18(3):288-290.

[45] 杜明奎,樊毫军,侯世科,等.高原地震救援1178例诊治体会[J].武警医学,2010,21(9):818-820.

[46] 刘旭.抗震救灾医疗后送系统实证与建模研究[D].上海:第二军医大学,2012.

[47] 康鹏,张鹭鹭,刘源,等.玉树地震伤病员空运后送的几点思考[J].解放军医院管理杂志,2011,18(1):28-30.

[48] 杨玲.玉树地震伤员的心理干预护理体会[J].中国误诊学杂志,2011,11(20):4915.

[49] 魏捍东,刘洪强.高原缺氧地区地震救援特点和对策[J].消防科学与技术,2010,29(12):1110-1113.

[50] 李晶,李越.由"5·12"特大地震谈地震救援人员的防护装备配备[J].消防技术与产品信息,2009(6):32-36.

[51] 郑春生.地震救援行动中实用技术的应用探讨[J].消防科学与技术,2010,29(9):823-826.

[52] 李娜.蛇眼生命探测仪、内镜与介入技术在救援中的应用[J].灾害医学与救援(电子版),2012,1(1):53.

[53] 张伟强,张利岩,尹利华,等.流动帐篷医院护理人员的配置及任务[J].中国急救复苏与灾害医学杂志,2010,5(11):1083.

[54] 张宸.玉树地震无线电安全应急保障工作研究[J].中国应急救援,2014(2):16-18.

[55] 闫军青,丁芬,杨燕.野战手术车内行骨科手术的可行性分析[J].浙江临床医学,2010,12(12):1333-1334.

[56] 王炳南,余青,李卫东,等.方舱医院玉树抗震的特点与做法[J].实用医药杂志,2011,28(4):380-381.

[57] 易锐.玉树高原抗震救灾应用X线野战方舱的体会[J].实用医药杂志,2011,28(9):840.

[58] 高钰琪,徐迪雄,黄朝晖,等.玉树抗震救灾中高原病防治的经验[J].解放军医院管理杂志,2010,17(9):811-813.

[59] 王志敏,姚安会,李蔚然.方舱医院高原增氧帐篷医疗单元的设计[J].医疗卫生装备,2016,37(6):39-40,47.

[60] 高文祥,郑然,方海亮,等.高原地区地震灾害救援合理用氧要点[J].人民军医,2010,53(5):312.

[61] 吴天一,李素芝,侯世科.玉树地震高原医疗救援——特殊性及其对策[J].中国医药科学,2014(9):9-13.

[62] 李文斌,王荣,谢华,等.高原医疗救援队建立初探[J].解放军医院管理杂志,2012,

19(6):553-554.

[63]　罗勇军,周其全.玉树地震灾后救援过程中高原病防治的实践和思考[J].西南军医,2010,12(5):952-953.

[64]　吴天一,祁生贵,胡琳.玉树地震敲响了青藏高原防震及医疗救援警钟[J].高原医学杂志,2013,23(3):1-5.

[65]　张侃兰,钟道柱.玉树地震高原医疗救援的实践与思考[J].高原医学杂志,2010,20(2):26-27.

[66]　费晋秀,王倩云.抽组医疗队玉树抗震救灾医学救援实践[J].解放军医院管理杂志,2010,17(11):1049-1050.

[67]　张丽建.帐篷医院在玉树抗震救灾中存在的问题及对策分析[J].山西医药杂志(下半月刊),2011,40(2):192.

[68]　郑然,刘锋,陈光伟,等.高原地区地震灾害卫勤保障工作要点[J].人民军医,2010,53(5):307-308.

[69]　Jose R,Holman E A,Silver R C. Community organizations and mental health after the 2013 Boston marathon bombings[J]. Soc Sci Med,2019,222:367-376.

[70]　Walsh C. Lacing up:reflections from returning to run the 2014 Boston marathon [J]. Patient Educ Couns,2020,103(7):444-1445.

[71]　Tsai T C,Smink D C. Responding to the Boston marathon bombing:the unheralded role of graduate medical education[J]. J Surg Educ,2013,70(5):555-556.

[72]　Brunner J,Singh A K,Rocha T,et al. Terrorist bombings:foreign bodies from the Boston marathon bombing[J]. Semin Ultrasound CT MR,2015,36(1):68-72.

[73]　张勤林,林慧卿.美国波士顿马拉松爆炸案处置经历[J].轻兵器,2013(24):49-51.

[74]　张海波.波士顿爆炸案:美国灾难应急样本观察[J].检察风云,2013(12):55-57.

[75]　王先英.瓦斯爆炸伤病人的心理治疗[J].护理研究,2007(15):1345.

[76]　胡玲,韦静.突发重大疫情引起的群体恐慌心理分析与干预——以新型冠状病毒事件为例[J].湖北经济学院学报(人文社会科学版),2020,17(10):17-19.

[77]　范姜珊,商临萍.灾难救援护理人员心理危机研究进展[J].护理研究,2020(8):1420-1422.

[78]　殷欣,王鹏举,初紫晶.灾难后幸存者创伤后应激障碍的护理干预[J].吉林医学,2020,41(9):2234-2236.

[79]　钱七虎.反爆炸恐怖安全对策[M].北京:科学出版社,2005.

[80]　张国伟.爆炸作用原理[M].北京:国防工业出版社,2006.

[81]　王新建.反恐活动中的若干爆炸问题研究[J].中国人民公安大学学报(自然科学版),2006(4):68-70.

[82]　王新建.爆炸中缺口效应及其防护研究[J].中国人民公安大学学报(自然科学版),

2008(3):88-90.

[83] 张志江,王立群,许正光,等.爆炸物冲击波的人体防护研究[J].中国个体防护装备,2009(1):8-11.

[84] 艾俊杰,方向,薛利春,等.当前重要目标反爆炸袭击的主要防护措施[J].爆破器,2009(3):38-40.

[85] 林洁.海港悲歌——天津港"8·12"瑞海公司危险品仓库特别重大火灾爆炸事故[J].湖南安全与防灾,2016(3):42-43.

[86] 孙晓韵.重大突发事件的新浪微博传播研究——以8·12天津港爆炸事故为例[J].东南传播,2019(8):121-124.

[87] 李国强,于鑫,孟祥涛,等.天津港"8·12"爆炸事故后某医院医疗需求激增分析[J].中华急诊医学杂志,2016,25(9):1119-1125.

[88] 刘晓蓉,任新生,徐杰.天津滨海8·12特大爆炸事故伤员救治分析[J].中华急诊医学杂志,2016,25(9):1126-1128.

[89] 李尚伦,张擎,李开涛,等.天津港"8·12"特大爆炸事故紧急医疗救援案例分析[J].中华急诊医学杂志,2016,25(11):1461-1463.

[90] 陈孝储,靳景云,孙圣凯,等.某部队医院应对特大火灾爆炸事故卫勤应急保障的经验与思考[J].解放军预防医学杂志,2017,35(4):403-405.

[91] 何宁.公安消防部队化学事故救援装备现状及需求分析[J].中国安全生产科学技术,2014,10(3):81-84.

[92] 周宏.危险化学品事故应急救援人员个人防护装备技术研究[J].中国个体防护装备,2015(5):5-8.

[93] 陆金华.危化品事故应急救援技术装备现状分析及对策[J].中国应急救援,2009(2):8-10.

[94] 刘久成,施巍,邱泽武,等.化学性事故医学应急救援探讨[J].中国急救复苏与灾害医学杂志,2014,9(12):1079-1082.

[95] 林锦锋.化学中毒事故应急救援人员的个人防护[J].海峡预防医学杂志,2016,22(5):71-73.

彩　　图

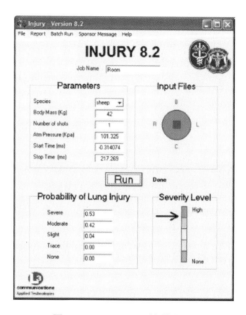

图 2-4-5　INJURY 软件界面

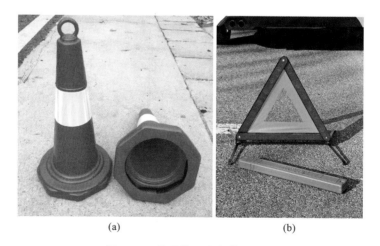

(a)　　　　　　　　　　　　　　　　　(b)

图 6-1-5　常见的反光类警示装备

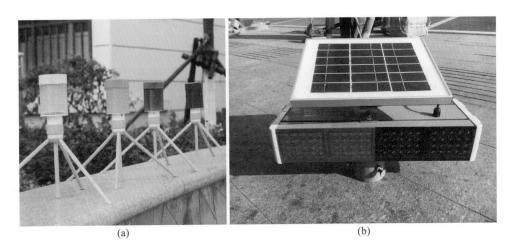

(a)   (b)

图 6-1-6 常见的发光类警示装备

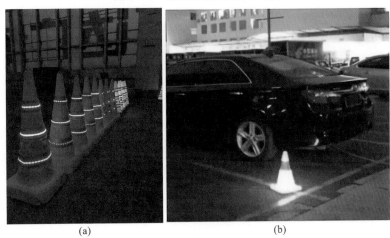

(a)   (b)

图 6-1-7 充电式 LED 发光锥筒

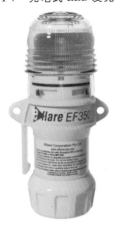

图 6-1-8 E-flare 便携式 LED 信号灯

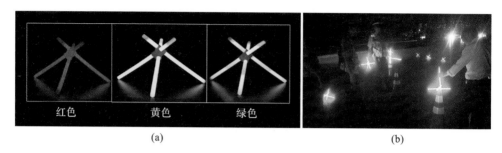

图 6-1-9　荧光类警示装备

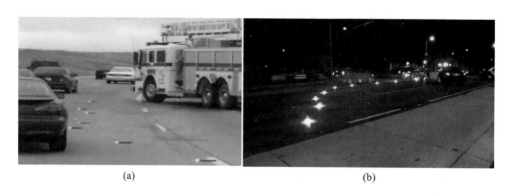

图 6-1-10　Flare 警示装备

现场工作人员　　　　　　　　交通事故现场预警设备

警车　　　　　　　　　　　　　　　　闯入车辆

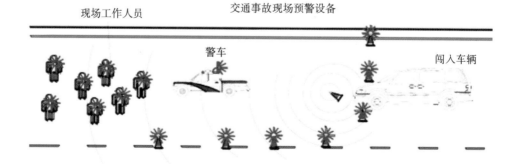

图 6-1-11　交通事故现场防闯入预警系统原理示意图

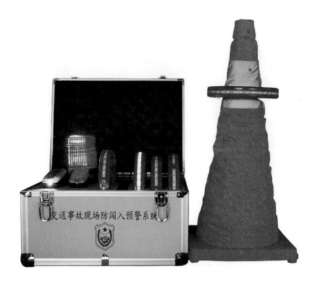

图 6-1-12　交通事故现场防闯入预警系统

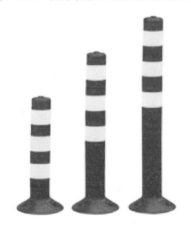

图 6-1-14　弹性隔离柱

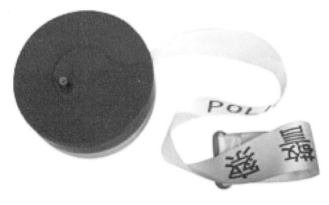

图 6-1-15　警戒带

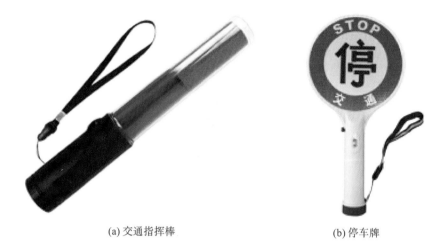

(a) 交通指挥棒   (b) 停车牌

图 6-1-16　交通指挥棒和停车牌

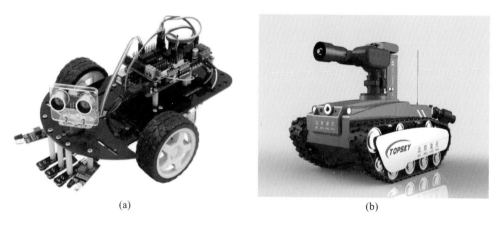

(a)   (b)

图 6-2-4　矿难救援机器人

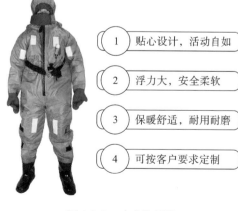

1　贴心设计，活动自如

2　浮力大，安全柔软

3　保暖舒适，耐用耐磨

4　可按客户要求定制

图 6-2-5　矿难救援服

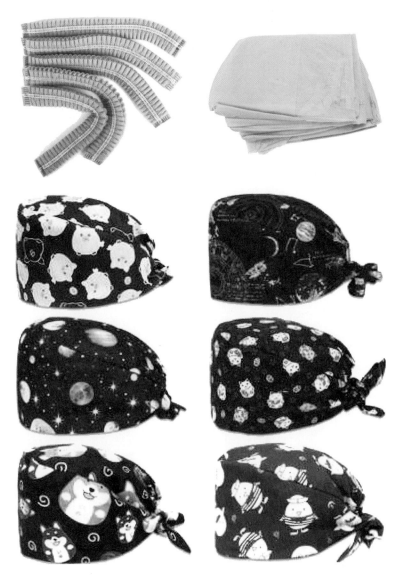

图 7-3-1　医用帽子

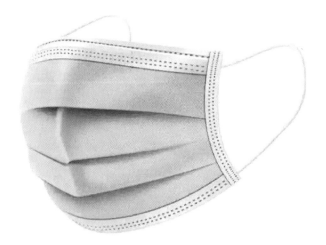

图 7-3-2　一次性使用医用口罩

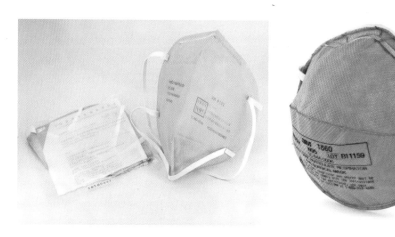

图 7-3-4　医用防护口罩

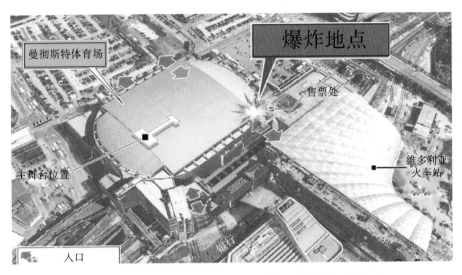

图 8-1-1　曼彻斯特体育场爆炸事件发生位置示意图

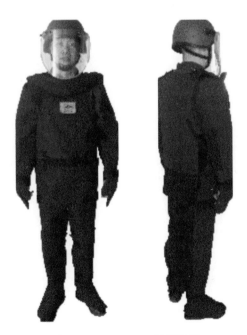

图 8-1-5　SBF-SD01 型搜爆服

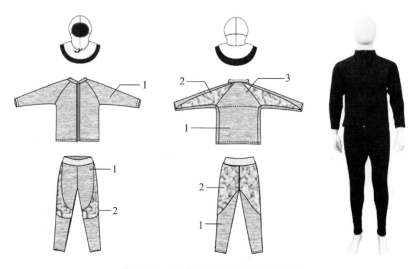

图 8-1-6　防毒内衣设计图及实物图

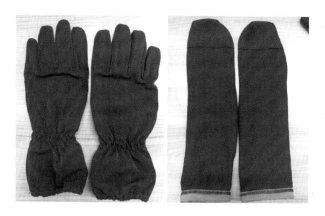

图 8-1-7　防毒手套、防毒袜套实物图

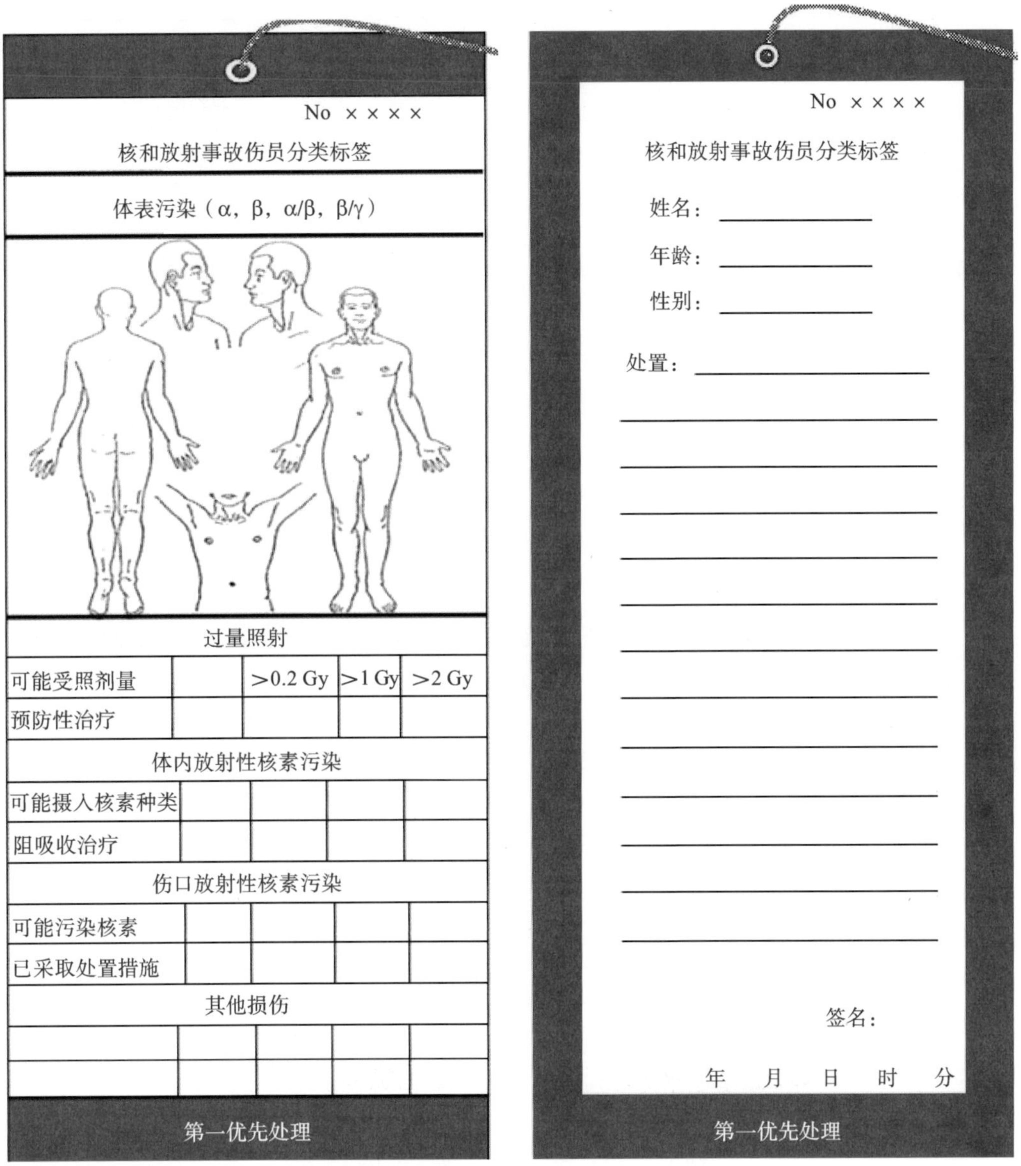

No ××××

核和放射事故伤员分类标签

体表污染（α，β，α/β，β/γ）

过量照射

可能受照剂量		>0.2 Gy	>1 Gy	>2 Gy
预防性治疗				

体内放射性核素污染

可能摄入核素种类				
阻吸收治疗				

伤口放射性核素污染

可能污染核素				
已采取处置措施				

其他损伤

第一优先处理

No ××××

核和放射事故伤员分类标签

姓名：_____

年龄：_____

性别：_____

处置：_____

_____

_____

_____

_____

_____

_____

_____

_____

_____

_____

_____

_____

签名：

年　　月　　日　　时　　分

第一优先处理

图 8-2-6　核和放射事故伤员分类标签

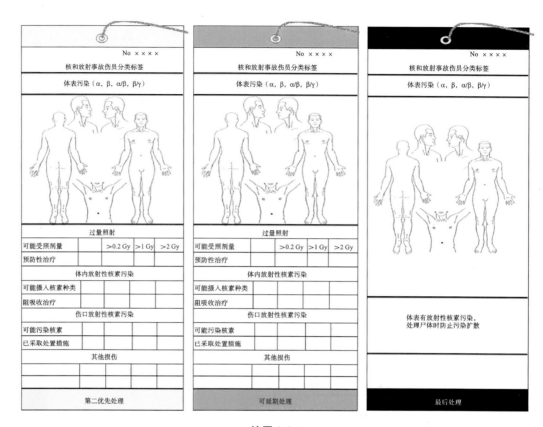

续图 8-2-6

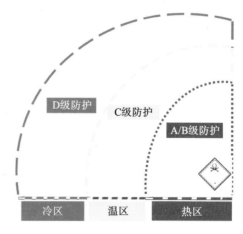

图 10-7-2　化学性事故现场分区